Case Reports of Endocrine and
Metabolic Diseases in Rui-jin Hospital

瑞金内分泌疑难病例选

第 2 版

主　编　宁　光
副主编　王卫庆　刘建民
　　　　洪　洁　李小英

U0220047

上海科学技术出版社

图书在版编目（CIP）数据

瑞金内分泌疑难病例选／宁光主编. —2版. 上海：上海科学技术出版社，2016.1（2020.8重印）
ISBN 978-7-5478-2715-4

Ⅰ. ①瑞… Ⅱ. ①宁… Ⅲ. ①内分泌病－疑难病－病案 Ⅳ. ①R58

中国版本图书馆 CIP 数据核字（2015）第 148525 号

本书出版由上海科技专著出版资金资助

瑞金内分泌疑难病例选（第 2 版）

主编 宁 光

上海世纪出版股份有限公司
上海 科 学 技 术 出 版 社　出版
（上海钦州南路 71 号　邮政编码 200235）
上海世纪出版股份有限公司发行中心发行
200001　上海福建中路 193 号　www. ewen. co
上海盛通时代印刷有限公司印刷
开本 889×1194　1/32　印张 15.5
字数 400 千字
2007 年 5 月第 1 版
2016 年 1 月第 2 版　2020 年 8 月第 10 次印刷
ISBN 978-7-5478-2715-4/R·947
定价：79.00 元

内容提要

　　本书挑选上海交通大学医学院附属瑞金医院内分泌代谢科的疑难病例61例进行解析,为临床医师整理临床思路。瑞金医院是我国重要的内分泌代谢病临床和科研基地,接诊大量来自全国各地的疑难病患者,其中有许多具有重要医学价值的珍贵病例,本书病例即从其中精挑而出,病例挑选的标准是有代表意义,能启发临床医师。本书采取夹叙夹议的方法,重视对病因、关键临床表现和实验室检查等问题的剖析,引导读者临床思维。另一方面,为开阔医师的临床视野,本书在解析过程中注重介绍内分泌代谢领域的前沿进展,使读者能对内分泌代谢疾病有深入的认识。

　　本书的读者对象主要为内分泌代谢专业的医师,同时也能为其他临床医师和相关研究人员提供参考。

前　言

内分泌代谢病是一类涉及多个器官组织、诊断治疗较为困难的疾病,临床医师往往需要通过对具体病例尤其是疑难病例进行剖析,加深对疾病的理解。为提高内分泌代谢科医师对内分泌代谢病的认识和诊疗水平,上海交通大学医学院附属瑞金医院内分泌代谢科利用自身的学科资源,从收治的内分泌代谢病疑难病例中精心挑选典型病案 61例,编写了这本《瑞金内分泌疑难病例选》。

本书着重于临床问题的分析和实践,将循证医学的理念贯穿于临床实践。选择的病例主要包括两类:一类是较常见的内分泌代谢病,但因合并其他症状而容易被误诊,或因合并其他状况而使得处理变得棘手;另一类是临床表现不为一般医生所熟知而致诊断困难的病例。在分析病例时,本书注重通过剖析疾病的发病原因、关键性的临床表现和实验室检查要点,提供清晰的鉴别诊断思路,厘清临床思维,全面解释各种需要鉴别的疾病和选择各种治疗的理由,对目前诊疗中的困惑与局限,以及诊疗实践中应注意的问题进行探讨;另一方面,本书也注重拓展读者的视野,结合临床资料介绍分子内分泌学的最新研究进展等前沿知识,从而使读者对疾病有立体、清晰、深入的认识。

本书描述的虽然是内分泌代谢病,但在诊断和处理过程中非常强调多学科的合作,如与神经外科、泌尿外科、普通外科、心脏科、消化科和小儿内科等的合作,对其他学科的临床医师也有借鉴作用。

　　本书将为广大医务工作者,尤其是内分泌代谢病领域的临床医师、研究生和基础研究工作者提供丰富的病例资料,对读者今后的工作起到指点迷津、开阔思路的作用。本书的出版对进一步提高我国内分泌代谢病诊疗水平具有重要推动作用。

宁　光

2015 年 6 月

缩写词英中对照表

英文缩写	中文全称
17α - OHP	17α-羟基孕酮
25 - OH - D	25-羟维生素 D
ACTH	促肾上腺皮质激素
AD	雄烯二酮
AKP	碱性磷酸酶
ALB	白蛋白
Aldo	醛固酮
ALT	谷丙转氨酶(丙氨酸转氨酶)
Ang II	血管紧张素 II
AST	谷草转氨酶(天冬氨酸转氨酶)
BUN	尿素氮
Ca	钙
Cl	氯
CO_2	二氧化碳
CO_2 - CP	二氧化碳结合力
CPK	肌酸激酶
CPK - MB	肌酸激酶同工酶
CREA	肌酐
CT	降钙素
DA	多巴胺
DBIL	直接胆红素
DHEA - S	脱氢表雄酮
DHT	双氢睾酮

E	肾上腺素
E2	雌二醇
EF	射血分数
ESR	红细胞沉降率
F	皮质醇
FSH	促卵泡素
FT	游离睾酮
FT3	游离三碘甲腺原氨酸
FT4	游离甲状腺素
GAD	血清抗谷氨酸脱羧酶抗体
GGT	γ-谷氨酰转移酶
GH	生长激素
GO	Graves 眼病
Hb	血红蛋白
HbA_{1c}	糖化血红蛋白 A_{1c}
HCT	血细胞比容
HDL	高密度脂蛋白
hsCRP	高敏 C 反应蛋白
IAA	抗胰岛素抗体
IBIL	间接胆红素
ICA	抗胰岛细胞抗体
IGF	胰岛素样生长因子
Ins	胰岛素
K	钾
LDH	乳酸脱氢酶
LDL	低密度脂蛋白胆固醇
LH	促黄体素
Mg	镁
MN	甲氧基肾上腺素
Na	钠
NE	去甲肾上腺素
NMN	甲氧基去甲肾上腺素
P	磷
P	孕酮
PLT	血小板

PRA	血浆肾素活性
PRL	催乳素
PTH	甲状旁腺激素
RBC	红细胞
rT3	反三碘甲腺原氨酸
SHBG	性激素结合球蛋白
T	睾酮
T3	三碘甲腺原氨酸
T4	甲状腺素
TBIL	总胆红素
TC	总胆固醇
TG	甲状腺球蛋白
TGAb	抗甲状腺球蛋白抗体
TP	总蛋白
TPOAb	抗甲状腺过氧化物酶自身抗体
TRAb	抗促甲状腺激素受体抗体
TSH	促甲状腺素
UA	尿酸
WBC	白细胞

目　　录

第一章　下丘脑垂体疾病 / 1

病例 1　身高 236 cm,垂体巨大肿瘤,性幼稚——巨人症 / 3

病例 2　多饮多尿,继发性闭经,垂体柄占位——生殖细胞瘤 / 11

病例 3　多饮多尿伴视物模糊和性功能减退——生殖细胞瘤手术放疗后全垂体功能减退 / 18

病例 4　多尿、多饮、尿比重降低——尿崩症 / 27

病例 5　胸闷乏力,FT3、FT4 升高伴正常 TSH——分泌 TSH 的垂体腺瘤 / 33

第二章　甲状腺疾病 / 39

病例 6　先天性耳聋伴甲状腺肿 / 41

病例 7　乏力、心悸、黄疸——甲亢肝损 / 48

病例 8　颈部肿痛,发热——误诊为急性甲状腺炎的颈前脓肿 / 55

病例 9　高热,咽痛,粒细胞缺乏——Graves 病合并骨髓抑制 / 62

病例 10　甲状腺肿大,注意力不集中,神经性耳聋——全身性部分性甲状腺激素抵抗综合征 / 74

病例 11　胸闷,心肌酶显著升高,颜面水肿——甲减性心脏病 / 80

病例 12　心悸,消瘦,视物模糊——甲亢性突眼 / 85

第三章　肾上腺疾病和副神经节瘤 / 93

病例 13　意识不清伴四肢抽搐——肾上腺皮质危象 / 95

病例 14 低血钾、正常血压、左肾上腺占位——血压正常的原发性醛固酮增多症 / 102

病例 15 右侧颊部红肿、疼痛 2 周——库欣综合征伴面部感染/ 108

病例 16 肤色变黑、乏力伴水肿——异位 ACTH 综合征 / 116

病例 17 面色潮红、双下肢水肿伴体重增加——双侧大结节样肾上腺增生 / 122

病例 18 乏力、多食、体重增加——Carney 综合征 / 128

病例 19 年轻高血压——肾素瘤 / 134

病例 20 头痛、呕吐伴听力下降——颅内恶性副神经节瘤 / 140

病例 21 多汗伴血压升高——右心房副神经节瘤 / 147

病例 22 反复上腹不适伴双肾上腺占位——双侧肾上腺淋巴瘤 / 156

病例 23 高血压,多毛,不孕——非经典型 21 -羟化酶缺陷 / 164

病例 24 高血压,低血钾,周期性血尿——11β -羟化酶缺陷症 / 172

病例 25 高血压,性发育障碍——17α -羟化酶缺陷症 / 183

病例 26 右肾上腺腺瘤术后 2 年,左侧肾上腺肿块 2 个月——21 -羟化酶缺陷症,睾丸肾上腺残余瘤(TART) / 188

病例 27 晕厥,意识丧失,失聪,失明——肾上腺脑白质营养不良 / 195

病例 28 皮肤色素沉着,失盐,脱水,性发育迟缓——DAX - 1 基因突变所致先天性肾上腺皮质发育不良合并低促性腺激素性腺功能低下 / 207

第四章 甲状旁腺和代谢性骨病 / 221

病例 29 皮肤黏膜色素沉着伴面容宽大,手足肥厚——McCune-Albright综合征合并肢端肥大症 / 223

病例 30 身材矮小,圆脸,短指/趾畸形——假性甲状旁腺功能减退症 I a 型 / 231

病例 31 反复腰部疼痛伴恶心呕吐——多发性骨髓瘤伴高钙血症 / 237

病例 32　行走困难,多发性骨折,胸骨后占位——胸骨后异位甲状旁腺腺瘤 / 244

病例 33　身材矮小 10 余年——先天性软骨发育不全 / 251

病例 34　下肢和腰背疼痛——原发性甲状旁腺功能亢进症 / 259

病例 35　两例甲亢合并高钙血症——不同病因的高钙血症 / 265

病例 36　甲状旁腺切除术后出现的皮下结节——复发性甲状旁腺癌 / 274

病例 37　髋部肿块,高磷血症——家族性肿瘤性钙化 / 280

第五章　性腺疾病 / 289

病例 38　男性女性化合并尿道下裂——5α-还原酶缺陷症 / 291

病例 39　性发育迟缓——Swyer 综合征 / 297

病例 40　继发性闭经,不孕,不育患者自然受孕初探——GnRH 脉冲式治疗 / 304

病例 41　男性假两性畸形,乳房发育——雄激素不敏感性综合征 / 312

第六章　多发性内分泌腺瘤病 / 317

病例 42　闭经泌乳,反复溃疡,阵发性意识障碍——多发性内分泌腺瘤病 1 型 / 319

病例 43　腹泻便秘交替,甲状腺肿块,发作性血压升高——多发性内分泌腺瘤病 2A 型 / 328

病例 44　颈部包块,双唇增厚,血清癌胚抗原明显增加——多发性内分泌腺瘤病 2B 型 / 336

第七章　糖尿病 / 341

病例 45　自体造血干细胞移植(AHSCT)治疗 1 型糖尿病 / 343

病例 46　体重进行性增加伴月经紊乱——代谢性手术治疗肥胖伴 2

型糖尿病 / 350

病例 47 清创后伸趾肌腱裸露悬空的糖尿病足溃疡——足溃疡处理过程中肌腱的保护 / 358

病例 48 双侧胫前巨大溃疡 4 年不愈合——糖尿病足 / 366

第八章 其他遗传性内分泌疾病和代谢性疾病 / 375

病例 49 皮肤进行性变黑,脑梗死,男性乳房发育——POEMS 综合征 / 377

病例 50 反复发作性大汗、昏迷——自身免疫性低血糖 / 385

病例 51 发作性低血糖伴血清胰岛素明显降低——胸膜孤立性纤维瘤引起的低血糖 / 395

病例 52 月经不调伴关节肿痛——糖原累积症 / 409

病例 53 Rabson-Mendenhall 综合征 / 417

病例 54 烦渴、多饮、多尿、多食伴视物模糊、听力下降——Wolfram 综合征 / 429

病例 55 肥胖,月经缺如,性幼稚——Prader-Willi 综合征 / 437

病例 56 双侧肘、膝关节及臀部黄色瘤——家族性高胆固醇血症黄色瘤 / 443

病例 57 拒甜食,反复心慌、乏力、四肢麻木——遗传性果糖不耐受症 / 450

病例 58 高血压、高血钾伴肾脏功能正常——假性醛固酮减少症 Ⅱ 型 / 456

病例 59 高血压,反复双下肢无力——Liddle 综合征 / 465

病例 60 严重胰岛素抵抗,生长迟缓——矮妖综合征 / 471

病例 61 反复四肢无力,不能行走——低血钾性周期性瘫痪 / 478

第一章

下丘脑垂体疾病

病例 1　身高 236 cm，垂体巨大肿瘤，性幼稚——巨人症

周薇薇　王卫庆　张　炜　卞留贯　方文强　宁　光

病史摘要

患者女性，34 岁。因"生长迅速 27 年，垂体瘤术后 7 年，伴乏力、头晕、心悸，加重 3 年"入院。

患者自出生起生长发育较同龄正常人为迅速，至五六岁，身高较同龄正常人明显高，智力正常。至七八岁，身高已达 154 cm，15 岁身高达 205 cm，伴食欲亢进，食欲及体力约为正常同龄人的 3 倍。15 岁后逐渐出现下颌增大，眉弓及颧骨突出，唇厚，鼻大，舌大；伴声音逐渐低沉；伴乳溢，14 岁月经初潮，至 16 岁停经后乳溢症状消失；15 岁后患者出现头痛伴晕厥，发作逐渐频繁，18 岁后头晕发作次数 3～6 次/d，每次持续时间约为 10 min；15 岁起患者出现腰背部疼痛，逐渐蔓延至腿部及全身，没有骨折史。患者 15 岁时曾进入当地篮球队训练，16 岁时在训练中突发晕厥，至当地医院检查发现 GH 149 ng/ml，PRL＞200 ng/ml，头颅 CT 提示垂体 4.59 cm×6.12 cm 占位性病变，因经济原因未能及时手术，出院后也未用药治疗。7 年前患者在广东某医院行垂体瘤手术，术后辅助 γ 刀治疗。当时患者身高达 236 cm，术后患者身高未再继续生长，不再发生晕厥，但乏力渐进性加重。至 2 年前又出现晕厥 2 次，经 CT、MRI 检查后外院诊为癫痫，予卡马西平治疗。患者头晕、头痛等症状加重，并出现胸闷、胸痛、心悸等症状，不能直立行走。3 个月前当地医院查 GH 44.9 ng/ml（正常参考值 0.06～5 ng/ml），为进一步诊治收入本科。患者自发病以来食欲胃纳可，时有

便秘,无体重明显减轻。

患者为足月顺产,出生时体重就较大(具体未测)。家庭成员中父亲身高 158 cm,母亲 164 cm,两个兄长分别为 176 cm 及 173 cm,姐姐 164 cm,弟弟 172 cm。患者无肝炎、结核病史,无药物过敏史。父亲 2 年前因胃癌去世。大哥 5 年前因胃癌过世。

体格检查

血压(BP)130/60 mmHg(1 mmHg=0.133 kPa),身高 236 cm,体重 158 kg,体重指数(BMI)28.4 kg/m²。神志清楚,精神尚可,营养差,无皮肤色素沉着,全身皮肤黏膜无黄染、皮疹。胸部皮肤散在针尖样紫癜,右侧胸腹后背烫伤陈旧性瘢痕,右侧大腿植皮瘢痕。皮肤苍白,肤质细腻。全身浅表淋巴结无肿大,腋毛、阴毛缺乏。下颌增大,眉弓及颧骨突出,唇厚,鼻大,舌大,眼睑无水肿,咽部不充血。颈软,气管居中,甲状腺无明显肿大。两肺呼吸音左侧减弱,右侧呼吸音正常,未闻及啰音。心尖冲动正常,心率 72 次/min,律齐,各听诊区未闻及病理性杂音。腹平软,无压痛,肝脾肋下未及,肾区无叩痛,双下肢无水肿,双侧足背动脉搏动未及。生理反射存在,病理反射未引出。

实验室检查

血常规、肾功能和电解质正常。血脂及血黏度全套正常。肝功能除总蛋白 56 g/L,白蛋白 30 g/L 外,余正常。口服葡萄糖耐量(200 g)后 GH 抑制试验结果见表 1-1。性激素全套: LH<0.07 mU/ml,FSH 0.58 mU/ml,PRL>200 ng/ml,E2<10 pg/ml,P<0.1 ng/ml,T<0.08 ng/ml。甲状腺功能全套: T3 1.25 nmol/L, T4 63.99 nmol/L, FT3 2.96 pmol/L, FT4 5.81 pmol/L, sTSH 0.716 mU/L, MCAB 2.50%, TGAb 3.20%, rT3 23.90 ng/dl, TG 31.80 ng/ml, TSH 0.85 mU/L,降钙素 3.00 pg/ml。血 F: 8 时 1.00 μg/dl,16 时 0.40 μg/dl,24 时 0.48 μg/dl。ACTH 43.40 pg/ml。PTH 49.60 pg/ml。血小板抗体 PAIgG 63.4 PL,PAIgA 5.2 PL,PAIgM 25.1 PL。LDH 160 U/L,肌酸激酶 160 U/L。尿游离皮质醇 28.9 μg/24 h。

辅助检查

心脏超声检查(以下简称心超)提示左心增大伴二尖瓣关闭不全(轻度),主动脉增宽。胃镜示慢性浅表性胃炎,胆汁反流。

表 1-1　口服葡萄糖后 GH 抑制试验结果

时间 (min)	血糖 (mmol/L)	Ins (μU/ml)	GH (ng/ml)	IGF-1 (ng/ml)
0	5.1	53.9	63.5	1 235.41
30	7.7	356.0	60.6	1 218.08
60	6.9	299.0	56.5	1 136.87
120	6.0	163.0	53.6	1 315.88
180	4.2	60.9	59.8	1 355.12

胸部正位片提示两肺野纹理增多增深。脊柱向右侧突畸形。头颅正侧位片提示颅骨板障明显增厚,骨皮质增粗。结合病史考虑肢端肥大症改变。双侧膝关节正位片提示双侧膝关节退行性改变。双手正位+双踝关节正位片提示双手指骨间关节增白,双侧踝关节诸骨粗大,边缘骨质增生,软组织影增厚改变,结合病史考虑肢端肥大症后改变。骨盆正位片提示双侧髋关节轻度骨质增生。B超提示胆囊炎伴多发结石,右肾盂轻度分离,右肾内小结晶。头颅CT可见颅骨、上颌窦及额窦发育良好,额窦及颅骨板障增厚。对头颅横断位扫描进行后处理(矢状位及冠状位),可见不规则形态的占位,密度不均匀,鞍底骨质明显破坏,鞍上有突破,两侧海绵窦受侵袭,正常蝶鞍解剖结构紊乱(图1-1)。左侧额叶部位可见软化区,双侧侧脑室扩大。腹部CT可见慢性胆囊炎改变,腰椎明显增生同时有骨质疏松,子宫萎缩。

问题与思考

该患者病史特点:中年女性,以发生于年轻时的垂体大腺瘤和巨人症为主要表现;查体手足增大,凸颌,下颌和前颌等面部五官变粗,唇

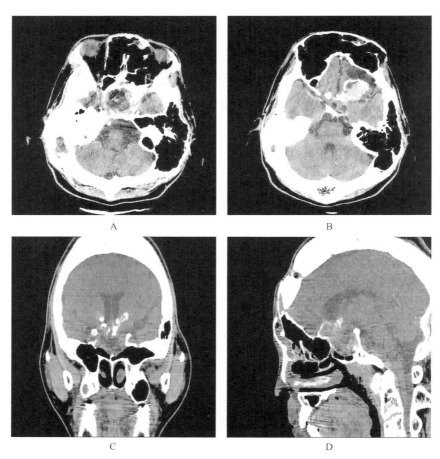

图 1 - 1　垂体肿瘤的 CT 扫描图像

A. 横截面,肿瘤直径横径 3.81 cm,前后径 3.34 cm;B. 横截面,肿瘤斜径 5.76 cm;C. 进行 CT 重建后冠状面,高 4.30 cm,横径 3.66 cm;D. 矢状位面,前径 4.70 cm,长径 3.80 cm

各个截面均可见侵袭性的巨大腺瘤,突入鞍上区和海绵窦,同时伴有骨质的破坏

变厚;入院提示 GH 分泌增多伴高 PRL 分泌,口服葡萄糖耐量后 GH 水平不能被抑制,肾上腺皮质激素、甲状腺激素和性激素水平均低下。目前考虑巨人症(Gigantism),垂体生长激素瘤术后。

巨人症与 GH 分泌过量相关,是由于垂体 GH 分泌型腺瘤造成血循环中 GH 和 IGF - 1 水平持续过度分泌所引起的隐袭性疾病。GH

广泛作用于肝脏、骨骼生长板、脂肪及肌组织等部位,并通过 IGF - 1 介导其促进骨骼生长及代谢调节的作用。GH 分泌受下丘脑激素的双重调节。GH 过多常累及糖脂代谢、心血管系统、呼吸系统及骨骼肌肉系统等。发生在婴幼儿期,骨骺板开放使骨骼过度生长引起巨人症的表现,到成人后骨骺端融合引起肢端肥大症表现,鞋码明显增大。骨骼改变影响面部特征,引起眉弓和下颌隆起,鼻骨增大以及齿距增宽。骨和软骨的过度生长也可能导致关节炎的产生。软组织和皮肤改变表现为肢端肥大和软组织增厚、多汗。本患者有着上述巨人症的典型症状,糖类(碳水化合物)不耐受方面有胰岛素抵抗,但无糖尿病和糖耐量受损的表现。呼吸系统有巨舌症,声带增厚导致声音变粗,但无明显上气道阻塞,阻塞性睡眠呼吸暂停。未及甲状腺肿大。垂体瘤直接影响引起头痛、视物模糊、高催乳素血症及垂体功能减退等。没有高血压,心电图有 ST - T 段的压低。心电监护有期前收缩、T 波变化、心肌缺血表现。内脏器官,如肝、脾、肾及心脏增大。患者为垂体混合细胞瘤,同时分泌 GH 激素和 PRL。对于这种既分泌 GH 又分泌 PRL 的肢端肥大症患者,Nyquist 等研究发现 GH - PRL 亚型垂体瘤患者术后 1~7 d 的血清 GH 浓度平均值较单纯 GH 亚型者要高,术后仅有 21% 的 GH - PRL 亚型患者的 GH 能恢复到正常范围,且此型患者术后血清 GH 浓度升高提示术后复发率的增加。

诊断

巨人症。

诊疗经过

患者脱钙,予葡萄糖酸钙 6 000 mg/d、阿法骨化醇(阿法 D_3)250 ng/d、降钙素(密钙息)50 u/d 肌注,予美洛昔康(莫比可)7 500 μg/d 改善骨痛症状。患者肾上腺皮质功能减退予补充醋酸可的松,由小剂量 25 mg/d 开始,逐渐加至 75 mg/d。并在血 F 有所上升的基础上同时补充 T4 以纠正甲状腺功能不足,给予甲状腺素片 20 mg/d,2 周后复查甲状腺及肾上腺皮质功能近正常水平。

问题与思考

一些回顾性研究发现肢端肥大症患者死亡率是年龄、性别相匹配的心血管、呼吸系统疾病对照患者的 $2\sim3$ 倍。近年来大量循证医学的研究结果已达成共识,控制 GH 和 IGF - 1 分泌是控制本病过高死亡率的决定性因素。有效地将高 GH 分泌水平降至 $2\sim2.5\ \mu g/L$ 以下可以降低肢端肥大症的死亡率。肢端肥大症的治愈标准是达到年龄相匹配的血清 IGF - 1 水平,口服糖耐量试验中 GH 最低能抑制到 $1\ \mu g/L$ 以下。肢端肥大症的治疗目标在于降低 GH 和 IGF - 1 水平,逆转或改善肢端肥大症症状;针对病因治疗,缓解垂体瘤对视神经和周围脑组织的压迫;防止疾病复发,改善长期生存率。

住院期间请神经外科、麻醉科、放疗科、心脏科、呼吸科等进行全院大会诊,会诊结果专家均认为患者是混合性垂体瘤,肿瘤生长特性不规则,同时存在周围组织的广泛侵袭。再次手术可能无法完整摘除肿瘤组织,存在脑内粘连、解剖结构紊乱等情况。患者心脏已明显受累,室腔扩大(左室舒张末期内径达 68 mm),室间隔并不增厚,供血相对不足,可发生各种心律失常甚至猝死,并且专家们认为患者心肺功能不全在麻醉和手术过程中存在很大风险。另外生长激素瘤对放射治疗(简称放疗)虽然敏感,但至少需半年至 1 年才能显效。患者曾行 γ 刀放疗共 33 次,再次放疗的累积剂量可能会对正常脑组织产生一定影响,此次治疗必须慎重考虑。

问题与思考

经蝶手术(TSS)是肢端肥大症的首选治疗方法。在生化指标严格控制[平均 $GH\leqslant2.5\ \mu g/L$,OGTT 条件下 GH 能被抑制和(或)正常的 IGF - 1 水平]基础上,经蝶手术的总体缓解率在 $55\%\sim70\%$。肿瘤的体积、蝶鞍外扩展、硬脊膜侵袭和治疗前 GH 水平等一系列因素都会影响经蝶手术的预后。微腺瘤的缓解率通常在 $80\%\sim90\%$,而大腺瘤的缓解率仅为 50%。此外,神经外科医生的经验对于预后有着重要影响。初次手术复发率在 6% 左右,与之相比术后并发症诸如脑脊液漏、尿崩症和逐渐出现的垂体前叶功能减退较少见,低于 7%。放疗应用于肢端肥大症的治疗已有一个世纪,70%～90% 患者通过传统分次放疗法后 GH 水平能维持在低于 5 μg/L 水平超过 20 年。普通放疗治愈率低、并发症多,常作为辅助治疗;γ 刀治疗效果明显优于普通放疗。通常为了使 GH 水平达到正常和控制症状,大多数患者将不仅仅只依靠一种治疗方法。

患者存在高胰岛素血症,但血糖还维持在正常范围。口服葡萄糖耐量后 GH 抑制试验中患者血 GH 持续保持在 60 ng/ml 的高水平。鉴于患者长时间(20 余年)GH 水平过高,高 GH 对各个脏器产生损害,预后较差,考虑使用生长抑素类似物降低 GH 水平,使症状能有所改善,肿瘤体积也可能有所缩小。先予短效生长抑素类似物奥曲肽(善宁)0.1 mg 皮下注射,注射前患者 GH 为 66.80 ng/ml,注射后 4 h 为 17.90 ng/ml,注射后 8 h 为 46.20 ng/ml。注射奥曲肽后 4 h 及 8 h GH 水平较基线血 GH 下降幅度分别达 73% 和 30%,判断患者对奥曲肽治疗有反应。在生长抑素有效的情况下第 2 日予长效生长抑素类似物醋酸奥曲肽微球(善龙)20 mg 臀部肌内深部注射。注射 15 d 后复测 GH 浓度为 49.60 ng/ml。1 个月后再次注射醋酸奥曲肽微球后复测 GH 浓度为 51.5 ng/ml,之后我们给予患者每月注射长效生长抑素类似物,连续半年以上再次评估疗效。

问题与思考

目前药物治疗包括 DA 受体激动药、生长抑素类似物和 GH 受体阻断剂。鉴于手术的缓解率仅为 60%,化学治疗(简称化疗)起效时间慢、垂体功能减退的发生率较高,药物治疗在相当一部分比例患者中不失为一种有效、必要的选择。

巨人症随着年龄增长多合并有肢端肥大症,长期暴露在高 GH 水平下,包括心肺系统等全身各器官均有不同程度的受累。此时尽管采取各种治疗措施,预后仍不如年轻者,故建议对于巨人症应早期发现早期干预治疗。

参考文献

[1]   Ayuk J, Clayton RN, Holder G, et al. Growth hormone and pituitary radiotherapy, but not serum insulin-like growth factor-I concentrations, predict excess mortality in patients with acromegaly[J]. J Clin Endocrinol Metab, 2004, 89: 1613 - 1617.

[2]   Holdaway IM, Rajasoorya RC, Gamble GD. Factors influencing mortality in acromegaly[J]. J Clin Endocrinol Metab, 2004, 89: 667 - 674.

[3]   Beauregard C, Truong U, Hardy J, et al. Long-term outcome and mortality after transsphenoidal adenomectomy for acromegaly[J]. Clin Endocrinol (Oxf), 2003, 58: 86 - 91.

[4]   Giustina A, Barkan A, Casanueva FF, et al. Criteria for cure of acromegaly: a consensus statement[J]. J Clin Endocrinol Metab, 2000, 85: 526 - 529.

[5]   Biermasz NR, van Dulken H, Roelfsema F. Ten-year follow-up results of transsphenoidal microsurgery in acromegaly[J]. J Clin Endocrinol Metab, 2000, 85: 4596 - 4602.

病例 2　多饮多尿,继发性闭经,垂体柄占位——生殖细胞瘤

孙首悦　王卫庆　张翼飞　蒋怡然　孙青芳
卞留贯　宁　光

病史摘要

　　患者女性,1992 年出生,因"多饮多尿 18 个月伴月经紊乱"于 2007 年 11 月中旬第 1 次入院。缘于 2005 年 5 月起无明显诱因下出现口干、多饮,中午喜饮冷水,不爱吃饭,白天饮水量约 2 000 ml,晚上不停喝水,每晚入睡前需再饮 400 ml,强制不喝,则感口渴、心烦,每天饮水量与尿量相当,夜尿 4 次。偶感头晕、恶心,注意力不易集中。起病之初患者正好进入青春发育期,月经初次来潮,故患者及其家属未予特别重视多饮多尿的问题。近 18 个月以来,患者仅有 4 次月经来潮,末次月经 2007 年 11 月 10 日,量中等,无痛经。当地医院垂体 MRI 提示垂体柄后上缘结节灶。体重近 18 个月内增加 8 kg,身高增加 3 cm。上海交通大学医学院附属瑞金医院(以下简称瑞金医院)门诊查尿比重 1.001,拟"尿崩症"收治。

体格检查

　　体温(T)37℃,脉搏(P)70 次/min,呼吸(R)18 次/min,BP 120/80 mmHg,身高 159 cm,体重 62 kg,BMI 24.5 kg/m²。神清,精神可,营养中等,发育良好,自主体位,查体合作。全身皮肤黏膜无黄染、无出血点。全身浅表淋巴结不大。眼球无突出,甲状腺无肿大。头颅无畸形,无满月脸,阴毛、腋毛正常分布。胸廓对称,乳房发育 Tanner 4 期。两肺呼吸音清,未闻及干湿性啰音。心界不大,心率

70 次/min,律齐,各瓣膜区未闻及杂音。腹平软,肝脾肋下未及,全腹无压痛、反跳痛。肝肾区无叩痛,无移动性浊音。四肢肌力正常。双下肢轻度凹陷性水肿。足背动脉搏动对称存在,双侧膝跳反射存在,病理反射未引出。

实验室检查

血常规、肝肾功能、电解质:正常。

性激素:LH 3.03 U/L,FSH 5.63 U/L,PRL 14.85 ng/ml;T 0.51 ng/ml,E2 16.00 pg/ml(↓)(女性正常范围 35~169 pg/ml),P<0.1 ng/ml。

甲状腺功能:FT3 4.17 pmol/L,FT4 11.71 pmol/L,sTSH 2.641 mU/L。

皮质醇等:ACTH 38 pg/ml,血 F 上午 8 时 15.3 μg/dl,尿 F 100.3 μg/24 h。

β-HCG 0.1 mU/ml,AFP 3.4 ng/ml。

禁饮-加压素试验:提示完全性中枢性尿崩症。

(常用激素换算:P,1 nmol/L=3.18 ng/ml;PRL,1 mU/L=21.2 ng/ml;T,1 nmol/L=3.47 ng/ml;E2,1 pmol/L=3.67 pg/ml;17-OHP,1 nmol/L=3.03 ng/ml;F,1 nmol/L=27.64 μg/dl)

辅助检查

胸片、头颅正侧位片、四肢长骨及双手平片:未见异常。

B超:肝内脂肪浸润,胆囊、胰腺、脾、双肾、肾上腺、甲状腺未见异常。

子宫附件 B 超:左卵巢 27 mm×16 mm×22 mm,内见无回声区 7 枚/单切面直径 3~5 mm;右卵巢 26 mm×20 mm×19 mm,内见无回声区 6 枚/单切面直径 4~5 mm。

垂体 MRI:垂体柄结节样增粗,考虑朗格汉斯细胞增生综合征可能性大(图 2-1A)。

垂体柄占位活检手术术后病理:生殖细胞瘤。

诊断与诊断依据

1. 临床诊断　中枢性尿崩症,垂体生殖细胞瘤。

2. 诊断依据

(1) 多饮多尿的病史。

(2) 体格检查未见明显异常,实验室检查血、尿 F,ACTH,甲状腺功能,性激素等正常。

(3) 禁饮-加压素试验提示中枢性尿崩症,垂体 MRI 示"垂体柄病变,拟腺瘤"。

(4) 服用去氨加压素(弥凝)后多饮多尿症状好转。

(5) 垂体柄占位活检手术术后病理提示"生殖细胞瘤"。

诊疗经过

入院查血、尿 F,ACTH,甲状腺功能,性激素等均正常,行禁饮-加压素试验提示中枢性尿崩症,垂体 MRI 示"垂体柄病变,拟腺瘤",故早期诊断"中枢性尿崩症"。

治疗: 给予去氨加压素片 0.05 mg 每晚 1 次口服,夜间多饮、多尿好转。

随访转归: 2 个月后,去氨加压素片剂量已调整为 0.05 mg,2 次/d 口服,24 h 尿量在 3 000 ml 以下,仍无月经来潮。复查垂体 MRI 示"垂体柄结节样增粗,考虑朗格汉斯细胞增生综合征可能大"。

为进一步明确诊断,于 2008 年 2 月中旬行垂体柄占位活检手术,术后病理为"生殖细胞瘤"(图 2 - 2),术后曾出现癫痫样发作,给予卡马西平控制,并给予全程放射治疗,18 次为生殖细胞瘤病灶定位放疗,6 次为脊柱上段,6 次为脊柱下段。放疗后 6 个月,复查垂体 MRI,占位灶消失(图 2 - 1B)。

继续观察 3 年,肿瘤无复发,但尿崩症症状改善不明显,仍有口干多饮,尿量 5 000 ml/d,需口服去氨加压素片减少尿量。

放疗使患者出现了垂体前叶功能减退,需要 F 及甲状腺激素替代治疗,月经仍未恢复,长期给予人工周期替代治疗。

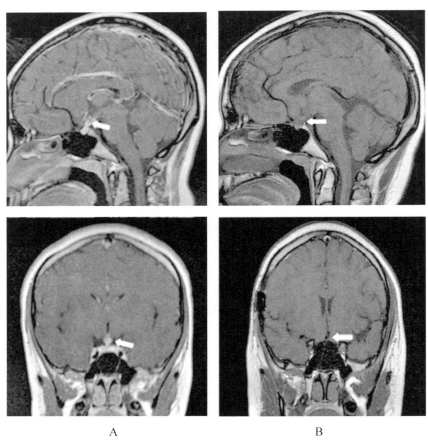

A   B

图 2 - 1　患者头颅 MRI 表现

A. 垂体呈扁圆形,形态稍饱满,信号强度与脑灰质相似,鞍隔稍有抬高,垂体柄明显增粗,中部见结节状病灶,垂体柄直径约 7 mm(箭头所示);B. 放疗后 6 个月,同一层面原有占位灶消失(箭头所示)

讨论

尿崩症是较少见的内分泌疾病,可分为中枢性和肾性尿崩症。近年来中枢性尿崩症发病率有上升趋势。其病因较多,但因鞍区生殖细胞瘤所致的垂体柄增粗继发的中枢性尿崩症极为罕见。

儿童期发病的中枢性尿崩症少见,却往往是罹患严重疾病的预兆,

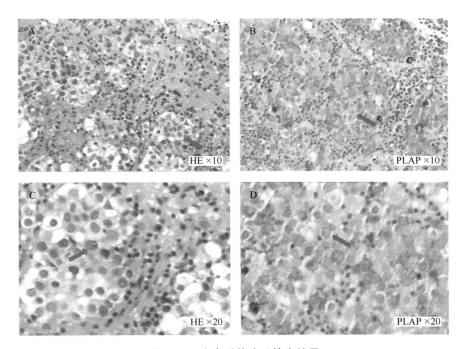

图 2-2　患者垂体病理检查结果

　　A、C 为 HE 染色,A 为 10 倍物镜,C 为 20 倍物镜:脑胶质组织中见散在异形细胞团,细胞质丰富,透亮,核圆形或卵圆形,染色质细小,核仁明显,核分裂象少见,周围较多淋巴细胞浸润(箭头所示)。B、D 为免疫组化 PLAP(胎盘碱性磷酸酶)染色:(＋)(箭头所示),B 为 10 倍物镜,D 为 20 倍物镜,CD117(－/＋),vimentin,LLA,CD30,AFP,HCG,AE1/AE3,LEA 均(－)。诊断:垂体柄病变活检,生殖细胞瘤

如颅内生殖细胞瘤(germinoma)。颅内生殖细胞瘤占所有颅内肿瘤的 1％～2％,好发于 5～15 岁儿童,无明显性别差异。多发生在松果体区,其次以鞍区和基底节区多见。尿崩症常为该病首发症状和最主要临床表现,可伴有视力、视野改变和生长发育迟缓,侵犯基底节者可发生偏侧肢体乏力、偏瘫,部分患者 AFP 和 HCG 可非特异性升高。在影像学上,MRI 可表现为垂体后叶高信号消失,伴有垂体柄增粗。该病初期无特异症状,早期诊断困难,文献报道从出现尿崩症状或发现垂体柄增粗到明确诊断分别平均需要 2.5 年和 1.3 年,本例患者为 2.8 年和 0.3 年。

由于颅内生殖细胞瘤恶性程度高,宜尽早与其他伴有中枢性尿崩症的垂体柄增粗的疾病进行鉴别。如朗格汉斯组织细胞增生症、转移性瘤、结节病及结核等,以及自身免疫性垂体炎和"特发性"垂体柄增粗。

生殖细胞瘤、自身免疫性垂体炎和特发性垂体柄增粗等病变局限于垂体,都有垂体柄增粗伴尿崩症,早期鉴别困难。病变组织活检是金标准,然而,颅内手术的风险很高,易发生脑功能部位损伤,若不能获得足够样本也无法完成病理诊断,且活检不能改善尿崩症状反而可能使症状加重。Czernichow 等认为垂体柄增粗直径≥7 mm 者宜行活检,余者应密切观察肿瘤生长速度,及时对症处理。小剂量放疗或化疗观察肿瘤对治疗的敏感性来推测诊断也是以前常用的方法,但缺乏循证学依据,今后的应用将会受到更多的限制。

对部分垂体柄增粗的疾病可以通过间接方法来明确诊断,如朗格汉斯组织细胞增生症病变分布广泛,以骨组织最为突出,多发生在颅骨和上下颌骨,骨盆、长骨也可受累。颅骨缺损、尿崩症和眼球突出是本病的三大特征,因此,骨活检发现骨组织被大量增生的朗格汉斯细胞和肉芽组织破坏即可明确诊断。结核病可有低热,盗汗,慢性消耗性体征,呼吸道、肠道、骨骼、神经等各系统均可受累,颅内结核 MRI 表现除垂体柄增粗外,还可见结核结节和基底节的梗死灶,脑膜强化广泛,以基底池最重。体液培养发现结核分枝杆菌可明确诊断。转移瘤患者除尿崩症外,还可有原发病灶的临床症状,且往往先于尿崩症出现,诊断并不困难。垂体内分泌瘤以 ACTH、PRL、GH 瘤多见,偶见 TSH 瘤,都有相应的激素增多的临床表现,诊断相对简单。

颅内生殖细胞瘤的诊断除了主要依据临床表现及其影像特征外,有学者认为血清和脑脊液甲胎蛋白和绒毛膜促性腺激素虽对其诊断无特异性,但高度怀疑此病时可作为重要辅助诊断手段之一,同时又能作为判断疗效及复发的指标。

生殖细胞瘤对放疗极其敏感,但预后不一。大部分患者经放疗后肿瘤可明显缩小甚至消失。而肿瘤以及放疗对垂体正常组织的破坏造成的全垂体功能低下将是永久、不可逆的。笔者观察到本例患者虽经治疗后肿瘤已消失,但尿崩症状并未改善,而且还出现垂体前叶功能低下,尤其是性腺轴功能减退最为明显,生育能力很难恢复,需要长期的性激素替代来促进和维持第二性征发育。GH、甲状腺激素和肾上腺皮质激素的替代也是长期的过程。总之,术后垂体功能的完全重建是疾病的又一难点,需要内分泌科、神经外科、肿瘤科、生殖医学科等多学科达成共识、通力协作。

　　颅内生殖细胞瘤伴中枢性尿崩症是非常罕见的疾病,起病隐匿,无典型临床特征,血清学检查无特异指标,早期很难发现,与其他原因所致的中枢性尿崩症很难鉴别,易误诊或漏诊,明确诊断有赖于垂体MRI及垂体柄部位穿刺活检病理诊断。虽然对放疗敏感,但预后不佳,仅可维持生命,肿瘤侵犯部位的脑功能不能得到有效恢复,并容易出现放疗后的垂体功能减退,在较长时间内不能纠正,需要长期的激素替代治疗。尽早发现并治疗或可改善预后,因此对10～20岁的中枢性尿崩症患者伴有垂体柄增粗者,在服药改善症状的同时,应密切随访观察垂体MRI的变化,对高度怀疑此病者及时行病理活检以明确诊断,尽早治疗。

参考文献

[1]　Maghnie M. Diabetes insipidus[J]. Horm Res, 2003, 59(Suppl 1): 42 - 54.

[2]　Czernichow P, Garel C, Leger J. Thickened pituitary stalk on magnetic resonance imaging in children with central diabetes insipidus[J]. Horm Res, 2000, 53(Suppl 3): 61 - 64.

[3]　Tien R, Kucharczyk J, Kucharczyk W. MR imaging of the brain in patients with diabetes insipidus[J]. AJNR Am J Neuroradiol, 1991, 12(3): 533 - 542.

病例3 多饮多尿伴视物模糊和性功能减退
——生殖细胞瘤手术放疗后全垂体功能减退

汤正义 陶　蓓 张　炜 孙立昊 苏颋为

病史摘要

患者男性,28 岁,上海籍,因反复多饮多尿伴乏力 9 个月入院。入院前 9 个月无明显诱因下出现头痛、多饮多尿,饮水 6 L/d,伴性功能减退、乏力、视物模糊。于 4 个月前就诊上海某医院,查颅脑 MRI 提示侧脑室周围局限异常信号,即行下丘脑肿瘤切除手术。术中见右侧视神经明显增粗,切开右侧视神经,见肿瘤呈鱼肉状,血供一般,切除部分肿瘤。病理诊断为"下丘脑"生殖细胞瘤。手术 1 个月后,对肿瘤局部行伽马刀治疗,边缘剂量 11 GY,中心最大剂量 22 GY。伽马刀治疗后回到原手术的医院行全脑全脊髓放疗,总放射剂量为 1.8 GY×17 FX。伽马刀治疗和放射治疗后乏力逐渐加重,伴纳差,查血液中 FT3、FT4、TSH 均低于正常下限,予以补充甲状腺素片 1/4～1/2 片,无好转。又于入院 3 周前出现恶心,尿量多。整个治疗过程中,在外院未使用过糖皮质激素。为明确垂体及靶腺功能状态,多尿原因,进一步治疗,收住入院。自发病以来,患者有恶心,无呕吐,无发热,无腹痛、腹泻,无心慌、胸闷,食欲可,睡眠不佳,大便正常。

既往史:否认高血压、糖尿病史,否认药物过敏史。无外伤史。

个人婚育史:已婚已育。否认疫区、疫水接触史,无特殊嗜好。

家族史:否认家族遗传病史。

体格检查

T 36.2℃,P 70 次/min,R 20 次/min,BP 120/80 mmHg,神志清楚,精神尚可,贫血貌,全身浅表淋巴结无肿大,眼睑无水肿,咽部不充血,颈软,气管居中,甲状腺无明显肿大,双肺呼吸音清,未闻及干湿性啰音,心率(HR)70 次/min,各听诊区未闻及病理性杂音。腹平软,无压痛,肝脾肋下未及,肾区无叩痛,双下肢无水肿,足背动脉搏动存在,生理反射存在,病理反射未引出。

实验室检查

1. **一般检查**　血常规:WBC 3.8×10^9/L,N 62.9%,RBC 3.25×10^{12}/L,Hb 114 g/L,HCT 0.324,PLT 100×10^9/L。尿常规:正常范围。大便常规:正常。肝肾功能:前清蛋白 399 mg/L,ALT 27 U/L,AST 24 U/L,Scr 93 μmol/L,BUN 3.2 mmol/L,UA 409 μmol/L。血电解质见表 3-1。

表 3-1　患者入院后多次电解质检查结果

日　期	Na(mmol/L)	K(mmol/L)	Cl(mmol/L)	P(mmol/L)
第 1 天	140.9	3.35	108.9	1.85
第 3 天	152.1	3.92	118.4	1.82
第 5 天	151.7	3.46	114.0	1.67

2. **特殊检查**　性腺功能:LH <0.07 mU/ml,FSH 0.35 mU/ml,PRL 56.77 ng/ml,E2<10 pg/ml,P <0.1 ng/ml,TEST <0.08 ng/ml。甲状腺功能:FT3 4.51 pmol/L,FT4 7.08 pmol/L,sTSH 0.077 mU/L;尿 F 8.00 μg/24 h,血 F(8 时) 0.10 μg/dl,血F(16 时)0.39 μg/dl,血 F(24 时)1.20 μg/dl,ACTH 34.60 pg/ml。

禁饮-加压素试验前 3 周血渗透压 307.00 mOsm/kg,尿渗透压 207.00 mOsm/kg。禁饮-加压素试验结果见表 3-2。

表 3 - 2　禁饮-加压素试验结果

时间	体重 (kg)	BP (mmHg)	HR (次/min)	尿量 (ml)	比重	尿渗 透压 (mOsm/kg)	血渗 透压 (mOsm/kg)
8:00	67	95/65	72	300	1.010	178	309
9:00	67	95/70	80	250	1.004	158	
10:00	67	95/60	76	100	1.004	167	
11:00	66.5	95/70	72	95	1.010	173	
12:00	66.5	100/70	70	110	1.010	169	315
12:30(垂体加压素5 U)							
13:30	66.5	100/75	72	130	1.010	308	
14:30	66.5	100/80	80	25		577	317

辅助检查

　　心电图正常;肝脏、胆囊、胰腺、脾脏、双肾脏 B 超,正常。

　　手术前垂体下丘脑部位 MRI 检查,显示垂体后叶高信号影基本消失,垂体柄增粗,视交叉视放射部位明显增粗,信号增强不均(图 3 - 1)。手术放射治疗后呈术后改变,部分性空蝶鞍,原增粗的信号不均的视交叉、视放射明显变细,伴结构呈治疗后改变(图 3 - 2)。

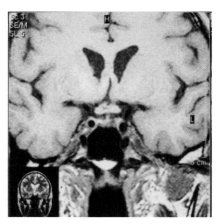
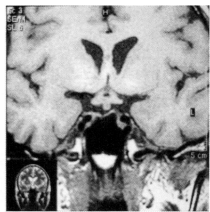

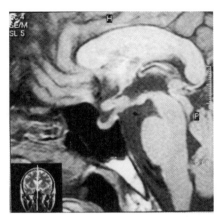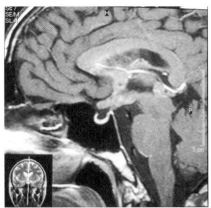

图 3-1 手术前垂体下丘脑部位 MRI 平扫加增强

诊断

1. **临床诊断** 下丘脑垂体部位生殖细胞瘤手术放射治疗后全垂体功能减退症。

2. **病理诊断** 下丘脑肿瘤细胞大,细胞 PLAP(+),结合 HE 切片诊断下丘脑生殖细胞瘤。

诊疗经过

鉴于患者有明确的颅内鞍区肿瘤与手术放射治疗病史,入院诊断实际上就已经明确,需要做的是进一步明确病情和调整治疗。

入院后常规生化检查,了解垂体靶腺轴功能,为基础替代治疗做准备;在明确垂体前叶功能下降后,即给予可的松 50 mg/d,左甲状腺素片 50 μg/d。在基础替代约 2 周后,身体内生存必须激素达到一定状态后,体内水电解质水平检查可以排除非盐皮质激素和 T4 的影响,然后再进行禁饮-加压素试验,结果显示为完全性中枢性尿崩症。给予去氨加压素早晚各 1 片,患者临床症状明显全面改善。

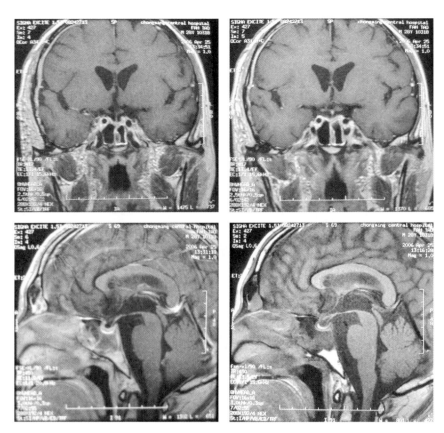

图 3 - 2　手术放射治疗后垂体下丘脑部位 MRI 平扫加增强

讨论

颅内生殖细胞肿瘤根据病理类型可分为生殖细胞瘤和非生殖细胞瘤两类,后者包括胚胎性癌、内胚窦瘤、卵黄囊肿瘤、绒毛膜癌、畸胎瘤(成熟、非成熟和恶性畸胎瘤)及混合型生殖细胞肿瘤。生殖细胞瘤发病率占其中的绝大部分,约为70%。但由于颅内生殖细胞肿瘤整体发病率低,分别只占性腺外生殖细胞肿瘤的5%及颅内肿瘤的1%～2%,临床上较少见。本文报道颅内生殖细胞瘤1例,对该例放疗后出现的全垂体功能减退展开讨论。

综合临床表现、影像学检查、手术病理和治疗反应情况,患者诊断为"颅内生殖细胞瘤"是明确无误的。颅内生殖细胞瘤的临床诊断有以下特点:① 多发生于青少年男性,鞍区生殖细胞瘤以尿崩症形式常见。② 影像学检查证实鞍区、三脑室区占位。③ 生殖细胞瘤对放射治疗敏感,肿瘤局部放疗后复查 MRI 或 CT 肿瘤体积迅速缩小甚至消失。以上综合诊断为"颅内生殖细胞瘤",行放射治疗,同时鉴于生殖细胞瘤有发生脑室、椎管内种植播散的倾向,对该患者继续行全脑全脊髓预防照射的处理恰当。

关于颅内生殖细胞瘤在影像学上的表现有以下特点:① 松果体生殖细胞瘤多发生于青少年男性,MRI 检查 T1WI、T2WI 为等信号,均匀强化,少数有囊性变,凭借此可与松果体区其他肿瘤如松果体细胞瘤 CT 示周边有钙化加以鉴别,而颅内非生殖细胞性的生殖细胞肿瘤如畸胎瘤多有囊性变,信号不均匀。② 鞍区生殖细胞肿瘤常引起尿崩症,MRI T1WI 表现为低信号或等信号,T2WI 为高信号,质地均匀,明显均匀强化,而鞍区常见肿瘤如颅咽管瘤和垂体腺瘤较少发生尿崩症,颅咽管瘤示钙化,囊性变多见,有不规则强化。③ 基底节区和丘脑生殖细胞瘤发生于 8~17 岁男性,病程缓慢,以肢体运动感觉障碍为主要临床表现,MRI T1WI 为低信号,T2WI 信号不均,明显强化,但多为不均匀强化,一般瘤体较大,但占位效应不明显,无瘤周水肿或轻度水肿,凭此可与该部位常见的胶质瘤鉴别。该患影像学上表现为多发性颅内生殖细胞瘤,主要累及松果体区、鞍上区及三脑室部位,头颅 MRI 平扫冠状位、矢状位均可见松果体区类圆形结节病灶,T1WI 为等信号,未见明显钙化或囊性变。放疗后 MRI 上有明显的放疗后脑改变。结合病史包括起病症状和影像学检查结果,一般可以支持颅内生殖细胞瘤的诊断,可以不需要手术病理证实,就可以进行放射治疗,治疗后的疗效进一步支持原诊断。

颅内生殖细胞瘤从组织来源和分化上,近似于性腺和性腺外的同类型肿瘤。在胚胎发生与生殖细胞迁移过程中,由于某些原因部分生殖细胞被吸引到松果体区、鞍区、下丘脑等性腺外部位,同时由于局部环境的影响,生殖细胞正常生长发育发生改变。这些残存的生殖细所在部位恰好是调节促性腺激素的间脑中心或其附近,至青春发育期,易受体内神经内分泌激素变化的影响,特别是类固醇性激素,促性腺激素及促性腺激素释放激素,对颅内生殖细胞的恶变过程具有诱导或转化作用,故而原发性颅内生殖细胞瘤几乎全部发生在中线结构,包括松果体区、鞍区、下丘脑,但脊髓罕见。鞍区发生者,丘脑下部-垂体后叶神经体液调节机制受损出现尿崩症,或浸润压迫视交叉及视神经出现视力下降、偏盲,但颅内高压少见,加之肿瘤部位较隐蔽,难以早期发现,可致使治疗前症状持续较长时间。虽然文献中关于颅内生殖细胞瘤原发病灶对下丘脑-垂体轴的影响造成的功能紊乱也有报道,但大多数患者的垂体功能减退基本考虑为放射治疗后遗症。另外,部分患者在治疗后尿崩症可以得到部分缓解,这种缓解的原因有两种可能:① 肿瘤影响渴感中枢,口渴感觉差,若肿瘤持续存在,病情未好转可能出现高钠,脑功能也会逐渐下降,需在长期随访中加以重视。② 垂体前叶功能减退后,尿崩症状相对减轻。其原因为肾上腺皮质激素与抗利尿激素在肾小管作用的相拮抗。对该患者的治疗,由于血游离 F 下降,但 Aldo 基本正常,应该适当补充糖皮质激素。在糖皮质激素补充后,尿崩症状可能会加重,必要时仍然要使用去氨加压素或鞣酸加压素等药物。甲状腺轴功能的减退可给予左甲状腺素(优甲乐)从小剂量开始补充,并定期复查甲状腺功能。除此之外,放疗的副作用还包括全脊髓照射引起的骨骼生长发育,尤其是对青少年患者的影响严重,加之垂体 GH 分泌显著缺少,治疗上可先给予患者 GH 治疗观察疗效,待骨骼发育后加用性激素促发并维持男性第二性征,必要时也可加用促性腺激素或促性腺激素释放激素建立生育能力;成年男性可以用促性腺激素或雄激素替代。另外,放疗引起的智力与精神障碍可能在短期内难以发现,可借鉴国外的经验,定期行智力量表检测。目前该患者治疗也主要就是针对以上几点,做好长期随访工作。

颅内生殖细胞瘤对于放射线的高度敏感确实不容置疑,因此放射治疗目前仍然是该类疾病的首选治疗手段,但对于放疗后遗症也是目前迫切需要正视的问题。如何预防放疗引起的垂体前叶功能减退是放疗科医生和内分泌科医生必须解决的难题。首先,立体定向放射外科技术尤其是伽马刀能有效地破坏病灶,尤其对颅内多发的生殖细胞瘤,以分次治疗及剂量分割代替单次大剂量照射即可使病灶内的放射剂量分布更加均匀,又保护了病灶周边正常颅内重要结构,提高了患者中枢神经系统辐射耐受性,从技术手段上来讲减少了单次大剂量照射带来的副作用。遗憾的是,该患者采用的是单次大剂量照射,可能是造成垂体前叶功能减退的最重要原因。其次,从照射剂量及照射范围选择来讲,目前发现对于恶性程度相对较低的生殖细胞瘤,肿瘤部位与脑脊髓轴分别应用较小剂量的照射也能取得满意疗效,发生原位复发及种植播散的可能性都较小。而全脊髓照射的选择也在多项研究中证实对于疾病的完全缓解并没有增强作用,反而带来一些副作用。该患者接受的照射剂量偏大,同时进行了全脊髓的预防性照射。虽然可以达到完全缓解的预后目的,但是否也造成了垂体前叶功能减退。这方面的治疗经验,现仍缺少有力的循证医学证据。最后,放疗联合化疗是有效避免放疗后遗症的重要方向。单独应用化疗治疗颅内生殖细胞瘤的研究也有不少,但复发率高且有一定副作用。两种方法的联合应用取长补短,在治疗儿童肿瘤患者,减少中枢神经系统损伤中可加以选择。

　　这个病例在一定程度上提示我们,对颅内生殖细胞瘤,需要在放疗疗效及放疗后遗症尤其是与内分泌相关的垂体前叶功能减退这两个治疗预后矛盾上寻找合适的平衡点。以提高生活质量和长期生存为目的的个体化治疗方案,是目前多个学科领域必须总结并填补空缺的研究方向。

参考文献

[1]　吴茂春,罗世祺,甲戈,等.颅内高度恶性非生殖细胞瘤性生殖细胞肿瘤[J]. 中华神经外科杂志,2006,22(4):199-203.

[2]　柴成奎,周俊林.颅内生殖细胞肿瘤研究进展[J].中国 CT 和 MRI 杂志, 2012,10(5):101-105.

[3]　Capra M, Hargrave D, Bartels U, et al. Central nervous system tumours in adolescents[J]. Eur J Cancer, 2003, 39(9): 2643-2650.

[4]　Ausman JI, Nicholson JC, Takakura K, et al. Clinical controversy: how do

you manage germ cell tumors of the CNS? [J]. Surg Neurol, 2003, 60(1): 5 - 7.

[5] Schoenfeld GO, Amdur RJ, Schmalfuss IM, et al. Low-dose prophylactic craniospinal radiotherapy for intracranial germinoma[J]. Int J Radiat Oncol Biol Phys, 2006. 65(2): 481 - 485.

[6] Aoyama H, Shirato H, Ikeda J, et al. Induction chemotherapy followed by low-dose involved-field radiotherapy for intracranial germ cell tumors[J]. J Clin Oncol, 2002, 20(3): 857 - 865.

病例 4　多尿、多饮、尿比重降低
——尿崩症

叶　蕾　李　娜　刘瑞欣　李小英　宁　光

病史摘要

患者女性,39 岁,因"多尿、多饮 33 年"入院。

患者 6 岁时一次中暑后突然出现多尿、多饮,每天饮水量达十几升,尿量 8 L 左右,夜尿 4~5 次。无多食及体重减轻,无乏力,无手术外伤史。曾到当地就诊,查头颅 MR 未见明显异常(但未见报告),诊断为尿崩症,予卡马西平、氯化钾治疗稍有好转,但患者感头痛明显,未进一步治疗。近期短期服用氢氯噻嗪(双氢克尿塞),饮水量及尿量减少一半。为进一步诊治入院。病程中患者精神可,睡眠食欲可,大便正常,体重无明显变化。

问题与思考

多尿的原因包括渗透性利尿、肾脏浓缩功能损伤以及抗利尿激素分泌异常导致的尿崩症。患者需要评估血尿渗透压及电解质情况,而尿崩症的确诊及分型诊断则需要行禁水-加压素实验。另外,尿崩症多为获得性,应排除下丘脑、垂体局部病变的可能。

体格检查

T 37℃,P 72 次/min,R 18 次/min,BP 125/80 mmHg,神智清,精神可,发育正常,无脱水貌,查体合作。全身皮肤黏膜无黄染及出血点,浅表淋巴结未触及。咽部无充血。颈软,气管居中,甲状腺无肿大。双肺呼吸音清,未闻及干湿性啰音。HR 72 次/min,律齐,未闻及杂音。腹软,无压痛及反跳痛,肝脾未触及。双下肢无水肿,足背动脉搏动正常。

实验室检查

血细胞比容 0.36(↓,参考范围 0.37～0.43),红细胞分布宽度 14.1%(↑,参考范围 11.6%～14%),血小板分布宽度 16.6%(↑,参考范围 15.3%～16.5%);尿 pH 6.0,白细胞计数 70/μl(↑,参考范围<25/μl),上皮细胞 11/μl(↑,参考范围<8/μl);血 P 1.68 mmol/L(↑,参考范围 0.8～1.6 mmol/L);其余生化检查正常。

禁饮-加压素试验结果见表 4-1。

表 4-1 禁饮-加压素试验

时间	BP (mmHg)	体重 (kg)	尿量 (ml)	尿比重	尿渗透压 (mOsm/kg)	血渗透压 (mOsm/kg)
禁水前	110/70	60	700	1.006	150	286
9:00	118/70	60	570	1.005	132	
10:00	105/68	59.5	485	1.004	132	
11:00	108/70	58.5	558	1.003	133	294
12:30	110/84	58.5	330	1.005	165	288
13:30	108/78	58	120	1.007	240	

注:8:00 禁水开始,11:30 肌内注射 5 U 垂体后叶素。

AVP: 0.21 pg/ml(↓,参考范围 1～8 pg/ml)。

辅助检查

垂体 MRI 平扫:垂体后叶高信号消失,符合尿崩症表现(图 4-1)。

问题与思考

本例患者存在明显的多尿多饮症状,禁水 3 h 尿渗透压稳定在 132～133 mOsm/kg,仍远低于血渗透压(294 mOsm/kg),尿比重低于

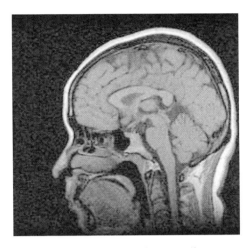

图 4-1　患者垂体 MR 图像

1.010,尿崩症诊断确立,病史中的中暑推测为诱发因素。患者给予外源垂体加压素 2 h 后尿渗透压增加近 50%,血浆 AVP 水平低于正常,诊断为中枢性尿崩症(完全型)。需要进一步明确中枢性尿崩症的病因。

　　本例患者否认外伤手术史,垂体 MRI 检查未发现局部占位及炎症变化。追溯病史,其子自幼多尿多饮症状明显,虽然不符合 Miller 关于部分性尿崩症的诊断,但病史中曾有给予外源性去氨加压素(弥凝)治疗后,多尿多饮的症状得到完全缓解的情况,提示遗传性尿崩症的可能。在征得知情同意后,将患者及其丈夫和儿子的外周血 DNA 进行 *AVP-NPII* 基因的 PCR 扩增测序,发现患者及其子(图 4-2)2 号外显子 99 位密码子存在 GCC>ACC 杂合突变,造成 Ala 变成 Thr。

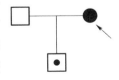

图 4-2　患者家系图

诊断

　　常染色体显性遗传性尿崩症(ADNDI),*AVP-NPII* 基因 1721G>C突变。

治疗

氢氯噻嗪 25 mg,3 次/d,患者症状改善明显。

讨论

尿崩症是由抗利尿激素缺乏或者抵抗,致肾小管吸收水的功能缺陷,从而引起多尿、烦渴、多饮与低比重尿和低渗尿为特征的一组综合征。确诊依靠多尿多饮的临床表现,血钠、血渗透压升高时尿渗透压依然低于正常(280～295 mOsm/kg),禁水使连续 2 次尿渗透压增加低于10%或者体重降低＞2%。根据发病机制,尿崩症分为中枢性(又称垂体性)尿崩症、肾性尿崩症、妊娠尿崩症以及精神性烦渴四大类。禁水加压素实验中注射垂体加压素,完全性中枢性尿崩症患者尿渗透压增加＞50%,正常人＜5%。中枢性尿崩症的发病原因包括下丘脑-神经垂体部位的肿瘤、创伤以及感染等因素造成的继发性尿崩症、$AVP-NPII$ 基因突变造成的常染色体显性遗传性尿崩症(ADNDI)以及特发性尿崩症三类。

ADNDI 是一种罕见的遗传性疾病,目前共有约 70 个家系报道。其典型的临床表型为自幼开始的不同程度的多饮、多尿,患者血浆AVP 水平降低或者缺如,对外源 AVP 有效。ADNDI 的致病基因位于 20 号染色体的 $AVP-NPII$ 前体基因,该基因共有 3 个外显子,编码产物包括一个信号肽、AVP、NPII(神经运载素II)和一段未知功能的糖基肽,其中 NPII 是 AVP 的运输蛋白。文献报道的 $AVP-NPII$ 基因突变共 63 种,除 1 例家系将致病基因定位于 D20S199 和 D20S849间约 7 cm 区域之间,但排除 $AVP-NPII$ 基因突变外,其余全部位于该前体基因的编码区,其中又有 70%以上的突变位于 2 号外显子。这些位点富含半胱氨酸,形成的二硫键对于维持 NPII 的三维结构以及实现 AVP 前体激素的正常折叠加工发挥着重要的作用。$AVP-NPII$基因第 99 号密码子位于编码 NPII 的氨基酸部分,该位点突变最先由Elias PC 等报道,但与本例不同,是 G 到 C 的突变,使 99 位的丙氨酸突变为脯氨酸。NPII 的羧基末端存在 4 个规则平行排列的 β 片层结构,其中一个由 96～100 位的氨基酸残基组成,所以该位点的氨基酸残基改变将导致蛋白三维结构的变化。异常的蛋白质与正常蛋白质形成异二聚体,在内质网中堆积产生细胞毒性作用,导致分泌 AVP 的下丘脑视上核和视旁核大神经元进行性的退行性变,其分泌 AVP 的能力逐渐减退,最终造成 ADNDI 患者 MRI 垂体后叶高信号消失和尸检时大神经元贫乏。这种进行性的细胞毒性作用也解释了部分患者包括本例先证者起病晚,其子临床表现轻微以及 ADNDI 患者症状逐渐加重的临床现象。

治疗方面,尿崩症患者只要保证足够的饮水量,一般不会发生严重的代谢问题。治疗的主要目标是控制多饮多尿到患者可以忍受的程度,同时避免药物过量导致的水潴留和低钠血症。鞣酸加压素(又称长效尿崩停)是治疗尿崩症的传统药物,肌内注射,初始剂量自 2～4 mg起,逐渐增至有效剂量,但该药存在收缩周围血管、胃肠道、胆囊以及膀胱的副作用。去氨加压素去掉了传统血管加压素末端的胱氨酸,延长了半衰期,第 8 位的左旋精氨酸被右旋精氨酸代替,减少了收缩血管的副作用。治疗剂量的去氨加压素主要作用在 V_2 受体发挥抗利尿作用,只有极少的激动 V_1 受体的作用,剂型有片剂、注射液、鼻喷雾剂以及滴鼻剂四种,是目前治疗中枢性尿崩症的最佳药物。临床一般从小剂量开始,睡前用药,以减少患者夜尿次数,同时根据第 2 日的尿量情况调整用药。除此之外,氯磺丙脲 100～500 mg/d,可以增加 AVP 对肾小管的效应,对部分性尿崩症尤其有效,其抗利尿效应 1～2 d 出现,几天后达到最大值。卡马西平 200～600 mg/d,也可以促进 AVP 的释放。噻嗪类利尿剂通过增加近曲小管的重吸收作用而减少尿量。其他可用于尿崩症治疗的药物包括氯贝丁酯(氯贝特)、前列腺素抑制剂等,但在使用时应密切注意其副作用。

参考文献

[1] Ye L, Li X, Chen Y, et al. Autosomal dominant neurohypophyseal diabetes insipidus with linkage to chromosome 20p13 but without mutations in the AVP - NPII gene[J]. J Clin Endocrinol Metab, 2005, 90: 4388 -

4393.

[2] Babey M, Kopp P, Robertson GL. Familial forms of diabetes insipidus: clinical and molecular characteristics [J]. Nat Rev Endocrinol, 2011, 7: 701 - 714.

病例 5　胸闷乏力，FT3、FT4 升高伴正常 TSH ——分泌 TSH 的垂体腺瘤

姜晓华　叶　蕾　韩如来　孙青芳　蔡　洁
朱　巍　王卫庆　宁　光

病史摘要

患者女性，40 岁，因"心慌易怒伴乏力 3 个月"就诊。

患者 3 个月前出现胸闷、心慌不适感伴肢体乏力，胃口差，精神萎靡，严重时有肢体震颤。2013 年 1 月 14 日当地医院就诊，垂体 MRI 发现垂体右叶占位，直径约 1 cm；甲状腺功能检查：FT3 6.6 pmol/L，FT4 28.9 pmol/L（↑），TSH 6.9 mU/L。患者否认血糖升高、面容变化、泌乳、视力减退等其他不适。2013 年 1 月 25 日瑞金医院复查 T3 2.59 nmol/L，T4 144.52 nmol/L，FT3 9.16 pmol/L（↑），FT4 27.55 pmol/L（↑），TSH 8.241 7 mU/L，考虑"垂体肿瘤"。于 2013 年 1 月 26 日于外院行经鼻蝶窦垂体瘤切除术，病理提示垂体腺瘤：FSH（+）、GH（+）、PRL（+）、ACTH（-）、LH（-）、TSH（-）。术后患者肢体乏力、纳差、胸闷、心慌等无明显好转。2013 年 2 月 21 日再次来瑞金医院，查 T3 2.62 nmol/L，T4 135.57 nmol/L，FT3 9.10 pmol/L（↑），FT4 24.73 pmol/L（↑），TSH 5.643 mU/L，予以甲巯咪唑片（赛治）、普萘洛尔（心得安）控制。发病以来神清，精神可，胃纳差，夜眠一般，大小便正常。体重无明显减轻。

个人史及家族史无异常。

体格检查

T 36.8℃，P 95 次/min，R 20 次/min，BP 117/80 mmHg，体重 51 kg。

神志清,精神可,营养中等,自主体位,检查合作。全身皮肤无黄染、出血点,浅表淋巴结未及。双眼球无突出,甲状腺无肿大,颈静脉无怒张。两肺呼吸音清,未闻及干湿性啰音。HR 95 次/min,未闻及病理性杂音。腹平软,肝脾未及,无压痛。双下肢无水肿,四肢肌力、肌张力正常,生理反射存在,病理反射未引出。

问题与思考

　　患者存在血清 FT4 升高,而 TSH 也升高的情况,排除原发性甲状腺功能亢进(简称甲亢),考虑中枢性甲亢或者甲状腺激素抵抗综合征。患者有垂体占位,术后症状无好转且 TSH 染色阴性。本次住院的目的主要是明确诊断,从而决定手术方案。

实验室检查

　　2013 年 3 月 21 日甲状腺功能检查结果: T3 2.77 nmol/L(参考范围 0.89～2.44 nmol/L),T4 108.60 nmol/L(参考范围 62.67～150.84 nmol/L),FT3 8.64 pmol/L(参考范围 2.62～6.49 pmol/L),FT4 22.00 pmol/L(参考范围 9.01～19.04 pmol/L),TSH 5.683 5 mU/L(参考范围 0.35～4.94 mU/L),TGAb 0.66 ng/ml(参考范围<4.11 ng/ml),TG 32.11 ng/ml(参考范围 1.40～78.00 ng/ml),降钙素 2.47 pg/ml(参考范围 0.1～10.0 pg/ml)。

　　SHBG 136.5 nmol/L(参考范围: 女性 19.8～155.2 nmol/L)。

　　患者 TRH 兴奋试验和生长抑素试验结果见表 5-1 和表 5-2。

表 5-1　患者 TRH 兴奋试验

时间(min)	FT3(pmol/L)	FT4(pmol/L)	TSH(mU/L)	PRL(ng/ml)
−15	9.86	25.35	5.975 8	40.25
0	9.24	24.59	5.612 7	37.37
15	9.42	23.59	7.353 6	63.7
60	9.36	24.04	7.152 1	46.53

时间(min)	FT3(pmol/L)	FT4(pmol/L)	TSH(mU/L)	PRL(ng/ml)
90	9.52	24.69	6.547 9	44.43
120	10.64	25.58	7.091 6	48.74
180	9.21	24.23	7.049 9	47.74
240	9.61	24.11	7.085	49.38

表 5-2　患者生长抑素抑制试验

时间(h)	FT3(pmol/L)	FT4(pmol/L)	TSH(mU/L)	TSH/基础值(%)
0	10.21	25.87	5.889	100
2	10.27	26.96	3.663 4	62.21
4	9.32	25.3	3.187 8	54.13
6	8.3	24.2	2.86	48.57
8	7.63	23.38	2.879 3	48.89
24	6.43	23.14	1.754 8	29.80

LH 8.97 mU/ml，FSH 5.37 mU/ml，PRL 40.27 ng/ml，GH 0.222 ng/ml(参考范围：男 0.003～0.971 ng/ml，女 0.010～3.607 ng/ml)，ACTH 23.61 pg/ml(参考范围 12.00～78.00 pg/ml)，血 F：8 时 10.56 μg/dl、16 时 7.07 μg/dl、24 时 0.86 μg/dl(参考范围 8 时 6.7～22.6 μg/dl)，尿 F 70.4 μg/24 h(参考范围 21～111 μg/24 h)。

辅助检查

甲状腺 B 超：大小形态正常。

吸碘率：3 h 12.46%，24 h 30.96%。

垂体 MRI：垂体右翼微腺瘤，大小约 9.8 mm×6.3 mm。

双侧视野检查：左眼鼻下方视野敏感度略下降。

骨密度：骨量减少。

心超：左心室增大。

诊断

1. **临床诊断**　分泌 TSH 的垂体腺瘤。
2. **病理诊断**　垂体腺瘤 GH（＋），PRL（＋），ACTH 局灶（＋），TSH 局灶（＋），FSH 少数（＋），网染（－）。

诊疗经过

患者于 2013 年 7 月 18 日再次行经蝶窦垂体瘤切除术。术后第 1 天 TSH 即显著降低，术后第 3 天患者出现口渴烦饮，尿量增多，术后复查血 F：8 时 3.97 $\mu g/dl$、16 时 0.80 $\mu g/dl$、24 时 4.51 $\mu g/dl$；尿 F 38.80 $\mu g/24$ h，ACTH 9.99 pg/ml。术后 1 周复查甲状腺功能：FT3 2.23 pmol/L，FT4 10.18 pmol/L，TSH 0.002 1 $\mu U/ml$。予以 L-T4、可的松、去氨加压素片替代治疗，进行随访。

目前随访至术后 1 年，患者术后出现全垂体功能低下，目前予以 L-T4、可的松、去氨加压素片长期替代治疗中。

讨论

血清 FT3/FT4 水平升高，TSH 不降低，排除实验室误差，可以诊断为 TSH 不适当分泌综合征，主要包括两大类疾病：甲状腺激素抵抗综合征（RTH），甲状腺激素受体（TR）突变导致机体对甲状腺激素敏感性降低；TSH 瘤，具有分泌 TSH 功能的肿瘤，多位于垂体。由于 TR 各亚单位在各靶器官分布不同，而 *TR* 基因突变位点不同对受体功能的影响不同，RTH 临床表现存在高度异质性，可表现为甲亢、甲状腺功能减退（简称甲减）或者甲状腺功能正常。而 TSH 瘤患者在临床上主要表现为轻中度甲状腺毒症，多数存在长期的甲亢，抗甲状腺药物疗效差。由于两者治疗方法完全不同，临床必须仔细鉴别。但目前并无单一检查可以明确鉴别这两组患者，只有联合多项检查才能正确鉴别。2013 年欧洲甲状腺学会（ETA）发布的"TSH 瘤诊疗指南"建议进行甲状腺功能、血清 SHBG 和（或）ICTP、α - GSU/TSH

测定,垂体 MRI/CT,TRH 实验,T3 抑制实验,生长抑素抑制实验和 *TR* 基因测序。

根据 ETA 指南及本中心的诊疗经验,提出如下 TSH 瘤临床诊断依据: ① 甲状腺毒症的临床表现;② 明显升高的游离甲状腺激素水平,同时 TSH 并未被抑制;③ TRH 兴奋反应低下;④ 大剂量外源性 L-T3 不抑制;⑤ 手术后病理符合或生化缓解;⑥ TSH 可被生长抑素抑制;⑦ 可同时合并垂体其他激素水平升高或者降低;⑧ SHBG 可升高;⑨ MRI 显示垂体或鼻咽部腺瘤,肿瘤最大直径<10 mm 定义为微腺瘤,≥10 mm 为大腺瘤。其中①～⑤条为主要诊断依据,⑥～⑨条为支持诊断依据。本例患者满足存在甲状腺毒症表现,同时 TSH 水平未被抑制,患者对 TRH 反应低下,TSH 可以被生长抑素抑制,血清 SHBG 水平升高,且垂体 MRI 存在占位,支持垂体 TSH 瘤诊断。

既往文献报道约 90% 的 TSH 瘤为大腺瘤,有 2/3 的肿瘤向周围扩展或浸润。本科经垂体影像学检查定位为垂体瘤的 27 例患者中,大腺瘤 15 例,微腺瘤 11 例,1 例诊断为异位 TSH 瘤。这个结果更新了我们对 TSH 瘤影像特点的认识,既往认为的 TSH 瘤多见大腺瘤,其实只是因为临床认识不足,难以早期诊断使之由微腺瘤发展成大腺瘤;故对 TSH 不适当分泌患者进行常规筛查有助于早期识别本病,从而使 TSH 瘤在微腺瘤阶段就得到诊断,避免机体长期暴露于高甲状腺激素水平之下,并减少肿瘤对正常垂体的挤压破坏,提高术后维持垂体正常功能的概率。

对于 TSH 瘤的治疗,建议首先使用生长抑素恢复甲状腺功能正常的状态,再行手术治疗。除纠正甲亢外,生长抑素还可以缩小肿瘤体积,便于手术。术式一般选用经蝶窦垂体腺瘤切除术,大腺瘤可行经额手术切除。对于术后仍然存在甲亢的患者,可继续使用生长抑素治疗。对于手术未切除的 TSH 患者,可使用放疗。最新的一项综合了 70 例的研究显示 75% 的患者手术之后甲状腺功能情况得到缓解,术后约 9% 的患者存在垂体低功能,2 年内影像学或激素水平上的复发率仅有 3%,而放疗可以控制 37% 患者促甲状腺激素高分泌状态,但其中 32% 患者在治疗同时会出现垂体功能减退情况。

参考文献

[1] Beck-Peccoz P, Lania A, Beckers A, et al. European thyroid association guidelines for the diagnosis and treatment of thyrotropin-secreting pituitary tumors[J]. Eur Thyroid J, 2013, 2: 76 - 82.

[2] Malchiodi E, Profka E, Ferrante E, et al. Thyrotropin-secreting pituitary adenomas: outcome of pituitary surgery and irradiation [J]. J Clin Endocrinol Metab, 2014, 99(6): 2069 - 2076.

[3] Shlomo Melmed, Kenneth S Polonsky, P Reed Larsen, et al. Williams Textbook of Endocrinology [M]. 12th Edition. Philadelphia: Elsevier Saunders, 2011: 281.

[4] 姜晓华,蔡洁,王卫庆,等. 垂体促甲状腺素瘤的临床特点与诊治分析[J]. 中华内分泌代谢杂志,2012,28: 729 - 733.

第二章

甲状腺疾病

病例 6　先天性耳聋伴甲状腺肿

陆洁莉　缪　婕　赵咏桔　刘建民　王卫庆　宁　光

病史摘要

患者男性,53 岁。因"先天性耳聋伴甲状腺肿 40 余年,甲状腺术后失眠耳鸣 10 余年"入院。

患者出生后数月,家人发现其对声音反应差,曾行电测听检查,诊断为"先天性神经性耳聋、听力减退"。6～7 岁时家人发现其颈部肿大,当时测甲状腺功能正常,考虑为"单纯性甲状腺肿",未予治疗。1991 年至外院就诊,B 超示双甲状腺肿大伴结节形成,故行"双侧甲状腺次全切术"。患者术后开始出现口周麻木、失眠、耳鸣、局部肌肉抽动、头晕头胀,复查甲状腺功能 T3、T4(↓),TSH(↑),血清钙(↓)、磷(↑),考虑"继发性甲减、甲状旁腺功能减退",给予钙片、甲状腺片补充治疗后症状缓解。此后患者间断服用甲状腺片,至 1999 年复查甲状腺功能正常而停服。近年来患者口周麻木、局部肌肉抽动、耳鸣等症状进行性加重,收入我科进一步治疗。

个人史:患者自幼听力障碍,语言表达能力差,口齿欠清。

家族史:父母为正常婚配,否认近亲结婚。家族中大哥、二哥均表现为先天性耳聋及甲状腺肿大,语言表达不清,但两人甲状腺功能均正常,其中大哥为轻度甲状腺肿,二哥为多结节性甲状腺肿。

体格检查

神清,精神可,BP 110/70 mmHg,全身皮肤黏膜无黄染、皮疹及无出血点。全身浅表淋巴结未及肿大。眼睑无水肿,双侧瞳孔对称,对光反射存在。双耳郭无畸形,听觉障碍,言语表达不清。颈软,气管居中,颈部见陈旧手术瘢痕,未扪及残余甲状腺肿大。两肺呼吸音清,未闻及干湿性啰音。HR 90 次/min,律齐。腹平软,肝脾肋下未及,全腹无压痛、反跳痛,肝肾区无叩痛,无移动性浊音。双下肢无水肿,双足背动脉搏动存在。Chvostek 征(一),Trousseau 征 I 级。

实验室检查

血、尿、大便常规均正常,肝肾功能正常。

血电解质见表 6-1。

表 6-1 血电解质检查结果

时 间	Na^+ (mmol/L)	K^+ (mmol/L)	Cl^- (mmol/L)	$CO_2 - CP$ (mmol/L)	Ca^{2+} (mmol/L)	P^{3-} (mmol/L)
2月5日	137.4	3.05($\downarrow$)	107.2	27.1	1.46($\downarrow$)	1.87($\uparrow$)
2月6日6时	137.4	3.13($\downarrow$)	108.8($\uparrow$)	26.6	1.55($\downarrow$)	2.02($\uparrow$)
2月6日18时	139.2	3.34($\downarrow$)	111.7($\uparrow$)	24.8	1.54($\downarrow$)	2.03($\uparrow$)
2月7日	135.7	3.29($\downarrow$)	106.9	25.8	1.67($\downarrow$)	1.65($\uparrow$)
2月7日同步尿	114.8($\downarrow$)	65.74	123.6($\downarrow$)		1.24($\downarrow$)	14.54($\downarrow$)
2月8日	140.3	3.13($\downarrow$)	107.5	27.1	1.62($\downarrow$)	1.51
2月10日	137.4	3.96	105.8	28.1	1.72($\downarrow$)	1.46
2月12日	143.5	3.58	102.5	29.6	1.66($\downarrow$)	1.73($\uparrow$)
2月16日					1.70($\downarrow$)	1.55
2月19日	136.9	3.75	104	28.1	1.63($\downarrow$)	1.47

骨钙素:15.38 ng/ml(正常值 10~23 ng/ml)。

骨 AKP:13.6 U/L($\downarrow$)(正常值 15~41.3 U/L)。

T3:1.96 nmol/L(正常值 0.89~2.44 nmol/L)。

T4:72.35 nmol/L(正常值 62.67~150.84 nmol/L)。

FT3:6.12 pmol/L(正常值 2.62~6.49 pmol/L)。

FT4:12.55 pmol/L(正常值 9.01~19.04 pmol/L)。

TSH:2.164 mU/L(正常值 0.35~4.94 mU/L)。

rT3：29.9 μg/dl(正常值 20～54 μg/dl)。

TG：60.2 ng/ml(正常值 0～8 ng/ml)(↑)。

TGAb：2.1%(正常值＜5%)。

CT：0.88 pg/ml(正常值 0.1～10 μg/dl)。

PTH：20.1 pg/ml(正常值 13～53 pg/ml)。

辅助检查

电测听：蜗神经反应差,高频听力受损,考虑双耳重度神经性耳聋。

过氯酸盐试验：3 h 吸碘率 12.96%,服过氯酸盐 3 h 吸碘率9.55%,过氯酸盐释放率%＝26.3%。结论：甲状腺内碘有机化部分障碍。

影像学检查：B超示双侧甲状腺弥漫性改变伴占位性病灶,左侧见多处不均质回声,部分伴液性暗区及钙化直径 14 mm×11 mm,血供丰富,右侧见不均质回声,其一为 11 mm×9 mm。

颞骨岩部薄层 CT 扫描：前庭导水管扩大(EVA)(图 6‑1)。

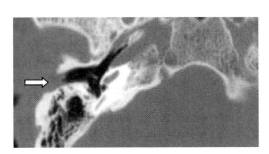

图 6‑1 耳蜗 CT 平扫冠状位

箭头表示前庭导水管扩张(EVA)

诊断与诊断依据

1. **基因诊断** 笔者提取了该患者的外周血白细胞基因组 DNA,对其 *SLC26A4*(*PDS*)基因 21 个外显子进行聚合酶链反应(PCR),并对产物进行测序。经将测序结果与基因库中的序列进行比对,发现患者在内含子 7 的 3′端区域发生纯合突变（1143 - 2A→G），该点突变造成内含子 7 上的剪切受体（即剪切信号：内含子序列均为 5′端以 GT 开始，3′端以 AG 结束，于该两点位置上剪切内含子，使外显子相连）发生改变，导致 *PDS* 基因的异常剪切。

2. **临床诊断** Pendred 综合征。

3. **诊断依据** ① 先天性耳聋伴甲状腺肿 40 余年，且因甲状腺肿而行甲状腺次全切除术。② 有明显家族史，家族中大哥、二哥均表现为先天性耳聋及甲状腺肿大。③ 甲状腺功能正常，但过氯酸盐试验示甲状腺内碘有机化部分障碍。④ 电测听示双耳重度神经性耳聋。CT 扫描示前庭导水管扩大（EVA）。⑤ 分子生物学证实 *PDS* 基因发生突变。

诊疗经过

入院后因患者血钙偏低、血磷偏高，考虑继发性甲状旁腺功能减退（简称甲旁减），对症治疗补充钙片及维生素 D_3 后，患者手足麻木、肌肉抽动等症状明显改善。入院检查示甲状腺功能正常，TG 升高，过氯酸盐排泌试验阳性，耳蜗 CT 示前庭导水管扩大。综合患者的临床表现、家族史、生化指标及影像学特征，考虑患者的原发疾病为 Pendred 综合征。

讨论

该患者因双甲状腺次全切术后出现口周及肢体麻木、肌肉抽搐，当时以继发性甲旁减收治入院。询问病史，发现患者自幼即有神经性耳聋及甲状腺肿，而患者的两位兄长有相似的临床表现，使笔者对该患者的原发疾病引起重视。入院检查示甲状腺功能正常，TG 升高，过氯酸盐排泌试验阳性，耳蜗 CT 示前庭导水管扩大。综合患者的临床表现、家族史、生化指标及影像学特征，考虑患者的原发疾病为 Pendred 综合征。但 Pendred 综合征是少见的先天性遗传疾病，该疾病的诊断及鉴别诊断需进一步依靠基因检测。

从颞骨岩部薄层 CT 上看，患者内耳未见典型畸形，听小骨形态正常。冠状位重建发现患者耳蜗发育欠佳，耳蜗周数较正常人减少；双侧前庭导水管明显扩大。Pendred 综合征典型的 CT 特征为耳蜗发育不良,82.5％的患者有前庭导水管扩大的影像学表现。结合临床病史,患者影像学结果支持 Pendred 综合征的诊断。笔者提取了该患者的外周血 WBC 基因组 DNA,对其 *SLC26A4*(*PDS*)基因 21 个外显子进行聚合酶链反应(PCR),并对 PCR 产物进行测序。将测序结果与基因 bank 中的序列进行比对,发现患者在内含子 7 的 3′端区域发生纯合突变(1143 - 2A→G),该点突变造成内含子 7 上的剪切受体发生改变,导致 *PDS* 基因的异常剪切。1999 年有文献报道在一个土耳其家系中存在如上突变。

Pendred 综合征又称为耳聋-甲状腺肿综合征,是一种少见的先天性甲状腺激素有机合成障碍疾病,临床上以先天性耳聋及甲状腺肿为主要特征。对先天性耳聋的新生儿进行筛选,Pendred 综合征的发病率为 0.1％。虽然该疾病的发病率并不低,但临床上对此病认识不足,容易漏诊。该疾病的诊断要点包括:① 先天性神经性耳聋伴不同程度的语言障碍。② 弥漫性或结节性甲状腺肿。③ 甲状腺功能正常或轻度低下。④ 过氯酸盐排泌试验阳性。⑤ CT 或 MRI 示耳蜗发育不良。⑥ 父母有近亲婚配或虽无近亲婚配史,但同一家族有 2 例以上的患者。⑦ 分子遗传学分析 *PDS* 基因缺失或突变。目前认为诊断还需要影像学及基因诊断的支持。该患者具备上述所有特征,Pendred 综合征可确诊。

Pendred 综合征属于常染色体隐性遗传疾病,1896 年被 Vaughan Pendred 首次报道,1996 年 Coyle、Sheffield 等发现 *Pendred* 基因(*PDS* 基因)位于 7q31,Eerett 等将该基因定位克隆分离,证明 Pendred 综合征患者是该基因突变所致。*PDS* 基因具有 21 个外显子,包含有 2 343 bp 的开放阅读框架,编码一个含 780 个氨基酸的蛋白,即 Pendrin 蛋白。至目前为止的文献报道,在 155 个家系中发现的 PDS 基因突变类型有 77 种,其中 80％为错义突变,一小部分为无义突变,还有一些突变影响剪切供体或受体部位。为何 PDS 突变会出现甲状腺肿和神经性耳聋? 目前已知 *PDS* 基因编码 Pendrin 蛋白,该蛋白与硫酸盐转运子同源。Pendrin 作为甲状腺滤泡上皮细胞顶端碘的转运子,将碘化物转运到滤泡细胞内,经甲状腺细胞内过氧化物酶作用致使碘有机化,并将有机化的碘运送到甲状腺滤泡腔,与 TG 结合参与甲状腺激素合成。当 PDS 基因缺失或突变,可引起 Pendrin 结构和功能异常,甲状腺细胞内碘的转运障碍,继而碘的有机化障碍,造成甲状腺激素合成不足。但大部分 Pendred 综合征患者,包括我们的病例,甲状腺功能均正常或仅为亚临床甲减,可能由于甲状腺细胞内碘转运到滤泡腔还存在其他通路,碘通过其他通路的代偿性转运,使甲状腺功能仍维持在正常水平。耳聋的发病机制尚不完全清楚,可能与 PDS 基因突变有关。前庭导水管扩张(EVA)是 PDS 基因突变最常见的内耳畸形,而与 EVA 有关的神经性耳聋基因也位于 7q31,与 PDS 基因重叠。PDS 基因突变或缺失导致 Pendrin 结构和功能改变,内耳氯离子转运障碍,内耳液体流动异常,前庭导水管扩张和内淋巴管内压力升高,引起内耳毛细胞受损和听神经萎缩,致使听力下降甚至耳聋。也有其他学者持不同意见,认为由于 Pendrin 功能不全,致使内耳蜗电位丧失和 KCNJ10 基因不表达,造成耳聋。

关于 Pendred 综合征的治疗,目前对神经性耳聋无有效治疗方法。对于甲状腺肿,主张早期足量的甲状腺激素替代治疗使之缩小,若无严重的压迫症状,一般不主张手术治疗。近年来有研究发现 Pendred 综合征患者受累甲状腺发生癌变的可能性高于正常人群,因此临床医师应提高对 PDS 的认识,若有癌变可疑,应采取手术治疗,术后仍需应用足量甲状腺激素替代治疗。该患者由于手术损伤甲状旁腺,可给予高钙饮食,补钙及维生素 D 治疗。

根据本例病因的探究,对 Pendred 综合征有了新的认识,拓宽了临床医师的知识面。对甲状腺肿的患者,应注意观察有无听力障碍或家族病史,从而更准确地诊断疾病,制定正确的治疗方案。

参考文献

[1] Pfarr N, Borck G, Turk A, et al. Goitrous Congenital Hypothyroidism and Hearing Impairment Associated with Mutations in the TPO and SLC26A4/PDS Genes[J]. J Clin Endocrinol Metab, 2006, 91(7): 2678 - 2681.

[2]　Glaser B. Pendred syndrome[J]. Pediatr Endocrinol Rev, 2003, 1 (Suppl 2): 199 - 204, discussion 204.

[3]　Sugiura M, Sato E, Nakashima T, et al. Long-term follow-up in patients with Pendred syndrome: vestibular, auditory and other phenotypes[J]. Eur Arch Otorhinolaryngol, 2005, 262(9): 737 - 743.

病例 7　乏力、心悸、黄疸
——甲亢肝损

朱　巍　苏颋为　王　曙　刘建民　王卫庆　宁　光

病史摘要

　　患者女性,69 岁。2009 年 1 月无明显诱因下出现乏力,当时程度较轻,未予以重视。2009 年 3 月患者乏力症状加重,尿色逐渐加深,大便习惯改变,颜色变淡。4 月 18 日入瑞金医院感染科治疗,诉轻度头晕、心慌,体重减轻 10 kg。无肝区疼痛,无发热,无腹痛、腹泻、腹胀、里急后重,无恶心、呕吐等。入院半月前于外院就诊,查肝功能:ALT 601 U/L,AST 785 U/L,TBIL 97. 7 μmol/L,ALB 41 g/L。甲状腺功能:FT3 30. 6 pmol/L,FT4 51. 9 pmol/L。心电图示快速心房颤动。

　　既往史:患者有高血压病史 2 年,服用氨氯地平控制血压,血压控制可。有糖尿病史 10 年,服用阿卡波糖控制血糖,空腹血糖控制于5. 8 mmol/L 左右。无肝炎、结核等传染病史。

体格检查

　　T 38. 9℃,P 104 次/min,R 18 次/min,BP 140/80 mmHg。神志清,精神可,发育正常,营养中等,轻度贫血貌,对答切题,步入病房,查体合作,慢性病容,皮肤巩膜轻度黄染,肝掌(一)、蜘蛛痣(一),全身浅表淋巴结无肿大。颈软,气管居中,颈静脉无怒张,双侧甲状腺Ⅱ度肿大。双肺呼吸音清,未及干湿性啰音。心界不大,HR 104 次/min,心律绝对不齐,第一心音强弱不等,心尖部有舒张期隆隆样杂音。全腹软,无压痛、反跳痛,肝脾肋下未及。肾区无叩痛,移动性浊音(－)。双下肢无水肿,四肢肌力、肌张力正常。双手平举有细震颤。生理反射存在,病理征未引出。

实验室检查

血常规:WBC $7.5×10^9$/L,N％ 66.6％,Hb 115 g/L,PLT $110×10^9$/L。

尿常规:WBC(＋),尿胆原(＋＋),胆红素(＋＋＋)。

凝血功能:PT 15s,INR 1.27,APTT 42s,Fg 1.9 g/L,D-Dimer 0.35 mg/L,FDP(－)。

肝功能:ALT 683 U/L,AST 788 U/L,AKP 171 U/L,GGT 42 U/L,TBIL 294 μmol/L,DBIL 154.8 μmol/L,ALB 28 g/L,A/G 0.90。

甲状腺功能:TT3 4.02 nmol/L,TT4 308.88 nmol/L,FT3 14.72 pmol/L,FT4 77.22 pmol/L,sTSH ＜0.001 mU/L,TRAb 13.7 U/L。

肿瘤指标:CEA 1.3 ng/ml,AFP 3.0 ng/ml。

免疫指标:ANA(－),ENA(－),ANCA(－),SMA(－),AMA(－),LKM(－),SLA(－)。

辅助检查

腹部B超:胆囊炎,余肝、胰、脾未见异常。

心超:左心房内径 27 mm,左心室舒张末期内径 46 mm,左心室收缩末期内径 30 mm,室间隔厚度 9 mm,左心室后壁厚度 8 mm,左心室射血分数 63％,左房室瓣(二尖瓣)轻微反流,右房室瓣(三尖瓣)轻微反流,估测肺动脉收缩压约34 mmHg。结论:左心房增大。

心电图:心房颤动(简称房颤)。

诊断

① 原发性甲状腺功能亢进(Graves 病);② 肝损、胆汁淤积型黄

疸;③ 甲亢性心脏病、房颤;④ 原发性高血压;⑤ 2 型糖尿病。

诊疗经过

首先,予以该患者普萘洛尔控制心室率,甘草酸二铵及还原性谷胱甘肽保肝治疗,患者肝酶进行性下降,但 TBIL 及 DBIL 的上升未被遏制,反而进行性上升。虽国外有口服甲巯咪唑治疗类似患者的个案报道,但鉴于其可能加重胆汁淤积的风险暂未使用。数年前我科亦采用核素成功治疗类似患者一例,但该患者有其特殊性:① 患者为老年,合并甲亢性心脏病,核素治疗 1 个月内甲状腺功能可能进一步升高从而加重心脏疾患,甚至诱发甲亢危象;② 既往观察可见核素治疗后随着甲状腺功能的上升 TBIL 水平可进一步上升。有鉴于此,我科予以该例患者甲泼尼龙 80 mg 静滴治疗,3 d 后减量为 60 mg。随着患者 TBIL 及 DBIL 水平的下降,逐渐予以甲泼尼龙减量并过渡至口服泼尼松龙治疗,TBIL 及 DBIL 恢复正常后加用丙硫氧嘧啶,并逐渐停用泼尼松龙。在使用糖皮质激素期间加用奥美拉唑保护胃黏膜,钙及骨化三醇防治骨质疏松,胰岛素控制血糖等治疗。

问题与思考

结合以上情况首先考虑患者黄疸为高甲状腺激素所致。患者有房颤病史,虽目前左室射血分数在正常范围,但可能已无法保证甲状腺激素作用下各个脏器的灌注供氧。对患者筛查相关自身免疫抗体及腹部 B 超后,自身免疫性肝炎、原发性胆汁性肝硬化及胆道系统梗阻性疾病基本排除。

甲亢治疗是解决该例患者肝损的关键,而治疗方法的选择亦是较棘手的问题,传统治疗中药物、手术、核素治疗都存在相对的禁忌。

糖皮质激素可以减少 T4 转化为 T3,同时抑制 T3 与受体相结合,从而减轻甲状腺激素的细胞毒作用,减轻肝细胞的损伤。此外,糖皮质激素可以作用于全身的自身免疫,改善各个系统的免疫损伤症状。激素用于治疗系统性红斑狼疮等多器官损伤的自身免疫性疾病已经非常普遍。传统认为,甲状腺功能亢进是一种器官特异性自身免疫疾病,但是近来有文献报道在组织活检(甲亢患者的肌肉活检、肾活检、皮肤活检和胃活检等)中发现这些组织均有免疫复合物和补体的沉积,研究者认为甲亢并非器官特异性疾病,而是可以存在多器官免疫损伤的内分泌疾病,这为进行糖皮质激素治疗提供了病理学证据。在本例患者中应用了甲泼尼龙后,患者甲状腺功能明显降低,TBIL 及 DBIL 水平进行性下降(图 7－1、图 7－2),避免了使用抗甲状腺药物或同位素治疗导致肝功能恶化甚至肝功能衰竭的风险。

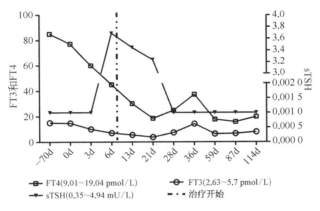

图 7－1　患者甲状腺功能和肝功能变化情况

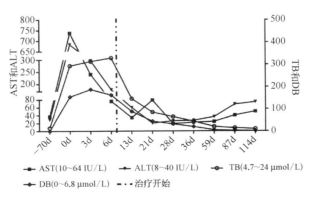

图 7－2　患者肝功能变化情况

随访

该患者口服丙硫氧嘧啶 2 年后，FT3、FT4、TSH 均处于正常范围，TRAb 阴性，遂予以停用丙硫氧嘧啶治疗。在口服丙硫氧嘧啶 2 年期间，随访肝功能未见明显异常，停药 6 个月后未见甲亢复发。

讨论

甲亢是一种器官特异性自身免疫性疾病，可以累及全身多系统，例如心血管系统、血液系统、胃肠道、肝脏等。甲亢肝脏受累表现为肝酶升高、AKP 升高、黄疸、低白蛋白血症等。根据患者的临床表现及实验室检查结果，该患者 Graves 甲亢诊断明确，除了甲亢常见症状以外，主要表现为肝酶升高、黄疸，经保肝治疗后肝酶逐渐下降，但 TBIL 及 DBIL 却进行性上升。临床上甲亢合并黄疸可能有以下一些原因。

1. 甲亢本身所致黄疸 有观点认为甲亢时过多的甲状腺激素可直接作用于肝脏，使肝细胞变性、坏死，出现 ALT 升高、黄疸等；肝脏又是甲状腺激素的主要代谢场所，故甲亢患者长期过多的甲状腺激素在肝脏代谢，增加其负担，加重肝损害。此外甲状腺激素的间接作用，甲亢时过多的甲状腺激素使机体耗氧量增加，于是造成肝细胞相对缺氧，尤其是肝小叶中央细胞供氧不足，肝细胞变性至肝功能损害。另外，甲亢时基础代谢率增高，特别是分解代谢亢进，势必使肝糖原耗损过多，必需氨基酸和维生素需要增加，造成相对营养不足，加速肝损害。

2. 抗甲状腺药物所致黄疸 丙硫氧嘧啶、甲巯咪唑用于治疗甲亢已有数世纪之久，其中甲巯咪唑已作为除妊娠早期甲亢以外的一线治疗药物，而丙硫氧嘧啶因其具有抑制 T4 向 T3 转换的作用而用于甲亢危象的抢救。近年关于丙硫氧嘧啶所致肝功能衰竭及死亡亦有报道，但多见于儿童，表现为黄疸及肝坏死，大多数患者停用丙硫氧嘧啶后病情缓解。临床上亦有报道口服丙硫氧嘧啶 2 个月后有 30% 的患者出现肝酶上升,胆红素无明显变化,但大多数患者继续用药 5 个月后恢复正常。甲巯咪唑所致肝损主要表现为胆汁淤积和轻度的肝酶升高,通常发生于用药 2 周左右,其机制可能与免疫介导的肝细胞损伤或变态反应有关。

3. **甲亢性心脏病所致黄疸** 甲状腺毒症可导致房颤及心功能不全,亦可加重已知或未知的心脏基础疾病从而诱发心力衰竭。右心衰竭时体循环淤血可导致淤血性肝病诱发黄疸,随着心排血量的降低肝脏血流减少,肝细胞缺氧进一步加重,多数患者可以出现肝大及腹水;亦有部分患者心排血量虽正常,但仍不能满足高甲状腺激素状态下的肝脏供氧,即所谓的"高动力型心衰"。

4. **其他自身免疫病导致的黄疸** 自身免疫性肝炎及原发性胆汁性肝硬化患者亦可合并 Graves 甲亢。自身免疫性肝炎是一种慢性进行性炎症性肝病,女性多见,发病年龄较轻,免疫抑制剂治疗有效。临床上主要分为两型:抗平滑肌抗体和(或)抗核抗体阳性为 1 型,抗肝肾微粒体抗体 1 阳性为 2 型。发病机制目前尚不完全清楚,其遗传易感性可能与特异性人类白细胞抗原等位基因有关。原发性胆汁性肝硬化则好发于中年女性,多数病例明确诊断时并无临床症状,血清抗平滑肌抗体阳性率高。临床上可表现为乏力、皮肤瘙痒、门静脉高压、骨质疏松、皮肤黄疣、脂溶性维生素缺乏,以及复发性无症状尿路感染。

参考文献

[1] Ho SC, Eng PH, Ding ZP, et al. Thyroid storm presenting as jaundice and complete heart block [J]. Ann Acad Med Singapore, 1998, 27 (5): 748 - 751.

[2] Williams KV, Nayak S, Becker D, et al. Fifty years of experience with propylthiouracil-associated hepatotoxicity: what have we learned? [J]. J Clin Endocrinol Metab, 1997, 82(6): 1727 - 1733.

[3] Beroukhim RS, Moon TD, Felner EI. Neonatal thyrotoxicosis and conjugated hyperbilirubinemia[J]. J Matern Fetal Neonatal Med, 2003,13(6): 426 - 428.

[4]　Fong TL, McHutchison JG. Hyperthyroidism and hepatic dysfunction[J].
　　　J Clin Gastroenterol, 1992,14(3): 240 - 244.

[5]　Breidert M, Offensperger S, Blum HE. Weight loss and severe jaundice in
　　　a patient with hyperthyroidism[J]. Z Gastroenterol, 2011,49(9): 1267 -
　　　1269.

病例 8 颈部肿痛，发热
——误诊为急性甲状腺炎的颈前脓肿

陈　曦　周瑜琳　尹　路　赵咏桔　王　曙
王卫庆　宁　光

病史摘要

患者女性，44 岁。1 个月前无明显诱因下出现左侧颈部疼痛，自行扪及左颈前一质硬肿块，直径 2 cm 左右，伴触痛，局部红肿不明显，吞咽时肿块无明显活动。2 d 后出现发热，体温约 38℃，无咽痛、头痛、流涕。外院体检发现颈部淋巴结肿大，血常规显示白细胞和中性粒细胞计数明显升高，诊断急性颈淋巴结炎。予以青霉素静脉点滴 8 d 抗感染后，体温恢复正常，颈部疼痛缓解，但颈前肿块大小未有改变。复查血常规 WBC 仍高于正常，ESR 增快(55 mm/h)，遂诊断为亚急性甲状腺炎。停用青霉素，改泼尼松 10 mg，3 次/d，口服治疗。服用泼尼松 2 d 后疼痛缓解，但 4 d 后体温突然升高，达 38.5℃，予退热对症处理，并继续服用泼尼松。1 周后左侧颈部肿块突然明显增大，疼痛加剧，并向右侧颈前部蔓延，伴吞咽疼痛，未就诊。3 d 后体温再次明显升高，达 39.2℃，予退热、抗感染治疗，同时加用地塞米松 5 mg 静脉推注，治疗 1 周症状无缓解而收治入瑞金医院。入院前 2 d 患者自行停用泼尼松。发病以来，患者神志清，精神差，食欲差，无性情暴躁、多汗易饥，无心悸，无腹泻，夜间有盗汗。体重下降 5 kg。

既往无肝炎、结核病史，无手术、外伤史，无药物过敏史，无放射性物质接触史。母亲有甲状腺结节病史。

体格检查

T 39.2℃，P 99 次/min，R 20 次/min，BP 130/80 mmHg。体重

57 kg。患者神志清,精神萎靡。皮肤巩膜无黄染,全身未见出血点。头被动左倾斜,咽不红,扁桃体不大。颈前部肿块,表面弥漫性红肿,范围 10 cm×12 cm,左侧为主,张力高,皮温增高,触痛明显,不随吞咽活动。气管、甲状腺及颈侧淋巴结触诊不清,未闻及甲状腺血管杂音。心界无扩大,HR 99 次/min,律齐,无杂音。两肺呼吸音清,未闻及干湿性啰音。腹平软,全腹无压痛、反跳痛,肝脾肋下未及,肝肾区无叩痛,移动性浊音阴性。双下肢无水肿,双足背动脉搏动存在。生理反射存在,病理征未引出。

实验室检查

ESR 62 mm/h(↑,正常范围 0~19 mm/h);血常规示 WBC 14.2×10^9/L(↑,正常范围 4×10^9~10×10^9/L),N 85%(↑,正常范围 50%~70%),L 15%。血糖、肝肾功能正常,血清 TP 59 g/L(↓,正常范围 60~83 g/L),ALB 28 g/L(↓,正常范围 35~55 g/L)。甲状腺功能:FT3 2.45 pmol/L(↓,正常范围 2.63~5.70 pmol/L),FT4 正常(15.96 pmol/L),sTSH 0.009 mU/L(↓,正常范围 0.35~4.94 mU/L),TG 93.30 ng/ml(↑,正常范围 3.5~77 ng/ml)。TGAb 正常(2.60%),TRAb 正常(5.7%<15%),TPOAb 正常(1.0<40 U/ml)。

辅助检查

甲状腺同位素碘吸收率实验 3 h 为 4.15%,24 h 为 3.22%,低于正常。

颈部 B 超示左甲状腺实质性肿大,右甲状腺结节。

颈部 CT 平扫加增强提示左甲状腺占位,气管受压右移。

诊断

颈部化脓性感染。

诊疗经过

该患者以颈前痛性肿块伴发热急性起病,血常规显示白细胞和中性粒细胞明显升高,外院予以抗感染 8 d 后疼痛缓解。

问题与思考

颈前痛性肿块鉴别诊断:

1. **亚急性甲状腺炎** 起病急,常伴有上呼吸道感染症状和体征;同时伴有甲状腺区特征性疼痛,可转移至对侧;体检甲状腺肿大,质硬,触痛明显;血生化检查 ESR 明显增快,常>50 mm/h;可出现血清 FT3、FT4 水平升高,FT3/FT4<20,而甲状腺摄碘率低下;激素治疗效果明显。该患者无上呼吸道感染病史,吞咽时痛性肿块无明显活动,目前该项诊断有待商榷。

2. **甲状腺囊肿或腺瘤样结节急性出血** 疼痛在用力后骤然出现,甲状腺局部有波动感,ESR 和甲状腺功能正常,超声检查可见包块内有液性暗区。患者无用力诱因史,查体吞咽时痛性肿块无明显活动,ESR↑,该项诊断依据不足。

3. **疼痛性桥本甲状腺炎** 少数病例可以有甲状腺疼痛、触痛,活动期 ESR 可轻度升高,并可出现短暂性甲状腺毒症和摄碘率降低,但无全身症状。既往患有甲状腺肿或自身免疫性甲状腺病、具有高滴度 TGAb 和(或)TPOAb 有助于疼痛性桥本甲状腺炎的诊断,细针穿刺细胞学检查可明确诊断。患者 ESR 中度升高,既往无桥本甲状腺炎病史,诊断依据不足。

4. **甲状腺癌快速生长** 可出现局部疼痛,但无全身中毒症状,甲状腺质硬,表面不光滑,活动度差,可出现区域淋巴结肿大,细针穿刺细胞学检查可见肿瘤细胞。患者痛性肿块吞咽时无明显活动,有全身中毒症状,进一步可行 FNAC 明确。

5. **急性颈淋巴结炎** 鼻、咽、喉、口腔等处有炎症时,可致颈部淋巴结肿大。急性淋巴结炎时,有红、肿、痛、热等急性炎症特点,起病快,常伴发热、局部压痛,抗感染治疗后肿块消退。该患者颈部疼痛起病,伴发热,外院查体发现颈部淋巴结肿大,血常规显示细菌感染性改变,外院诊断急性颈淋巴结炎,予以青霉素静脉点滴 8 d 抗感染后,颈部疼痛缓解,该诊断不能排除。

6. **急性化脓性甲状腺炎(AST)** 是一种甲状腺非特异性感染性

疾病,临床罕见。甲状腺疼痛更为明显。白细胞增高,ESR 加快。甲状腺功能多正常,亦可有一过性的甲状腺毒症表现。脓肿形成后行甲状腺扫描,表现为冷结节或无放射性分布。超声能清楚地显示 AST 病灶的部位、大小、形态、内部回声及与周围组织的关系和颈部受累淋巴结的情况,CT 检查可显示脓肿与甲状腺腺体的关系。最终明确诊断的方法为 FNAC、病原体培养。超声下细针穿刺 AST 得到脓液,穿刺物培养可得到病原体。该患者颈前痛性肿块伴发热急性起病,血常规显示白细胞和中性粒细胞明显升高,该诊断不能完全排除。

　　该患者血常规显示白细胞和中性粒细胞明显升高,抗生素治疗有效,故首先考虑为细菌感染性疾病。不能排除的疾病:① 亚急性甲状腺炎;② 急性颈淋巴结炎;③ 颈前脓肿;④ 急性化脓性甲状腺炎。但外院抗感染 1 周余后肿块无缩小,仍有血白细胞和中性粒细胞增高和 ESR 增快,而考虑亚急性甲状腺炎,该诊断较为牵强。首先患者无上呼吸道病毒感染史,其次颈前肿块不随吞咽活动,另外患者有明显的中毒血症,而且无 B 超检查的甲状腺影像学依据,更无细针穿刺的细胞学依据。在此情况下,直接应用泼尼松激素治疗,实属贸然。虽可暂时缓解疼痛,但存在促使感染加剧的严重风险。同时患者在外院使用泼尼松和地塞米松后症状无明显好转,出现反复发热及颈部肿块进一步增大,更不支持亚急性甲状腺炎的诊断。

　　入院后将泼尼松逐渐减量至停用,继续加强抗感染治疗,局部硫酸镁和皮硝外敷。

问题与思考

　　结合实验室检查与辅助检查结果,患者 ESR、WBC 及 N 的明显升高进一步提示感染的存在。肾功能正常,既往无肝炎病史,排除肝肾疾患导致的 ALB 下降,考虑和感染时机体消耗有关。患者低 FT3、低 TSH 及正常的 FT4,考虑和正常甲状腺功能病态综合征有关。正常甲状腺功能病态综合征,是指由于严重的急性或慢性非甲状腺疾患、感染、创伤和禁食等原因引起的血循环中甲状腺功能检测指标异常,常表现为血清 FT3 和 T3 降低,FT4 和 T4 正常或降低,而 TSH 通常在正常范围,临床上无明显甲状腺功能减退表现的一组综合征。在感染和脓毒血症状态下,正常甲状腺功能病态综合征的发生发展涉及中枢和外周两方面的作用机制,包括垂体减少 TSH 的生成,甲状腺合成 T3、T4 减少,以及外周 T4 转化为 T3 减少。同时应激状态下儿茶酚胺、糖皮质激素分泌增加,机体分解代谢亢进,增加的乳酸盐等代谢产物在引发代谢紊乱的同时还可抑制 TSH 的分泌及外周组织 T4 向 T3 转化,导致 T3 水平降低。这让我们能更好地理解患者甲状腺功能的变化。同时甲状腺同位素吸碘率低于正常也和甲状腺功能的变化相吻合。

　复查 B 超示左甲状腺混合性肿块,大小 42 mm×30 mm,右甲状腺小结节。怀疑左甲状腺脓肿,但液化不明显。颈部 CT 平扫加增强提示左甲状腺占位,气管受压右移(图 8 - 1),但无法分清是否来源于甲状腺。左颈前肿块细针穿刺抽得 6 ml 黏稠脓液,细胞学检查涂片见大量中性粒细胞及少量坏死碎片,提示化脓性炎症。脓液培养为星座链球菌,对青霉素、万古霉素、克林霉素、头孢丙烯、头孢曲松钠、红霉素和左氧氟沙星敏感。无厌氧菌及真菌生长。

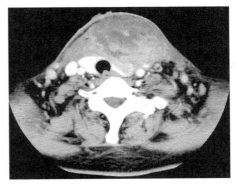

图 8 - 1　CT 示左甲状腺混合性占位

问题与思考

　颈部化脓性感染诊断明确,考虑化脓性甲状腺炎可能大。但甲状腺有完整的包膜,腺体内富含碘,且血供及淋巴回流极其丰富,使其感染细菌并形成脓肿的机会非常少,多存在梨状窝瘘管或创伤等诱因,包括细针穿刺或由食管、气管穿透而来的异物,儿童多于成人。葡萄球菌和链球菌是最常见的致病菌。该患者并无这些因素,但皮质激素的应用可能是一个诱因。

　　根据药敏结果应用抗生素加强抗感染,继续硫酸镁和皮硝颈部外敷,局部穿刺抽吸脓液。但颈前疼痛的症状和局部触痛、高热的体征无明显缓解。入院 2 周后出现颈部皮肤破溃伴脓性渗出,于全身麻醉(简称全麻)下行颈前脓肿清创引流术。术中见颈前溃烂皮肤直径 5 cm×3 cm,颈前软组织炎性水肿明显(图 8-2),颈阔肌及双侧胸骨舌骨肌、胸骨甲状肌均坏死,形成一个 5 cm×4 cm×4 cm 的脓腔,充满黄色稠厚脓液约 40 ml。切除坏死的皮肤、肌肉和筋膜,达气管平面。暴露双侧甲状腺,探查双侧甲状腺无肿大,未扪及明显肿块(图 8-3)。缝合皮肤后置皮管脓腔贯穿引流,术后体温很快恢复正常,经过 2 个月余的换药,创面完全愈合。

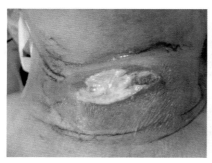
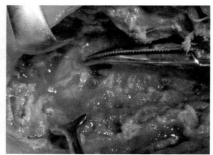

图 8-2　颈前皮肤溃烂　　图 8-3　脓肿侵蚀颈前肌群,但甲状
　　　　　　　　　　　　　　　　　腺形态结构正常

问题与思考

　　最后手术证实该患者为一颈前软组织内的脓肿,与甲状腺并无直接关系。颈前脓肿与化脓性甲状腺炎非常难鉴别。其多由革兰阳性球菌引起,其分泌溶酶体酶,导致感染扩散严重。由于颈部间隙紧密,小范围的炎性水肿便可使局部张力很高,导致肌肉坏死,引发坏

死性筋膜炎。由于解剖学特点,感染一般可止于筋膜,但又可沿着筋膜扩散,使之很难控制,预后很差。早期切开引流减张是处理的关键。

讨论

　　患者以颈前痛性肿块伴发热急性起病,极易与亚急性甲状腺炎混淆,最终诊断为颈部化脓性感染。也许该患者早期确实是一个普通的急性颈淋巴结炎症,但由于不恰当地大量应用皮质激素,导致感染加剧扩散,最终形成颈部脓肿。所以,对颈部肿块全面的生化检查、必要的影像学检查和细针穿刺细胞学检查、完善的鉴别诊断是至关重要的。

参考文献

[1]　Karachalios GN, Amantos K, Kanakis KV, et al. Subacute thyroiditis presenting as fever of unknown origin[J]. Int J Clin Pract, 2010, 64(1): 97 - 98.

[2]　Caturegli P, De Remigis A, Rose NR. Hashimoto thyroiditis: clinical and diagnostic criteria[J]. Autoimmun Rev, 2014, 13(4 - 5): 391 - 397.

[3]　Paes JE, Burman KD, Cohen J, et al. Acute bacterial suppurative thyroiditis: a clinical review and expert opinion[J]. Thyroid, 2010, 20(3): 247 - 255.

病例9 高热,咽痛,粒细胞缺乏
——Graves病合并骨髓抑制

陶　蓓　顾卫琼　王卫庆　宁　光

病史摘要

患者女性,24岁,学生。因"心悸、怕热多汗、多食易饥3个月,发热2日"入院。患者于2011年6月出现心悸、怕热多汗、多食易饥,同时伴有易怒,睡眠减少,精力充沛,及轻度胸闷、活动后气促,症状呈进行性加重。9月19日因活动后胸闷气促加重遂就诊瑞金医院,查心电图提示"窦性心动过速(简称窦速)",查甲状腺功能提示血FT3 30.58 pmol/L,FT4 74.18 pmol/L,TSH 0.01 mU/L,TRAb 15.06 U/L,确诊为"甲亢,Graves病"。当时查血常规示WBC 2.4×10^9/L,N 1.01×10^9/L,予以普萘洛尔10 mg,3次/d,口服,利血生10 mg,3次/d,口服,鲨肝醇20 mg,3次/d,口服治疗。9月23日复查血常规WBC 3.1×10^9/L,N 1.54×10^9/L,肝功能提示ALT 89 U/L,AST 42 U/L,予以甲巯咪唑(赛治)10 mg,2次/d,水飞蓟宾(益肝灵)70 mg,3次/d,口服保肝治疗,同时继续服用普萘洛尔、利血生、鲨肝醇。10月4日复查血常规WBC 3.7×10^9/L,N 2.26×10^9/L,此后未再监测血常规。经上述治疗后患者自觉症状逐渐好转。10月26日复查甲状腺功能FT3 8.4 pmol/ml,FT4 21.38 pmol/ml,sTSH 0.02 mU/L,血常规WBC 2.1×10^9/L,N 0.92×10^9/L,嘱停服甲巯咪唑,予重组人粒细胞集落刺激因子(赛格力)75 μg皮下注射升白细胞治疗,并嘱患者每日复查血常规。10月28日血常规WBC 2.0×10^9/L,N 0.89×10^9/L,再次予重组人粒细胞集落刺激因子75 μg皮下注射1次。10月29日患者受凉后出现畏寒、发热伴咽痛,体温达 39.5℃,复查血常规 WBC 0.91×10⁹/L,因细胞太少,无法分类(表 9-1)。遂至瑞金医院急诊,予以安乃近退热,头孢哌酮抗感染及重组人粒细胞集落刺激因子升白细胞治疗。10 月 30 日晨最高体温 40℃,查血 WBC 0.51×10^9/L,PLT 89×10^9/L,6 h 后复查 WBC 0.46×10^9/L,N 0.01×10^9/L,体温无下降,于 22:30 由急诊收住病房进一步治疗。

表 9-1 入院前血常规

时　　间	WBC($\times 10^9$/L)	N($\times 10^9$/L)	Hb(g/L)	PLT($\times 10^9$/L)
甲巯咪唑治疗前	3.10	1.54	109	237
甲巯咪唑治疗 12 d	3.70	2.26	100	166
甲巯咪唑治疗 1 个月	2.10	0.92	107	164 (嘱停服甲巯咪唑)
停药后第 3 天 (10 月 29 日)	0.91	无法分类	110	100

病程中患者无咳嗽、咳痰及胸痛喘憋,无腹痛、恶心呕吐及腹泻,无意识障碍。胃纳亢进,大便次数增多,2 次/d,解稀软便,尿量无改变,体重减轻约 4 kg。

既往史:平素体健。自述有白细胞减少病史,有慢性荨麻疹史。无放射性或化学物质接触史。

家族史:否认家族中甲状腺疾病史,否认其他遗传性疾病史。

体格检查

神志清,精神萎靡,T 40℃,P 116 次/min,R 26 次/min,BP 110/60 mmHg,身高 163 cm,体重 50 kg,BMI 18.8 kg/m²。消瘦体型,甲亢面容,呼吸浅快,皮肤潮湿多汗,皮肤巩膜无黄染、无色素沉着。双手细颤(+),眼球无突出,结膜无充血水肿,眼球活动度正常。咽部充血,扁桃体Ⅰ度肿大,未见脓苔。甲状腺Ⅱ度肿大,质略韧,无压痛,未触及结节,随吞咽活动,甲状腺区未及血管杂音及震颤。双肺呼吸音粗,未闻及干湿性啰音,

HR 116 次/min,律齐,各瓣膜听诊区未闻及杂音。腹软,无压痛、反跳痛,双下肢无水肿,无胫前黏液性水肿。四肢肌力Ⅴ级,肌张力正常。

实验室检查

1. **血常规** （10 月 30 日）WBC 计数 0.42×10^9/L,RBC 计数 3.12×10^{12}/L,Hb 90 g/L,PLT 计数 81×10^9/L。入院后每天监测血常规(图 9 - 1)。

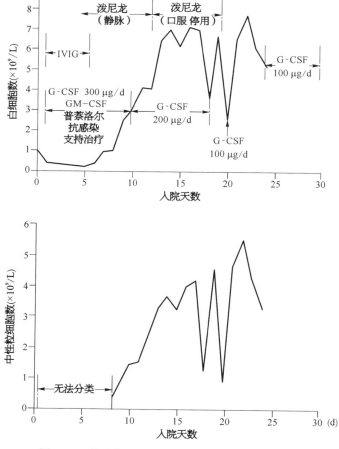

图 9 - 1　住院期间(10 月 30 日起)白细胞变化监测

^{131}I 治疗后 2 周,患者再次入院监测血常规(图 9 - 2)及复查骨髓象。

复查骨髓涂片：骨髓增生明显活跃,粒红巨三系均增生活跃,AKP 积分升高,血小板散在或成簇可见。骨髓活检示：骨髓活跃增生象。

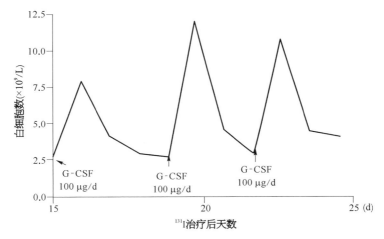

图 9 - 2　^{131}I 治疗后 2 周再次入院白细胞变化监测

2. **病原体微生物**　高敏 C 反应蛋白 145.12 mg/L(↑),ESR 57 mm/h(↑),降钙素原 23.89 ng/ml(↑),鲎试验(−),β-D-1,3 葡聚糖(真菌)(−),抗风疹病毒 IgG 66.00 U/ml,抗巨细胞病毒 IgG 6.90 U/ml,EB 病毒 EBVIgM <10.00 U/ml(参考值阴性为<20.00 U/ml),抗单纯疱疹病毒Ⅰ型 IgG(+)(↑),RPR(−),HIV(−),HBsAg(−),HBsAb(+),HBeAg(−),HBeAb(−),HBcAb IgM(−);HCV(−)。

3. **微生物培养**　咽拭子细菌、真菌培养未生长,清洁中段尿细菌培养 2 d 未生长,高热血培养 5 d 细菌、真菌、厌氧菌未生长。咽部分泌物培养：近平滑假丝酵母菌,咽部分泌物涂片未找见细菌、真菌。

4. **肿瘤、免疫系统**　糖类抗原 125 13.20 U/ml,糖类抗原 199 5.00 U/ml,癌胚抗原 0.87 ng/ml,甲胎蛋白 1.95 ng/ml,神经元特异性烯醇化酶 11.40 ng/ml。

免疫球蛋白 IgG 1 020 mg/dl,免疫球蛋白 IgA 155 mg/dl,免疫球蛋白 IgE 226 U/ml(↑),补体 C3 99 mg/dl,补体 C4 21 mg/dl,补体

50 27.8 U/ml,免疫球蛋白 IgM 66 mg/dl。

P - ANCA(−),ANCA - PR3(−),ANCA - MPO(−),C - ANCA(−)。

抗心磷脂 IgG 1.6 GPL/ml,抗心磷脂 IgM 0.7 MPL/ml,抗双链 DNA IgG 4.0 U/ml,狼疮抗凝物(−),ENA - SM(＋),ENA - RNP/SM(＋),ANA -颗粒型 1：160(＋)。

出凝血时间：APTT 40.1 s,PT 17.4 s(↑),INR 1.48,TT 18.6 s,Fg 4.2 g/L(↑),FDP 3.5 μg/ml。

溶贫系列：HbA 94.9%,HbA$_2$ 2.0%,HbF 3.1%,红细胞 PK 活性 31.7。

红细胞包涵体检查(−),网织红细胞计数 0.8%,结合珠蛋白 224 mg/dl(↑),乳酸脱氢酶 82 U/L(↓),红细胞 G6PD 活性 5.50,Coombs 试验(−),Coombs-IgG(−),Coombs - C3d(−),异丙醇试验(−),Hams 试验(−),血涂片红细胞形态未见明显异常改变。

5. 甲状腺功能　见表 9 - 2。

表 9 - 2　甲状腺功能变化

	总 T3 (nmol/L)	总 T4 (nmol/L)	FT3 (pmol/L)	FT4 (pmol/L)	sTSH (mU/L)	TRAb (U/L)
参考值	0.89~ 2.44	62.67~ 150.84	2.62~ 6.49	9.01~ 19.04	0.35~ 4.94	<1.75
甲巯咪唑(MMI)治疗前 (9 月 19 日)	5.38	239.05	30.58	74.18	0.01	15.06
甲巯咪唑治疗 1 个月 (10 月 26 日)	1.96	116.99	8.40	21.38	0.02	
入院第 3 天 (11 月 1 日)	3.09	228.88	10.00	42.62	<0.0025	19.98
入院第 5 天 (11 月 7 日)			10.23	44.56	0.0037	
入院第 20 天 (11 月 18 日)	5.73	204.25	20.19	38.87	0.0045	
同位素治疗后 16 d	2.07	141.33	5.36	20.39	0.0040	12.08

6. **骨髓穿刺涂片及活检**　骨髓涂片：增生低下骨髓象。描述：粒系增生极度低下。中幼粒细胞 0.5%，AKP 积分：无法计数。红系增生低下，偶见核分叶幼红，成熟红细胞大小不一，中幼红细胞 4.5%，晚幼红细胞 11.5%；巨系尚增生，以颗粒巨为主，血小板少见；淋巴细胞比例相对增高，占 82.5%；髓片中浆细胞、网状细胞等造血细胞成分易见。

骨髓活检：红系、粒系造血细胞再生低下。

辅助检查

1. **心电图**　窦性心动过速。

2. **影像学检查**　胸部 HRCT：左下肺纤维灶，两侧胸膜增厚。

腹部及盆腔 CT 平扫：肝内钙化灶；脾大，双肾微小结石，盆腔少量积液。

甲状腺 B 超：双侧甲状腺弥漫性病变。

3. **甲状腺吸碘率**　（入院后第 24 天）3 h 73.26%，6 h 80.03%，24 h 67.94%。

诊断与诊断依据

1. **临床诊断**　① 甲状腺功能亢进症(Graves 病)；② 粒细胞缺乏症。

2. **诊断依据**

(1) 患者女性，24 岁，心悸、怕热多汗、多食易饥 3 个月，发热 2 d。

(2) 查体：精神萎靡，T 40℃，P 116 次/min，消瘦体型，甲亢面容，双手细颤(＋)，眼球无突出。咽部充血，扁桃体Ⅰ度肿大。甲状腺Ⅱ度肿大，质略韧，未及血管杂音及震颤。无胫前黏液性水肿。

(3) 甲状腺功能检查提示格雷夫斯病(Graves 病)甲亢，抗甲状腺药物(甲巯咪唑)治疗 1 个月余。

(4) 甲巯咪唑治疗过程中复查血常规提示粒细胞减少，停服甲巯咪唑后白细胞进一步下降。骨髓象提示增生低下。

诊疗经过

本例患者有明显的甲亢症状及典型体征，甲状腺功能检查示原发性甲状腺功能亢进症;同时伴有 WBC<2×10⁹/L,N<0.5×10⁹/L;有确切的抗甲状腺药物(ATD)使用史,无毒物服用或放射接触史,诊断为"甲亢(Graves 病),粒细胞缺乏症"。由 ATD 引起的粒细胞缺乏病情严重,极易合并严重感染。本例患者骨髓粒系增生极度低下,处理上应积极。

1. **入院初治疗** ① 立即停用甲巯咪唑。注意消毒隔离及口腔、皮肤黏膜护理。② 升白细胞药物:单用口服药往往效果不佳,予以利血生 20 mg,3 次/d,鲨肝醇 20 mg,3 次/d,口服,联合重组人粒细胞集落刺激因子(G-CSF)300 μg,1 次/d,重组人粒细胞-巨噬细胞集落刺激因子(GM-CSF,特尔立)150 μg,1 次/d,重组人白介素-11(巨和粒)1.5 mg,1 次/d,皮下注射。③ 抗感染治疗:亚胺培南-西司他汀钠(泰能)1.0 g,1 次/12 h,左氧氟沙星(可乐必妥)0.5 g,1 次/d,联合万古霉素 0.5 g,1 次/8 h,静脉点滴。全身抗生素使用同时给予复方甲硝唑漱口液漱口。④ 丙种球蛋白 5 g/d,连续使用 5 d。⑤ β肾上腺素受体拮抗药普萘洛尔 10 mg,3 次/d,降低周围组织对甲状腺激素的反应,抑制甲状腺激素交感作用,降低交感神经末梢中 T4 转变为 T3 的速度。⑥ 注射用水溶性维生素(水乐维他)、人体白蛋白、复方氨基酸注射液(18AA-Ⅱ)(乐凡命)、奥美拉唑(奥克)等补液支持治疗。

问题与思考

患者入院后立即行骨髓涂片及活检,多次行体液病原菌培养(血、咽拭、痰、中段尿)。骨髓活检结果显示:红系、粒系造血细胞再生低下。尽管 2 次血培养均阴性,其他体液中未得出明确致病菌培养阳性结果,但降钙素原 23.89 ng/ml,高敏 C 反应蛋白 145.12 mg/L,两者均显著升高,提示患者不仅存在局部的上呼吸道感染,而且存在全身性的严重细菌感染。

2. **病情演变** 第 1 周:持续高热伴咽痛、高代谢症状极为明显。入院后立即给予上述①~⑥治疗。每天监测血常规,但最初 1 周内白细胞计数(0.20~0.94)×10⁹/L。每天体温高峰波动于 38.8~40.2℃,高峰无下降趋势,心率持续加快至 100~130 次/min。将普萘洛尔加量为 20 mg,4 次/d,防止感染诱发甲亢危象。第 4 天起在上述治疗基础上,加用静脉泼尼松龙 40 mg/d,第 7 天起白细胞有上升趋势。

第 2 周:第 8 天起体温高峰下降到 37.7℃,白细胞为 $0.98×10^9/L$。第 9 天白细胞上升至 $2.49×10^9/L$,至第 10 天连续 3 d 体温高峰在 38℃以下,遂将静脉泼尼松龙减量至 20 mg,1 次/d,并将 G-CSF 减量至 200 μg,1 次/d,皮下注射,停用重组人粒细胞-巨噬细胞集落刺激因子、重组人白介素-11。第 12 天将静脉泼尼松龙改为口服泼尼松龙 20 mg,1 次/d,此后隔日将剂量减半。第 2 周白细胞计数 $0.98×10^9$～$6.38×10^9/L$,上升趋势明显。最高体温波动于 37.2～38℃,较第 1 周明显下降。HR 较前下降至 80～95 次/min。根据本单位细菌耐药监测经验,为防止重复院内感染,抗生素调整为头孢他啶(复达欣)2.0 g,1 次/12 h,联合万古霉素 0.5 g,1 次/12 h,左氧氟沙星 0.5 g,1 次/d,静脉点滴。并于第 12 日起停用万古霉素。复查降钙素原、CRP 均恢复正常。

第 3 周:咽痛明显好转,体温完全恢复正常,停用所有静脉治疗。白细胞水平维持在 $2.54×10^9$～$7.64×10^9/L$。口服利血生、鲨肝醇升白细胞。第 16 天起 G-CSF 减为 100 μg,隔天 1 次,皮下注射,第 18 天停用口服泼尼松龙。每周复查 β-D-1,3 葡聚糖均为阴性,临床表现上亦不支持真菌感染。入院后一直停用 ATD,动态监测甲状腺功能,FT3 呈上升趋势,甲状腺毒症临床表现趋明显,有胃纳亢进,但 3 周内体重下降 5 kg,为控制该患者的甲亢症状,首先考虑同位素治疗。第 24 天查 24 h 摄碘率为 67.94%,同位素科会诊后给予 ^{131}I 5 mCi 治疗。出院后嘱继续监测血常规,G-CSF 100 μg,1 次/d,皮下注射。

讨论

甲状腺功能亢进症抗甲状腺药物(ATD)治疗所引起的白细胞减少是临床治疗中不容忽视的药物副作用。ATD 中甲巯咪唑引起的粒细胞缺乏占临床治疗病例的 0.1%～0.3%。急性扁桃体炎的咽痛可作为首发症状出现在此类患者中。粒细胞缺乏可发生在任何年龄或治疗中的任何时间,且更易发生在使用较大剂量时,尽管美国甲状腺协会

(ATA)指南对定期监测白细胞的必要性并未达成共识。临床中 ATD 引起的粒细胞缺乏症会突然发生,个别病例甚至在用药后期发生,但大多出现于用药后的 2 周至 3 个月内,掌握白细胞的动态变化对多数患者可达到早期发现、早期治疗的目的。

1. 甲亢伴粒细胞减少的病因分析　一般而言,在 ATD 的初治期,建议患者须每周检查白细胞计数及分类 1 次,在维持量治疗阶段,每个月复查 1 次血常规。

(1) 甲亢本身因素:甲亢治疗前患者已经出现白细胞减少。甲亢是一种自身免疫性疾病,属于抑制性 T 淋巴细胞功能缺陷所致的一种器官特异性自身免疫病。甲亢可影响全身多个系统,如血液系统。甲亢患者体内存在针对白细胞的抗体、抗中性粒细胞胞质抗体(ANCA),导致白细胞的破坏。

此外,患者体内大量甲状腺素抑制骨髓正常的粒细胞成熟功能,并可导致白细胞的分布异常,造成外周血白细胞减少。

(2) 非甲亢因素:如放疗辐射、化学毒物以及药物(ATD 中以 MTU 最多见,甲巯咪唑次之,PTU 最少)。本例患者无放疗、化疗史,粒细胞缺乏的原因仍考虑系甲巯咪唑呈剂量依赖性的副作用引起,药物直接损伤造血干细胞或干扰粒细胞增殖周期。粒细胞缺乏的突发性往往是由于对 ATD 的过敏反应,即药物作为半抗原进入机体与粒细胞膜蛋白质或附着的蛋白质结合形成完全抗原,由免疫介导白细胞杀伤。另外,鉴于甲亢患者往往合并其他自身免疫性疾病(如 SLE 等),或合并脾功能亢进及败血症等均可造成粒细胞生存时间明显缩短,白细胞破坏或消耗超过骨髓代偿能力。该患者 ANA 颗粒型 1∶160 阳性,但缺乏皮疹、光过敏、脱发、口腔溃疡、关节痛等临床症状,因此不符合 SLE 诊断。

本例患者在甲巯咪唑治疗后曾一度出现白细胞上升至 $3.7 \times 10^9/L$,提示治疗前的白细胞减少系甲亢本身因素所导致,伴随 ATD 治疗后甲状腺激素水平下降而好转。但随后出现白细胞的突然下降,考虑药物性免疫性粒细胞缺乏。

2. 治疗体会

(1) ATD 是 Graves 病甲亢治疗的首选。临床上常使用的 PTU

或甲巯咪唑虽然存在处理上较棘手的副作用，但实际发生率极低。建议初次治疗前进行全血细胞和分类检测，以及包括转氨酶和胆红素在内的肝功能检测。WBC$>4\times10^9$/L 适用于首选 ATD 治疗。WBC $3\times10^9\sim4\times10^9$/L，在口服升白细胞药(利血生、鲨肝醇等)和(或)口服小剂量泼尼松 15～20 mg/d 同时使用 ATD。随着甲亢病情的控制，患者的白细胞会逐渐升至正常。此外，患者必须对抗甲状腺药物的粒细胞缺乏症或肝损伤副作用症状如发热或咽炎、皮疹、皮肤瘙痒或黄疸、尿色深黄、关节痛、腹痛、恶心、疲劳等知情，以便及时与医生沟通接受甲亢治疗方案指导。对于抗甲状腺药物致粒细胞缺乏症的患者，不主张换用另一种 ATD 治疗，因为 ATD 药物之间导致粒细胞缺乏症的交叉性很强烈。因此采用同位素治疗是此时明智的选择。

(2) 一旦 ATD 致粒细胞缺乏症，此类患者住院时间较长，在原有社区获得性感染的基础上极易合并院内感染。经验性使用抗生素宜广谱、足量、足疗程。应避免药物剂量不足诱导相关抗生素的耐药性，以及应避免未及时覆盖本单位院内感染常见病原菌的延迟治疗。在多次体液送检病原菌培养和药敏的指导下可调整给药方案。但同时也需要结合患者有无相关高危因素(如老年、慢性疾病、免疫缺陷、白细胞是否恢复等)，参考细菌定量培养结果及临床症状演变判断，避免滥用或疗程过长。在使用广谱抗生素 7 d 后仍持续粒细胞缺乏发热的患者，可开始抗真菌治疗。氟康唑可作为经验用药。本例患者经重组人粒细胞集落刺激因子、泼尼松龙治疗后，体温及白细胞均有恢复。在严密观察症状演变的同时，及时地将抗生素进行降阶梯治疗及激素减量直至停用，对防止二重感染的意义重大。

(3) 重组人粒细胞集落刺激因子(G-CSF)。它可缩短粒细胞缺乏患者恢复时间。重组人粒细胞集落刺激因子作用于造血干细胞、髓系多向祖细胞、粒-巨噬细胞系祖细胞、成熟中性粒细胞和巨核细胞等，使中性粒细胞数量增多，并且还能诱导分化成熟，增强细胞功能，促进中性粒细胞氧化物产生增多，增进对细菌的吞噬作用。

该患者在粒细胞缺乏纠正后还出现了数次反复，在重组人粒细胞集落刺激因子减量的过程中仍有粒细胞下降，无法停用，但无再次发热反跳等临床表现。但相对第 1 周对重组人粒细胞集落刺激因子的反应,小剂量重组人粒细胞集落刺激因子皮下注射即能将白细胞维持在正常范围内。因此笔者认为尽管重组人粒细胞集落刺激因子的应用可能使外周血中的粒细胞计数提前恢复,但极度抑制的骨髓象的恢复需要更长的时间,在骨髓完全恢复之前,粒细胞的再度下降是完全可能的,小剂量的重组人粒细胞集落刺激因子应用对缩短抗生素的使用,减少总体医疗费用,避免真菌感染,防止病情反复都是有意义的。

患者在第 2 次入院后的血常规监测中仍发现在不使用重组人粒细胞集落刺激因子支持的情况下,白细胞有下降趋势,但重组人粒细胞集落刺激因子注射间隔时间比第 1 次入院明显延长。

(4) 糖皮质激素。糖皮质激素降低自身免疫性抗体水平,促进骨髓造血功能的恢复,可使中性粒细胞增多,抑制感染性和非感染性炎症,减轻充血,降低毛细血管通透性,抑制炎症细胞,提高机体对有害刺激的耐受性和应激能力。GD 是一种自身免疫性疾病,白细胞减少为 ATD 促进血液系统的自身免疫损伤,静脉糖皮质激素可在足量抗生素使用下短期应用,以 $7 \sim 9$ d 为适宜。本例患者静脉应用 8 d。

(5) 少量多次静注丙种球蛋白,可提高体液免疫,加快炎症的吸收,对感染有较好的辅助性治疗和预防作用。单纯和(或)同时合并感染的白细胞减少的患者其用量为 $5 \sim 10$ g/d。如合并急性再生障碍性贫血者则可增加到 0.4 g/(kg·d),同时起到抗体封闭的作用。本例患者自诉曾有白细胞减少、慢性荨麻疹病史,且腹部 CT 提示脾大,ENA - SM(+)、ANA(+),入院初我们曾疑该患者合并引起粒细胞缺乏症的其他疾病如 SLE、脾功能亢进或再生障碍性贫血。但通过询问病史,患者并不符合 SLE 的诊断,血常规分析中红细胞、血小板并无进行性下降,无溶血性贫血、破碎红细胞的证据,胸部 CT 未见 SLE 活动期常伴的肺间质性病变,因此选择短期使用丙种球蛋白(5 g/d)。监护和治疗上严密观察有无发生全血细胞减少的可能。

参考文献

[1]　Cooper DS. Antithyroid drugs[J]. N Engl J Med, 2005, 352: 905 - 917.

[2] Akamizu T, Ozaki S, Hiratani H, et al. Drug-induced neutropenia associated with anti-neutrophil cytoplasmic antibodies (ANCA): possible involvement of complement in granulocyte cytotoxicity[J]. Clin Exp Immunol, 2002, 127: 92 - 98.

[3] Fibbe WE, Claas FH, Van der Star-Dijkstra W, et al. Agranulocytosis induced by propylthiouracil: evidence of a drug dependent antibody reacting with granulocytes, monocytes and haematopoietic progenitor cells[J]. Br J Haematol, 1986, 64: 363 - 373.

[4] Douer D, Eisenstein Z. Methimazole-induced agranulocytosis: growth inhibition of myeloid progenitor cells by the patient's serum[J]. Eur J Haematol, 1988, 40: 91 - 94.

[5] Andre's E, Kurtz JE, Perrin AE, et al. Haematopoietic growth factor in antithyroid-drug-induced agranulocytosis[J]. QJM, 2001, 94: 423 - 428.

[6] Mezquita P, Luna V, Munōz-Torres M, et al. Methimazole-induced aplastic anemia in third exposure: successful treatment with recombinant human granulocyte colony-stimulating factor[J]. Thyroid, 1998, 8: 791 - 794.

[7] López-Karpovitch X, Ulloa-Aguirre A, von Eiff C, et al. Treatment of methimazole-induced severe aplastic anemia with recombinant human granulocyte-monocyte colony-stimulating factor and glucocorticosteroids [J]. Acta Haematol, 1992, 87: 148 - 150.

[8] Moreb J, Shemesh O, Shilo S, et al. Transient methimazole-induced bone marrow aplasia: in vitro evidence for a humoral mechanism of bone marrow suppression[J]. Acta Haematol, 1983, 69: 127 - 131.

[9] Jakucs J, Pocsay G. Successful treatment of methimazole-induced severe aplastic anemia with recombinant human granulocyte colony-stimulating factor and high-dosage steroids[J]. J Endocrinol Invest, 2006, 29: 74 - 77.

病例 10　甲状腺肿大，注意力不集中，神经性耳聋——全身性部分性甲状腺激素抵抗综合征

俞　放　黄凤姣　赵咏桔　陈　瑛　姜晓华　顾丽群
孙　华　陆洁莉　王　曙　王卫庆　宁　光

病史摘要

患者男性，9岁。因学习成绩差，多汗、心悸3年入院。

患者自幼消瘦，胃纳不佳，多动，注意力不集中，学习成绩较差。3年前患者出现明显多汗，自觉心悸，大便次数增多至3~4次/d，但无多食。近2年来患者颈项渐增大。曾在当地医院就诊，查FT3、FT4均增高，但TSH为正常高限。曾在外院诊断为"甲亢"(甲状腺激素抵抗综合征可能性大)，给予丙硫氧嘧啶及甲状腺素片治疗，但治疗效果不佳，复查FT3、FT4仍高于正常，sTSH亦增高至26 mU/L，且多次sTSH检查皆处于正常上限或高于正常上限。患者因自觉症状无明显改善，遂自行停用抗甲状腺药物治疗。家族中无类似病史。

体格检查

身高143 cm，体重31 kg，T 36.8℃，R 18次/min，P 100次/min，BP 120/70 mmHg。神志清，精神好，营养一般，形体消瘦，查体合作，问答切题。皮肤无黄染及出血点。浅表淋巴结无肿大。舟状头，双侧瞳孔等大等圆，对光反射良好，伸舌居中。颈软，气管居中，甲状腺Ⅱ度肿大，质中。胸廓无畸形，听诊双肺呼吸音清。心前区无隆起，心界不大，心率100次/min，律齐，无杂音。腹平软，腹部无压痛，肝脾肋下未及。四肢、脊柱活动自如，双下肢无明显水肿。生理反射存在，病理反

射未引出。

实验室检查

外院：FT3、FT4、TSH 均增高，TRAb、TPOAb、TGAb 等均正常。血 PRL 正常，FSH、LH、T 等均低于正常。

瑞金医院：血、尿、大便常规均正常。肝肾功能：ALP 222 U/L（↑），肌酐 37 μmol/L（↑），余正常。血电解质：K^+ 4.92 mmol/L，Na^+ 134.3 mmol/L，Cl^- 99.8 mmol/L，CO_2 结合力（CO_2－CP）24.6 mmol/L，Ca^{2+} 2.39 mmol/L，P^{3-} 2.13 mmol/L（↑）。

甲状腺功能：FT3 7.16 pmol/L，FT4 39.78 pmol/L（↑），T3 3.79 nmol/L（↑），T4 209.7 nmol/L（↑），rT3 659 ng/L（↑），TSH 1.3 mU/L，sTSH 2.3 mU/L，MCAb 3.9%，TGAb 2.3%，TG 37.6 μg/L，TRAb 12.1%，TPOAb 36 U/ml，T3Ab 2.8%，T4Ab 3.0%。

辅助检查

甲状腺动态摄碘报告：吸碘高于正常（3 h 46.75%，6 h 74.70%，24 h 92.53%）。

电测听：神经性耳聋。

MRI 检查：外院鞍区 MRI 平扫加增强未见明显异常。

甲状腺 B 超：光点分布均匀，腺体内血供不丰。

胸片：两肺未见活动性病变。

骨龄片：骨龄为 8～9 岁。

诊断与诊断依据

1. **临床诊断**　全身性部分性甲状腺激素抵抗综合征。

2. **诊断依据**

(1) 患者自幼发病，抗甲状腺药物治疗不敏感。

(2) TSH 升高，但 MRI 未发现垂体异常。

(3) 具特征性的舟状头。

(4) 电测听示神经性耳聋。

(5) T3 抑制试验结果发现患者用药后 BMR 无明显增加,24 h 尿氮下降;CPK 和血 TSH 水平升高,而铁蛋白水平变化不明显,均表明中枢及外周组织对甲状腺激素不敏感。

(6) T3 治疗有效。

问题与思考

甲状腺激素抵抗综合征(syndrome of resistance to thyroid hormone, RTH) 由美国学者 Refetoff 和 DeGroot 于 1967 年最先报道,也称为 Refetoff 综合征,为一罕见疾病,患病率大约为 1/50 000。由于全身各甲状腺激素靶组织对甲状腺激素的敏感性降低,RTH 最显著的特征是血清 TT3、TT4、FT3、FT4 升高,TSH 升高或为正常高限,其临床表现较多样,可表现为甲状腺功能亢进、甲状腺功能减退或正常甲状腺功能的临床特征。甲状腺肿大是 RTH 最常见的体征,为不适当分泌的 TSH 刺激甲状腺增长所致。不同患者甲状腺肿大的程度有很大差异,一般表现为弥漫性甲状腺肿,也可表现为结节性甲状腺肿大。肿大的甲状腺也常作为就诊的首要原因。其他常见症状还有儿童智力障碍、多动症、注意力缺陷、轻度的学习障碍、生长发育迟缓、骨龄延迟、听力障碍、身材矮小、躯体畸形等表现;其疾病严重程度也不均一,从无症状到症状极为严重都可以出现,在儿童期尤为明显。因此儿童期有上述临床表现时应考虑 RTH 的可能。

本例患者为 9 岁男孩,因有甲状腺肿大和多汗、心悸、注意力不集中、大便次数增多等表现而就医,体检发现有身体消瘦、甲状腺Ⅱ度肿大、窦性心动过速、舟状头、翼状肩等阳性体征,实验室检查发现 FT3、FT4 升高,TSH 升高,基础代谢率偏高。但是 FT3、FT4 升高,TSH 升高或正常范围的血清学检查结果也同样存在于 TSH 瘤患者,因此,RTH 还应与垂体 TSH 瘤鉴别。RTH 患者的垂体无明显异常或略显饱满,可选择垂体 MRI 动态增强检查,本例患者垂体 MRI 未显示垂体 TSH 瘤。另外,神经性耳聋、甲状腺肿大需要考虑 Pendred 综合征(PS,又称耳聋-甲状腺肿综合征),但该患者除上述异常外,还存在舟状头,MRI 未见耳蜗发育不良及前庭导水管扩大,其父母非近亲结婚、无阳性家族史,因此,不考虑 PS。

T3 试验是一项用来反映垂体和外周组织对外源性甲状腺激素(L－T3)敏感程度的试验,是目前诊断 RTH 的可靠试验。对疑诊病例予以剂量逐渐递增的 L－T3(50 μg,1 次/12 h,100 μg,1 次/12 h,150 μg,1 次/12 h,每一剂量给药 3 d),在给药前及每个剂量给药结束后分别检测基础代谢率、24 h 尿素氮、铁蛋白、TC、TAG、肌酸激酶等,分别从代谢、心血管、肝脏、神经、肌肉方面反映外周组织对甲状腺激素的敏感程度;另外同时检测 TSH,有条件者可行同步的 TRH 兴奋试验以反映垂体对甲状腺激素的敏感性。T3 试验可以用来直接检测垂体和外周组织对甲状腺激素的反应,评估垂体和外周组织是否存在甲状腺激素的抵抗,是目前诊断 RTH 的可靠试验,被推荐用于所有的疑似 RTH 的患者。Linde 等根据本综合征的临床特点,结合对甲状腺激素不敏感的组织分布,将其分为以下三种类型:选择性垂体不敏感型伴甲亢、选择性周围细胞不敏感型和全身不敏感型。该患者外周组织对 T3 的反应性结果见表 10－1。

表 10－1　评价患者外周组织对 T3 反应性

观察项目	基　础　值	L－T3 50 μg/d×3 d(基础值的%)	L－T3 100 μg/d×3 d(基础值的%)	L－T3 150 μg/d×3 d(基础值的%)
BMR		126	127	115
UN	367.9 mmol/24 h	67.8	66.3	41.6
TC	3.86 mmol/L	97.7	90.7	80.3
TAG	1.01 mmol/L	142.6	84.2	75.2
CPK	86.0 U/L	101.2	120.9	91.9
铁蛋白	47.0 μg/L	100	127.7	106.4
TSH	0.8 μU/ml	75	100	187.5
PRL	20.40 μg/L	106.4	78.4	91.7

诊疗经过

根据以上结果,诊断为甲状腺激素抵抗综合征,并给予 T3 治疗,2

个月后患者的 TSH 得到有效抑制,且症状明显好转。

讨论

　　甲状腺激素抵抗综合征是临床少见的由于甲状腺激素受体(TR)基因突变致 TR 结构和功能异常,使甲状腺素对包括垂体前叶在内的全身组织器官作用障碍的临床综合征。研究显示 85% 的 RTH 主要由甲状腺激素受体 β(TRβ)基因突变所致,突变的 TRβ 和 T3 的亲和力大大降低并干扰正常 TRα 和 TRβ 的功能,即所谓的显性负效作用,因此 RTH 常表现为常染色体显性遗传。自 1967 年 Refetoff 等报道第 1 个家系以来,目前已经发现 300 多个家系,共 700 余例,目前文献报道的 TRβ 基因突变接近 130 多种。该患者 TRβ 基因第 1 到第 10 号外显子的测序结果显示,第 1 至第 9 号外显子均无突变;第 10 号外显子的第 458 位密码子处存在点突变,密码子从 GTG 改变为 GCG,该点突变为一错义突变,即其所编码的蛋白质第 458 位氨基酸由缬氨酸变为丙氨酸。进一步分析其基因测序图,发现该突变为杂合子错义突变。而患者父母的 THRB 基因第 1 到第 10 号外显子均未发现突变,说明本患者为一散发病例。

　　甲状腺激素抵抗综合征是一种发病率较低的疾病,但有明确的遗传倾向和较高的致残率,目前,国内对该疾病认识并不完善,诊断也仅停留在临床水平,故常因诊断不确定而采取了不恰当的干预治疗使病情加重。因此,对拟诊甲状腺激素抵抗综合征的患者应从分子水平进行明确诊断,并应对患者家系成员进行基因筛查,这是确保该综合征早期诊断和合理治疗的必要手段。

参考文献

[1] Norlela S, Nor Azmi K, Khalid BA, et al. Pituitary thyroid resistance syndrome[J]. Med J Malaysia, 2005, 60(5): 642-643.

[2] Ercan O. Thyroid Hormone Resistance in children[J]. Pediatr Endocrinol Rev, 2003, 1(Suppl 2): 191-198.

[3] Torre P, Bertoli M, Di Giovanni S, et al. Endocrine and neuropsychological assessment in a child with a novel mutation of thyroid hormone receptor:

response to 12 - month triiodothyroacetic acid (TRIAC) therapy[J]. J Endocrinol Invest, 2005, 28(7): 657 - 662.

[4] Olateju TO, Vanderpump MP. Thyroid hormone resistance[J]. Ann Clin Biochem, 2006, 43(Pt6): 431 - 440.

[5] Rosen MD, Privalsky ML. Thyroid hormone receptor mutations in cancer and resistance to thyroid hormone: perspective and prognosis[J]. J Thyroid Res, 2011(2011): 361304.

病例 11　胸闷,心肌酶显著升高,颜面水肿
——甲减性心脏病

权薇薇　陈　瑛　张瑞岩　张建盛　宁　光　戚文航

病史摘要

患者男性,60 岁。因反复胸闷 2 个月余入院。

患者 2 个月前开始出现无明显诱因的胸闷不适,呈持续性,无明显胸痛症状。同时伴颜面轻度水肿,四肢乏力。在当地医院就诊,多次化验心肌酶谱均升高,尤其肌酸激酶(CPK)显著升高达 1 980 U/L,同时心脏彩超提示"左心室收缩功能轻度下降,左心室射血分数(EF)为 45%",心电图未见明显 ST‐T 动态变化。诊断为"冠心病,心绞痛",给予扩张冠状动脉,营养心肌等治疗后效果不佳,故转入瑞金医院拟行进一步诊治。患者既往有肾结石及脂肪肝史,否认心脏病、高血压、糖尿病史,无烟酒等不良嗜好。

体格检查

T 36.3℃,P 80 次/min,R 19 次/min,BP 130/80 mmHg。神清,颜面轻微水肿,查体合作,对答切题。皮肤巩膜无黄染,双甲状腺无肿大,双肺呼吸音清,未闻及明显干湿性啰音。心界不大,HR 80 次/min,律齐,各瓣膜听诊区未闻及期前收缩及病理性杂音。腹部检查未见异常,双下肢不肿,右跟腱反射未引出。

实验室检查

心肌酶谱:LDH 348 U/L(↑,正常范围 91～180 U/L),AST

156 U/L(↑,正常范围 10～42 U/L),CPK 3 660 U/L(↑,正常范围 22～269 U/L),肌酸激酶同工酶(CPK‑MB)92 U/L(↑,正常范围0～25 U/L)。

血脂：TC 5.66 mmol/L,TG 3.06 mmol/L(↑,正常范围＜1.7 mmol/L),LDL 3.3 mmol/L。血、尿常规正常。

肝功能：ALT 131 U/L(↑,正常范围 10～64 U/L),AST 164 U/L(↑,正常范围 10～42 U/L)。肾功能：肌苷 139 μmol/L(↑,正常范围 44～133 μmol/L),尿素氮 7.6 mmol/L(↑,正常范围 2.5～6.4 mmol/L)。

辅助检查

心电图(ECG)：一度房室传导阻滞,Ⅲ及 aVF 导联呈 qrS 波型。心脏彩超：左心室肥厚,顺应性降低,射血分数(EF)为 66%(正常范围 56%～81%)。

诊断与诊断依据

1. **临床诊断**　① 甲状腺功能减退症,甲减性心脏病;② 心律失常(一度房室传导阻滞);③ 左心室肥厚;④ 高甘油三酯血症。

2. **诊断依据**

(1)患者有胸闷不适症状,同时伴颜面轻度水肿,四肢乏力,但冠状动脉造影检查提示冠状动脉正常。

(2)实验室检查提示 T3、T4 及 FT4 降低,sTSH 升高,符合甲减的实验室特征。同时化验三酰甘油偏高。多次化验心肌酶谱均呈持续数倍至数十倍以上升高,但又无急性心肌梗死的典型临床症状和特征性 ECG 表现。

(3)辅助检查：ECG 提示一度房室传导阻滞(AVB),心超提示左心室肥厚。

(4)肌肉活检冰冻切片提示：肌肉呈继发性改变(甲减所致)。

(5)经给予左甲状腺素片替代治疗后,患者胸闷症状减轻,颜面水肿消退,甲状腺功能化验结果逐渐趋于正常,显著升高的心肌酶谱逐渐下降。

诊疗经过

根据以上检查结果,初步诊断:① 冠心病、心绞痛;② 心律失常(一度 AVB);③ 左心室肥厚。在入院后第 4 天即行冠状动脉造影检查(CAG)以明确诊断,但 CAG 提示冠状动脉未见异常。结合患者有颜面水肿的体征,但化验尿蛋白(−),因此考虑是否存在甲状腺功能减退症的可能,遂化验甲状腺功能,其结果如下:T3 0.9 nmol/L(↓,正常范围 1.06～3.31 nmol/L),T4 24 nmol/L(↓,正常范围 54～163 nmol/L),FT3 1.6 pmol/L(正常范围 1.04～8.43 pmol/L),FT4 2.5 pmol/L(↓,正常范围 9.3～22.1 pmol/L),促甲状腺激素(sTSH)50.0 mU/L(↑,正常范围 0.3～6.3 mU/L)。在左三角肌行肌肉活检冰冻切片提示:肌肉呈继发性改变(甲减所致)。遂确诊为"甲减性心脏病",并转入瑞金医院内分泌科继续治疗。同时给予左甲状腺素片(25 μg,1 次/d 口服)替代治疗,并逐渐增加剂量至维持剂量(早 75 μg,晚 50 μg,各 1 次口服),并辅以非诺贝特(力平之)、长效硝酸异山梨酯(异乐定)等药物降血脂、抗心绞痛治疗。4 周后患者胸闷乏力症状明显缓解,颜面水肿消退,实验室检查提示显著升高的心肌酶谱已逐渐下降,甲状腺功能化验结果逐渐趋于正常,患者出院并门诊随访。

讨论

甲状腺功能减退症(简称甲减)是一种全身性内分泌疾病,全身各器官均可累及,尤以心血管系统受累最突出。长期甲减可引起机体的基础代谢率低下,组织器官的代谢需要降低及血液供应减少,心脏能量供应及耗氧量减少,患者易出现劳累后胸闷气急、乏力等酷似冠心病或其他器质性心脏病的临床表现。由于多同时伴有心肌酶学增高,临床上容易误诊为急性心肌梗死等原发性心脏疾患。因此当出现心肌酶学持续增高但缺乏心电图的 ST−T 动态演变时,要充分考虑为甲减性心脏病的可能。甲减引起心脏的损害最早是由 Zondex 于 1918 年报道,目前认为 70%～80% 的甲减伴有心血管病变,其中以心动过缓、心脏增大多见。严重者可出现心包积液、心力衰竭等改变,心电图可表现为低电压、窦性心动过缓、ST－T 变化等非特异性改变。

血清中的 CPK 主要存在于骨骼肌、心肌和脑组织中,如果血清中的 CPK 升高,说明组织中有细胞坏死。CPK 在血浆中存在 3 种同工酶,CPK－BB、CPK－MM 和 CPK－MB,其中 CPK－MB 主要存在于心肌组织中。Saha 等人报道的 114 例甲减患者中,约 59% 出现血清酶学的升高,其中 CPK 升高占 37%,并在补充甲状腺激素治疗后 3 周即明显下降。甲减性心脏病的发病机制尚不十分清楚,据动物实验研究结果表明,甲减对心脏的代谢、结构和功能可能产生直接影响。其可能机制包括:① 影响血脂代谢,促进了动脉粥样硬化的发生与发展;② 加速心肌重构,诱导心肌细胞凋亡和细胞间质变性;③ 降低心肌内血管床密度,减少了心肌的血液供应;④ 诱导心肌细胞肥大基因的表达。病理学上表现为心肌细胞萎缩、空泡样变性及心脏内膜软骨化,心肌纤维间质黏蛋白及酸性黏多糖堆积,心肌张力减退,心肌假性肥大,细胞间黏液性水肿以及细胞变性坏死,致使心肌酶释放增多。另外,甲减时血胆固醇分解代谢速度减慢,致胆固醇、三酰甘油和低密度脂蛋白增高。

甲减的治疗以甲状腺素替代治疗为主,应用左甲状腺素替代治疗一段时间后,实验室检查心肌酶谱及血脂等指标可显著下降并恢复正常,临床症状逐渐好转,表明甲减引起的心脏损害及酶学改变是可逆的。

本例患者无典型甲减的临床表现,以血清心肌酶明显升高为主要临床特征,同时伴有高甘油三酯血症。行 CAG 术排除了冠心病的诊断,行肌肉活检排除了原发性肌病可能。经甲状腺素替代治疗后心肌酶明显下降,T4、FT4 及 sTSH 逐步改善并趋于正常,胸闷乏力症状减轻,颜面水肿消退。由于甲减性心脏病早期并无特异性,极易误诊为冠心病及其他器质性心脏病,因此当临床上见到不明原因的胸闷、气短、心包积液、全身乏力以及心肌酶持续升高时应及早进行甲状腺功能检测,以期早期诊断和治疗,避免误诊的发生。

参考文献

[1] 张劼,罗佐杰,梁敏.以心肌酶显著增高为主的甲减性心脏病一例和文献回

顾[J]. 中华内分泌代谢杂志,2005,21(2): 126 - 127.

[2] Saha B, Maity C. Alteration of serum enzymes in primary hypothyroidisms [J]. Clin Chem Lab Med, 2002, 40(6): 609 - 611.

[3] Finster J, Stollberger C, Grossegger C, et al. Hypothyroid myopathy with unusually high serum creatine kinase value[J]. Horm Res, 1999, 52(4): 205 - 208.

[4] 徐华,高燕燕,关建民,等. 原发性甲减患者左旋甲状腺素治疗后血脂、心肌酶谱及体成分的变化[J]. 中华内分泌代谢杂志,2005,21(2): 110 - 113.

[5] Yi-Da Tang, James A, Kuzman, et al. Low thyroid function leads to cardiac atrophy with chamber dilatation, impaired myocardial blood flow, loss of arterioles, and severe systolic dysfunction[J]. Circulation, 2005, 112(20): 3122 - 3130.

病例 12　心悸,消瘦,视物模糊
——甲亢性突眼

赵泽飞　朱　巍　赵咏桔　王　曙　宁　光

病史摘要

患者男性,70 岁,因"心悸、消瘦 8 个月,左眼视物模糊 1 个月"入院。

患者 8 个月前无明显诱因出现心悸、消瘦,4 个月前当地医院确诊为甲亢,予以服丙硫氧嘧啶,症状逐渐好转,丙硫氧嘧啶减量,入院时丙硫氧嘧啶 50 mg,1 次/d 口服;左甲状腺素 50 μg,1 次/d,口服。1 个月来出现双眼突出、畏光、流泪,左眼视物模糊,不能完全闭合,充血,左眼球及眼眶上持续性疼痛,较剧,影响夜间睡眠。无复视及明显视力下降。为进一步诊治以"甲状腺功能亢进症,突眼"收入院。

病程中无畏寒、发热,无恶心呕吐、吞咽困难及呼吸困难,无肢体麻木、偏瘫、意识障碍,无腰痛、泡沫尿、血尿。患者病后精神可,睡眠欠佳,饮食好。

患者有高血压病史 10 余年,平时服用降压药物,血压控制可。否认肝炎、结核及其他传染病接触史,否认食物及药物过敏史。无毒物、放射线、重金属接触史。无相关疾病家族史。患者有吸烟史 40 余年,平均 20 支/d。

体格检查

T 36.8℃,P 65 次/min,R 20 次/min,BP 90/70 mmHg。神志清,精神可,发育正常,体型均匀,步入病房,查体合作。全身皮肤温暖、潮湿,无黄染,无出血点,浅表淋巴结未触及肿大。颈软,气管居中,甲状腺Ⅰ度肿大,质软,无压痛,未及结节,无震颤及血管杂音。两肺呼吸音清,未闻及干湿性啰音,HR 70 次/min,律不齐,各瓣膜区未及病理性杂音。腹平软,无压痛,肝脾肋下未及,移动性浊音阴性,肝脾区无叩痛,足背动脉搏动正常。双手平举细震颤(一),双下肢无水肿,四肢肌力、肌张力正常,生理反射存在,病理反射未引出。

眼科检查:最佳视力,右 0.6、左 0.2。双眼眼睑中度水肿,双眼眼睑红斑,双眼结膜充血,双眼球结膜水肿,双眼眼阜肿胀。突眼度:右 19.8 mm,左 21.5 mm。上睑退缩:右 2 mm,左 3 mm。下睑退缩:左 1 mm,右 1 mm,左眼睑闭合不全,左眼上转受限。眼内压:右 15.8 mmHg,左 19.3 mmHg。右角膜光泽,左角膜溃疡,前房清,眼底(一)。

实验室检查

血、尿、大便常规正常。肝肾功能、电解质正常。血脂:载脂蛋白A($\uparrow$),余正常。甲状腺功能:FT3、FT4 正常,sTSH($\downarrow$),TRAb($\uparrow$)。

辅助检查

心电图:房颤,ST - T 变化。骨密度:L1～L4 骨量减少。

眼肌 MRI:双眼上、下直肌明显增粗,双眼外肌于 T2W(脂肪抑制)可见高信号影(图 12 - 1、图 12 - 2)。

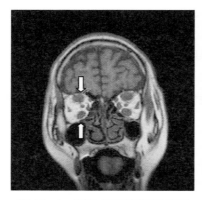 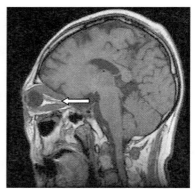

图 12 - 1　眼肌 MRI 平扫冠状面
箭头所指为增粗的上、下直肌

图 12 - 2　眼肌 MRI 平扫矢状面
箭头所指为增粗的上、下直肌

诊断与诊断依据

1. **临床诊断**　① 原发性甲状腺功能亢进(Graves 病)；② Graves 眼病(威胁视力的 GO,活动期)；③ 角膜溃疡；④ 房颤。

2. **Graves 病的诊断依据**　患者发病时有出汗、心悸等甲状腺毒症的症状,当时查甲状腺功能 FT3、FT4 升高,TSH 降低,所以甲状腺毒症诊断明确,下一步需要明确引起甲状腺毒症的病因。结合患者有甲状腺肿大、眼征及 TRAb 升高,故 Graves 病基本诊断明确。

3. **Graves 眼病(GO)的诊断及其评估**　目前较常用的为 Bartly 诊断标准。

(1) 眼睑退缩：只要合并以下体征或检查证据之一可做出诊断。① 甲状腺功能异常；② 眼球突出；③ 视神经功能障碍,包括视力下降、瞳孔反射、色觉、视野异常,而无法用其他病变解释；④ 眼外肌受累,眼球活动受限。

(2) 缺乏眼睑退缩：在缺乏眼睑退缩的情况下要诊断 Graves 眼病,患者须具备甲状腺功能异常,还应有以下体征之一,眼球突出、眼外肌受累或视神经功能障碍。

(3) 排除其他眼病引起的类似体征。

患者眼科检查存在上睑退缩,同时伴有甲状腺功能异常、双眼突出、眼外肌受累,且眼部 MR 排除其他原因导致的突眼,故 Graves 眼病诊断明确。

Graves 眼病的治疗取决于眼病的严重度及活动度评估结果,目前较常用的评估方案为欧洲 Graves 眼病专家组(EUGOGO)所推荐的严重度评估法(表 12-1)。

表 12-1　Graves 眼病严重度评估法

分　级	眼睑退缩	软组织受累	突 眼 度	复视	角膜受累	视神经
轻度	<2 mm	轻度受累	<正常上限+3 mm	一过性或不存在	无	正常
中重度	≥2 mm	中度至重度受累	≥正常上限+3 mm	非持续性或持续性	轻度	正常
威胁视力					重度	受压

注：华人正常突眼度上限 18.6 mm。

活动度：① 球内或球后压迫疼痛感；② 凝视诱发的疼痛；③ 眼睑充血；④ 眼睑水肿；⑤ 结膜充血；⑥ 球结膜水肿；⑦ 眼阜水肿。

以上每点计 1 分，共 7 分，≥3 分评估为活动期。

评估患者眼病情况，首先评估严重度，患者 1 个月内出现视物模糊，眼科检查提示左眼最佳视力 0.2，左眼角膜溃疡，眼底检查未见明显异常，故患者眼病为威胁视力的 Graves 眼病。再行活动度评估，患者有自发性及凝视诱发的眼痛，双眼眼睑中度水肿，双眼眼睑红斑，双眼结膜充血，双眼球结膜水肿，双眼眼阜肿胀，CAS7/7 分，提示处于活动期。

诊疗经过

依据 EUGOGO 指南的建议(图 12 - 3)，首先建议患者戒烟，并予以健康宣教告知眼部护理注意事项，例如注意用药卫生、睡前眼膏封眼、湿房镜的使用等。患者目前 FT3、FT4 正常范围，无甲减倾向，继续予以丙硫氧嘧啶及左甲状腺素控制甲状腺功能。经眼科会诊，给予氧氟沙星滴眼液滴眼，红霉素眼膏封闭睑缘，控制感染。3 d 后裂隙灯

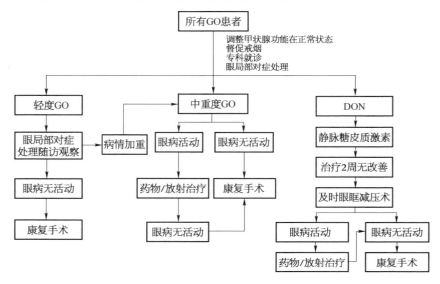

图 12 - 3 EUGOGO 关于 GO 的治疗建议

GO：Graves 眼病；DON：甲状腺相关视神经病变

下见角膜感染控制,溃疡较前变浅。予左眼眼睑减张缝合术,并继续抗生素眼液点眼。眼痛给予对症治疗。

患者 2 周后复诊,眼部疼痛明显减轻,右眼结膜充血、水肿较前加重。于眼科将眼睑缝合线拆除,角膜溃疡基本愈合。鉴于患者目前病情处于活动期,排除禁忌证后予以甲泼尼龙静脉脉冲治疗(500 mg,1 次/6 周,250 mg,1 次/6 周)。2 周后患者角膜愈合良好。甲泼尼龙治疗后患者自觉症状明显好转,无明显眼痛、眼胀,无明显畏光、流泪,活动度评分明显下降至 3/7 分,视力恢复至右 0.8、左 0.8。

讨论

Graves 眼病是以眼球后及眶周眼组织的浸润性病变为特征的器官特异性自身免疫性疾病。它可与各种自身免疫甲状腺疾病并发,Bartley 等总结 120 例 Graves 眼病中,90% 为甲亢,0.8% 为甲减,3.3% 为桥本甲状腺炎,5.8% 甲状腺功能正常。和 Graves 眼病关系最密切的 Graves 病患者中有 30%～45% 的临床眼病患者,但其中多数为亚临床眼病。Graves 眼病的发生可先于或迟于甲亢,亦可在接受治疗,甲亢控制后再出现。该眼病患者中 60%～85% 在 18 个月内相继出现甲亢和眼病。Graves 眼病的典型特征包括眼睑肿胀,上睑退缩、下落迟缓,瞬目反射减少、凝视,单眼或双眼突出,眼球活动受限、移位,复视等。对于甲状腺功能异常并有典型临床表现的 Graves 眼病,要做出正确诊断并不困难。目前 Graves 眼病的诊断有 Bartly、Frueh 和 Gorman 等标准,其中 Bartly 标准最常用。少数甲状腺功能正常,缺少典型眼征的 Graves 眼病以及单侧突眼的患者必须和其他疾病进行鉴别,如眼眶炎性假瘤、眼眶肌炎、眶内肿瘤、眶周感染性疾病等。眼眶超声、CT、MRI 是常用的诊断 Graves 眼病的影像学技术。

Graves 眼病治疗和疾病的病程、严重程度都有关系,为了更好地选择治疗方案,治疗之前要对眼病的严重度、活动性做出评判。

Graves 眼病多具有自限性,病情可在数月至数年内自动缓解,只有少数患者发展为严重的持续性眼病。因此对于轻度的眼病,在纠正甲状腺功能、戒烟的基础上可以随访观察。有症状的患者可以嘱其睡眠时抬高头部,低盐饮食减轻眶周水肿;外出戴太阳镜减轻眼部刺激症状;人工泪液和眼膏防止眼球干燥和局部不适症状,以减轻患者的不适。

中重度眼病,首先要确定其活动与否,CAS评分(7分法)因其对眼病活动度评价的快速、简便而在临床工作中广为应用。眼肌超声、MRI、奥曲肽扫描也是眼病的活动性评价的有效手段。处于活动期的中重度眼病,应给予相应的综合治疗,包括上述的基础处理,眼睛的局部治疗,抑制眼部的炎症反应。单用糖皮质激素或联合球后放疗是最常用及疗效肯定的治疗方法。糖皮质激素在Graves眼病中可以全身(口服、静脉)和局部(眶周注射)应用。它对改善局部炎症水肿及解除视神经压迫效果较好,而对突眼度和眼肌功能的改善欠佳。静脉甲泼尼龙冲击治疗相对于口服激素治疗效果更好,副作用更少,目前的循证医学证据推荐累积剂量4.5 g,为期12周的甲泼尼龙周脉冲方案作为处于活动期的中重度Graves眼病的标准治疗方案。眶周注射激素减少了全身应用激素所带来的不良反应,可能对改善眼球的活动度,改善复视,特别是非持续性复视效果较好,但存在损伤周围组织的风险,不做常规推荐。单用球后放疗的治疗有效率报道不一,糖皮质激素联合放疗治疗效果优于单用糖皮质激素,可改善眼肌功能,减轻复视。其安全性得到多数专家的肯定,但对于35岁以下的年轻患者考虑到其潜在的致癌风险应慎用。球后放疗存在诱发视网膜微血管病变的风险,故避免在糖尿病及严重高血压患者中应用。其他的治疗方法还包括免疫抑制剂、生长激素类似物、秋水仙碱、细胞因子拮抗剂等,疗效缺少大样本临床随机对照试验的验证。而对于处在静止期的Graves眼病则主要选择整复手术治疗,以达到改善复视和改善外观的目的。

针对眼睑闭合不全导致的角膜受累,建议每小时局部润滑剂使用,但这一措施不足以防止溃疡及穿孔,必要时通过眼睑缝合术使眼睑完全闭合并促进角膜愈合。本患者眼部炎症反应明显,经眼科会诊后,选择了眼睑减压缝合,再给予全身激素应用,治疗效果较好。

Graves眼病的诊断和治疗往往需要多个科室的相互协作,应该建立包括内分泌、眼科、放射、放疗等科室的密切联系,对患者的疾病做出及时的联合诊治。

参考文献

[1] George J Kahaly, Susanne Pitz, Gerhard Hommel, et al. Randomized, single blind trial of intravenous versus oral steroid monotherapy in Graves' orbitopathy[J]. J Clin Endocrinol Metab, 2005, 90(9): 5234 - 5240.

[2] Claudio Marcocci, Luigi Bartalena, Maria Laura Tanda, et al. Comparison of the effectiveness and tolerability of intravenous or oral glucocorticoids associated with orbital radiotherapy in the management of severe Graves' ophthalmopathy: results of a prospective, single-blind, randomized study [J]. J Clin Endocrinol Metab, 2001, 80(8): 3562 - 3567.

[3] Ebner R, Devoto MH, Weil D, et al. Treatment of thyroid associated ophthalmopathy with periocular injections of triamcinolone [J]. Br J Ophthalmol, 2004, 88(11): 1380 - 1386.

[4] Prummel MF, Terwee CB, Gerding MN, et al. A randomized controlled trial of orbital radiotherapy versus sham irradiation in patients with mild Graves' ophthalmopathy[J]. J Clin Endocrinol Metab, 2004, 89(1): 15 - 20.

[5] Bartalena L, Baldeschi L, Dickinson A, et al. European Group on Graves' Orbitopathy (EUGOGO). Consensus statement of the European Group on Graves' orbitopathy (EUGOGO) on management of GO [J]. Eur J Endocrinol, 2008, 158(3): 273 - 285.

[6] Wei Zhu, Lei Ye, Liyun Shen, et al. A prospective, randomized trial of intravenous glucocorticoids therapy with different protocols for patients with Graves' ophthalmopathy[J]. J Clin Endocrinol Metab, 2014, 99(6): 1999 - 2007.

[7] Bartalena L, Krassas GE, Wiersinga W, et al. Efficacy and Safety of Three Different Cumulative Doses of Intravenous Methylprednisolone for Moderate to Severe and Active Graves' Orbitopathy[J]. J Clin Endocrinol Metab, 2012, 97(12): 4454 - 4463.

第三章

肾上腺疾病和副神经节瘤

病例 13　意识不清伴四肢抽搐
——肾上腺皮质危象

汤正义　龚　慧　宁　光

病史摘要

患者女性,56 岁,因"怕冷伴乏力 26 年,意识不清伴四肢抽搐 1 d"收住院。患者 26 年前分娩时难产大出血,行"子宫全切术",术后阴道流血停止。之后无泌乳,闭经至今,并逐渐出现乏力、反应迟钝、畏寒、怕冷、盗汗、肢端常冰凉,间歇性颜面、下肢水肿,晨起明显,下午减轻,无明显表情淡漠、纳差。当地医院诊断"甲状腺功能减退",长期口服甲状腺素片(1 片/次,2 次/d),不规则复查甲状腺功能维持正常,一直未测皮质功能。期间曾擅自停药 2 次,出现昏睡、胡言乱语。2 个月前配偶去世,再次停药,出现癫痫样四肢抽搐、双眼凝视、牙关紧闭、口吐白沫、意识丧失,数分钟后自行缓解。当地医院按"癫痫"治疗后,继续甲状腺素替代治疗,偶有呕吐,无纳差、乏力。1 个月前来上海探亲,"水土不服",进食少量豆奶,逐渐出现纳差,乏力,厌油腻,进食后恶心、呕吐,精神差,反应迟钝,表情淡漠,下肢水肿加重,伴咳嗽,多为干咳,偶有少许白色泡沫痰,自服"咳嗽糖浆",症状无好转。昨日凌晨出现高热,T 39.6℃,来瑞金医院急诊,查血常规:WBC 3.6×10^9/L,Hb 97 g/L,PLT 203×10^9/L,Cr 47 μmol/L,血钠 112.2 mmol/L。头颅 CT:右侧侧脑室体旁腔隙梗死可能。心电图:房性期前收缩、低电压、ST - T 改变。予头孢他啶、加替沙星抗炎,刺五加、参麦、单硝酸异山梨酯缓释片(欣康)改善心肌供血治疗。当日下午家属发现患者舌部肿胀,张口受限,呼吸困难,后出现神志不清,呼之不应,BP 80/41 mmHg,予多巴胺、补液升压,复查血糖 0.51 mmol/L,血钠 115.7 mmol/L,血钾 2.23 mmol/L,予推注 25%葡萄糖后神志转清,能对答,同时补充 10%氯化钠、10%氯化钾。经内分泌科会诊,考虑"垂体前叶功能减退症、肾上腺皮质功能减退危象",予静脉应用氢化可的松 200 mg 后,再查 BP 103/60 mmHg,血钠 117.7 mmol/L,血钾 3.14 mmol/L,为进一步诊治,拟"希恩综合征"收入院。自发病以来精神欠佳,睡眠可,胃纳欠佳,大小便无明显异常,体力下降,体重无明显改变。

既往史:分娩前体健。否认结核、肝炎等传染病史,否认食物、药物过敏史。

个人史:无明确疫源、疫水接触史,无特殊嗜好。

家族史:否认家族性相关疾病、精神病史。

体格检查

T 37.7℃,P 82 次/min,R 20 次/min,BP 95/65 mmHg。发育正常,营养一般,神志清,对答切题,精神差,慢性病容,反应迟钝,表情淡漠,推入病房,被动体位,检查基本合作。全身皮肤黏膜无黄染、皮疹及出血点,浅表淋巴结无肿大。头发略干燥,眉毛脱落不明显。颜面、眼睑略水肿。咽部无充血,双扁桃体无肿大。颈软无抵抗,气管居中,甲状腺无肿大。双肺呼吸音粗,可闻及干湿性啰音,HR 82 次/min,律不齐,房颤,各听诊区未闻及病理性杂音。腹平软,无压痛,肝脾肋下未及,肝肾区无叩痛,腹部移动性浊音(一),四肢皮温稍凉,双下肢水肿。生理反射存在,病理反射未引出。

实验室检查

1. **一般检查** 入院后多次血常规检查结果见表 13-1,经过治疗,患者白细胞数量上升;多次尿常规、大便常规检查结果正常;血糖水平入院后一直保持正常;肝肾功能入院后变化见表 13-2;电解质入院后变化见表 13-3;血气分析多次结果见表 13-4;TG 0.30 mmol/L,TCh 1.78 mmol/L,HDL 1.00 mmol/L,LDL 0.45 mmol/L,Apo-A 0.68 g/L,Apo-B 0.20 g/L。

表 13-1　患者入院后多次血常规检查结果

时　间	WBC(/L)	N(%)	Hb(g/L)	PLT(/L)
入院当天	3.6×10^9		97	203×10^9
入院第 2 天	6.4×10^9	88.6	103	134×10^9
入院第 5 天	12.8×10^9	90.5	107	102×10^9
入院 2 周	10.9×10^9	71.6	83	111×10^9

表 13-2　患者入院后多次肝功能、肾功能检查结果

时　间	ALB (g/L)	ALT (U/L)	AST (U/L)	AKP (U/L)	GGT (U/L)	TB (μmol/L)	DB (μmol/L)	SCr (μmol/L)	BUN (μmol/L)
入院当天	31	60	134	70	15	18.6	6.6	177	112
入院第 3 天		150	419	76	67	11.7	4.5	89	
入院第 7 天	29	224	336	92	57	20.9	3.1	84	
入院 2 周	30	172	180	123	69	20	3.4	75	

表 13-3　患者入院后多次电解质检查结果

时　间	K^+ (mmol/L)	Na^+ (mmol/L)	CO_2-CP (mmol/L)	Cl^- (mmol/L)	Ca^{2+} (mmol/L)	P^{3-} (mmol/L)
入院当天	2.23	115.7	17.6			
入院第 2 天	3.80	120	19.3	91.5	1.88	0.40
入院第 3 天	5.1	124.7	17.8	93.3	1.9	0.72
入院第 5 天	5.66	126.8	14.3	103.5	1.72	0.90
入院第 7 天	4.66	131.6	16.9	111.1	1.76	0.83
入院第 10 天	4.66	142.5	16.8	122.1	1.84	0.64

表 13-4　患者入院后多次血气分析结果

时　间	pH	PO_2 (kPa)	SaO_2 (%)	PCO_2 (kPa)	AB (mmol/L)	SB (mmol/L)	BE (mmol/L)
入院当天	7.20	27.24	99	7.10	14.9	16.0	−6.8
入院第 3 天	7.47	19.05	98	3.46	21.1	14.6	3.2
入院第 7 天	7.43	17.6	99	3.16	18.0	15.3	−7.9

2. **特殊检查** 性激素水平：LH 0.12 mU/ml(正常范围 1.1~92.5 mU/ml)，FSH 1.23 mU/ml(正常范围 2.6~150.5 mU/ml)，PRL 2.95 ng/ml(正常范围 1.2~29.9 ng/ml)，E2 13 pg/ml(正常范围 <18~110 pg/ml)，P<0.1 pg/ml(正常范围 <0.1~0.2 pg/ml)，TEST<0.08 pg/ml(正常范围 0.1~0.8 pg/ml)，B‐HCG 0.8 mU/ml，血 F 8 时 13.85 $\mu g/dl$、16 时 99.10 $\mu g/dl$、24 时 80.90 $\mu g/dl$，24 h 尿游离 F 157 $\mu g/24\,h$，促肾上腺皮质激素 22.7 pg/dl，甲状腺功能 T3 0.38 nmol/L，T4 69.01 nmol/L，FT3<1.54 pmol/L，FT4 11.48 nmol/L，TSH 0.125 mU/L，RT3 216.8 ng/dl，降钙素 3.72 pg/ml。

辅助检查

B 超：肝胆胰脾肾未见明显异常。

心电图：房性期前收缩，房颤，室性期前收缩(连发)，ST‐T 改变，低电压。

头颅 CT：右侧侧脑室体旁腔隙梗死可能大。

胸片：右侧肺野模糊，透亮度减低，心脏增大，以左心为主。

诊断

① 希恩综合征；② 垂体前叶功能危象。

鉴别诊断

(1) 临床上出现意识障碍，伴低血压、低血钠、低血糖，又有低血钾的，只有垂体前叶功能不足。原发性肾上腺皮质功能不足导致的危象，可以有低血压、低血钠、低血糖，但血钾多正常或升高。

(2) 急性低血压、低血钠多见于脱水与心衰患者。后者有气急与长期用利尿剂病史，容易鉴别；前者往往伴有危及生命病因，需要紧急处理与迅速明确病因，如外伤性脱水、糖尿病酮症酸中毒，由于病因突出，同时没有低血糖，也容易鉴别。

(3) 垂体与肾上腺皮质功能危象，有时只表现低血压、低血钠、低血糖三种情况中的一种或两种。若有相应既往病史，诊断不难；若无既往史,往往有严重的应激史,在排除外伤或其他原因脱水的前提下,结合患者体质、肾上腺或垂体可能受损病史,可考虑诊断。

诊疗经过

结合患者病史及临床表现,考虑诊断垂体前叶功能不足,治疗上侧重于急诊救治与病情明确。

入院后,经过补充琥珀酰氢化可的松 200 mg/d,左甲状腺素 50 μg/d,静脉补盐、补糖等支持治疗,病情稳定好转。1 周后,由静脉使用琥珀酰氢化可的松改为口服醋酸可的松 75 mg/d,左甲状腺素剂量不变,继续相应支持治疗。2 周后病情进一步好转,醋酸可的松剂量调整为 50 mg/d,左甲状腺素继续 50 μg/d。鉴于患者整体病情平稳,准予出院。

讨论

患者本次入院检查提示甲状腺功能低下:T3 0.38 nmol/L、T4 69.01 nmol/L、FT3<1.54 pmol/L、FT4 11.48 pmol/L、sTSH 0.125 mU/L。性激素水平均较低:LH 0.12 mU/ml、FSH 1.23 mU/ml、PRL 2.95 ng/ml、E2 13 pg/ml、P<0.1 pg/ml。在 200 mg/d 氢化可的松的情况下,血 F:8 时 33.85 μg/dl,16 时 99.10 μg/dl,24 时 80.90 μg/dl,尿游离 F 157 μg/24 h,促肾上腺皮质激素 22.7 pg/dl,表现为垂体调节的靶内分泌腺功能低下,垂体分泌激素低下,24 h 尿量无明显增加,血电解质水平低下,可以诊断为垂体前叶功能减退症。结合患者分娩时有大出血,产后无乳,逐渐出现乏力、反应迟钝、畏寒、怕冷等病程演进,该患者的疾病诊断应为产后垂体前叶功能减退症,即 Sheehan 综合征(希恩综合征)。

患者于急诊科就诊时出现了低血压休克、电解质水平低下和低血糖,结合既往病史,不难判断当时发生了肾上腺皮质危象,需要紧急治疗。补充葡萄糖、电解质及升压治疗是必需的,但治疗的关键是在判断有肾上腺皮质危象存在的情况下,立即使用较大剂量的氢化可的松才能使患者的血糖、电解质和血压维持在稳定水平。这种肾上腺皮质危象多数是在应激情况下发生的,也可以是垂体前叶功能低下严重、长期未得到激素补充所致。该患者病史明确提示在发生肾上腺皮质危象前有导致病情加重的诱因。此次发病病情加重提示我们应该教育这类患者,即使平时不需要糖皮质激素替代治疗,在应激情况下也要增加糖皮质激素的使用。

结合患者 26 年前分娩时大出血、子宫全部切除病史,产后又无乳汁分泌,就应该首先考虑到 Sheehan 综合征的可能。该患者临床表现中,以甲状腺功能减退表现最显著,生殖系统的症状由于子宫切除、闭经或雌激素水平低下而被掩盖。外院误诊甲状腺功能减退,而忽视了 TSH 水平低下,导致患者长期病情被严重低估,内分泌系统一直没有被良好调整。

部分性垂体前叶功能减退,由于靶内分泌腺的部分代偿作用,临床表现多不明显,部分患者还可以有月经甚至怀孕生子,但这类患者在严重应激时仍存在危险:与原病因不相称的昏迷或血压、心功能异常。从该患者的临床表现分析,垂体前叶功能减退应该比较严重,平时即有乏力、反应迟钝、畏寒、怕冷的临床表现,化验结果提示甲状腺功能低下,说明早期即需要治疗。另外,在几个靶内分泌腺中,甲状腺的自主调节能力最强,而 Sheehan 综合征中,以性腺和肾上腺皮质功能低下表现最多,严重性最突出,单纯的甲状腺功能低下几乎没有。由此推论,患者自 26 年前就已经有比较严重的垂体前叶功能减退,如果早期调节得当,全身情况好转,垂体前叶功能还有可能部分恢复,替代激素量可能降低甚至停用药物。即便如此,在应激时仍需替代给药,帮助患者从应激中恢复,也能减少应激对垂体功能的损伤。

患者是否可能为产后并发甲状腺炎而导致甲状腺功能减退?这就需要观察 TSH 分泌量,由于该患者不能提供当时检查结果,故无从查考。入院时患者病情非常严重:低血糖、低血压、低血钠、低血钾。这些异常的表现特别是低血糖,不可能单独由甲状腺功能低下引起,应考虑是糖皮质激素严重不足导致;此外产后大出血的患者多免疫力低下,并发甲状腺自身免疫疾病的可能性也是降低的。

该患者的病情演变给了我们重要提示,最主要有以下两方面:任何产后出现乏力、反应迟钝、畏寒的临床表现,都应该考虑有垂体前叶功能减退的可能,以现代医学水平,确诊这一疾病并不困难,但需要妇产科和内分泌科医生提高相应认识;该患者病程中,尽管有医生提到存在 Sheehan 综合征的可能,但从开始就没有规范治疗,提示对患者进行相关的教育非常重要。服药种类及方法固然很重要,对很多患者特别是部分临床只需要少量药物替代或已停药的部分患者,需提醒她们在不同应激状态下,应注意增加不同剂量的糖皮质激素,以避免危重情况的出现。

参考文献

[1] Prabhakar VK, Shalet SM. Aetiology, diagnosis, and management of hypopituitarism in adult life [J]. Postgrad Med J, 2006, 82 (966): 2566 - 2592.

[2] Feinberg EC, Molitch ME, Endres LK, et al. The incidence of Sheehan's syndrome after obstetric hemorrhage[J]. Fertil Steril, 2005, 84(4): 975 - 979.

[3] Smith JC. Hormone replacement therapy in hypopituitarism[J]. Expert Opin Pharmacother, 2004, 5(5): 1023 - 1031.

[4] Algun E, Ayakta H, Harman M, et al. Spontaneous pregnancy in a patient with Sheehan's syndrome[J]. Eur J Obstet Gynecol Reprod Biol, 2003, 110 (2): 242 - 244.

[5] Burman P, Mattsson AF, Johannsson G, et al. Deaths among adult patients with hypopituitarism: hypocortisolism during acute stress, and de novo malignant brain tumors contribute to an increased mortality[J]. J Clin Endocrinol Metab, 2013, 98(4): 1466 - 1475.

[6] Tessnow AH, Wilson JD. The changing face of Sheehan's syndrome[J]. Am J Med Sci, 2010,340(5): 402 - 406.

病例 14 低血钾、正常血压、左肾上腺占位 ——血压正常的原发性醛固酮增多症

张 炜 汤正义 吴景程 赵咏桔 宁 光

病史摘要

患者女性,30 岁,江西籍。因反复四肢乏力伴下肢软瘫 1 年入院。患者 1 年前无明显诱因下出现四肢乏力,入当地医院检查,发现血钾降低,为 2.56 mmol/L,给予补钾治疗后好转。此后上述症状反复发作,多次查血钾波动范围在 1.95～3.04 mmol/L,反复测血压均在 120/80 mmHg(1 mmHg=0.133 kPa)左右,为进一步检查病因和治疗收治入院。患者患病以来,无昏厥、意识丧失,无肢体抽搐,精神可,睡眠一般,饮食正常,大小便正常。

既往史:既往体健,从未出现过高血压,病前血压约 100/70 mmHg。无药物过敏史。

个人史:无明确疫源、疫水接触史,无特殊嗜好。

家族史:无高血压家族史。

体格检查

T 36.5℃,P 80 次/min,R 20 次/min,BP 125/80 mmHg。发育正常,营养中等,神清,自主体位,查体合作。无满月脸、水牛背、向心性肥胖。全身皮肤黏膜无色素沉着、紫纹,无皮肤菲薄。毛发分布均匀,无发际降低。全身浅表淋巴结未及肿大。眼睑无水肿,巩膜无黄染。颈、肺、心检查未见异常。腹平软,无压痛及反跳痛,肝脾肋下未及,双肾区无叩痛,移动性浊音(一),肠鸣音正常。双下肢无水肿,双侧足背动脉

搏动正常。神经系统检查正常。

实验室检查

1. **一般检查** 血、尿、大便常规正常,肝肾功能正常。

血钾 2.08 mmol/L,同步尿钾 70.98 mmol/24 h,相对血钾,尿钾排出增多;血尿钠、氯、钙、磷水平正常。

血气分析中,pH 7.46,标准 HCO_3^- 36.7 mmol/L,BE 5.6 mmol/L。

2. **特殊检查** 血醛固酮 8 时卧位值为 273.9 pmol/L(正常范围 10.6~58.1 pmol/L);体位刺激试验:站立 4 h 后为 90.0 pmol/L;尿醛固酮为 17.76 μg/24 h(正常范围 2.25~21.4 μg/24 h);血浆肾素活性基础值 0.01 ng/(ml·h)[正常范围 0.1~5.5 ng/(ml·h)],站立 4 h 后激发值为 0.01 ng/(ml·h)[正常范围 0.73~17.4 ng/(ml·h)];尿 pH 6.88;血 F 8 时卧位值为 157 μg/L(正常范围 70~220 μg/L),尿游离 F 为 64.9 μg/24 h(正常范围 20~90 μg/24 h)。

辅助检查

心电图示 U 波明显;肝脏、胆囊、胰腺、脾脏、双肾脏 B 超,均正常。

肾上腺 CT 显示左肾上腺腺瘤,1.2 cm×1.8 cm(图 14-1)。

患者住院期间行 24 h 动态血压检查结果见图 14-2。

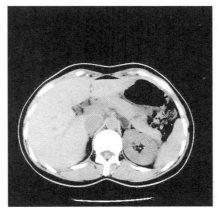
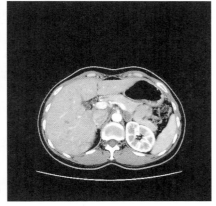

图 14-1 患者肾上腺 CT 图像

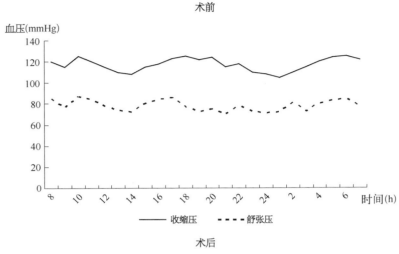

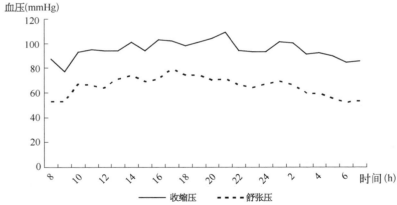

图 14 - 2　患者手术前后 24 h 动态血压结果

诊断

1. **临床诊断**　原发性醛固酮增多症(原醛症),左肾上腺醛固酮瘤。

2. **病理诊断**　肿瘤包膜完整,切面金黄色,提示皮质腺瘤,伴同侧肾上腺皮质萎缩,免疫组化结果 INHIBIN(＋),MELAN(＋)。

鉴别诊断

导致低血钾的原因很多,临床上血钾降低有急性和慢性,显然,本例患者的低血钾为慢性类型。

导致血钾慢性流失,同时血压正常,伴轻度碱血症的,临床上几乎只有 Batter 综合征,包括它的亚型,同时合并低镁、低钙的 Gitlman 综合征。本例患者与之不符合的,只有肾素活性水平,它们往往这个数值正常或偏高,同时肾上腺没有明确占位。

伴有高血压的低血钾,排除长期用利尿剂的原发性高血压、原醛症、假性醛固酮增多症(Liddle 综合征)、肾素瘤等,生化水平与本例一致,但高血压的存在,使得它们的诊断难以成立;这些病中,仅有原醛症有血压正常的报道。

其他慢性低血钾的病因,多同时合并酸中毒,如肾小管酸中毒、肾间质病变等,与原发性醛固酮增多症容易鉴别。

诊疗经过

根据检查结果,考虑为原发性醛固酮增多症,拟行"左肾上腺腺瘤摘除术"。当时患者因个人原因未接受手术,给予螺内酯、氨苯蝶啶交替口服,并氯化钾口服补钾治疗,乏力症状改善不明显,夜尿增多达3~5 次/夜,频发低血钾,多次查血钾波动于 2.5~3.0 mmol/L,但血压仍正常。

随访第 5 年,在低血钾一直不能很好改善情况下再次入院,接受左侧肾上腺腺瘤摘除术。手术后患者症状改善,低血钾得以纠正,血钾上升至 3.9 mmol/L,同步尿钾 35.24 mmol/24 h,血尿醛固酮恢复正常,血醛固酮 8 时卧位值降至 27.5 pmol/L,尿醛固酮 2.25 μg/24 h,血浆肾素活性基础值升至 1.68 ng/(ml·h)。血压进一步下降,约 95/65 mmHg(图 14-2)。

讨论

原发性醛固酮增多症是继发性高血压的常见原因之一,是由肾上腺皮质分泌过多的醛固酮而导致的综合征。原醛症患者醛固酮的过量分泌可导致肾脏远曲小管对钠离子的重吸收增加,导致水钠潴留,从而外周阻力增加,引起高血压;另外,醛固酮可影响去甲肾上腺素的代谢,使交感神经系统兴奋性增加,以及醛固酮促进尿镁排出,进一步导致原醛症患者血压升高。

大多数原醛症患者表现为血压轻至中度升高,少数患者可表现为严重高血压,正常血压型的原醛症患者非常罕见,1976 年由 Snow 等首先报道,目前全球共报道 20 例,我国发现 4 例。患者多为中年(23～56 岁),女性多见,约占 60%。患者多因低血钾症状(乏力、手足搐搦及麻痹)就诊。2/3 为腺瘤。没有家族性的报道。

原醛症患者血压正常的原因可能有以下一些: ① 处于疾病的早期。而该患者明确低血钾病史 1 年余,而未发现高血压,故与上述假设不符。② 患者在病前有低血压或术前血压相对性升高,而术后下降,因此患者术前血压的绝对值正常是由于本身基础水平低,而原醛症仍导致血压相对升高。③ 糖皮质激素可抑制性醛固酮增多症(GRA),该症患者生化改变及临床表现普遍较一般原醛患者为轻,有 11β-羟化酶/醛固酮合成酶嵌合基因的存在,因此醛固酮的分泌受 ACTH 调控,可被地塞米松抑制,但尚未有在 GRA 患者中发现自主性肿瘤的报道,故本患者不予考虑。④ 环境与遗传因素的影响。在目前全球报道的20 例该症患者中,亚欧人群占 80%,尤其在日本患者中报道多见,提示有一定的遗传及环境因素的影响。⑤ 在某些原醛症患者中可能低血钾较高血压早出现。⑥ 机体对升血压物质反应减弱。⑦ 某些扩血管物质如前列腺素作用放大。⑧ 伴有垂体功能减退。

参考文献

[1] Snow MH, Nicol P, Wilkinson R, et al. Normotensive primary aldosteronism [J]. British Medical Journal, 1976, 1(6018): 1125 - 1126.

[2] 万春梅,施钰,许曼音,等. 正常血压型原发性醛固酮增多症 2 例报道[J]. 上海医学,1993,16(3): 183.

[3] Vantyghem MC, Ronci N, Provost F, et al. Aldosterone-producing adenoma without hypertension: a report of two cases[J]. Eur J Endocrinol, 1999,

141(3): 279 - 285.

[4]　Harvey AM. Hyperaldosteronism: Diagnosis, Lateralization, and Treatment [J]. Surg Clin North Am, 2014, 94(3): 643 - 656.

[5]　Stowasser M. Primary aldosteronism in 2011: Towards a better understanding of causation and consequences [J]. Nat Rev Endocrinol, 2011, 8 (2): 70 - 72.

病例 15 右侧颊部红肿、疼痛 2 周
——库欣综合征伴面部感染

苏颐为   洪   洁   高一鸣   王卫庆

病史摘要

患者女性,61 岁,因"发现血压升高 9 年,面部变圆 4 年,右侧颜面肿痛半月"急诊收治。

患者于 2 周前无诱因下出现右侧牙痛,自服"去痛片"治疗 2 天未缓解。后患者就诊于当地医院口腔科,检查提示右下第二磨牙根尖周炎,给予根管治疗时见脓性液体,"干尸治疗"后疼痛稍改善。术后第 2 天出现发热,检查提示白细胞水平升高伴核左移,给予头孢氨苄抗感染治疗,患者症状无明显好转。遂至上级医院诊治,给予静脉头孢曲松钠 1.0 g,2 次/d 静脉注射抗感染治疗,治疗后患者发热无缓解,局部肿痛症状没有改善,渐波及右侧面部,以及右侧乳突区。出现进食困难,张口受限,乏力,胃纳差,恶心伴全身关节酸痛。诊治中,腹部超声检查提示患者右侧肾上腺区占位性病变,建议患者至瑞金医院就诊。

仔细询问病史,患者于 9 年前因"头晕"至当地医院就诊,测血压升高达 170/120 mmHg,同时血脂水平升高,当时诊断为高血压、脂血症(高脂血症),嘱其加强锻炼,清淡饮食,未予口服药物。2 年后患者渐出现口干、多饮、多尿症状,但无明显体重下降。至当地医院就诊,查血糖明显升高,诊断为"糖尿病",自服中药(具体不详)3 年,期间未规律监测血糖,未严格控制饮食及运动,偶测血糖均在 10 mmol/L 以上。入院前 4 年患者逐渐出现面部变圆,伴多血质外貌,颈部脂肪垫,皮肤易出现瘀斑,无明显皮肤紫纹,无明显多毛、痤疮,四肢皮肤逐渐松弛。

因血糖、血压控制不佳,就诊后改服吡格列酮 30 mg,1 次/d,加用苯磺酸氨氯地平 5 mg/d、厄贝沙坦 150 mg/d 控制血压,非诺贝特 200 mg,2 次/d 降脂治疗。血糖、血压、血脂控制不佳。入院前 2 年患者因血糖控制不佳改为预混胰岛素 2 次/d 注射降糖,每天剂量在 30 U 左右,未监测血糖,无低血糖发生。

患者至瑞金医院急诊就诊,给予抗感染、支持、对症治疗 2 天,症状无明显改善,急诊拟"库欣综合征,面部感染"收治病房。

近 2 周以来,患者精神差,睡眠差,食纳差,二便正常。因疼痛夜间睡眠差,患者近 1 年体重下降 2 kg。患者确诊糖尿病 3 年、确诊高血压 9 年,血糖、血压控制不佳。否认肝炎、结核病史。否认家族内相同疾病史。

体格检查

T 38.2℃,P 76 次/min,R 24 次/min,BP 150/90 mmHg。身高 160 cm,体重 50 kg,BMI 22.44 kg/m²。神志淡漠,精神差,满月脸,面部多血质外貌,右侧颜面部红肿,局部皮温升高,压痛明显,红肿范围上至右侧眼眶下,下及下颌骨上缘,后方至乳突区,前方至右侧颧骨。无明显波动感。颈部脂肪垫明显,无皮肤紫纹,无多毛,四肢消瘦,皮肤松弛,甲状腺无肿大,双肺呼吸音粗,双肺底可闻及少量啰音。HR 76 次/min,律齐,心界向左下扩大,听诊未及明显杂音。腹平软,局部未见紫纹。肝脾触诊未及异常,未及血管杂音,双下肢无水肿,双侧足背动脉搏动对称,足趾、手指见多个甲床真菌感染。

鉴别诊断

患者入院后体格检查提示典型高皮质醇血症,目前考虑库欣综合征(右侧肾上腺占位)、面部感染(根尖周炎)、继发性糖尿病、继发性高血压。

1. **原发疾病的鉴别诊断**

(1) 非 ACTH 依赖性库欣综合征:患者肾上腺发现肿块,临床表现似库欣综合征。雄性化表现不明显,提示患者非 ACTH 依赖性库欣综合征可能大。进一步需要 ACTH 测定来鉴别诊断。

（2）ACTH 依赖性库欣综合征：该患者有较典型的库欣综合征临床表现。仅肾上腺肿物不能除外 ACTH 依赖性库欣综合征,需要进行 ACTH 测定来鉴别。

2. 面部感染鉴别诊断

（1）根尖周炎：患者右侧牙痛起病,根管治疗后出现发热、面部疼痛,以根尖周炎导致的感染可能性大。扩散至右侧面部,进而累及右侧咽旁间隙。面部的磁共振检查明确目前感染范围。

（2）咽旁间隙感染：患者目前右侧乳突区、咬肌前缘为主要感染累及部位。体检提示患者下颌部位压痛不明显,相反腮腺部位以及咬肌部位压痛,可以为咽旁间隙感染导致,仔细询问病史没有明确的咽部感染的前驱症状,面部磁共振检查可以发现目前的感染累及区域。

实验室检查

血电解质：钾 4.08 mmol/L,钠 139 mmol/L,氯 104 mmol/L,钙 2.18 mmol/L,磷 0.88 mmol/L,CO_3^{2-} 26.2 mmol/L。

血常规：WBC 9.26×10^9/L(↑),N 84.4%(↑),L 11.4%(↓),RBC 3.95×10^{12}/L,Hb 119 g/L,PLT 503×10^9/L(↑)。

HbA_{1c}：10.4%(↑)。

尿蛋白：1 590 mg/24 h 尿量(↑)。

F 节律：8 时 22.69(μg/dl),16 时 23.79(μg/dl),24 时 24.86(μg/dl)。

尿 F：235.20 μg/24 h(↑)。

ACTH：8.19~9.55 pg/ml(↓)。

2 mg 地塞米松抑制试验：皮质醇 23.49 μg/dl。

辅助检查

面部 MRI 诊断意见：右侧腮腺-咬肌区域占位,右颌下腺及咽旁间隙受累,伴局部颜面部软组织肿胀、脂肪间隙模糊,拟感染性病变,脓肿可能;双侧上颌窦及筛窦炎(图 15 - 1)。

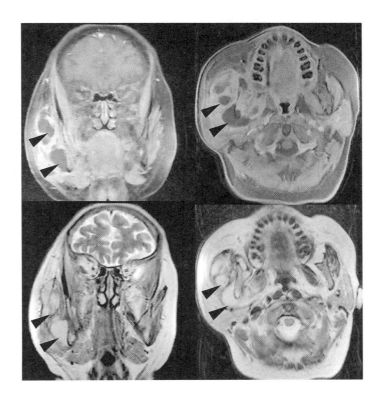

图 15 - 1　面部 MRI

黑色箭头所指处见面部脓腔形成:T2 加权提示高信号,T1 加权增强
提示低信号不被强化的病灶。提示面部感染

血培养:培养 5 d,细菌、真菌、厌氧菌未生长。

腹部 CT 平扫:提示右肾上腺区占位,拟腺瘤可能,请结合临床及其他检查,随访;左肾盂小结石(图 15 - 2)。

诊断

非 ACTH 依赖性库欣综合征,右肾上腺皮质腺瘤,面部感染。

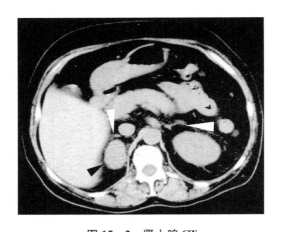

图 15 - 2　肾上腺 CT

肾上腺 CT 提示右侧肾上腺占位(黑色箭头所
指),同侧以及对侧肾上腺萎缩(白色箭头)

诊疗经过

患者诊治目标为面部感染的控制和库欣综合征的诊断与鉴别
诊断。

选择甲硝唑与去甲万古霉素作为静脉抗生素方案,口腔科会诊后
建议患者做口内切口引流脓腔,置皮条引流,手术后局部引流换药。患
者体温逐渐下降,面部感染明显改善。

同时患者检查提示尿 F 水平升高,皮质醇昼夜节律消失,进行
2 mg 地塞米松抑制试验患者血 F 不能抑制。提示患者存在库欣综合
征。ACTH 水平降低,肾上腺 CT 明确肿瘤位置。但是患者感染状态
存在,难以耐受肾上腺手术。

给予酮康唑 200 mg,2 次/d 治疗,复查肝功能正常。加至400 mg,
2 次/d,2 周后复查肝功能正常,患者出现乏力、纳差、恶心等不适。复
查血 F 21.92 μg/dl,尿 F 75.90 μg/24 h。切开引流后 2 周患者局部感
染明显改善,下颌骨活动正常。建议患者继续酮康唑治疗。

患者继续酮康唑治疗,1 个月后复查血 F 6.7 μg/dl,患者出现脱
发、蜕皮、胃纳差、关节酸痛。给予患者维生素 D、钙片治疗,同时加用

醋酸可的松 12.5 mg，2 次/d 口服治疗。患者每 3 个月复查 F、ACTH 水平，提示患者 ACTH 升高，F 水平持续处于 5～6 μg/dl。

随访

患者出院后 16 个月停用酮康唑与可的松后，在当地医院进行肾上腺手术，手术病理提示为"右侧肾上腺皮质腺瘤"。手术顺利，围手术期患者没有糖皮质激素替代治疗，手术后 1 个月复查血 F 为 7.2 μg/dl，尿 F 为 44.6 μg/24 h。进行 1 mg 地塞米松抑制试验，F 可以下降到 1.6 μg/dl，提示库欣综合征完全缓解。患者使用醋酸可的松替代治疗 3 个月，复查血 F 水平为 11.5 μg/dl。提示患者 HPA 轴功能恢复，停用糖皮质激素替代治疗。

讨论

感染是库欣综合征常见的并发症，其病原菌可以是细菌（包括条件致病菌）、真菌、病毒等。库欣综合征合并严重感染，往往预后不佳。在该病中 71.4% 的死亡是感染或者心血管疾病导致。库欣综合征的患者高皮质醇状态会抑制患者的免疫功能，从而加重患者感染，使病原微生物易于播散；另一方面，在非 ACTH 依赖性库欣综合征中患者临床所见的高皮质醇血症完全是肿瘤性的，正常 HPA 轴受到抑制。即使在合并感染时，也不能像正常人一样通过激活下丘脑-垂体-肾上腺轴增加糖皮质激素的分泌。严重应激状态下反而会出现单纯糖皮质激素不足的状态，表现为更为严重的近端肌无力、纳差。这一表现与严重感染同时出现易于忽视。

该患者面部感染多次于外院和瑞金医院进行病原学检查，未得到阳性结果。根据患者病史为根尖周炎或咽旁间隙感染，其病原学多为厌氧菌或革兰阳性杆菌为主，但是患者高皮质醇状态同时长期大量使用广谱抗生素，因此也有可能为真菌感染。面部的 MRI 检查可以看到明显脓腔形成，因此局部的开放引流是治疗的措施之一。实际上该患者经过引流治疗以后感染症状明显好转。

在合并感染的状态下，正常成年人的血尿 F 水平可以升高。不能仅凭患者高皮质醇状态诊断库欣综合征,但是患者的 ACTH 水平低于正常低限,同时患者在口服 2 mg/d 地塞米松 2 d 后血 F 水平不能下降至 2 μg/dl 以下,提示患者体内 F 水平处于病理性升高状态。结合患者的高皮质醇临床表现以及肾上腺影像学检查,非 ACTH 依赖性库欣综合征,肾上腺腺瘤诊断明确。

该患者诊断明确后,手术是一线治疗措施,患者高皮质醇血症和严重感染同时存在,难以再次承受手术打击。但如果不给予足够的治疗,高皮质醇状态会影响感染的恢复,同时高皮质醇可以导致出凝血功能异常、精神状态异常。给予药物控制高皮质醇状态有可能使患者获益。可以使用的药物为氨鲁米特、酮康唑、甲吡酮、米托坦、米非司酮、依托咪酯等。其中多数药物国内无法获得,目前可以临床使用的仅仅为酮康唑和米非司酮,前者可以降低皮质醇的浓度,而后者可以抑制糖皮质激素受体。米非司酮副作用小,但是临床上不能通过皮质醇测定进行药物疗效监测,并且过量时难以使用糖皮质激素纠正糖皮质激素不足的状态。结合该患者情况使用酮康唑治疗,酮康唑会导致肝损伤,其在库欣综合征使用中的发生率在 20% 左右,多发生在使用早期 1~2 周,因此严密的肝功能测定对肝损伤的监测有意义。

经过手术前的长期酮康唑控制皮质醇水平,患者手术后没有出现肾上腺皮质功能减退的临床表现,也没有常规进行糖皮质激素替代,这是由于患者使用酮康唑治疗后垂体-肾上腺轴功能已经恢复。手术解除患者肾上腺肿瘤的同时没有引起糖皮质激素的变化。

在患者的诊治过程中,感染控制与皮质醇水平的同时控制是成功施救的关键,需要在临床上及时评价,积极干预,创造手术机会。

参考文献

[1] Ntali G, Asimakopoulou A, Siamatras T, et al. Mortality in Cushing's syndrome: systematic analysis of a large series with prolonged follow-up [J]. Eur J Endocrinol, 2013,169(5): 715 - 723.

[2] 宁光. 肾上腺皮质功能测定//陈家伦. 临床内分泌学[M]. 上海: 上海科学技术出版社,2011. 508 - 515.

[3] Aghi M K. Management of recurrent and refractory Cushing disease[J].

Nat Clin Pract Endocrinol Metab, 2008, 4(10): 560 - 568.

[4] Basina M, Liu H, Hoffman A R, et al. Successful long-term treatment of Cushing disease with mifepristone (RU486)[J]. Endocr Pract, 2012, 18 (5): e114 - e120.

病例 16　肤色变黑、乏力伴水肿
——异位 ACTH 综合征

毕宇芳　孙首悦　陈中元　金晓龙　王卫庆
顾卫琼　赵咏桔　宁　光

病史摘要

患者男性,44 岁,因"肤色变黑、体重增加 2 年,加重伴乏力、水肿 1 个月余"入院。

患者于 2 年多前逐渐出现肤色变黑、体重增加。1 年前因肤色变黑明显,曾至当地医院就诊,肝肾功能等常规检查未发现异常。1 个月前无明显诱因下出现全身乏力伴双下肢凹陷性水肿,并逐渐加重,但无纳差,无咳嗽、咯痰,无胸痛、胸闷症状。2 周前至当地医院检查发现血钾降低,在 1.51～2.84 mmol/L 之间;血糖升高;胸部 CT 及 MRI 发现"纵隔占位,上腔静脉、右心房及升主动脉受压"。为进一步诊治收入瑞金医院胸外科拟行手术治疗。患者既往体健,无类似病史及家族史。

体格检查

T 36.7℃,P 86 次/min,BP 160/100 mmHg,体重 80 kg,身高182 cm,BMI 24.15 kg/m²。神志清,满月脸,水牛背,全身皮肤色素沉着,以面颈部及四肢关节伸面部位较为明显,腹部及臀部可见片状散在的色素沉着,未见紫纹。心律齐,各瓣膜区未闻及病理性杂音,双肺呼吸音清,双下肢明显凹陷性水肿。

问题与思考

根据患者体重增加的病史,以及满月脸、水牛背的体格检查,结合高血压和血糖升高,提示库欣综合征。而肤色变黑、明显乏力水肿、低血钾和纵隔占位,提示库欣综合征的病因为异位ACTH综合征。本次入院主要目的首先需要确诊库欣综合征,进一步明确病因,制定治疗方案。

实验室检查

糖耐量试验:0 min,11.07 mmol/L;30 min,14.75 mmol/L;60 min,21.94 mmol/L;120 min,21.71 mmol/L;180 min,17.15 mmol/L。

血电解质:K^+ 1.97 mmol/L,Na^+ 140.4 mmol/L,Cl^- 103.2 mmol/L,HCO_3^- 25.3 mmol/L。

8时血ACTH:536.3 pg/ml(↑,参考范围:12~78 pg/ml)。血F:8时41.8 μg/dl(↑),16时25.9 μg/dl(↑),24时43.8 μg/dl(↑)。尿F:3 859 μg/24 h(↑)。2 mg及8 mg地塞米松抑制试验不能抑制(详见表16-1)。

表16-1 血F昼夜节律及地塞米松抑制试验(DST)结果

	血F 8时 (μg/dl)	血F 16时 (μg/dl)	血F 24时 (μg/dl)	尿F (μg/24 h)
基础值	41.8	25.9	43.8	3 589
2 mg DST 第2天	56			8 680
2 mg DST 第3天	53.7			3 706
8 mg DST 第2天	47.8			1 782
8 mg DST 第3天	48.3			662

甲状腺功能:TT3 0.6 nmol/L,TT4 56.9 nmol/L,FT3 1.09 pmol/L,FT4 7.35 pmol/L,TSH 0.3 mU/L。

肺功能测试示:限制性肺通气功能障碍。血尿常规、肝肾功能、血脂均未见明显异常。

辅助检查

胸部平片(图16-1)示:右中下纵隔占位病变,边缘光整,肿块内未见钙化、空洞。

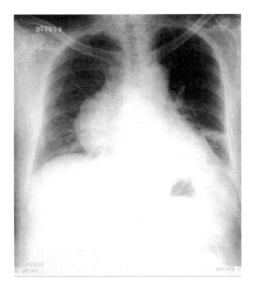

图 16 - 1　胸部平片

胸部 CT(图 16 - 2)示：右前中下纵隔交界区见巨大实质性占位，其内密度欠均匀，可见散在钙化灶，主动脉及上腔静脉向后推移，病灶与主动脉及上腔静脉有粘连，增强后病灶中度强化。

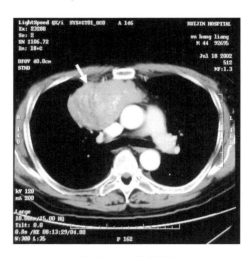

图 16 - 2　胸部 CT

垂体 CT 示：蝶鞍扩大，垂体内部均匀一致，垂体柄居中。

腹部 B 超未见明显异常。

诊断

异位 ACTH 综合征(右上纵隔胸腺类癌)。

诊疗经过

患者于 6 周后行"右前纵隔肿瘤切除术"，术中见右前上纵隔 140 mm×90 mm×60 mm 的肿块，表面血管丰富，与心包粘连致密，压迫上腔静脉，完整切除。

术后病理检查：大体示"右上纵隔肿瘤一枚，表面结节状，质嫩，散在出血坏死灶"；镜下检查示"镜下细胞大小不一，圆形，梭形，多边形，胞质淡染而透亮，细胞排列成巢团状，假菊形团，被纤维组织所包绕，血管丰富，伴钙化，并侵犯血管及周围脂肪组织"；病理诊断为"右上纵隔胸腺类癌，肿瘤侵犯右心膈角脂肪组织、胸腺蒂、胸腺左叶，血管内见癌栓"；上腔静脉根部心包外组织(－)。免疫组化染色：肿瘤细胞 S100 (－/＋)，α1－ACT(－/＋)(抗糜蛋白酶)，α1－AT(＋)(抗胰蛋白酶)，ACTH(＋)，生长激素释放抑制激素(－/＋)，CD34(＋/－)，NSE (＋)，嗜铬素 A(＋)，突触素(＋)，细胞角蛋白(＋)，CD57(－/＋)，CEA(－)，波形蛋白(－)，LCA(－)，CD20(－)(L26)，CD45RO(－) (uLHL－1)，血清素(－)，VIP(－)，Leu7(－)，PCNA(＋)，GH(－)，P53(－)，MIB－1(－)(增殖细胞核抗原 KR67)，CD68(－)(KP－1)。

术后复查：BP 120/70 mmHg，空腹血糖 4.7 mmol/L。术后 ACTH 呈进行性下降：术后即刻为 755 pg/ml，1 h 为 291 pg/ml，2 h 为 207 pg/ml，3 h 为 69.8 pg/ml，第 2 天为 32.4 pg/ml。术后第 3 天血 F 8 时为 3.0 μg/dl，16 时为 2.7 μg/dl，24 时为 3.0 μg/dl；血 K^+ 3.73 mmol/L。

讨论

库欣综合征是一组因肾上腺皮质分泌过多糖皮质激素而导致的以

向心性肥胖、紫纹、满月脸、高血压等症状为表现的临床综合征。根据病史、体检和皮质醇升高、昼夜节律消失以及 2 mg 地塞米松抑制试验不能抑制的结果,本例患者库欣综合征诊断确立。

库欣综合征根据其病因可分为 ACTH 依赖性和非依赖性两大类。异位 ACTH 综合征为库欣综合征的一种特殊类型(仅占 10%~20%),是由于垂体以外的肿瘤组织分泌过量的有生物活性的 ACTH 或 ACTH 类似物,刺激双侧肾上腺增生并过度分泌皮质醇而产生的高皮质醇血症。肺部肿瘤是最常见的异位 ACTH 来源,以小细胞肺癌最为多见。其他主要可来源于支气管类癌、胸腺瘤、燕麦细胞癌、嗜铬细胞瘤、胰岛细胞瘤等。本中心 2001~2013 年确诊 22 例胸腺类癌,其中 17 例确认为胸腺类癌导致的异位 ACTH 综合征。异位 ACTH 综合征可以来源于恶性肿瘤或良性肿瘤,两者的临床表现不同:来源于恶性肿瘤者由于病程短、病情重,可不出现向心性肥胖、紫纹等库欣综合征的特征性体征,而主要表现为明显的色素沉着、高血压、水肿、严重低血钾伴肌无力,还可有烦渴、多饮、多尿、体重减轻等糖尿病症状。另一类来源包括低度恶性和良性肿瘤,这类患者肿瘤体积较小,病程较长,病情较轻。因此,临床上可表现为较典型的库欣综合征,如满月脸、向心性肥胖、紫纹、痤疮、进行性高血压、糖尿病、肌无力、进行性肌营养不良、水肿及精神失常等。临床发现部分异位 ACTH 综合征患者还可合并有甲状腺功能减退症状,考虑可能由于过多的肾上腺皮质激素抑制了 TRH 的分泌,并且降低了垂体对 TRH 的反应性,减少了 TSH 的分泌,从而引起甲状腺功能减退。本例患者有明显的色素沉着、水肿、乏力、体重减轻等症状,辅助检查发现有高血压、高血糖、甲状腺功能减退、血 ACTH 水平及血 F 水平升高,血 F 节律消失且大剂量、小剂量地塞米松均不能抑制,胸部 CT 发现胸腺肿瘤,提示为胸腺肿瘤所致的异位 ACTH 综合征。

对于异位 ACTH 肿瘤,根本治疗是手术切除。一般认为类癌属低度恶性肿瘤,但是胸腺类癌比较特殊,手术时约 50% 的患者已有淋巴结转移或侵犯周围脏器。本例患者虽然没有转移征象,手术后 ACTH 恢复正常水平,症状逐渐消失,患者恢复正常,但是血管内已有癌栓,术后需密切随访。必须注意的是由于切除了肿瘤,血中 ACTH 水平短期内锐减,患者可能发生肾上腺功能减退症状,如低血压、恶心、呕吐、头昏乏力、怕冷、厌食、嗜睡等,此时应根据临床症状及辅助实验室检查及时给予适量的皮质醇类药物以度过肾上腺皮质危象。对已有转移或不能彻底切除肿瘤的病例,手术后也可改善症状,但极易复发,可辅以放疗,症状有望缓解。本例报道提示临床遇到有明显的色素沉着、水肿、乏力、体重减轻等症状的患者应注意防止漏诊异位 ACTH 综合征。

参考文献

[1] 毕宇芳,宁光,陈宇红,等. 17 例异位 ACTH 综合征的前瞻性研究[J]. 上海交通大学学报(医学版),2006,26:43-47.

[2] Wang WQ, Ye L, Bi YF, et al. Six cases of ectopic ACTH syndrome caused by thymic carcinoid[J]. J Endocrinol Invest, 2006, 29:293-297.

[3] Neary NM, Lopez-Chavez A, Abel BS, et al. Neuroendocrine ACTH-producing tumor of the thymus — experience with 12 patients over 25 years [J]. J Clin Endocrinol Metab, 2012, 97:2223-2230.

病例 17 面色潮红、双下肢水肿伴体重增加 ——双侧大结节样肾上腺增生

周薇薇 姜 蕾 苏颋为 王卫庆 宁 光

病史摘要

患者女性,53 岁,因"面部潮红、双下肢水肿,伴体重增加 1 年"入院。

患者于 1 年前无明显诱因下出现足部水肿,逐渐加重并蔓延至双下肢、双上肢及面部,伴面部皮肤潮红,无疼痛、皮肤瘙痒、发热,无咳嗽、咳痰,无恶心、呕吐,无胸闷、胸痛,无腹胀、腹泻,无心悸、气促。为进一步诊治收入院。患者自发病以来,精神可,胃纳一般,睡眠尚可,大小便正常,体重 1 年内增加约 5 kg。否认高血压和糖尿病家族史。

体格检查

T 37℃,P 80 次/min,R 20 次/min,BP 135/80 mmHg。身高 166 cm,体重 73 kg,BMI 26.49 kg/m²。神清,多血质面容,全身皮肤黏膜可见散在瘀点,无黄染、蜘蛛痣,颈背部未见脂肪堆积及痤疮。浅表淋巴结未触及肿大,甲状腺无肿大,颈静脉无怒张。胸廓对称无畸形,两肺呼吸音清,未闻及干湿性啰音。心律齐,未闻及杂音。腹平软,未见胃肠型和蠕动波,无压痛及反跳痛,肝脾肋下未及。肠鸣音正常,双下肢及颜面水肿,双侧足背动脉搏动存在,神经反射正常。

实验室检查

血、尿常规正常。血脂、肝肾功能均正常。入院后多次血 K 测定

均波动在 3.02～3.53 mmol/L,血 Na 和 Cl 均正常。肿瘤指标正常。血 F 昼夜节律: 8 时 21.6 μg/dl, 16 时 18.9 μg/dl, 24 时 13.9 μg/dl。尿游离 F 323.3 μg/24 h。血 ACTH 值为 12.5 pg/ml 和17.2 pg/ml。血醛固酮 90.9 pg/ml,尿醛固酮 7.01 μg/24 h。血浆肾素活性基础值 0.4 μg/(L·h),激发值 1.99 μg/(L·h)。血管紧张素 II 基础值 43 ng/L,激发值 46 ng/L。尿肾上腺素 4.72 μg/24 h,去甲肾上腺素 75 μg/24 h,多巴胺 168 μg/24 h。

诊疗经过

　　该患者病史特点: 中年女性,以面色潮红和体重增加为主要表现;BMI 26.49 kg/m^2,多血质面容,无水牛背,向心性肥胖;入院提示低钾血症,血、尿 F 水平升高和血 ACTH 水平偏低。追问病史否认外源性糖皮质激素应用史。目前考虑内源性皮质醇增多症。

　　进一步完善内分泌动态试验提示小剂量(2 mg DST)和大剂量地塞米松抑制试验(8 mg DST)均不被抑制(见表 17-1)。B超提示双肾上腺占位。双侧肾上腺 CT 平扫+增强示双肾上腺显著增大,拟增生性改变可能大(图 17-1)。垂体 MRI 未见明显异常。

表 17-1　肾上腺皮质功能基线水平与动态试验

	上午 8 时血 F(μg/dl)	尿 F(μg/24 h)	ACTH(pg/ml)
基础	21.6	323.3	12.5 和 17.2
2 mg DST 第 2 天	19.9	545.5	
2 mg DST 第 3 天	18.7	567.5	
8 mg DST 第 2 天	18.4	543.8	
8 mg DST 第 3 天	19.6	518.9	

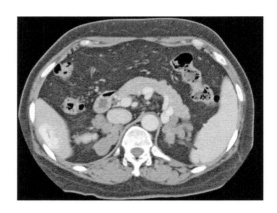

图 17 - 1　术前肾上腺 CT

本患者生化检查血钾降低,血、尿 F 水平升高,且大剂量地塞米松试验不被抑制,血 ACTH 水平偏低,肾上腺 CT 见双侧肾上腺呈结节样增生改变。临床考虑为"双侧大结节样肾上腺增生"引起的库欣综合征。

诊断

双侧大结节样肾上腺增生。

问题与思考

双侧大结节样肾上腺增生(BMAH)曾被称为 ACTH 非依赖性双侧肾上腺大结节样增生(AIMAH)最早由 Kirshner 等于 1964 年报道,是库欣综合征中较少见的特殊类型,在肾上腺原因引起的库欣综合征中仅占 10%。大部分 AIMAH 患者发病年龄在 50～60 岁,无性别差异。临床症状轻重不一,多表现为较典型的皮质醇增多症症状体征,如满月脸、水牛背、向心性肥胖、多血质面容等;也可表现为亚临床库欣综合征,仅表现为高血压、糖尿病等,通过影像学检查发现双侧肾上腺结节状增生。AIMAH 曾被认为主要是在 ACTH 长期刺激下,出现肾上腺自主性腺瘤的过渡形式。随着增生的肾上腺分泌过多的皮质激素,反馈抑制垂体分泌 ACTH,最终形成自身抑制。目前发现皮质醇的分泌同时受到肾上腺皮质组织异常膜受体和 CRH 调控,采用 BMAH 的名称更合适。

患者转入泌尿外科行右肾上腺切除术,病理诊断"右肾上腺皮质结节状增生"(图 17-2A)。术后病理可见肾上腺呈金黄色,存在多个大结节;镜检可见数量增加,呈索状排列的小清亮细胞及巢状分布的致密细胞,符合 BMAH 特征性表现。术后患者面色潮红较前好转,下肢水肿改善不明显。术后 1 个月复查血 K 4.13 mmol/L。血 F 8 时 18.8 μg/dl,16 时 12.7 μg/dl,24 时 12.6 μg/dl,尿游离 F 543.1 μg/24 h;血 ACTH 23.2 mg/dl 和 54 mg/dl。2 个月后行左肾上腺全切术。病理诊断"左肾上腺皮质多结节状增生"(图 17-2B)。术后恢复良好,长期醋酸可的松替代治疗。

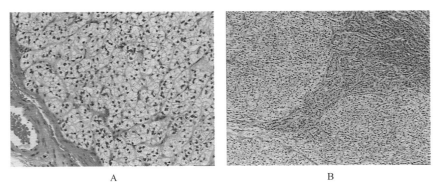

A   B

图 17-2 右侧和左侧肾上腺组织病理学表现

A. 右肾上腺皮质结节状增生,纤维包膜,胞质淡染,HE 染色,×100 倍;B. 左肾上腺皮质多结节状增生,多结节早期形成,HE 染色,×40 倍

问题与思考

BMAH 的特点包括:① 影像学检查发现双侧肾上腺结节,可为一个或多个,直径一般>0.4 cm。② 为 ACTH 非依赖性皮质醇增多症,皮质醇分泌为肾上腺自主分泌。③ 无 PPNAD 临床病理学特点。④ 病理组织学上表现为肾上腺存在单个或多个结节,光镜下增生的结

节由大透明细胞和小致密细胞组成,胞核呈圆形或卵圆形,胞核可见分叶,轮廓不清,无有丝分裂,结节间的皮质萎缩。生化特点表现为血 F 水平的升高和(或)昼夜节律的消失,且大小剂量地塞米松抑制试验不能被抑制。ACTH 依赖的皮质醇增多症中,影像学中双侧肾上腺皮质呈弥漫性增生而非大结节样,与 BMAH 不同的是,其 ACTH 正常或增高,且大剂量地塞米松能抑制皮质醇的分泌。

术前行肾上腺异常膜受体试验结果见表 17-2,立卧位试验和西沙必利试验中血 F 明显升高,分别为基线的 135% 和 125%,余血 F 均无明显升高。该患者存在立卧位试验和西沙必利试验阳性提示了 β 肾上腺素受体及 5-羟色胺(5-HT$_4$)受体的存在,此结果还需行进一步的体外试验证实。

表 17-2 肾上腺异常受体筛选试验中血 F 浓度变化

	0 min($\mu g/dl$)	120 min($\mu g/dl$)
立卧位	19.1	25.8
标准餐试验	18.9	18.6
GnRH 兴奋试验	18.9	15.8
西沙必利试验	18.7	23.3

问题与思考

近年来研究证实部分 BMAH 由非 ACTH 因素引起,其发病可能与肾上腺异常膜受体的存在有关。目前已发现抑胃肽(GIP)受体、精氨酸加压素(AVP)受体、β 肾上腺素受体、5-HT$_4$ 受体、LH/FSH 受体和血管紧张素 II 受体(AT-II)等,通过异常受体的筛查试验可对其进行评价。通过生理性或药物调节潜在异位受体的配体水平,观察皮质激素和其他激素的变化。结果定义血浆 F 水平变化<25% 者为无反应,25%～49% 为部分反应,50% 以上为阳性反应。如为部分或阳性

反应以及反应延迟则应重复试验 1 次,同时监测相应的配体激素(如儿茶酚胺、加压素、肾素/血管紧张素、心钠素等)的变化。

　　BMAH 是肾上腺自主分泌增生皮质醇,标准治疗为双侧肾上腺切除术,可使病情缓解,但术后需长期给予糖皮质激素药物替代治疗。目前认为单侧肾上腺切除也是一种安全有效的选择,可先行一侧肾上腺切除,从病理上先确诊,在以后适当时间再决定是否切除另一侧肾上腺。

参考文献

[1]　Nieman LK. Cushing's syndrome[M]//De Groot LJ, Jameson JLe, Burger HG, et al (eds). Endocrinology. 4th ed. Philadelphia: Saunders, 2000: 1691 - 1720.

[2]　Kirschner MA, Powell RD Jr, Lipsett MB. Cushing's syndrome: Nodular cortical hyperplasia of adrenal glands with clinical and pathological features suggesting adrenocortical tumor[J]. J Clin Endocrinol Metab, 1964, 24: 947 - 955.

[3]　Bourdeau I, D'Amour P, Hamet P, et al. Aberrant membrane hormone receptors in incidentally discovered bilateral macronodular adrenal hyperplasia with subclinical Cushing's syndrome[J]. J Clin Endocrinol Metab, 2001, 86: 5534 - 5540.

[4]　Ohashi A, Yamada Y, Sakaguchi K, et al. A natural history of adrenocorticotropin-independent bilateral adrenal macronodular hyperplasia (AIMAH) from preclinical to clinically overt Cushing's syndrome[J]. Endocr J, 2001, 48: 677 - 683.

病例 18　乏力、多食、体重增加
——Carney 综合征

周薇薇　顾燕云　苏颋为　　王卫庆　宁　光

病史摘要

患者男性,29 岁,因"乏力、多食、体重明显增加 3 年"入院。

患者近 3 年来胃纳较前明显增加,伴体重增加。脂肪堆积以脸、腹、腰、背部明显。躯体毛发增多增粗,遍及前臂、双股、胸背部,同时伴精神不振,双下肢乏力,尤以上楼为甚。半年前测血压 140/90 mmHg,OGTT 结果提示糖耐量异常,血尿酸增高,421 μmol/L。诊断为高血压,予日服半片盐酸贝那普利降压,血压控制于(130~120)/(80~70)mmHg。入院前外院垂体 MRI 示"垂体微腺瘤",为进一步诊治收入院。

追问病史,患者父亲 20 年前有心脏黏液瘤手术史,死于肺癌。母亲体健。否认家族性其他遗传性疾病史。患者自发病以来神志清,精神可,近 1 周食欲下降,大小便无殊,近 1 年来体重增加 15 kg。

体格检查

T 37℃,P 76 次/min,R 20 次/min,BP 120/75 mmHg。身高 175 cm,体重 73.5 kg,BMI 24.0 kg/m²。营养发育良好。满月脸,无多血质面容,无水牛背。全身皮肤黏膜无明显瘀点、瘀斑,皮肤无色素沉着,口腔内牙龈及颊黏膜处可见 2~3 个散在紫蓝色斑点。上下眼睑及唇周少量雀斑。十指散在分布外伤后瘢痕色素沉着。躯体毛发较长,于胸背腹部、双腿分布较密,腿部毛发脱落明显,背部较多痤疮。心肺检查未见异常,腹部未见紫纹,脂肪堆积较明显。双下肢无水肿,神经系统检查无异常。

实验室检查

血、尿常规正常。肝肾功能均正常,三酰甘油 2.17 mmol/L,胆固醇 6.24 mmol/L。糖耐量正常。查血钾 4.05 mmol/L,血钠和氯均正常。肿瘤指标正常。血 F 昼夜节律:8 时 20.1 μg/dl,16 时 17.8 μg/dl,24 时 14.7 μg/dl。尿游离 F 328.4 μg/24 h。血 ACTH 值为 8 pg/ml 和 7.9 pg/ml。

诊疗经过

该患者病史特点:年轻男性,以四肢乏力为主要表现;BMI 24.0 kg/m^2,满月脸,无多血质面容,无水牛背,口腔内牙龈及颊黏膜处蓝痣;入院提示血、尿 F 水平升高,血 ACTH 水平降低。追问病史否认外源性糖皮质激素应用史。目前考虑内源性皮质醇增多症。

进一步完善内分泌动态试验提示小剂量(2 mg DST)和大剂量地塞米松抑制试验(8 mg DST)均不被抑制(表 18-1)。影像学检查垂体 MRI 提示垂体微腺瘤。超声心动图未见异常。CT 提示双肾上腺结节状增生(图 18-1)。

表 18-1　肾上腺皮质功能基线水平与动态试验

时　　间	8 时血皮质醇 (μg/dl)	尿皮质醇 (μg/24 h)	ACTH(pg/ml)
基础	20.1	328.4	8.0 和 7.9
2 mg DST 第 2 天	22.2	359.2	
2 mg DST 第 3 天	23.0	444.8	
8 mg DST 第 2 天	19.1	233.8	
8 mg DST 第 3 天	20.9	716.5	

本患者生化检查血、尿 F 水平升高,且大剂量地塞米松试验不被抑制,血 ACTH 水平降低,肾上腺 CT 示双侧肾上腺呈结节样增生改变。家族中父亲有心脏黏液瘤史。结合病史,临床考虑"Carney 综合征"引起的库欣综合征。

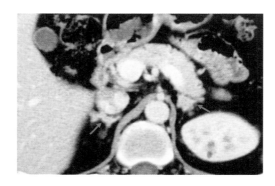

图 18 - 1　肾上腺 CT 影像学表现

问题与思考

　　1985 年 Carney 首先描述了一系列以斑点样色素沉着、黏液瘤、内分泌腺功能亢进、神经鞘膜瘤等症状和体征为表现,在家系中呈常染色体显性遗传的多发性肿瘤综合征,后人将之命名为 Carney 综合征(Carney complex,CNC)。Carney 综合征可同时累及心脏、内分泌、皮肤黏膜、神经肿瘤等多个内分泌腺体。此外,Carney 综合征与 McCune Albright 综合征也有部分相似之处。Carney 综合征患者中约一半有家族性聚集倾向,临床上表现为皮肤黏膜的斑点样色素沉着和黏液瘤、心脏黏液瘤、上皮样蓝痣、原发性色素性结节性肾上腺病(PPNAD)、分泌 GH 和 PRL 的垂体肿瘤、沙砾体样色素性神经鞘膜瘤(PMS)、甲状腺腺瘤或腺癌、大细胞钙化性 Sertoli 细胞肿瘤(LCCSCT)、卵巢肿瘤、乳房导管腺瘤和罕见的骨软骨黏液瘤等。PPNAD 在临床上多以 Carney 综合征组分之一出现,发病年龄较小,平均年龄 23 岁左右,临床表现以库欣综合征为主,呈隐匿性起病,且症状不典型,有周期发作倾向,存在持续的自主性肾上腺皮质功能亢进的特征。

　　患者转入泌尿外科行右侧肾上腺切除术。病理诊断"右肾上腺原发性色素性结节性肾上腺皮质病"(图 18 - 2)。低倍镜:结节分布在皮髓质交界处,呈圆形或不规则;结节内见散在含色素细胞,结节内细胞致密,排列成巢状和梁状。高倍镜:部分细胞空泡变,胞内灰褐色细颗

粒状色素沉着,细胞异型不明显,免疫组化显示结节内细胞 ACTH
(＋),NSE(＋),PAS(＋),AE1/AE3(＋)。术后患者乏力好转,体形
恢复,体重下降。3 个月后复查血、尿 F 水平下降,血 F 8 时 6.5 μg/
dl,16 时 5.3 μg/dl,24 时 5.5 μg/dl,尿游离 F 68.3 μg/24 h,血 ACTH
21.3 mg/dl。此后未服用任何药物,无乏力不适,血压正常。6 年后复
查心超提示左房内高回声光团,行左房黏液瘤切除术,术中见左房黏液
瘤蒂部位于房间隔COX 三角处(约 5 cm×7 cm)。术后恢复良好,查
尿 F 113 μg/24 h。

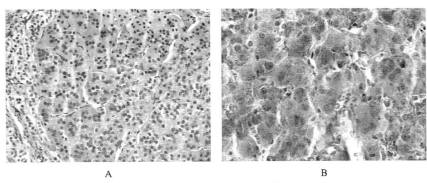

图 18-2 肾上腺组织病理学表现

A. 肾上腺皮质细胞结节状增生,边缘皮质细胞萎缩,HE 染色,×160 倍;B. 增生皮质细胞
胞质内含大量脂褐素颗粒,HE 染色,×400 倍

通过分子诊断我们发现患者及其父亲 *PRKAR1A* 基因 147 号密
码子 AGT 中的第 2 位碱基 G 发生杂合突变 G/A,导致氨基酸编码改
变,蛋氨酸转变成精氨酸: S147N。其他家系成员中均未发现该突变。

诊断

Carney 综合征。

问题与思考

多项临床分析及分子遗传学研究发现CNC 呈常染色体隐性遗传,
其易感位点位于 2p16 或 17q22-24。目前已证实的相关基因分别是

PRKAR1A、*PDE11A* 和 *PDE8A* 突变是导致 PPNAD 的原因。本例患者虽然缺乏典型的库欣综合征表现，包括向心性肥胖、头发浓密、口唇霉毛、面圆，但血、尿 F 水平升高，大、小剂量地塞米松均不受抑制。影像学方面肾上腺 CT 提示双肾上腺结节状增生，病理提示"原发性色素结节性肾上腺病"。分子生物学检查发现患者本人和父亲均存在 *PRKAR1A* 基因突变，结合心房黏液瘤病史，考虑 Carney 综合征。该患者仅行单侧手术，暂时降低了血 F 水平，减轻了 F 过多的临床症状。文献报道，该综合征的表型差异很大，有的甚至会在单侧切除后症状缓解很多年。

CNC 的主要诊断标准如下：① 典型分布的斑点样色素沉着（唇、结膜、内外眦、阴道和阴茎黏膜）；② 黏液瘤（皮肤和黏膜）；③ 心脏黏液瘤；④ 乳房黏液瘤或脂肪抑制 MRI 提示该病变；⑤ PPNAD 或 Liddle 试验示尿 F 不能被地塞米松所抑制；⑥ 分泌 GH 腺瘤所致的肢端肥大症；⑦ 大细胞钙化性 Sertoli 细胞肿瘤（LCCSCT）或超声发现睾丸钙化灶；⑧ 甲状腺癌或青年患者甲状腺超声发现多发性低回声结节；⑨ 沙砾体样色素性神经鞘膜瘤；⑩ 蓝痣、多发性上皮样蓝痣；⑪ 乳房导管腺瘤；⑫ 骨软骨黏液瘤。补充诊断标准：① 一级亲缘关系有受累；② 存在 *PRKAR1A* 基因失活性突变。患者具备任意 2 项主要诊断标准或同时具备 1 项主要诊断标准和 1 项补充诊断标准即可诊断为 CNC。

对于临床上考虑为 Carney 综合征的患者除需详细询问家族史，仔细体格检查，并评价是否有患 CNC 的可能外，还需行超声心动图排除心房黏液瘤的可能性，检测尿游离 F 水平（血昼夜 F 水平或地塞米松抑制试验）和血清 IGF - I 水平。在初期评估时，男性患者还应查睾丸超声，如有微小的钙化要推测是否为 LCCSCT，必要时超声复查。甲状腺超声也是必不可少的，有利于发现甲状腺肿瘤。女性患者初期评估时，宜行经腹盆腔超声，卵巢肿瘤恶性的危险性低，故除非有异常否则不必重复。乳房摄片对探测乳房肿瘤有意义。CNC 的临床和生化筛查对 CNC 的诊断来说是金标准，而 *PRKAR1A* 基因突变的检测不是必需的，但对于家族中携带该基因突变者来说对非携带者的基因检测可以避免医疗上的过多干预。

参考文献

[1] Carney JA, Gordon H, Carpenter PC, et al. The complex myxomas, spotty pigmentation, and endocrine overactivity[J]. Medicine, 1985, 64: 270 - 283.

[2] Sheeler LR. Carney's complex remains a puzzle[J]. Cleve, 1991, 58: 214.

[3] Carney JA, Young WF. Primary pigmented nodular adrenocortical disease and its associated conditions[J]. Endocrinologist, 1992, 2: 6 - 21.

[4] Robinson-White A, Meoli E, Stergiopoulos S, et al. PRKAR1A mutations and protein kinase A interactions with other signaling pathways in the adrenal cortex[J]. J Clin Endocrinol Metab, 2006, 91: 2380 - 2388.

[5] Vezzosi D, Vignaux O, Dupin N, et al. Carney complex: Clinical and genetic 2010 update[J]. Ann Endocrinol, 2010: 71(6): 486 - 493.

病例 19　年轻高血压
——肾素瘤

苏颋为　　王卫庆　　金晓龙　　宁　光

病史摘要

患者女性,16 岁,因"体检发现血压升高 2 周"收治入院。

患者入院前 2 周因"头晕"测血压发现血压明显升高达 180/130 mmHg。患者无面色苍白、恶心呕吐,无心悸、多汗、怕热,无夜尿增多,无明显消瘦或体重增加。就诊于当地医院给予依那普利治疗,血压可控制于 130/80 mmHg。至瑞金医院门诊,查血电解质正常,肌酐水平正常,尿常规未见血尿、蛋白尿。肾上腺 B 超:双肾上腺区未见明显占位性病灶。BP 150/110 mmHg,为求进一步诊治停用降压药物 2 周后收入院。追问病史,患者 1 年前升学体检时血压正常(具体数值不详)。

既往病史无殊,学习成绩良好,体育成绩良好。月经史正常,爷爷有高血压史。

体格检查

T 36.6℃,R 18 次/min,HR 75 次/min,BP 150/110 mmHg。神志清楚,语言流利,自动体位,查体合作。皮肤巩膜无黄染及出血点,无紫纹,颜面无水肿。浅表淋巴结未及肿大。头颅无畸形,双瞳孔等大等圆,直径 5 mm,对光反射灵敏。颈软,气管居中,双侧甲状腺未触及肿大,胸廓无畸形,双肺呼吸音清,未闻及干湿性啰音。HR 75 次/min,律齐,各瓣膜听诊区无明显杂音。腹平软,肝脾肋下未及,双肾区无叩痛,腹主动脉全径,双侧肾动脉区未及血管杂音。双下肢无水肿。四肢肌力、肌张力无异常。四肢血压：右上肢 150/110 mmHg,左上肢 154/105 mmHg,右下肢 192/120 mmHg,左下肢 196/118 mmHg。

实验室检查

血钠 134.4 mmol/L,血钾 3.93 mmol/L,尿钾 35.15 mmol/L,血氯 94.7 mmol/L,CO_2 26.8 mmol/L,钙 2.27 mmol/L,磷 1.37 mmol/L。

尿可滴定酸：pH 5.66,HCO_3^- 2.04 mEq/L,TA 17.34 mEq/L,NH_4^+ 30.60 mEq/L。

血气分析：pH 6.60,HCO_3^- 8.16 mEq/L,TA 7.14 mEq/L,NH_4^+ 28.56 mEq/L。

红细胞沉降率：9.0 mm/h。

血醛固酮基础 450.2 pg/ml,激发 531.1 pg/ml;血浆肾素活性基础 4.22 ng/(ml·h),激发 5.44 ng/(ml·h)。

血游离 F：8 时 10.1 μg/dl,16 时 5.1 μg/dl,24 时 3.3 μg/dl。

尿肾上腺素 4.6 μg/24 h,去甲肾上腺素 43.80 μg/24 h;多巴胺 224.30 μg/24 h。

辅助检查

眼底检查：正常。

肾图：正常。

胸片：正常(未提示主动脉弓突出)。

肾脏 B 超：左肾上极混合性病灶。

双肾上腺 CT(增强)：左侧肾上腺结节,左肾占位(图 19-1)。

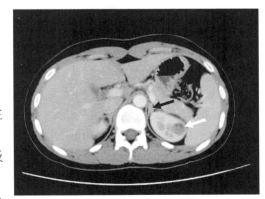

图 19-1 肾脏 CT 影像学检查

白色箭头：左侧肾脏低密度占位,可以强化,直径 1.8 cm;黑色箭头：左侧肾上腺轻度增生

诊断与诊断依据

1. 临床诊断 左肾肾素瘤。

2. 诊断依据

（1）临床上表现为高血压。

（2）实验室检查：醛固酮升高，无肾素活性降低，使用 ACEI 药物有效。

（3）影像学检查：可发现肾脏占位。

（4）病理诊断支持肾素瘤诊断。

（5）行肾脏占位切除术后血压可恢复正常，血醛固酮及肾素均可降至正常水平。

鉴别诊断

1. **肾性高血压**　年轻患者常见的继发性高血压原因，为肾脏排水、排钠能力下降以及肾脏微小动脉病变引起 RASS 激活导致的血压升高，降压药物疗效差，多有肌酐水平升高，并且会存在血尿、蛋白尿；该患者肌酐水平正常，无明确大量蛋白尿，肾性高血压依据不足。

2. **血管性**　累及肾动脉或者肾动脉水平以上主动脉的动脉狭窄可以导致系统性血压升高。如果为主动脉病变导致的患者可以出现明显的下肢血压下降，和狭窄部位的血管杂音；如果为肾动脉狭窄，在 16 岁女性中多为先天性的肾动脉发育异常，一般可见受累侧肾脏缩小以及对侧肾脏代偿性增大，部分患者可以闻及肾动脉狭窄部位的血管杂音。该患者没有明确的血管杂音，但严重血管狭窄的患者杂音难以闻及；患者没有下肢血压下降，主动脉病变可以除外，没有单侧肾脏萎缩，但依旧需要肾动脉 CTA 或造影明确排除肾动脉狭窄。

3. **内分泌相关性高血压**　包括肢端肥大症、嗜铬细胞瘤、库欣综合征、原发性醛固酮增多症、肾素瘤、先天性肾上腺皮质增生症、分泌 DOC 的肿瘤、表观盐皮质激素过多、Liddle 综合征、甲状腺功能亢进或减退以及甲状旁腺功能亢进（甲旁亢），均可以导致血压升高，但是患者会存在相应的激素水平和代谢指标的异常。

诊疗经过

该患者的父母不同意进行双侧肾静脉取血检查。由于左肾占位结合病史有可能是恶性的病变,故而在与泌尿外科和患者及其家属达成共识后于全麻下行左肾占位探查术,手术中切除左肾肿瘤直径15 mm,同时未发现肿瘤附近存在肾动脉分支,术中病例报告为良性"肾素瘤",保留患侧肾脏。石蜡病理报告:肿瘤切面呈灰红色、灰黄色,界清,光镜下肿瘤细胞弥漫呈巢状,成片,部分围绕血管排列,细胞形态大小一致,异型小,血窦间隔丰富,出血明显。免疫组化提示,NSE($+$),CRG($+$),VIM($+$),S-100($+$),Somatostatin($-/+$),CD34($-/+$),MSA($-/+$),其他标记 DES、Serotonin、P53、Actin、HMB45、RCC、EMA、AE1/AE3、F8、SYN 均为阴性。病理报告提示为左肾肾素瘤。术后 BP 维持于 140/80 mmHg 左右,手术后第 1 天 BP 降至 116/86 mmHg。手术后 1 年复查: BP 115/74 mmHg。血浆肾素活性基础0.15 ng/(ml·h)[0.1～5.5 ng/(ml·h)],血浆肾素活性激发1.39 ng/(ml·h)[0.73～17.4 ng(ml·h)];血管紧张素Ⅱ基础 19 pg/(ml·h)[18～103 pg/(ml·h)],血管紧张素Ⅱ激发 30.00 pg/(ml·h)[26～208 pg/(ml·h)];血醛固酮 39.6 pg/ml,醛固酮激发69 pg/ml。

讨论

在以高血压为表现的年轻女性患者中,最常见的病因为肾实质性或肾血管性高血压,其次是血管病变,或由内分泌疾病引起,原发性高血压临床少见。内分泌系统疾病导致高血压以肾素-血管紧张素-醛固酮系统(RASS)病变最为常见,其次是库欣综合征、嗜铬细胞瘤、先天性肾上腺皮质增生症等肾上腺疾病,以及生长激素瘤等垂体疾病。

患者高血压发现的时间短,无蛋白尿及血尿,无水肿等肾脏受累的表现,因此肾实质性的高血压没有依据。

血管性疾病:患者四肢血压水平不支持多发性大动脉炎或先天性主动脉发育异常的病变。在这一年龄段的高血压患者,肾动脉病变往往是比较隐匿但相对常见的,该患者腹部检查无血管杂音,B超检查双侧肾脏大小无差异,且肾图没有提示双侧的同位素摄取率有差异,因此并不支持肾动脉病变。

患者醛固酮水平升高,但是血浆肾素活性不低,提示患者醛固酮增多是继发性的,肾素活性处于参考值的高限。这一激素测定结果是提示肾动脉狭窄或肾素瘤。在已经排除肾动脉狭窄的状态下,肾素瘤的可能性比较大。

CT 和 B 超均提示患者肾脏上极占位,结合该患者的生化检查结果,可以初步考虑是分泌肾素的肾素瘤,或肿瘤压迫正常肾实质,引起与 RASS 相关的血压升高。一般良性肾素瘤可分泌肾素,尽管该患者外周血肾素活性增高不明显,但是肾素活性在体位试验中没有被激发,故不能因为外周血肾素量不多来排除肾素瘤的诊断;恶性肿瘤肾素分泌量不多,该患者病程短,血压增高非常明显,恶性病变不能除外。患者肾脏的占位性病变可通过手术来明确。

肾小球旁细胞瘤(肾素瘤),多为起源于肾小球旁复合器中的毛细血管外膜细胞的局限单发的功能性良性肿瘤,即由肾小球入球小动脉平滑肌细胞分化而来。10 号染色体为 3 倍体、9 号染色体和 X 染色体缺失、11 号染色体长臂大部分的缺失都可能参与了肾素瘤的发病机制。肾小球旁细胞瘤多发生于 20～30 岁的青少年,40 岁以上少见,男女比例为 1.9:1。自 1967 年由 Robertson 报道首例肾素瘤患者至今国外报道了大约 76 例,仅 1 例恶性球旁细胞瘤的报道,国内报道不超过 20 例。

肾小球旁细胞瘤可分泌大量肾素,因而临床上以高肾素、继发性醛固酮增多导致的严重高血压及低血钾症候群为特点。主要表现为严重的难以控制的高血压,血压常在 22.6～35.9/16～24 kPa,可出现头痛、头胀、头晕、眩晕等症状,也可无症状。高血压病程不一,病程长久者可有心脏增大及眼底改变。患者可对血管紧张素转化酶抑制剂(ACEI)或 β 受体阻滞剂有一定的反应性。约 2/3 的患者同时合并低血钾,血钾常为 2.1～3.1 mmol/L,可以引起肌肉酸痛、乏力,甚至心律失常、肠麻痹及低钾性碱中毒。其他症状还包括多尿、夜尿增多、恶心、呕吐、水肿等。体检常无阳性体征。

生化检查主要表现为低血钾、高尿钾,血浆肾素活性上升,肾素原/肾素比值增高。肾素活性增高可引起继发性醛固酮水平上升,血醛固酮水平可处于正常范围高限或升高。肾静脉采血测定肾素活性可发现肿瘤侧的肾素活性明显高于非肿瘤侧,诊断的符合率在 68%～70%。肾小球旁细胞瘤在影像学中主要表现为肾脏内一个孤立的占位。B 超中大多数表现为高回声占位,有少数也可表现为等回声甚至低回声。CT 中可表现为低、高或等密度可被中度增强的圆形或类圆形肿块。MRI 中,T1 加权为等信号的区域,T2 加权则表现为高信号或等信号至高信号,且均可被增强。而肾血管造影则为寡血供区域。

Corvol 统计分析了 41 例肾素瘤患者的临床表现,其中女性 26 例,男性 15 例,平均血压为 27.4/17.4 kPa(206/131 mmHg)。其中有 7 例患者在病程中出现加速或恶性高血压。所有患者中血钾<3 mmol/L 者占 63.41%(26/41),肾脏超声阳性占 75%(9/12),CT 检查阳性占 91.67%(11/12),动脉血管造影阳性占 70%(28/40),肿瘤大小直径为 2～50 mm,大多数在 16 mm 以内。

由于绝大多数的肾小球旁肿瘤为良性肿瘤,因此在无手术禁忌证的情况下其治疗的主要手段仍是手术,手术方式包括肾脏切除术、部分肾切除术以及肿瘤切除术。术后 1 周内血压和血钾恢复正常,术后 2 周内肾素活性恢复正常。凡是存在手术禁忌证或恶性肿瘤的患者,可使用血管紧张素转化酶抑制剂(ACEI)或 β 受体阻滞剂来控制血压。

参考文献

[1] 薛同一. 肾脏的组织胚胎学[M]//董德长. 实用肾脏病学. 上海:上海科学技术出版社,1999:140.

[2] Corvol P, Pinet P, Plouin PF, et al. Primary reninism[M]//Laragh J H, Brenner BM. Hypertension: Pathophysiology, Diagnosis, and Management. 2nd ed. New York: Raven Press, 1995:12069.

[3] Haag M, Selbach J, Keberle E. Juxtaglomerular cell tumor (reninoma) as the etiology of severe juvenile hypertension[J]. In Med Klin, 2000, 95 (10):592.

[4] Mourad G, Halimi J M, Ribstein J, et al. Renal and renovascular hypertension [M]//Suki WN, Massry SG. Therapy of Renal and Related disorders. 3rd ed. Boston: Kluwer Academic Publishers, 1997:11195.

病例 20　头痛、呕吐伴听力下降
——颅内恶性副神经节瘤

苏颐为　蒋怡然　崔　斌　汤正义　王卫庆　宁　光

病史摘要

　　患者女性,43 岁,于 2004 年 9 月上楼梯(5 层)以后出现头晕、多汗,伴胸闷、心悸,经休息后没有好转,至当地医院就诊,收缩压为 260～280 mmHg,舒张压为 110～120 mmHg,腹部 CT 提示后腹膜占位,即至瑞金医院就诊。查血甲氧基去甲肾上腺素(NMN):7 043 pg/ml(正常值 19～121 pg/ml);血甲氧基肾上腺素(MN):109.2 pg/ml(正常值 14～90 pg/ml)。腹部 CTA 发现腹主动脉右侧可增强肿块,包绕腹主动脉及下腔静脉,提示患者为腹主动脉旁副神经节瘤,但[131]I-邻碘苯甲基胍(MIBG)检查未有阳性发现。患者于 2004 年 9 月 27 日行"后腹膜肿瘤切除术",术后病理提示为"腹主动脉旁副神经节瘤"。术后头晕、多汗、心悸症状缓解,血压恢复正常,血 NMN 水平有所下降,但未恢复至正常范围之内。2005 年 8 月 10 日,患者于休息时突感剧烈头痛,伴喷射性呕吐、左耳听力下降,当时无视物模糊,无心悸多汗,头痛持续不能缓解,血压升高达 200/120 mmHg,当地医院给予降颅压治疗后转至瑞金医院。入院后查血 NMN 上升至 12 000 pg/ml,血 MN 上升至 228.6 pg/ml。2005 年 10 月 18 日腹部 CTA 提示腹主动脉左侧残余结节,2005 年 10 月 21 日头颅 CT 提示右枕叶占位,考虑为恶性副神经节瘤复发,伴颅内转移。于入院后第 10 天进行颅内病灶的手术治疗,术后病理示"右枕叶副神经节瘤"。术后头痛明显减轻,听力有所恢复,给予甲磺酸多沙唑嗪控释片 4 mg/d,拉贝洛尔 200 mg/d 控制血压。患者仍有多汗,时有心悸,血压控制尚平稳。2006 年随访中发现患者出现肝内转移性病灶及多发性骨转移,由于肿瘤细胞广泛转移,已无法再次手术,予口服甲磺酸多沙唑嗪控释片 12 mg/d,美托洛尔 50 mg/d 控制血压。患者于 2007 年 11 月由于全身多处广泛性转移并发各器官功能衰竭而死亡。

患者无明确家族性高血压及其他肿瘤病史。既往无明确高血压病史,育有一女,妊娠和分娩过程中未测及高血压。

实验室检查

血浆 NMN 及 MN 变化曲线见图 20 - 1、图 20 - 2。

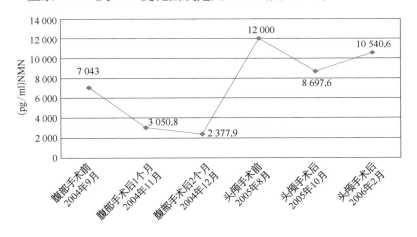

图 20 - 1　患者血浆 NMN 变化

辅助检查

2004 年 9 月 15 日腹部 CTA:后腹膜占位,考虑嗜铬细胞瘤可能(图 20 - 3A)。

2005 年 10 月 18 日腹部 CTA:嗜铬细胞瘤术后,腹主动脉左侧(左肾门及肾下极水平)残余结节(图 20 - 3B)。

2005 年 10 月 21 日头颅 CT 平扫＋增强:右枕叶占位性病变,脑水肿及占位效应明显,结合病史首先考虑转移可能(图 20 - 3C)。

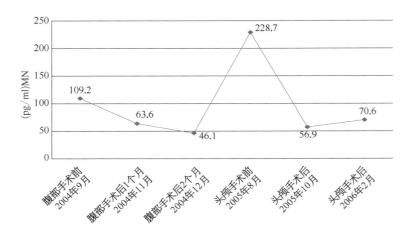

图 20 - 2　患者血浆 MN 变化

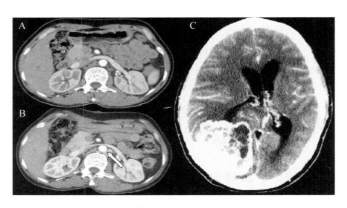

图 20 - 3　腹部 CTA 与头颅 CT 平扫

A. 2004 年 9 月 15 日术前腹部 CTA;B. 2005 年 10 月 18 日术后
腹部 CTA;C. 2005 年 10 月 21 日头颅 CT 平扫

2006 年 6 月 19 日腹部 CT 平扫＋增强:腹主动脉后方及左侧大
量强化软组织密度影,主动脉受压前移,首先考虑后腹膜恶性嗜铬细胞
瘤复发,肝左内叶及右后叶转移。

2006 年 6 月 21 日骨扫描:多发性骨病变,考虑肿瘤骨转移。

诊断与诊断依据

1. **临床诊断**　恶性副神经节瘤,颅内转移。

2. **基因诊断**　对患者 *SDHB* 基因 8 个外显子进行了基因测序筛查,发现 3 号外显子上的第 419 个核苷酸,胸腺嘧啶 T 置换胞嘧啶 C,使编码精氨酸 Arg 的 CGA 突变为终止密码子(图 20‐4)。

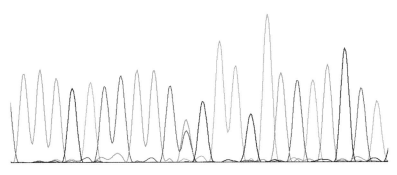

图 20‐4　患者 *SDHB* 基因第 3 号外显子 CGA→TGA 的错义突变,导致 Arg90X 的改变

3. **诊断依据**

(1) 腹腔内巨大副神经节瘤手术病史。

(2) 患者颅内高压症状明显,CT 提示颅内占位性病变,其特征符合副神经节瘤表现。

(3) 腹腔内手术部位占位性病灶再发。

(4) 血 NMN,MN 水平升高明显。

讨论

嗜铬细胞瘤起源于肾上腺髓质,副神经节瘤则起源于肾上腺外的嗜铬组织,主要沿交感神经节分布,包括腹膜后腹主动脉前、左右腰椎旁间隙、肠系膜下动脉开口处、主动脉旁的嗜铬体等部位。由于从临床表现、生化检查及组织病理学上并不能区分嗜铬细胞瘤和副神经节瘤,将其统称为嗜铬组织肿瘤。目前对嗜铬组织肿瘤最有效的生化检测指标是 MN、NMN,其敏感性和特异性分别为 97%～99% 和 82%～96%。由于不同部位的嗜铬组织肿瘤可以产生不同的儿茶酚胺激素,肾上腺来源的肿瘤以分泌肾上腺素为主,而肾上腺外来源的肿瘤则以分泌去甲肾上腺素为主。该患者以血浆 NMN 升高为主,结合腹部 CTA 结果提示患者的肿瘤位于肾上腺外。[131]I-MIBG 扫描作为术前定位及术后随访的首选方法,能检测到 CT 或 MRI 未能发现的肿瘤及转移的病灶,但该患者术前[131]I-MIBG 检查并未有任何阳性发现。

患者于 2004 年 9 月 27 日在瑞金医院进行后腹膜副神经节瘤切除术,术后症状缓解,血压恢复正常。但随访中患者血 NMN 水平未恢复至正常范围内,高度提示有肿瘤残余或转移。嗜铬组织的肿瘤对外照射放疗和化疗均不敏感,但是多数可以带瘤长期生存,因此临床治疗以控制发作性高血压为主。2005 年 8 月患者因头痛伴听力下降再次入院时,查 NMN 12 000 pg/ml,MN 228.6 pg/ml。腹部 CTA 示嗜铬细胞瘤术后,腹主动脉左侧(左肾门及肾下极水平)残余结节。结合病史考虑嗜铬细胞瘤术后复发可能,此时肝脏内尚未发现转移肿瘤。头颅 CT 提示患者右枕叶占位性病变,从影像学角度,肿瘤区别于身体其他部位恶性肿瘤远处转移,如肺癌等多为脑内实质性转移灶,该患者脑内占位属于脑膜外范围,有蛛网膜包绕,脑实质组织向内推移。双侧脑膜中动脉造影提示肿瘤供血来源于颈外动脉。在神经外科行右枕叶肿瘤切除术,术后病理示:"右枕叶副神经节瘤"。

目前临床上诊断恶性嗜铬细胞瘤的公认标准为非嗜铬组织部位出现了转移病灶,包括肝脏、淋巴结、肺及骨转移,而位于动脉旁的嗜铬组织肿瘤可以认为是多发,不能依此诊断为恶性。嗜铬细胞瘤患者手术后血压下降明显,虽然长期预后具有较大的个体差异性,但手术缓解症状的效果明显优于其他如胃肠道或肺部恶性肿瘤,患者较少因恶性嗜铬细胞瘤本身原因死亡,而常见死因为高血压严重并发症如心脑血管意外,高血压心、肾疾病等,因此建议该患者积极手术治疗,但术前需要查找全身他处是否存在异位肿瘤的可能。若不能完全排除,也可考虑行[131]I-MIBG 治疗,但该患者第 1 次手术前后 MIBG 检查均为阴性结果,由于肿瘤细胞并不摄取放射性核素,故无法进行^{131}I-MIBG 治疗。2006 年 6 月随访中发现患者后腹膜恶性嗜铬细胞瘤复发伴肝左内叶及右后叶转移及多发性骨转移,此时患者由于出现全身多处广泛性转移,已经失去了再次手术的机会。出院后予口服甲磺酸多沙唑嗪控释片 12 mg/d,美托洛尔 50 mg/d 控制血压。但患者一般情况较差,长期卧床,由于全身多处广泛性转移,导致多器官功能衰竭,于 2007 年 11 月抢救无效死亡。

　　统计资料显示,90％的嗜铬细胞瘤是良性的,恶性占 10％左右,而副神经节瘤恶性的发生率较大,为 15％～35％。SDHB 基因突变与嗜铬组织肿瘤的恶性生物学行为高度相关。SDHB 基因突变可能成为副神经节瘤,特别是恶性副神经节瘤的标志,为早期发现恶性肿瘤提供诊断依据。该患者属于多发的恶性副神经节瘤,于是我们对患者 SDHB 基因 8 个外显子进行了基因测序筛查,发现 3 号外显子上的第 419 个核苷酸,胸腺嘧啶 T 置换胞嘧啶 C,使编码精氨酸 Arg 的 CGA 突变为终止密码子(图 20-4)。为此我们将对其家属进行相关基因的检测及密切的随访,以便能早期发现病灶并进行积极的治疗。

　　目前从临床表现、生化指标及组织病理学上并不能完全区分肿瘤的良恶性,因此对于一个嗜铬细胞瘤患者而言,应该在手术后每年进行血浆 NMN 及 MN 的测定,以便早期发现肿瘤的复发及转移,并鼓励患者积极接受手术治疗。如^{131}I-MIBG 扫描有异常发现,建议其进行^{131}I-MIBG 治疗。有资料表明,散发性嗜铬细胞瘤也存在 RET、VHL、SDHD、SDHB 基因的突变,这意味着对于所有患者进行基因筛查是相当有必要的,这不仅有助于嗜铬细胞瘤患者的确诊和预后评估,更有助于对患者的家族成员进行早期诊断、早期治疗。

参考文献

[1]　Kaltsas GA1, Papadogias D, Grossman AB. The clinical presentation (symptoms and signs) of sporadic and familial chromaffin cell tumours (phaeochromocytomas and paragangliomas)[J]. Front Horm Res, 2004, 31: 61-75.

[2]　Ilias I, Pacak K. Diagnosis and management of tumors of the adrenal

medulla[J]. Horm Metab Res, 2005, 37(12): 717 - 721.

[3] Shulkin BL, Ilias I, Sisson JC, et al. Current trends in functional imaging of pheochromocytomas and paragangliomas[J]. Ann N Y Acad Sci, 2006, 1073: 374 - 382.

[4] Brouwers FM, Eisenhofer G, Tao JJ, et al. High frequency of SDHB germline mutations in patients with malignant catecholamine-producing paragangliomas: implications for genetic testing [J]. J Clin Endocrinol Metab, 2006, 91(11): 4505 - 4509.

[5] Gimenez-Roqueplo AP, Lehnert H, Mannelli M, et al. Phaeochromocytoma, new genes and screening strategies[J]. Clin Endocrinol (Oxf), 2006, 65 (6): 699 - 705.

[6] Jiménez C, Cote G, Arnold A, et al. Should Patients with Apparently Sporadic Pheochromocytomas or Paragangliomas be Screened for Hereditary Syndromes? [J]. J Clin Endocrinol Metab, 2006, 91(8): 2851 - 2858.

病例 21　多汗伴血压升高
——右心房副神经节瘤

王卫庆　　苏颋为　　陈海涛　　施仲伟　　方文强

李　彪　　金晓龙　　臧旺福　　宁　光

病史摘要

患者女性,15 岁,因"多汗 3 年,发现血压升高 1 年"门诊收治。

现病史:患者自 2003 年夏天(11 岁)起出现阵发性大汗淋漓,尤以夜间为重,无头痛、头晕,无心悸、面色苍白。患者未在意。2004 年 11 月因多汗就诊中医,使用"中药"治疗半年,多汗症状无明显好转。2006 年 4 月初中毕业体检测血压为 135/98 mmHg。2006 年 5 月 17 日至中西医院门诊就诊,体格检查提示 HR 94 次/min,BP 160/120 mmHg。诊断为"高血压",给予美托洛尔 12.5 mg/d 口服,用药后 HR 没有明显下降。2006 年 6 月 19 日美托洛尔加量至 25 mg/d 口服,治疗后患者多汗症状无好转。2006 年 8 月 31 日动态血压检查提示 BP 最高达 209/133 mmHg,白天平均 BP 183/108 mmHg,夜间 198/115 mmHg。血压升高时无明显头痛、心悸、面色苍白等症状,多汗发生时间与血压水平无关。给予降压药物治疗。先后使用"贝那普利(洛汀新)、美托洛尔(倍他乐克)、维拉帕米(缓释异搏定)、缬沙坦(代文)"等控制血压。用药后监测血压提示血压波动在 170/110～110/70 mmHg。于 2007 年 2 月 27 日在瑞金医院高血压科住院检查,住院过程中曾出现一次面色苍白、乏力不适,休息后好转。查尿去甲肾上腺素 1 451.2 μg/24 h,血去甲变肾上腺素 2 325.8 pg/ml,血变肾上腺素 69.7 pg/ml,提示"嗜铬细胞瘤"。复查尿儿茶酚胺激素,提示尿游离去甲肾上腺素 2 163.6 μg/24 h,诊断为"嗜铬细胞瘤"。肾上腺 CT 没有发现肿瘤。2007 年 3 月

16 日门诊行^{131}I-MIBG 检查发现胸部异常放射性浓集,考虑胸部副神经节瘤。现为求进一步定位诊断与治疗收入我科。

追问病史,患者自幼多汗,其父亲也有多汗症状,未予重视。

起病以来,精神可,食欲佳,睡眠可,平素怕热,大便 1 次/d,较干硬,小便正常,近期体重无明显改变。

体格检查

T 37.0℃,P 86 次/min,R 19 次/min,BP 160/90 mmHg。神志清,精神好,发育正常,查体合作。全身皮肤巩膜无黄染,无出血点,浅表淋巴结未触及肿大。眼睑无水肿,双眼球不突,结膜无充血。咽部无充血,扁桃体无肿大。颈软,气管居中,双侧甲状腺无肿大,无压痛,随吞咽上下移动,未触及结节,闻及血管杂音。两肺呼吸音清,未闻及干湿性啰音。HR 86 次/min,律齐,各瓣膜区未闻及杂音。腹平软,无压痛反跳痛,肝脾肋下未触及,移动性浊音阴性,肝肾区无叩痛。足背动脉搏动正常。双手平举细震颤(一),双下肢无水肿,无色素沉着。四肢肌力、肌张力正常,生理反射存在,病理反射未引出。

实验室检查

血常规: WBC 9.7×10^9/L,NE 65.4%,RBC 4.63×10^{12}/L,Hb 128 g/L,HCT 0.384,PLT 430×10^9/L。

尿常规: pH 7.50。

肝肾功能: ALT 26 U/L,AST 20 U/L,AKP 72 U/L,GGT 9 U/L,TB 8.0 μmol/L,DB 1.3 μmol/L,TP 66 g/L,ALB 42 g/L,BUN 4.1 mmol/L,sCr 52 μmol/L,UA 206 μmol/L。

血脂: TAG 0.42 mmol/L,TC 4.08 mmol/L,HDL 2.18 mmol/L,LDL 1.61 mmol/L。

血尿同步电解质、口服糖耐量、胰岛素释放和 RAS 系统:结果见表 21-1~表 21-3。

表 21 - 1　患者血尿电解质

标　　本	Na$^+$	K$^+$	Cl$^-$	Ca^{2+}	P^{3-}
血(mmol/L)	142.0	4.5	106.0	2.26	1.00
尿(mmol/24 h)	171.2	47.36	129.6		

表 21 - 2　OGTT＋IRT

项　　目	0 min	30 min	60 min	120 min	180 min
血糖(mmol/L)	5.4	10.6	10.0	8.8	4.4
INS(μU/ml)	2.8	88.60	29.30	29.20	8.30

表 21 - 3　RAS 系统各项指标

状　　态	血 PRA[ng/(ml·h)]	血 Aldo(pg/ml)
基础	3.79	186.3
激发	5.71	537

ESR：22.0 mm/h。

血 MN：69.7 pg/ml(14.0～90.0 pg/ml)；血 NMN：2 325.5 pg/ml
(19.0～121.0 pg/ml)。

复查血 MN：78.5 pg/ml(14.0～90.0 pg/ml)；血 NMN：4 044.6 pg/ml
(19.0～121.0 pg/ml)。

尿 E 20.80 μg/24 h，NE 1 451.2 μg/24 h，DA 540.63 μg/24 h。

复查尿 E 8.97 μg/24 h，NE 2 163.6 μg/24 h，DA 499.74 μg/24 h。

甲状腺功能：T3 1.93 nmol/L，T4 92.21 nmol/L，FT3 5.08 pmol/L，
FT4 8.36 pmol/L，sTSH 0.662 mU/L，MCAB 1.30%，TGAb 3.50%，
rT3 25.20 ng/dl，TG 17.50 ng/ml，TSH 0.50 mU/L，降钙素 0.10 pg/ml。

辅助检查

肾上腺 CT(平扫＋增强)：双侧肾上腺未见明显异常。

心电图：窦性心律不齐。

心超：未见明显异常。

双肾 CTA：双肾动脉未见异常。请结合临床。

动态血压监测：血压轻度升高，昼夜节律消失。最高 177/105 mmHg(3 时)。

肾脏动态显影报告：双肾 GFR 正常。

^{131}I - MIBG 检查示：双侧肾上腺未见明显异常病变；胸部异常病变，考虑胸部副神经节瘤可能(图 21 - 1A)。

心电图：正常(HR 73 次/min)。

心脏 MRI：右心房占位性病变(图 21 - 1B)。

心超：右心房肿块，轻微三尖瓣反流(图 21 - 1C)。

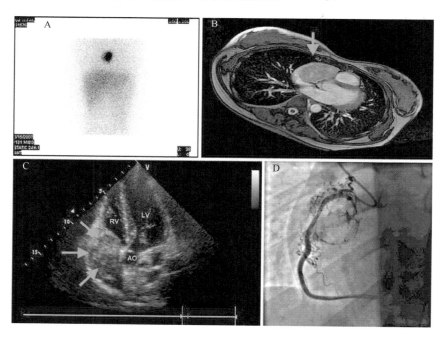

图 21 - 1　部分辅助检查

A. ^{131}I - MIBG 检查；B. 心脏 MRI 检查；C. 心脏彩超；D. 冠脉造影提示右心房壁肿瘤伴血供丰富

诊断与诊断依据

1. **临床诊断**　心脏副神经节瘤,冠状动脉供血。

2. **诊断依据**

(1) 患者多汗症状明显。

(2) 血压明显升高,最高达 209/133 mmHg。

(3) 儿茶酚胺及其代谢产物明显增高,其中血浆 NMN 4 044.6 pg/ml。

(4) MIBG 检查见胸部放射性浓集。

(5) 冠状动脉造影检查提示肿瘤为右冠状动脉供血。

鉴别诊断

1. **定性诊断的鉴别**　主要与存在交感神经兴奋性增加的疾病鉴别。

(1) 甲状腺功能亢进症:可以存在心悸、乏力、多食、消瘦、多汗等不适,表现为交感神经兴奋的临床症状,部分与儿茶酚胺激素分泌过多类似,但是多数患者以体重下降更为明显,且血压明显升高比较少;该患者血压升高明显,可以进行甲状腺功能检查以鉴别。

(2) 围绝经期状态:多见于 50 岁左右女性,表现为月经紊乱、潮红、乏力、焦虑等不适,临床表现宽泛而不确定;也可见于部分病理疾病导致的性腺激素的突然下降,如下丘脑-垂体功能减退、性腺功能减退等疾病,这种情况下可以在年轻患者中出现类似交感兴奋的症状;该患者月经正常,低性激素状态依据不足,可以评价性激素水平来鉴别。

(3) 原发性多汗:患者可以是部分胸部交感神经链调节功能受损从而导致胸部以上以及手掌多汗表现,有报道胸部交感神经毁损可以治愈此类疾病;该患者多汗为全身性,难以用定位的神经系统疾病来解释。

2. **定位诊断的鉴别**　该患者 MIBG 定位于胸部,且儿茶酚胺激素水平升高,提示患者肿瘤来源于副交感神经节。

(1) 来自胸主动脉旁:来自胸主动脉旁的副神经节瘤是临床比较

常见的胸部副神经节瘤,可以包绕胸主动脉,并且累及肋间动脉或脊柱动脉,从而造成更为严重的神经系统定位体征;胸部 CT 检查可以定位。

(2)来源于冠状动脉的副交感神经节:属于心脏副神经节瘤的一种,是起源于冠状动脉旁副交感神经节的肿瘤,临床上会对冠状动脉远端供血造成影响从而导致出现类似冠状动脉缺血的表现;冠状动脉造影可以发现肿瘤血供。

(3)起源于心肌副交感神经的肿瘤:根据肿瘤累及的心肌部位以及传导系统受累状态可以出现心功能不全、心律失常等不同临床表现,多数肿瘤供血来自冠状动脉。心超、动态心电图、冠状动脉造影可以明确肿瘤来源。

诊疗经过

入院后再次复查生化指标,行胸部 CT、心脏 MRI、心超等检查,明确诊断为右心房副神经节瘤。2007 年 3 月 22 日起给予甲磺酸多沙唑嗪控释片 4 mg/d 口服,后逐渐加大剂量至 12 mg/d,同年 3 月 31 日起加用美托洛尔 25 mg,2 次/d,术前 BP 控制于 105/65 mmHg 左右,晨起 HR 在 80 次/min。进行冠状动脉造影检查,提示肿瘤的血供来自右冠状动脉(图 21-1D)。于 4 月 18 日进行了直视下右心房肿瘤切除术。术中发现肿瘤位于右心房、右心室心肌中,包绕右冠状动脉。在体外循环下,取右侧大隐静脉搭桥,保护远端心肌,保护窦房结,完整切除肿瘤,体积约 6.5 cm×4.9 cm×4 cm,重量约 41.7 g。自体心包修补右心房。心脏起搏后提示窦性心率,手术顺利。体外循环停止后使用去甲肾上腺素维持血压。病理报告(图 21-2):肿瘤切面灰红色,分叶状,质地中等,细胞大小一致,胞质丰富,血供丰富,无异型。中央有一不规则纤维瘢痕区,1.0 cm×0.5 cm。肿瘤边界清楚,但无完整包膜。心肌细胞有肥大,纤维化。免疫组化:CHG(+)、SYN(+)、Inhibin、AE1/AE3、Melan A 均(-),病理诊断为右心房副神经节瘤。

术后情况:手术后改为多巴胺治疗,术后 48 h 停用静脉心血管活性药物(多巴胺)。术后 72 h 拔除胸腔引流管。术后 48 h 患者血 NMN 下降至正常范围。血 NMN 113.8 pg/ml(19.0~121.0 pg/ml),尿 NMN

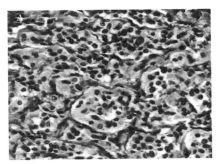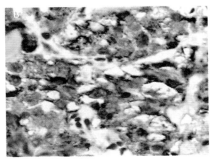

图 21‑2　患者肿瘤标本病理检查结果

A. 细胞大小一致,胞质丰富,血供丰富,无异型(HE,×200);B. 肿瘤细胞嗜铬蛋白 A 阳性(IHC,DAB×400)

338. 1 μg/24 h(正常值<460 μg/24 h),尿 NE 26. 85 μg/24 h(正常值 7. 0~65. 0 pg/ml),尿 DA 185. 9 μg/24 h(正常值 75. 0~440. 0 μg/24 h)。心超示:心脏肿瘤完整切除,各房室无明显扩大。左室壁收缩活动良好。搭桥血管供血区域血供正常。术后患者无阵发性血压升高,BP 在 105/65 mmHg 左右,无出汗症状。

随访

手术后 3 个月随访患者冠脉造影提示右冠状动脉搭桥血管通畅。手术后至今随访 5 年,无发作性出汗等症状,血压正常,血、尿 NMN 水平在正常范围。心超正常。心功能正常。

讨论

嗜铬细胞来源的肿瘤是指发生于神经外胚层起源嗜铬细胞的肿瘤,位于肾上腺者称为嗜铬细胞瘤,位于肾上腺外嗜铬细胞组织的称为副神经节瘤,占嗜铬细胞来源的肿瘤的 10%,且多发于腹部,其他部位的副神经节瘤仅占 1%~2%。心脏副神经节瘤十分罕见,自 1974 年 Besterman 等首次报道成功切除 1 例心脏副神经节瘤以来,迄今文献报道 50 余例。文献报道心脏副神经节瘤的发病年龄为 13~61 岁,女性多于男性(女性占 61%~75%)。好发于左心房顶部。该患者肿瘤位于右心房,但是手术前无法明确该肿瘤对心内、外膜以及心肌的受累情况。因此,手术中需要临时决定患者的手术细节,以尽量保证心脏功能及房室结功能为主要目标。该患者年龄小,肿瘤位于肾上腺外,尽管[131]I - MIBG 提示患者未存在其他部位的肿瘤,但还是需要做好随访工作,以早期发现肿瘤复发或者恶性转移。对患者进行了包括 RET、VHL、SDHx 的基因测序,未发现已知的相关基因突变。

　　嗜铬细胞瘤的典型临床表现为阵发性血压升高,伴三联征,即"头痛、心悸、出汗"。该患者亦是以"多汗"症状为主要表现,但未引起重视。体检时发现血压增高,为 135/98 mmHg,对于 16 岁的青少年来说,这个血压是明显增高的。尤其应引起重视的是,对于年轻的高血压患者必须排除继发性高血压。患者肾功能、尿常规检查均提示正常,肾动脉 CTA 检查未见肾动脉狭窄,可以排除肾性及肾动脉性高血压。生化检查发现尿 NE 和血浆 NMN 明显升高,而尿 E 和血浆 MN 均在正常范围内,因此考虑为肾上腺外副神经节瘤可能性大。目前,在嗜铬细胞瘤的定性诊断上,血浆间羟肾上腺素类似物,即 MN 及 NMN 具有较好的敏感性和特异性,均可以达到 90% 以上。尤其是当检测值高于正常上限 3 倍以上时,诊断特异性可以达到 100%。该患者 NMN 水平接近正常上限的 40 倍,因此嗜铬细胞瘤的定性诊断十分明确。

　　该患者肿瘤位于心脏,但心脏听诊无杂音。超声心动图中,常规切面上亦未发现肿瘤病灶。在一些非常规切面上,可以发现一最大径为 47 mm×29 mm 的肿块,位于右心房后缘、顶部。肿块包膜完整,内部回声不均匀,边缘回声增强,似有钙化表现;心超检查中,是否累及右房室瓣(三尖瓣)瓣环不能明确。心包未受累及,无心包积液。由于长期高血压,患者左室壁较同龄人偏厚,但仍在正常范围内。虽然肿瘤定位于心脏,但是无明显心脏不适的主诉,更重要的是肿瘤还未影响到患者的心脏血流动力学。

　　在嗜铬细胞瘤定位诊断方面,[131]I - MIBG 可通过去甲肾上腺素转运体系统被肾上腺髓质或交感自主神经的神经元所摄取,而显示嗜铬细胞的部位,在嗜铬细胞瘤的诊断上具有很好的特异性。[131]I - MIBG 明确了该患者为单发肿瘤,通过 MRI 也得到了证实。

　　在治疗上,应首选肿瘤切除。但由于肿瘤可能累及房室沟、左房室瓣(二尖瓣)等,造成无法完整切除肿瘤,可能需要接受心脏移植手术。由于外科手术的技术难题,一般心脏副神经节瘤患者的预后不佳。手术时建立心肺体外循环则更为安全,可预防恶性心律失常及高血压危象。该患者在手术期间建立了体外循环,成功切除肿瘤,心脏重新起搏后未发生明显血压波动及恶性心律失常,手术过程顺利平稳。

　　目前,恶性嗜铬细胞瘤的诊断需在非嗜铬组织部位出现嗜铬组织,如淋巴结、肺、骨骼等部位。副神经节瘤患者中恶性比例高于嗜铬细胞瘤患者,因此更需要做好随访工作,以早期发现肿瘤复发或者恶性转移。

参考文献

[1] Lagerstedt SA, O'Kane DJ, Singh RJ. Measurement of plasma free metanephrine and normetanephrine by liquid chromatography-tandem mass spectrometry for diagnosis of pheochromocytoma[J]. Clin Chem, 2004, 50(3): 603 – 611.

[2] Turley AJ, Hunter S, Stewart MJ. Eur J Cardiothorac Surg[J]. A cardiac paraganglioma presenting with atypical chest pain, 2005, 28(2): 352 – 354.

[3] Lambelin M, Meuris B, Bogaert J, et al. Pheochromocytoma as an incidentaloma in severe symptomatic calcified constrictive pericarditis[J]. Acta Cardiol, 2014, 69(5): 566 – 567.

病例 22　反复上腹不适伴双肾上腺占位 ——双侧肾上腺淋巴瘤

洪　洁　张豫文　顾丽群　姜　蕾　金小龙
方文强　李培勇　陈　钰　王卫庆　宁　光

病史摘要

患者男性,51 岁,发现双侧肾上腺占位 24 d 收入院。

患者于 8 年前无明显诱因下出现上腹部不适,饱胀、嗳气,当地医院胃镜示"慢性浅表性胃炎",对症治疗 2~3 个月后症状缓解而自行停止治疗。此后偶有上腹部不适,但皆未在意。入院 24 d 前又出现上腹部饱胀不适,且较以往加重,即于当地医院常规行腹部 CT 示"双肾上腺占位,转移瘤可能"。生化检查癌胚抗原、甲胎蛋白、肝功能等指标均正常。为进一步明确诊治而转来瑞金医院。

追问病史,患者平素体健,已戒烟酒 8 年。父亲因肺癌过世。发病以来无头晕、头痛,无血压升高、面色苍白、大汗淋漓、心悸等,无软瘫及肢体乏力,无呕吐腹泻,无体重减轻,无腰背酸痛不适,无发热盗汗,食欲睡眠可,大小便正常。

体格检查

T 36.5℃,P 82 次/min,R 20 次/min,BP 130/80 mmHg,身高168 cm,体重 70 kg。神志清,精神可,自动体位,查体合作。全身皮肤和黏膜无黄染,无紫纹,无色素沉着,无出血点。浅表淋巴结未触及肿大,双侧瞳孔等大同圆,对光反射灵敏。颈软,气管居中,甲状腺不肿大。两肺呼吸音清晰,未闻及干湿性啰音。HR 84 次/min,律齐,各瓣膜听诊区未闻及病理性杂音。腹平软,肝脾肋下未及,全腹无压痛和反跳痛,肠鸣音正常,双肾区叩击痛(一)。双下肢无水肿。神经反射正常。

实验室检查

血、尿、大便常规正常,肝肾功能和血脂、血电解质及 24 h 尿电解质均正常。网织红细胞计数 1.3%(正常范围 0.5%～1.5%),ESR 12.0 mm/h(正常范围 0～15 mm/h),乳酸脱氢酶 746 U/L(↑,正常范围 91～192 U/L),血 β_2 微球蛋白 3.4 ng/ml(↑,正常范围 1.4～3.4 ng/ml),尿 β_2 微球蛋白 160 ng/ml(↑,正常范围<150 ng/ml);糖类抗原 CA125 10 U/ml(正常范围<34 U/ml),糖类抗原 CA199 5 U/ml(正常范围<30 U/ml),癌胚抗原 7 ng/ml(正常范围<15 ng/ml),甲胎蛋白<10 ng/ml(正常范围<10 ng/ml);甲状腺功能正常,血浆肾素活性基础 1.36 ng/(ml·h)[正常范围 0.1～5.5 ng/(ml·h)],血管紧张素 Ⅱ 基础 57 pg/ml(正常范围 18～103 pg/ml),血醛固酮 52.4 pg/ml(正常范围 29.4～161.5 pg/ml),尿醛固酮 4.3 μg/24 h(正常范围2.25～21.4 μg/24 h);尿肾上腺素 9.1 μg/24 h(正常范围 0～22 μg/24 h),去甲肾上腺素 60.6 μg/24 h(正常范围 7～65 μg/24 h),多巴胺 435.90 μg/24 h(正常范围 75～440 μg/24 h);血 F:8 时 16.3 μg/dl,16 时 4.8 μg/dl,24 时 5.7 μg/dl;2 次尿 F 分别是 48 μg/24 h 和 62 μg/24 h(正常范围 20～90 μg/24 h);2 次血促肾上腺皮质激素分别是 31.4 pg/ml 和 25.1 pg/ml(正常范围 12～78 pg/ml)。

辅助检查

心电图正常。胸部正位片:两肺纹理增多,稍模糊。头颅及颈部 CT 平扫未见异常。骨穿结果:骨髓增生活跃高水平,粒红比下降,粒、红、巨三系均增生活跃,血小板散在或小簇可见。腹部 B 超示"双侧肾上腺实质性占位,右侧肾上腺区见一大小为 64 mm×75 mm×80 mm 低回声区,形态呈类圆形,边界清,内回声欠均匀,内可见少许血流信号。左侧肾上腺区见一大小为 11 mm×56 mm×55 mm 低回声区,形态呈类圆形,边界清,内回声欠均匀"。肾上腺 CT 平扫加增强(图 22-1):双侧肾上腺区均可见一椭圆形软组织密度影,密度均匀,边缘光整,右

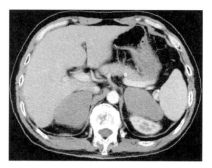

图 22 - 1　患者治疗前双侧肾上腺 CT 图像

侧约为 7.35 cm×4.74 cm,左侧为 7.44 cm×4.67 cm。平扫 CT 值约为 35 Hu,增强图像显示轻度强化,CT 值为 45 Hu。所见部分双肾形态大小位置正常,未见异常密度影,腹膜后未见异常淋巴结影。[18]F - FDG PET - CT 检查:双侧肾上腺恶性肿瘤。

在排除双侧嗜铬细胞瘤的前提下,为进一步明确肿瘤的性质,在 CT 引导下行一侧肾上腺穿刺活检。镜下检查:凝血块中见少量散在小圆形细胞,核大深染,异型,核分裂象易见。病理诊断:肾上腺穿刺示恶性肿瘤,免疫组化标记结果符合非霍奇金淋巴瘤,弥漫性大 B 细胞型;免疫组化标记:异常细胞白细胞共同抗原(LCA)阳性,全 B 淋巴细胞抗原(L26,CD79a)阳性,CD3 阴性,上皮膜抗原(EMA)阴性,混合型细胞角蛋白(AE1/AE3)阴性,过氧化物酶(MPO)、波形蛋白(VIM)阴性(图 22 - 2、图 22 - 3)。肾上腺穿刺基因重排病理结果提示:免疫球蛋白重链框架 2A 区和 3A 区(IgH Fr2AFr3A)克隆性重排,抗原 T 细胞受体无克隆性重排。

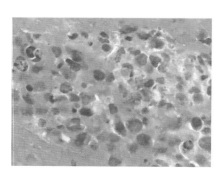

图 22 - 2　肿瘤细胞圆形和不规则形,染色质凝块状(HE 染色,×360)

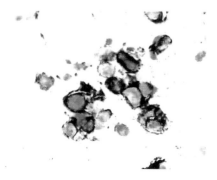

图 22 - 3　免疫组织化学标记,肿瘤细胞膜 L26 阳性表达(EnVision 法,DAB 显色,×400)

诊断与诊断依据

1. **临床诊断** 双侧肾上腺非霍奇金淋巴瘤(弥漫性大 B 细胞型)。

2. **诊断依据** 患者因有消化道症状,常规腹部 B 超检查提示双侧肾上腺占位。入瑞金医院后体检未发现浅表淋巴结肿大。行肾上腺、头颅等 CT 影像学检查及 ^{18}F - FDG PET 检查提示双侧肾上腺恶性肿瘤,排除其他部位的器官或淋巴结的累及,并予以肾上腺穿刺,病理诊断结果:"肾上腺穿刺"恶性肿瘤。免疫组化标记结果,符合非霍奇金淋巴瘤,弥漫性大 B 细胞型。生化检查结果发现肾上腺皮质和髓质功能均正常,而 LDH、血尿 β_2 微球蛋白显著升高,故可诊断为原发性双侧肾上腺淋巴瘤。

诊疗经过

对于本例患者,予以 CHOP 方案(环磷酰胺、长春新碱、米托蒽醌、泼尼松)进行诱导治疗,化疗后患者病情稳定,21 d 后又入院行第 2 次强化治疗。第 2 次化疗前血清乳酸脱氢酶已恢复正常至 126 U/L,24 h 尿 F 237.4 $\mu g/dl$,血促肾上腺皮质激素 12.5 pg/ml。双肾上腺 CT 平扫加增强结果显示:化疗后双肾上腺与治疗前 CT 片比较,肿块明显缩小(图 22-4)。腹部 B 超显示:右侧肾上腺区见一大小为 49 mm×10 mm×28 mm 低回声区,边界清,内回声均匀,未见明显血流信号;左侧肾上腺区见一大小为 35 mm×13 mm×6.9 mm 低回声区,边界清,内回声欠均匀,未见明显血流信号。综上提示患者经过化疗后,肿块显著缩小,化疗有效。此后患者一直在瑞金医院进行化疗,疗程中肾上腺皮质功能维持正常水平,但 13 个月后出现后腹膜淋巴结和肝内淋巴结肿大,半年后患者因并发肺部感染,高热,经抢救无效死

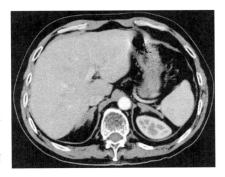

图 22-4 患者治疗后双侧肾上腺 CT 图像

亡。从确诊至病逝共计 20 个月。

讨论

肾上腺意外瘤是指因肾上腺以外的疾病或查体时行影像学检查而发现的肾上腺占位性病变。它属于一类特殊疾病的定义,而不是诊断。随着 B 超、CT 及 MRI 等影像学技术的普及与发展,人们可以发现越来越多的意外瘤。文献报道在中年人群中,肾上腺意外瘤的发生率约为 3%,而在老年人群可高达 10%。临床上肾上腺偶发瘤常见于肾上腺髓样脂肪瘤、肾上腺囊肿、肾上腺血肿、肾上腺腺瘤、肾上腺癌肿以及肾上腺转移性肿瘤等,而双侧肾上腺偶发瘤罕见。

由于肾上腺偶发瘤多缺乏临床表型,因此鉴别诊断既困难又重要。第一,临床上体征、表现及其他相关转移的表现的识别。第二,肾上腺皮质和髓质功能的评定。第三,影像学检查手段如 B 超、CT 和 MRI 及核素检查间的相互补充和印证,此项不仅对定性定位诊断有帮助,而且对日后随访中治疗效果评定至关重要。CT 扫描通常能区分肾上腺良恶性肿瘤,如肾上腺皮质腺瘤往往呈均质型,低密度,圆形或卵圆形,边界清楚规则,相反,肾上腺皮质癌往往密度不均,形状和边界不清。第四,在以上措施仍不能明确病因且基本排除嗜铬细胞瘤的基础上,则可采取穿刺活检等侵入性检查手段以明确诊断。

本例患者的临床特点有以下一些: ① 中年男性,因腹部不适常规 B 超检查时发现双侧肾上腺占位。② CT、MRI 和 PET 皆证实双侧肾上腺占位;CT 显示低密度,均匀,组织疏松,为软组织密度影,CT 值为 34 Hu,增强后较均匀轻度强化,CT 值 49 Hu;体积比较大,边界清楚,呈“八字形”,无分叶状改变。③ 血乳酸脱氢酶明显上升,血 β_2 微球蛋白正常高限,尿 β_2 微球蛋白升高。④ 无肾上腺皮质和髓质功能增强或降低的临床表现和生化异常。⑤ 穿刺活检示细胞核大深染,异型,分裂象易见。⑥ 免疫组化示特异性肿瘤标志物 L26 阳性,且出现免疫球蛋白重链框架 2A 区和 3A 区(IgH Fr2AFr3A)克隆性重排。⑦ 骨髓穿刺和活检正常。根据上述特点确诊为双侧肾上腺原发性淋巴瘤。

恶性淋巴瘤是一种源于淋巴造血组织的实体瘤,其发病可能与病毒感染、机体免疫缺陷有关。淋巴瘤可分为霍奇金病与非霍奇金病两类。临床表现大多首先侵犯浅表淋巴结或深部淋巴结,少数以结外组织(器官)为首发表现。源于内分泌器官的恶性淋巴瘤少见,只占结外组织表现的 3%,多数是甲状腺组织受累。以肾上腺为首发部位的恶性淋巴瘤更为少见,由于双侧肾上腺均有淋巴组织,故临床上多表现双侧累及,为单侧发病的 2 倍。病理上多数肿瘤为弥漫大 B 细胞型,少数为 T 细胞型,另有极少数为 NK/T 细胞型及其他类型,可有或无淋巴结病,可伴有肾上腺皮质功能不全或高钙血症。肾上腺原发性淋巴瘤(PAL)的临床表现包括:发热,体重减轻,腹痛,以及和肾上腺皮质功能不全相关的症状如乏力、皮肤黏膜色素沉着、低钠血症和高钾血症等,但多缺乏特异性。PAL 好发于男性,男：女＝7：1,起病年龄多数在 65 岁左右(38～87 岁)。从肿瘤发生学角度而言,$p53$ 和 $c\text{-}kit$ 基因突变可能是导致淋巴瘤的原因。

　　PAL 的影像学表现缺乏特异性。CT 上多表现为单侧或双侧均质肿块,直径在 3～17 cm 间不等,典型者呈均一较低密度占位,类圆或卵圆形,边界清。肿块内可有低密度的坏死区或高密度的急性出血灶、钙化,尤易见于化疗后。肿块呈浸润生长时,易包绕和侵犯肾上极,但不使其移位。轻度强化,坏死区无强化。MRI 上的表现主要是信号强度均匀或不均匀,T1WI 低或等于肝实质,但高于肌肉,T2WI 信号高于脂肪,化学位移成像无反相位信号降低。

　　由于镓- 67(Ga - 67)核素对淋巴瘤细胞有高度亲和性,因此从 20 世纪 70 年代开始,国外就采用 Ga - 67 扫描成像技术诊断淋巴瘤,阳性率较高。目前,Ga - 67 同位素闪烁扫描对诊断该病以及确定分期并判断疗效有非常重要的价值。临床上经 Ga - 67 全身扫描只有双侧肾上腺组织有异常的放射性浓聚,而其他肾上腺外组织未见异常浓聚,则高度提示肾上腺原发性淋巴瘤的诊断。近来有报道示[18]F - FDG 肿瘤葡萄糖代谢 PET 显像技术在区分肾上腺良恶性肿瘤方面敏感性和特异性分别是 100% 和 94%,因此该技术在诊断肾上腺恶性淋巴瘤中也有很大的价值。虽然本例患者未行 Ga - 67 同位素闪烁扫描检查,但经[18]F -FDG PET 检查,同样显示只有双侧肾上腺组织异常浓聚,提示双侧肾上腺恶性肿瘤。

随着超声、CT、MRI 技术的广泛使用，特别是在超声或 CT 引导下肾上腺穿刺活检的应用，在临床实践中 PAL 已不容易被误诊。国内外文献报道，PAL 的瘤细胞多数呈圆形和卵圆形，胞质少，核仁及核分裂象多见，且以弥漫性 B 细胞型恶性淋巴瘤为主，T 细胞型恶性淋巴瘤少见。本患者在 CT 引导下穿刺活检，取得肾上腺大体组织 3 块，直径 0.05~0.2 cm，暗红色。光镜检查：凝血块中见少量散在小圆形细胞，核大深染，异型，分裂象易见，免疫组化标记揭示肿瘤细胞表达 B 淋巴细胞特异性的标记物(L26，CD79a)阳性，因此，病理可确定为"非霍奇金淋巴瘤，弥漫性大 B 细胞型"。此外，基因重排结果表明 IgH 克隆性重排，也是诊断 B 细胞型淋巴瘤的有力依据。

由于 PAL 位于腹膜后，临床上无特异性症状，明确诊断时，肿块体积多已很大，部分可以侵及周围组织或脏器，因此大多数预后不佳。对该病的治疗目前主张先化疗，化疗方案采用 CHOP 方案(环磷酰胺、长春新碱、米托蒽醌、泼尼松)。此期间应严密观察化疗药物的副作用，包括胃肠道反应，肝肾功能，肾上腺皮质功能及骨髓抑制情况等。近年来，单克隆抗体利妥昔单抗(美罗华，rituximab)在淋巴瘤中的应用已取得较好的疗效。此制剂主要用于复发的低度恶性或滤泡型非霍奇金淋巴瘤。利妥昔单抗与 B 淋巴细胞上 CD20 结合，引发 B 细胞溶解的免疫反应。细胞溶解的机制可能包括补体依赖性细胞毒性(CDC)和抗体依赖性细胞介导的细胞毒性(ADCC)作用。该制剂在体外还可诱导淋巴瘤细胞凋亡。现又证实利妥昔单抗可使耐药的淋巴瘤细胞对化疗敏感。由于该药与 CHOP 方案无交叉耐药，毒性不重叠，且有协同作用，故可联合应用。

肾上腺原发性淋巴瘤极为罕见，该疾病的治疗主要包括联合化疗，手术以及手术治疗后辅以化疗和(或)放疗，并根据患者肾上腺功能状况运用糖皮质激素。单纯放疗或手术治疗效果欠佳。目前，多数采用化疗或手术切除，术后联合化疗，疾病可部分或全部缓解。但是，因为病例数少，无法比较何种治疗方法对患者长期生存更为有利。本病预后差，淋巴结外受侵伴乳酸脱氢酶升高是其预后差的两个主要因素，若出现皮质功能减退,则预后更差。治疗后往往会出现皮质功能减退,因此,化疗后应严密观察治疗反应,尤其是肾上腺皮质功能状况。化疗后需进行影像学资料前后对比,判断疗效,及时修正治疗策略,以延长患者的生存期,无疑能为我们今后诊治该疾病提供更多、更宝贵的临床经验。

参考文献

[1] Rashidi A, Fisher SI. Primary adrenal lymphoma: a systematic review[J]. Ann Hematol, 2013, 92(12): 1583 - 1593.

[2] YR Kim, JS Kim, YH Min, et al. Prognostic factors in primary diffuse large B-cell lymphoma of adrenal gland treated with rituximab - CHOP chemotherapy from the Consortium for Improving Survival of Lymphoma (CISL)[J]. J Hematol Oncol, 2012, 5: 49.

[3] L Zhou, W Peng, C Wang, et al. Primary adrenal lymphoma: radiological, pathological, clinical correlation[J]. Eur J Radiol, 2012, 81(3): 401 - 405.

[4] K Horiguchi, K Hashimoto, M Hashizume, et al. Primary bilateral adrenal diffuse large B-cell lymphoma demonstrating adrenal failure[J]. Intern Med, 2010, 49(20): 2241 - 2246.

[5] A Spyroglou, HJ Schneider, T Mussack, et al. Primary adrenal lymphoma: 3 case reports with different outcomes[J]. Exp Clin Endocrinol Diabetes, 2011, 119(4): 208 - 213.

病例 23　高血压，多毛，不孕
——非经典型 21-羟化酶缺陷

张惠杰　杨　军　顾生虹　张　炜　刘建民
李小英　宁　光

病史摘要

患者女性，59 岁，因"发现血压升高 3 年"入院。3 年前无明显诱因出现头晕，一过性黑矇，无头痛及恶心呕吐，无面色潮红及冷汗，无胸闷、心慌、心悸。就诊于当地医院，测血压为 160/80 mmHg，诊断为"原发性高血压"，给予"珍菊降压片"2 片，3 次/d 口服，"非洛地平"5 mg/d 口服等处理。此后血压仍控制不佳，一直波动在（150～170）/（70～90）mmHg 范围内，并经常出现阵发性头晕伴面部潮红，午后多见。1 年前就诊于瑞金医院，行肾上腺 CT 检查示：双侧肾上腺结节样增生，左肾上腺占位，髓样脂肪瘤可能。头颅 MR 示：垂体微腺瘤可能。嘱密切随访，继续降压治疗。半年前于外院复查头颅 MR 提示垂体微腺瘤证据不足。为进一步明确诊断收入院。患者自发病以来无明显体重下降，食欲、睡眠正常。

患者既往体健，已婚，未避孕但无怀孕生育史，未查明原因；13 岁月经初潮，周期规律，量中等，50 岁绝经。父母为近亲结婚，有高血压及心脏病史；有一妹妹 58 岁，自诉"输卵管堵塞"致不孕。

体格检查

BP 170/80 mmHg，体重 72 kg，身高 167 cm，BMI 25.8 kg/m²，腰围 87 cm，臀围 94 cm。神志清，精神可，营养良好。全身皮肤黏膜无色素沉着、黄染及紫纹，体毛分布较同龄老年女性浓密。全身浅表淋巴结未及肿大。无满月脸及痤疮,唇周可见小须,无多血质面容及水牛背。甲状腺无肿大。腋毛浓密,乳腺无明显萎缩,但体积偏小(Tanner 3期)。两肺呼吸音清,未闻及干、湿性啰音。心律齐,各瓣膜区均未闻及杂音。腹平软,肝脾肋下未及,肝肾区无叩痛。阴毛呈女性分布。阴蒂肥大,无阴唇融合,尿道与阴道分别开口。双下肢无水肿,足背动脉搏动正常,四肢肌力、肌张力正常。病理征未引出。

实验室检查

血、尿常规,肝肾功能及血电解质:正常。

血脂:TG 3.09 mmol/L(↑)。

性激素:LH 23.10 U/L,FSH 32.10 U/L,PRL 21.56 ng/ml,E2 25.66 pg/ml,P 5.88 ng/ml(↑),T 1.06 ng/ml(↑),DHEA - S 257.22 μg/ml(正常范围7～348 μg/ml),AD 9.87 ng/ml(↑),空腹17 - OHP 47.60 ng/ml(↑)。

肾上腺激素:血 NMN 50.9 pg/ml,血 MN 24.6 pg/ml,血 Aldo(基础)123.30 pg/ml、(立位激发)167.40 pg/ml,PRA(基础)0.16 ng/(ml·h)、(激发)1.77 ng/(ml·h),AII(基础)36.0 pg/ml、(激发)55.0 pg/ml。

口服葡萄糖耐量及胰岛素释放试验结果见表 23 - 1。

血尿 F 及 2 mg 地塞米松抑制试验结果见表 23 - 2。

快速 ACTH 兴奋试验见表 23 - 3。

表 23 - 1 患者口服葡萄糖耐量及胰岛素释放结果

服糖后时间(min)	血糖(mmol/L)	血清胰岛素(μU/L)
0	5.9	16.8
30	10.4	94.3
60	13.0	137.0
120	12.0	208.0
180	6.3	60.2

表 23‑2　患者 2 mg 地塞米松抑制试验

时间	血 F(8 时)(μg/dl)			尿 F (μg/24 h)	ACTH
	8 am	4 pm	12 pm		
基础	16.7	10.9	14.6	70.8	20.2
第 1 天	1.5			18	
第 2 天	1.5			12.4	

表 23‑3　患者快速 ACTH 兴奋试验结果

ACTH	17‑OHP(ng/ml)	血 F(μg/dl)
基础(随机)	13.936	13.8
60 min	68.38	37.4

注：常用激素换算，P 1 nmol/L＝3.18 ng/ml；PRL 1 mU/L＝21.2 ng/ml；T 1 nmol/L＝3.47 ng/ml；E2 1 pmol/L＝3.67 pg/ml；17‑OHP 1 nmol/L＝3.03 ng/ml。

辅助检查

肾上腺 CT(平扫＋增强)：左侧肾上腺髓样脂肪瘤可能大，双侧肾上腺结节样增生(图 23‑1)。

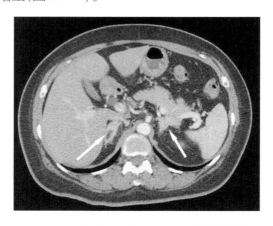

图 23‑1　患者肾上腺 CT 示双侧结节样增生

子宫附件B超：绝经后改变，未见明显异常。

基因筛查：在征得患者知情同意后，提取其外周血DNA，经PCR产物纯化并直接测序发现，*CYP21*基因编码区R356W杂合突变（图23－2），合并启动子区域－126C/T，－113G/A，－110 T/C三个位点相连杂合突变（图23－3）。

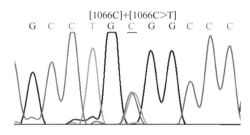

图23－2　患者 *CYP21* 基因第8外显子所检测到的 R356W 杂合突变

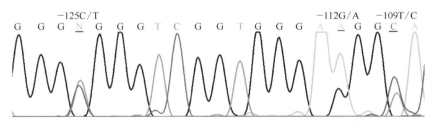

**图23－3　患者 CYP21 基因启动子区域－126C/T，－113G/A，
－110 T/C 三个位点相连杂合突变**

诊断与诊断依据

1. **临床诊断**　先天性肾上腺皮质增生症：非经典型21－羟化酶缺陷症。

2. **诊断依据**

（1）老年女性，体毛分布较同龄老年女性浓密，唇有小须，阴毛呈女性分布，阴蒂肥大。

（2）高雄激素血症，肾上腺来源的雄激素前体均明显增加，尤以AD和17－OHP水平为著。快速ACTH兴奋实验显示，17－OHP水平被显著激发,绝对值达 68.38 ng/ml,而血 F 水平升高仅不足 3 倍,提示存在 F 合成的潜在缺陷。

(3) 肾上腺 CT 示双侧肾上腺结节样增生。

(4) *CYP21A2* 基因复合杂合突变。

诊疗经过

1. 诊断方面   入院完善相关检查,查血、尿常规,肝肾功能,电解质,糖皮质激素,醛固酮,血 NMN 和血 MN 均正常,故除外了由于醛固酮或皮质醇增多及髓质来源的占位所引起的继发性高血压可能。TG 高于正常,且 OGTT 提示糖尿病诊断成立,胰岛素释放实验显示存在高胰岛素血症。因患者存在代谢综合征的多种组分,考虑其原发性高血压可能性大。

问题与思考

因患者诉胡须近五六年较前增多,详细追问病史,患者进入青春期后即有体毛浓密,以面部、四肢为著,但无明显儿童期快速生长现象,身高和力气基本与同龄人相似。父母为近亲结婚,且患者及其妹妹均有"不孕"史。回顾其体格检查,遂完善其性激素检查,提示高雄激素血症。

女性高雄激素血症并不少见,其最为常见的病因是多囊卵巢综合征,可使 4% ~ 6% 的育龄期女性受累。女性血循环中雄激素增加的原因主要有以下一些:卵巢或肾上腺源性的雄激素合成增加,外周组织雄激素转化增加,激素结合蛋白水平下降或代谢去路受阻。老年女性患者中最需除外的是生殖系统肿瘤,该患者病史及妇科 B 超并无阳性发现,且肝肾功能正常,不存在雄激素代谢障碍。因此判断肾上腺来源雄激素是否增加对病因的确认非常重要。

患者肾上腺来源的雄激素前体均明显增加,尤以 AD 和 17 - OHP 水平为著。为进一步确认,行快速 ACTH 兴奋试验,结果显示,17 - OHP 水平被显著激发,而血 F 水平相对不足,提示存在 F 合成的潜在缺陷。结合其病史及影像学检查及基因筛查,提示"先天性肾上腺皮质增生,非典型的 21 - 羟化酶缺陷症"诊断成立。

2. 治疗

（1）对症处理：给予糖尿病饮食，调整饮食结构及生活方式，"缓释维拉帕米"240 mg/d 口服，"可乐定"75 μg，3 次/d 口服，降压治疗，"非诺贝特"每晚 200 mg 口服控制脂代谢紊乱。

（2）加用小剂量雌孕激素拮抗雄激素。

（3）密切随访。

讨论

先天性肾上腺增生症是最常见的常染色体隐性遗传病之一，其中 90% 以上是由于 21-羟化酶缺陷所致。21-羟化酶是肾上腺类固醇激素合成的关键酶之一，其作用是将孕酮转化为脱氧皮质酮，17-羟孕酮转化为 11-脱氧皮质醇，这两种物质分别是肾上腺合成醛固酮及皮质醇必需的前体物质。21-羟化酶的活性缺乏引起血皮质醇减少，对下丘脑-垂体-肾上腺（HPA）轴的抑制减弱，ACTH 代偿性分泌增多，双侧肾上腺增生，大量前体物质孕酮及 17-OHP 堆积，并且向无需 21-羟化作用的雄激素合成途径转化，使雄烯二酮、睾酮等增多，导致男性性早熟和女性男性化的临床表现。

21-羟化酶活性丧失的程度不同，引起的临床表型也不相同。通常将 21-羟化酶缺陷症分为经典型和非经典型（NC）。经典型又分为失盐型（SW）及单纯男性化型（SV），在不同人群中的发生率在 1∶10 000～1∶18 000。失盐型主要表现除出生时女性的外生殖器两性畸形及男性异常增大的阴茎外，严重醛固酮缺乏所致的电解质紊乱（脱水、低钠、高钾）是其主要临床特点；单纯男性化型表现类似，但无失盐症状。非经典型发生率在 1∶100～1∶1 000，而在高雄激素血症的妇女中可达 1%～10%。其 21-羟化酶受累程度相对较轻，临床表现差异很大，出生时外生殖器畸形不常见。女性以多毛、痤疮、月经紊乱、不孕等一系列雄激素增多的症状多见，男性症状不典型，部分患者可完全无临床表现。

对于伴有典型临床表现的经典型 21-羟化酶缺陷症的患者，诊断并不十分困难；但是对于非经典型患者，其中大部分雄激素增多症状轻微，基础 17-OHP 可正常或轻度升高，此时，ACTH 兴奋试验可提供更为准确的诊断信息,一般认为静推 ACTH 后 60 min 17 - OHP 超过 10~15 ng/ml 即可提示非经典型 21 -羟化酶缺陷症。此兴奋实验也可作为与其他肾上腺源性高雄激素血症病因相鉴别的诊断实验。如多囊卵巢综合征,其发生率可达生育期女性高雄激素血症患者的 50%~ 70%,与非典型 21 -羟化酶缺陷症的临床表现也多有重叠,但其 17 - OHP 水平并不能被 ACTH 所兴奋。因此,快速 ACTH 兴奋实验简单易行,可以成为很好的鉴别诊断措施。

非典型的 21 -羟化酶缺陷症的诊断还需与可引起女性男性化的其他类型的先天性肾上腺增生症进行鉴别,如 11β -羟化酶缺陷症及 3β -类固醇脱氢酶缺陷症。11β -羟化酶缺陷症与其类似,也有 17 - OHP 水平升高,但该酶的前体物质去氧皮质酮堆积,其理盐活性可致高血压和低血钾。而本例患者虽然也存在高血压,但电解质正常,且存在代谢综合征的多种组分,其高血压仍考虑为长期高雄激素血症所致代谢紊乱造成。对多囊卵巢综合征的一系列研究提示,高雄激素血症与高胰岛素血症两者相互作用,互为因果。一方面,高胰岛素血症可通过刺激卵巢的胰岛素受体,降低性激素结合球蛋白水平,增强促黄体素分泌等途径,引起循环中雄激素增多;另一方面,睾酮等雄激素可降低外周骨骼肌糖原合成酶活性,减少葡萄糖利用,引起胰岛素抵抗及高胰岛素血症;两者形成恶性循环。而高胰岛素血症又是代谢综合征发生机制的中心环节,可继发一系列代谢紊乱,包括糖耐量异常或糖尿病、血脂代谢紊乱、高血压等,是心血管疾病的主要危险因素。21 -羟化酶缺陷症所引起的长期慢性高雄激素血症无疑对该患者代谢综合征的发生起到推波助澜的作用。而 3β 类固醇脱氢酶缺陷症中,由于肾上腺外的 3β 类固醇脱氢酶亚型作用,使蓄积的前体物质 DHEA 可在外周转化为活性较强的雄激素而出现雄性化的临床表现。非典型的该症患者与 21 -羟化酶缺陷症从临床表现上无法明确鉴别,需基因诊断明确。

人类存在 2 个 21 -羟化酶基因,即具有编码功能的 *CYP21* 基因及不能编码蛋白的 *CYP21* 假基因。之所以缺乏编码功能是因为假基因存在大量的突变位点,使之不能进一步表达。两者虽然功能不同但具有高度同源性,且串联位于 6p21.3,也是 HLA Ⅲ型的易变区域。因此

大多数的 *CYP21* 基因的致病性突变是由两者之间的基因重排引起。其中比较常见的类型包括 *CYP21* 基因缺失，大片段基因转位，第 3 外显子 8 个碱基的缺失突变以及 6 号外显子的连续 3 个碱基的替代突变等。该患者的基因检测所发现的一条等位基因 *R356W* 突变可以导致 CYP21 活性完全丧失，而启动子区域的突变仅可使 CYP21 酶活性降低至 20%。通常，常染色体隐性遗传疾病的临床表型由受累较轻的等位基因决定，因此，其基因突变与其临床表现是一致的。

21-羟化酶缺陷症的治疗以肾上腺皮质激素替代为主。在儿童中首选氢化可的松，抑制 HPA 轴的负性反馈，减少 ACTH 的代偿性增加，纠正肾上腺雄激素的过度分泌，同时有部分的理盐作用，对生长发育影响较少。失盐型患者必须适当补充 9α 氟氢可的松及钠盐摄入。对于有临床表现的非经典型可用小剂量糖皮质激素及抗雄激素药物治疗，成人多选用长效糖皮质激素。本例患者年纪偏大，雄性化表现轻微，且已绝经，无生育要求，故治疗主要针对其代谢综合征。除对症处理外，考虑到慢性高雄激素血症的不良影响，起初拟应用小剂量地塞米松以改善高雄激素血症，但其副作用可能进一步加重糖脂代谢的紊乱，故使用小剂量雌孕激素拮抗雄激素，目前患者在密切随访中。

参考文献

[1]　Speiser PW, Dupont B, Rubinstein P, et al. High frequency of nonclassical steroid 21 - hydroxylase deficiency[J]. Am J Hum Genet, 1985, 37(4)：650 - 667.

[2]　Loidi L, Quinteiro C, Parajes S, et al. High variability in CYP21A2 mutated alleles in Spanish 21 - hydroxylase deficiency patients, six novel mutations and a founder effect[J]. Clin Endocrinol (Oxf), 2006, 64(3)：330 - 336.

[3]　Deborah P, Merke D. Congenital adrenal hyperplasia [J]. The Lancet, 2005, 365：2125 - 2136.

[4]　Moran C, Azziz R. 21 - hydroxylase-deficient nonclassic adrenal hyperplasia：the great pretender[J]. Semin Reprod Med, 2003, 21(3)：295 - 300.

[5]　Azziz R, Dewailly D, Owerbach D. Nonclassic adrenal hyperplasia：current concepts[J]. J Clin Endocrinol Metab, 1994, 78(4)：810 - 815.

病例 24　高血压,低血钾,周期性血尿
——11β-羟化酶缺陷症

孙首悦　张曼娜　杨　军　张惠杰　刘建民

洪　洁　宁　光　李小英

病史摘要

患者社会性别男性,1976 年 11 月出生,因"先天性尿道下裂伴高血压 17 年,周期性血尿 3 个月"于 2009 年 3 月 9 日入院。

足月出生时阴茎短小,尿道开口于阴茎下方,按男性抚养,长大以后蹲姿排尿。幼儿期生长过快,8 岁阴毛初现,9 岁身高达 137 cm,但此后不再长高。成年后有性行为,阴茎勃起后短小,性生活质量不高。16 岁体检发现高血压,BP 约 140/100 mmHg,当时无头晕、头痛、胸闷、心悸等不适,未重视。23 岁后频发乏力,走路跌倒,服氯化钾可好转。28 岁血压高达 210/110 mmHg,开始不规则降压治疗,31 岁时突发右侧肢体偏瘫,诊断为脑出血。测血 K^+、F、LH、FSH 降低,P、T 升高,E2、醛固酮正常。染色体核型为 46,XX,B 超发现盆腔内有子宫、卵巢。CT 示"右肾上腺明显增粗,左肾上腺占位"。予醋酸可的松 25 mg(8 时)、12.5 mg(14 时),螺内酯 20 mg,3 次/d,依那普利 10 mg、硝苯地平 30 mg,1 次/d。用药 2 个月,乳房隆起伴胀痛,每月血尿 1 次,持续 4~5 d 自行消失。

追问病史,患者父母非近亲结婚,患者为足月、顺产,出生时体重、身高正常。智力正常(学习成绩中上),幼年时期易"感冒"。母亲曾在患者之前怀两胎,但出生后都夭折。现有一个弟弟,身体健康。

体格检查

BP 175/90 mmHg,身高 137 cm,体重 45 kg,BMI 22.9 kg/m^2。心尖

部(2～3)/6 级收缩期杂音,右侧肢体铅管样肌张力增高,肌力Ⅳ级。男
性外观,乳房 Tanner 2 期。Ferriman-Gallway(F－G)毛发评分 36 分,阴
毛菱形分布(图 24－1)。外生殖器分期 Tanner 3 期,阴囊内未触及睾丸,
阴蒂长 3 cm,直径 3 cm,如小阴茎,尿道开口于阴蒂根部下方(图 24－2)。

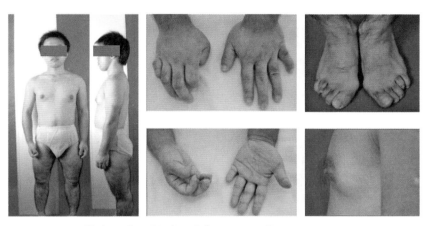

图 24－1 男性外观,指、趾短粗,乳房 Tanner 2 期,Ferriman-Gallway(F－G)
毛发评分 36 分

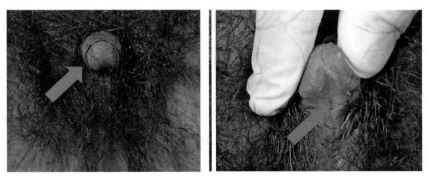

图 24－2 阴蒂如小阴茎,大阴唇融合如阴囊,睾丸缺如,尿道阴道融合,共同开
口于阴蒂根部,外阴 Tanner 3 期(箭头所示)

实验室检查

生化检查:肝肾功能、血电解质、血脂正常,OGTT＋胰岛素释放

正常。

内分泌检查：生长激素、甲状腺功能、皮质醇、血浆肾素活性-血管紧张素Ⅱ-醛固酮正常。

ACTH 539.80 μg/dl(↑),17-OHP 14.96 ng/ml(↑)。

LH 3.79 U/L,FSH 4.19 U/L,E2 25.00 pg/ml,P 2.20 ng/ml(↑),PRL 28.81 ng/ml,T 0.19 ng/ml,SHBG 22.60 nmol/L,DHEA-S 8.70 μg/dl(↓)。

染色体核型分析：46,XX。

辅助检查

垂体MR平扫：垂体形态饱满,双侧基底节区脑梗死,双侧基底节区、额叶、顶叶散在小缺血灶。

肾上腺CT：双侧肾上腺增生伴左侧肾上腺髓样脂肪瘤,右侧肾上腺腺瘤(图24-3)。

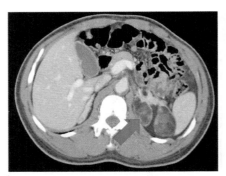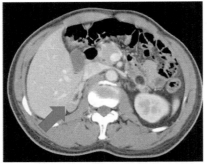

图24-3 双侧肾上腺增生伴左侧髓样脂肪瘤,右侧结节(箭头所示)

妇科B超：盆腔内见女性生殖器官,子宫内膜厚5 mm,左卵巢内见卵泡样无回声区8枚,单切面最大直径13 mm,右卵巢内见卵泡样无回声区10枚,直径5~8 mm。

基因筛查：在征得患者及家属同意后,取患者外周血做 *CYP11B1* 基因检查,发现第8号外显子第454位氨基酸纯合替代突变,由精氨酸突变为半胱氨酸(R454C)(图24-4)。

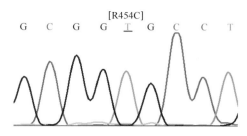

图 24-4　第 8 号外显子第 454 位氨基酸纯合替代突变，由精氨酸突变为半胱氨酸(R454C)

诊断与诊断依据

1. 临床诊断　① 先天性肾上腺皮质增生症：11β-羟化酶缺陷症；② 女性假两性畸形；③ 卒中后遗症。

2. 诊断依据

(1) 染色体核型为 46,XX,社会性别男性,男性化明显,出生时有短小阴茎,尿道下裂,成年后阴茎可勃起,有性生活。

(2) 子宫附件 B 超显示存在子宫、卵巢。

(3) 高血压、低钾血症。

(4) 青春期前快速生长,骨骺过早闭合,终身高偏矮。

(5) P,17-OHP 明显高于正常水平。

(6) ACTH 显著升高,血 F 相对较低,肾上腺 CT 显示双侧肾上腺增生伴左侧肾上腺髓样脂肪瘤,右侧肾上腺腺瘤。

(7) 补充糖皮质激素,可有周期性"血尿",提示有月经来潮。

(8) *CYP11B1* 基因突变。

鉴别诊断

患者主要存在两大问题：外生殖器性别模糊(女性假两性畸形)及青少年出现的高血压。需要考虑以下可能的疾病。

(1) 先天性肾上腺皮质增生症(CAH),11β-羟化酶缺陷型(11β-OHD)。表现为高雄激素血症和青年起病的高血压。女性患者可表现为女性假两性畸形,男性患者出现外周性性早熟,表现为青春期前快速生长、骨骺早闭、终身高矮小、"小大力士"、声音低沉、痤疮、毛发浓密、阴茎增大或不同程度的阴蒂肥大、阴唇融合、阴道尿道融合等改变。青少年高血压是 11β - OHD 的重要症状,常以高血压、低血钾伴肾上腺增生为首发症状而去就诊。

(2) 21α -羟化酶缺陷症(21α - OHD)。它是引起 CAH 最常见原因,约占 CAH 的 90%。此类患者亦表现为男性性早熟及女性假两性畸形,失盐型有失盐、脱水症状,血压往往正常或降低,表现为高血钾(K^+)、低血钠(Na^+)。ACTH、17 - OHP、DHEAS、T 明显升高,但11 -去氧皮质醇降低,DOC、PRA、Aldo 正常或升高。

(3) 17α -羟化酶缺陷症(17α - OHD),CAH 的罕见类型。可有高血压、低血钾、肾上腺增生。但女性伴有原发性性腺功能减退,男性表现为假两性畸形。ACTH、P 明显升高,17 - OHP、DHEAS、E2、T 低下,PRA 降低,Aldo 正常或升高。

(4) Liddle 综合征。可出现潴钠性的高血压、低血钾,且肾素活性明显受抑,但肾上腺影像学检查应无异常,且无性早熟征象。

(5) 原发性醛固酮增多症。可有高血压、低血钾。表现为醛固酮/肾素比值明显升高,但无男性化及性早熟等临床表现,且 ACTH、17 - OHP、T 正常。

(6) 嗜铬细胞瘤。常有"头痛、心悸、多汗"三联征,切除肿瘤后血压常可恢复正常,且特异性诊断指标血 MN 和 NMN 常显著高于正常。

(7) Cushing 综合征。可有血压升高、低血钾、继发性闭经。但伴随向心性肥胖、皮肤紫纹、真菌感染、糖脂代谢异常等表现。血及尿 F 增多,小剂量地塞米松抑制试验不被抑制,肾上腺增生或有占位。

(8) 5α -还原酶缺陷症。由于 5α -还原酶缺陷,睾酮转化为双氢睾酮障碍,表现为 46,XY 患者出生时外生殖器模棱两可,因 5α -还原酶残余活性程度,可介于男性、女性之间(Prader 分级),以完全女性外观常见,多为隐睾或睾丸退化。但可以有青春期启动,表现出男性的第二性征。该患者为 46,XX 染色体分型,男性性征幼年时即已出现,与之不符。

（9）17β-类固醇脱氢酶 3 型缺陷症（17β-HSD3）。此病症为少见病因。该酶缺陷使雄烯二酮转化成为睾酮受限，多表现为 XY 男性完全女性外观。由于该酶有多种同工酶外周表达，青春期睾酮可一度正常或正常低限，亦可出现雄性化表现，伴或不伴乳腺发育。HCG 兴奋实验后睾酮升高不显著。睾酮与雄烯二酮（AD）比值显著低于正常，HCG 兴奋亦不能纠正。

（10）雄激素不敏感综合征。是一组与雄激素受体缺陷有关的遗传性疾病，为 X 连锁隐性遗传。临床表现极不均一，46,XY 个体可从单纯的男性乳腺发育到完全女性外观。由于睾酮作用缺陷，体内促黄体素及睾酮高于正常，但缺乏相应的雄性化临床表现。

问题与思考

该患者社会性别男性，而染色体性别为 46,XX 女性，为女性假两性畸形患者。出生时性腺性别模糊，有女性内生殖器官而外生殖器更趋向男性而被当作男孩抚养；幼年时生长过快，男性性征很早出现且异常明显，但在 10 岁前就已停止身高增长，最终身高矮于正常人，提示患者出生前即有高雄激素血症并始终伴随其生长发育过程。另一方面，患者有长期的青少年时即已起病的高血压，伴有低钾血症。但因早已对其耐受而延误治疗，以致在 40 岁前就出现卒中。因此首先考虑 11β-OHD 可能。

患者在入院前已经接受短效糖皮质激素、保钾利尿剂、ACEI 和 CCB 的治疗 2 个月，出现了乳房隆起伴胀痛，每月血尿 1 次，持续 4～5 d 自行消失。

入院后结合患者的临床表现和实验室检查，相对于过度升高的 ACTH，血、尿 F 水平只在正常范围，提示肾上腺皮质功能相对不足，先天性肾上腺皮质增生症诊断明确。观其肾上腺的影像学表现，不仅有整个肾上腺皮质的增粗，形成腺瘤样结节，还可以看到肾上腺髓样脂肪组织的增生，目前认为，这与肾上腺网状内皮细胞或肾上腺内质细胞在长期异常升高的 ACTH 等因素刺激下产生化生，致使髓样脂肪组织发生改变所致。无论哪类 CAH 均不宜盲目行肾上腺手术。切除肾上腺,只会使肾上腺皮质功能不足更加明显,进一步加重病情。

诊疗经过

CAH 治疗目标:抑制过高 ACTH,防止肾上腺皮质过度增生,减少中间代谢产物过度增加给机体带来的不良作用。糖皮质激素是首选用药,但中、短效药物如可的松和氢化可的松、泼尼松等对 ACTH 的抑制不够持久稳定,随着年龄、体重的增加,剂量增加后相应的不良反应更为明显,不适合成年后使用。成年患者应首选长效糖皮质激素如地塞米松治疗,初诊者从 0.75 mg/d 开始,稳定后改为维持量 0.25～0.75 mg/d,服药时间以每晚睡前为佳,以期最大程度抑制 ACTH,但若服药后兴奋、失眠,可将服药时间提前。

该患者虽经可的松治疗症状有所改善,但 ACTH、17 - OHP 水平仍明显高于正常,说明短效药物并未达到理想的抑制效果,因此改为地塞米松,起始剂量 0.75 mg,每晚睡前服用。

伴高血压、低血钾的 CAH 患者,在糖皮质激素治疗起效前还应辅以保钾降压药。该患者由于前期治疗,血钾已经正常,但血压仍不稳定,因此首选 ACEI 类药物(如依那普利)和钙离子拮抗剂(CCB)(如非洛地平)控制血压。由于已经有高血压脑血管并发症,同时联合抗血小板聚集的药物治疗。

问题与思考

患者染色体为 46,XX,性腺为卵巢,并有子宫。但在长期的肾上腺来源雄激素作用下,处于抑制状态,表现为女性假两性畸形。给予糖皮质激素替代及降压药治疗,并用较大剂量的螺内酯以期拮抗盐皮质激素的同时拮抗高雄激素血症后,患者血压下降,血钾上升同时,肾上腺来源的雄激素水平也有所下降,对垂体促性腺激素的抑制作用解除,下丘脑-垂体-卵巢轴的功能恢复,乳房增大伴胀痛,出现子宫内膜的周期性增殖和脱落,有了月经初潮。但由于外生殖器畸形,阴道的前 1/3 与尿道融合于共同开口,经血排出时犹如"血尿"持续数天,在糖皮质激素作用下,月经周期规律,从而形成了周期性"血尿"。

CAH 应尽早诊断及治疗,尽量使性腺性别与社会性别恢复一致。对于女性阴蒂肥大或阴唇融合、乳房发育不良者应及时进行整形手术,恢复功能。该患者由于幼年时未及时正确诊治,虽恢复女性性腺功能,但社会性别仍为男性,这将会在今后的日常生活中带来困扰,建议患者在深思熟虑后,做出性别取向的选择,而基于患者有良好的卵巢功能,倾向于女性性别。

治疗 1 个月后,地塞米松减量为 0.375 mg,每晚睡前服用。治疗 5 个月后,多毛,肤黑等症状明显缓解,无低血钾发作,乳房胀痛缓解,每月 1 次周期性"血尿"规律,但近 2 次出现"血尿"期间伴有尿频,尿常规中发现白细胞(＋),给予抗感染治疗后好转。血电解质正常,ACTH 31.1 pg/ml,P 0.60 ng/ml,T 0.30 ng/ml,17-OHP 3.19 ng/ml,均有所下降。LH 10.17 U/L,FSH 3.78 U/L,E2 39.00 pg/ml,妇科超声提示多囊卵巢。服药后时感中上腹轻度不适伴泛酸,加用泮托拉唑(潘妥洛克)作为胃黏膜保护剂。

患者仍未决定性别取向,保持现有状态,继续维持原治疗方案,定期复查各项内分泌指标。对于有假两性畸形的患者,在性别取向上不宜匆忙决定,必要时请专科医师心理疏导,充分尊重患者的想法,制定有效的治疗方案。

问题与思考

糖皮质激素剂量调整应根据 ACTH、类固醇激素中间代谢产物、睾酮、电解质、血浆肾素活性等,结合生长曲线、骨龄、青春期发育情况综合考量。一般每 3 个月检查 8 时的 ACTH 和电解质,伴有雄激素增多的 CAH 应加做 17-OHP、睾酮、游离睾酮、硫酸脱氢表雄酮检查。可的松或泼尼松治疗患者应以 24 h 尿 F 水平作为剂量调整依据。服用地塞米松者,血和尿 F 水平均不能反应实际激素水平,不能作为剂量调整依据。

讨论

11β-羟化酶可将球状带中的去氧皮质酮(deoxycorticosterone,

DOC)和束状带中的 11 -去氧皮质醇分别转换为皮质酮和皮质醇。若该酶缺陷,醛固酮和皮质醇合成障碍,皮质醇减少,对下丘脑-垂体的反馈抑制作用减弱,CRH - ACTH 反应性升高,最终刺激双侧肾上腺增生肥大。同时,酶催化的底物及其前体物质积聚,导致 11 -去氧皮质醇、DOC 和 DHEA - S 大量增加,DOC 可在外周组织转化成 19 -正去氧皮质酮,具有较强的潴钠作用,可引起低肾素性高血压,出现低血钾,偶尔有些新生儿表现为轻度失盐,但随着 DOC 的增加,逐渐变为高血压、低血钾。DHEA - S 增多是由于网状带雄激素合成路径分流增加,DHEA - S 可进一步合成 AD、T,也可在外周组织直接转化为 T,最终导致高雄激素血症。

青年起病的高血压是 11β - OHD 的重要症状,由于该病常以高血压伴肾上腺增生为首发症状前去就诊,极易被误诊为肾上腺肿瘤而经历一侧肾上腺的切除术,而另一侧的肾上腺增生将更为显著,术后患者的症状将更加严重;或者完全不予治疗,两者都会对患者造成更大的伤害。因此,为了避免误诊漏诊,在男性化明显的患者中应对高血压引起重视;而对青少年起病的高血压患者,应注意明确有无性早熟或男性化等临床表现,它们对于诊断 11β - OHD 有着重要的提示意义,应予以ACTH、皮质醇节律、17 - OHP、性激素、肾素-血管紧张素-醛固酮等方面仔细筛查予以排除。但近年陆续有报道表明,少部分诊断为 11β -羟化酶缺陷症的患者,其高血压和男性化的临床特征并不明显,故将其称为非经典型 11β - OHD。非经典型患者的准确发病率仍不清楚,但估计远低于非经典型的 21 - OHD。

11β - OHD 是一种常染色体隐性遗传病,致病基因为 CYP11B1。该基因定位于 8 号染色体长臂 2 区 1 带(8q21),包含 9 个外显子,总长度为 6.03 kb,共编码 503 个氨基酸。CYP11B1 基因编码的蛋白酶即一般所称的 11β -羟化酶,在肾上腺的球状带和束状带均有表达。此外,人类还存在 CYP11B2 基因,它与 CYP11B1 基因之间存在 95% 同源性,所编码的蛋白酶称为醛固酮合成酶,仅特异性地表达于肾上腺皮质的球状带。目前已报道了 50 余种突变类型,大部分突变类型为错义突变或无义突变,但内含子突变、插入或缺失突变、倒置突变也有报道。

据报道,已有的突变位点主要集中于第 2、6、7、8 号外显子,且大部分突变类型与经典型 11β - OHD 相关。

筛查本例患者的 *CYP11B1* 基因,发现其突变位点位于第 8 号外显子,为第 454 位氨基酸由精氨酸突变为半胱氨酸(R454C)的纯合突变。迄今为止,该突变仅在中国人群中予以报道。

CYP11B1 编码蛋白三维结构中,第 443~463 位氨基酸参与了血红素与羟化酶的结合,且硫酸化第 450 位色氨酸是组成血色素铁原子结合部分的第 5 个协同位点,它对于维持酶功能的正常活性具有相当重要的作用。第 454 位氨基酸亦与第 450 位的半胱氨酸(Cys450)相邻,推测当该位点氨基酸发生改变时,影响到血色素与羟化酶的正常结合,从而导致羟化反应受阻。

总之,11β - OHD 是罕见的 CAH 类型,国内少见报道,目前瑞金医院已确诊 11 例。该病的临床特征、基因突变,以及预后进展规律有待进一步观察研究总结。

参考文献

[1] Nimkarn S, New MI. Steroid 11beta-hydroxylase deficiency congenital adrenal hyperplasia[J]. Trends Endocrinol Metab, 2008, 19: 96 - 99.

[2] Al-Jurayyan, NA. Congenital adrenal hyperplasia due to 11beta-hydroxylase deficiency in Saudi Arabia: clinical and biochemical characteristics[J]. Acta Paediatr, 1995, 84: 651 - 654.

[3] Joehrer K, Geley S, Strasser-Wozak EM, et al. CYP11B1 mutations causing non-classic adrenal hyperplasia due to 11 beta-hydroxylase deficiency[J]. Hum Mol Genet, 1997, 6: 1829 - 1834.

[4] Parajes S, Loidi L, Reisch N, et al. Functional consequences of seven novel mutations in the CYP11B1 gene: four mutations associated with nonclassic and three mutations causing classic 11{beta}-hydroxylase deficiency[J]. J Clin Endocrinol Metab, 2010, 95: 779 - 788.

[5] Ye ZQ, Zhang MN, Zhang HJ, et al. A novel missense mutation, GGC (Arg454)→TGC(Cys), of CYP11B1 gene identified in a Chinese family with steroid 11beta-hydroxylase deficiency[J]. Chin Med J (Engl), 2010, 123: 1264 - 1268.

[6] Zhang M, Liu Y, Sun S, et al. A prevalent and three novel mutations in

CYP11B1 gene identified in Chinese patients with 11 – beta hydroxylase deficiency[J]. J Steroid Biochem Mol Biol, 2012, 133C: 25 – 29.

[7]　孙首悦,张曼娜,杨军,等. 11β-羟化酶缺陷症临床和基因型分析[J]. 中华医学杂志,2011,91(42): 2999 – 3002.

病例 25　高血压,性发育障碍
——17α-羟化酶缺陷症

孙首悦　毕宇芳　刘建民　王卫庆　宁　光　李小英

病史摘要

患者社会性别女性,13 岁,学生。因出现"血压升高 6 年余"就诊。足月顺产,母乳喂养,出生后生长发育同正常同龄儿。患者 7 岁时发现血压 180/110 mmHg,血钾偏低,长期口服螺内酯(40 mg,3 次/d),6 年来血压控制在(130~140)/(80~90)mmHg。患者性征发育迟缓,无月经。

父母非近亲婚配,有一弟弟,无类似症状。

体格检查

T 37.2℃,HR 80 次/min,R 18 次/min,BP 160/110 mmHg。神志清,精神可,对答切题,查体合作。身高 175 cm,体重 71 kg,BMI 23.2 kg/m²。全身皮肤色素沉着明显,头颅无畸形,巩膜无黄染。心肺腹未见异常。胸廓无畸形。双下肢无水肿,双足背动脉搏动存在。神经系统检查未见异常。无腋毛生长,乳房 Tanner 1 期。外生殖器呈女性幼稚型,外阴 Tanner 1 期。

实验室检查

性激素: LH 11.6 U/L,FSH 45.6 U/L,E2 14.5 pg/ml,P 5.6 ng/ml(↑),T 0.05 ng/ml,17-OHP 0.6 ng/ml(↓),DHEAS 157 μg/dl(↓)。

血 ACTH(8 时) 429 pg/ml(↑);皮质醇节律:8 时 0.84 μg/dl(↓),16 时 0.1 μg/dl,24 时 0.1 μg/dl。

血醛固酮：立位 278.7 pg/ml。

血钾 3.14 mmol/L(↓)，同步尿钾 31.74 mmol/24 h。

血浆肾素活性(PRA)：立位 0.015 ng/(ml·h)(↓)。

染色体检查：46,XX。

辅助检查

经直肠子宫附件 B 超：始基子宫，右卵巢条索状。

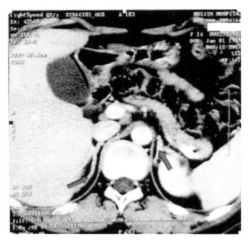

图 25 - 1　肾上腺 CT：双侧肾上腺增粗

CT(平扫＋增强)：双侧肾上腺增粗饱满(图 25 - 1)。

骨龄片：骨龄为 10 岁，小于实际年龄。

基因筛查：为进一步明确患者的遗传缺陷，对患者以及父母进行了 *CYP17A1* 基因突变检测，结果显示患者的 *CYP17A1* 基因第 6 号外显子 329 位密码子 TAC 发生了两种突变。一是 T 突变为 A，即密码子 TAC 变成 AAC (Tyr329Lys)；另一种是 C 缺失，产生移码突变，提前产生终止密码(418TGA)。其中 Tyr329Lys 和 418TGA 变异分别来自患者的父亲和母亲。

诊断与诊断依据

1. **临床诊断**　先天性肾上腺皮质增生症：17α-羟化酶缺陷症。

2. **诊断依据**

(1) 青少年起病的高血压，合并有性发育迟缓。

(2) 低钾血症。

(3) 染色体核型为 46,XX。

(4) 促性腺激素(LH、FSH)水平显著升高，性激素水平偏低。

（5）ACTH、P 水平显著增高,血 F、17 - OHP、DHEA - S 水平偏低。

（6）全身色素沉着明显。

（7）双侧肾上腺增粗。

鉴别诊断

患者自 7 岁起患有高血压,伴有血钾偏低,合并有性征发育迟缓。入院查血压为 160/110 mmHg,考虑为继发性高血压。

内分泌高血压的主要疾病如下。

1. *原发性醛固酮增多症*　由肾上腺皮质腺瘤或增生分泌过多的醛固酮所致。醛固酮有较强的"储钠排钾"作用,导致水钠潴留,血容量增多,肾素-血管紧张素系统的活性受到抑制,高血压和低血钾为该病主要特征。该患者有高血压和低血钾,且长期服用保钾性利尿药螺内酯,不能排除醛固酮增多症。

2. *嗜铬细胞瘤*　为起源于神经外胚层的嗜铬组织,分泌大量的肾上腺素和去甲肾上腺素所致。临床症状及体征与儿茶酚胺分泌过量,交感神经兴奋性增加有关,表现为高血压、头痛、心悸、高代谢状态、高血糖、多汗。典型的嗜铬细胞瘤三联征,即阵发性"头痛、多汗、心悸",可造成严重的心、脑、肾血管损害。

3. *17α-羟化酶缺陷症(17α - OHD)*　17α-羟化酶主要催化孕烯醇酮和孕酮生成 17 -羟孕烯醇酮和 17 -羟孕酮,以及催化 17 -羟孕烯醇酮和 17 -羟孕酮裂解为硫酸表雄酮(DHEA)和雄烯二酮(AD)。当 17α-羟化酶缺陷时,底物孕酮大量堆积,产生大量 11 -去氧皮质酮(DOC),后者具有较强的盐皮质激素活性,导致高血压和低血钾。再则,17 -碳链裂解酶的活性丧失,导致雄激素和雌激素的合成障碍。

4. *11β-羟化酶缺陷症*　11β-羟化酶(11β - OHD)将 11 -去氧皮质酮转换为皮质酮,11 -去氧皮质醇转化为皮质醇。11β - OHD 导致底物11 -去氧皮质酮(DOC)大量堆积,引起高血压和低血钾。同时,由于底物 11 -去氧皮质醇堆积,以及其上游的 17 - OHP 增多,向雄激素方向的转化增多,患者出现女性男性化和男性性早熟。

还有其他一些内分泌疾病如库欣综合征、肢端肥大症、甲状腺功能亢进症等可伴有高血压,但也常常伴有其他相应的典型临床表现。

问题与思考

该患者 13 岁,高血压病史 6 年,故首先考虑继发性高血压。结合患者尚未有青春期启动,考虑为先天性肾上腺增生症,17α-羟化酶缺陷症。随即进行相关实验室检查,结果显示血清雌激素水平降低,促性腺激素水平升高。B 超显示始基子宫。同时发现血清 ACTH 水平显著升高,皮质醇水平偏低,血钾偏低,肾素活性下降,故符合 17α-OHD 诊断。11β-羟化酶缺陷症也表现为高血压和低血钾,然而由于底物堆积,向雄激素转化明显增多,故外生殖器表现为男性化,显然与该患者不符。由于 17α-OHD 导致性激素合成减少,骨龄常常落后于实际年龄,延迟闭合。由于 F 合成减少,对下丘脑 CRH 和垂体的 ACTH 负反馈抑制作用减弱,大量 ACTH 分泌,促使双侧肾上腺皮质增生。

诊疗经过

治疗主要包括两方面。

1. **高血压的治疗** 给予患者糖皮质激素替代治疗,可以通过抑制 ACTH 分泌,减少肾上腺皮质增生,从而减少 11-去氧皮质酮的生成,通常患者的高血压多能得到控制。如果单用糖皮质激素血压控制不佳的患者,可以用降压药物,如钙离子拮抗剂、血管紧张素转化酶抑制剂、β 受体阻断剂等。

2. **性征发育** 患者为女性,用雌激素替代治疗,待子宫发育好后,可行雌孕激素人工月经周期治疗。46,XY 的 17α-OHD 患者,通常选择女性,需切除双侧睾丸,术后用雌激素替代治疗。

讨论

该患者的主要特点为儿童期高血压,伴低血钾。外阴为幼稚型女性,无月经史。血肾素活性降低,醛固酮水平正常。血 F 水平降低,ACTH 显著升高。血雌激素水平明显降低,促性腺激素水平显著升高。同时,血孕激素升高,17-OHP 无升高。骨龄延迟,子宫小。CT

显示双侧肾上腺增大。染色体核型为 46,XX。其临床特点与实验室检查结果均符合典型的 17α-羟化酶缺陷症。

17α-羟化酶缺陷症患者无论染色体核型为 46,XX 还是 46,XY,在胚胎期都有性激素合成障碍,故外生殖器都表现为女性。也有少部分 46,XY 的 17α-OHD 患者,17α-羟化酶活性不完全缺失,可以有部分雄激素合成,表现为外阴尿道下裂。17α-羟化酶缺陷,导致 11-去氧皮质酮(DOC)大量堆积,储钠排钾,引起高血压与低血钾,同时也抑制肾脏肾素分泌。由于 DOC 替代了醛固酮的作用,加上肾素分泌减少,血醛固酮水平通常未见升高。DOC 除了有较强的理盐作用外,还有部分理糖作用,患者通常并不出现肾上腺皮质功能不足的表现。因此,当儿童出现高血压和低血钾时,需要关注其性征发育。

参考文献

[1] Dhir V, Reisch N, Bleicken CM, et al. Steroid 17alpha-hydroxylase deficiency: functional characterization of four mutations (A174E, V178D, R440C, L465P) in the CYP17A1 gene[J]. J Clin Endocrinol Metab, 2009, 94(8): 3058 - 3064.

[2] Miller WL. Steroid 17alpha-hydroxylase deficiency — not rare everywhere [J]. J Clin Endocrinol Metab, 2004, 89(1): 40 - 42.

[3] Yang J, Cui B, Sun S, et al. Phenotype-genotype correlation in eight Chinese 17alpha-hydroxylase/17,20 lyase-deficiency patients with five novel mutations of CYP17A1 gene[J]. J Clin Endocrinol Metab, 2006, 91(9): 3619 - 3625.

病例 26　右肾上腺腺瘤术后 2 年,左侧肾上腺肿块2 个月

——21-羟化酶缺陷症,睾丸肾上腺残余瘤(TART)

张曼娜　孙首悦　刘玥隽　顾卫琼　刘建民
洪　洁　宁　光　李小英

病史摘要

患者男性,48 岁,因"右侧肾上腺腺瘤术后 1 年,左侧肾上腺肿块 2 个月"入院。患者出生时皮肤偏黑,未见明显外生殖器异常,无恶心、呕吐。8 岁开始出现身高增长加速、声音变粗、喉结显现、阴毛生长、阴茎增大,13 岁后身高未再明显增长。家属一直未予以重视。27 岁时,曾因婚后 3 年不育就诊于当地医院,精液检查发现精子数量为 0,未予以特殊处理。47 岁时,体检发现右肾上腺占位,考虑无功能肾上腺腺瘤,遂行右肾上腺腺瘤切除术,术中见右肾上腺有 2 个肿块,大小分别约为 6 cm×4 cm 和 3 cm×2 cm,均予以切除。术后病理示:肾上腺皮质腺瘤。48 岁时,CT 复查发现左侧肾上腺区占位,遂就诊于瑞金医院。

体格检查

T 37.5℃,P 82 次/min,R 20 次/min,BP 112/74 mmHg,神志清,精神可,对答切题,查体合作。身高 154 cm,体重 59 kg,BMI 24.8 kg/m²,上部量 74 cm,下部量 80 cm,指间距 154 cm。全身皮肤明显色素沉着,头颅无畸形,巩膜无黄染。心肺腹未见异常,胸廓无畸形。双下肢无水肿,双足背动脉搏动存在,神经系统检查未见异常。外生殖器 Tanner

5 期,阴毛呈菱形分布,双侧睾丸明显增大,体积约 50 ml,质硬,无触痛。

实验室检查

性激素:LH 0.07 U/L,FSH 0.05 U/L,T 15.0 ng/ml(↑),DHEAS 335.4 μg/dl,AD 17.59 ng/ml(↑),17 - OHP 57.96 ng/ml(↑)。

血 ACTH(8 时)813.4 pg/ml(↑),血 F(8 时)11.7 μg/dl。

血醛固酮:立位 217.9 pg/ml。

血浆肾素活性:激发后 3.42 ng/(ml·h)。

精液分析:未见精子。

染色体核型分析:46,XY。

辅助检查

肾上腺 CT(平扫+增强):显示右侧肾上腺瘤术后,左侧肾上腺弥漫性增大伴多发结节。

睾丸 B 超显示:左侧睾丸大小约 51 mm×29 mm×48 mm,右侧睾丸大小约 52 mm×26 mm×35 mm,双侧睾丸形态饱满,包膜凹凸不平,内部回声杂乱,未见明显正常睾丸实质回声,可见散在分布的点状强回声后伴声影,结论为双侧睾丸弥漫性病变伴钙化。

睾丸活检病理结果显示:睾丸纤维组织增生伴玻璃样变局灶钙化,未见明显睾丸结构。

基因筛查:进一步明确患者的分子遗传学缺陷,进行了患者外周血基因组 DNA 的 CYP21A2 突变检测,结果发现 CYP21A2 基因的第 2 号内含子存在纯合突变(I2g,A>G)(图 26 - 1)。该位点突变已有报道,研究证实该位点的突变可造成 mRNA 剪切错误,导致阅读框移码,妨碍 21-羟化酶蛋白的合成,酶活性几乎完全丧失。已有研究表明此位点的纯合突变常与失盐型患者有关。而此例患者表型为单纯男性化,这种表型与基因型的不一致性,在之前研究中也曾有过类似的报道。

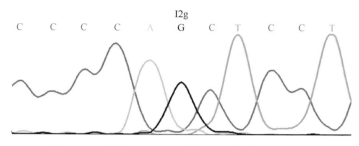

图 26 - 1　患者 *CYP21A2* 基因 2 号内含子测序结果

诊断与诊断依据

1. **临床诊断**　① 先天性肾上腺皮质增生症：21 -羟化酶缺陷症；② 睾丸肾上腺残余瘤(TART)。

2. **诊断依据**

(1) 性早熟病史,终身高偏矮。

(2) 皮肤色素沉着明显。

(3) ACTH 水平显著升高,血 F 相对不足。

(4) T、DHEA - S、AD 水平显著增高,LH、FSH 反馈性降低。

(5) 右侧肾上腺瘤术后,左侧肾上腺弥漫性增大伴多发结节。

(6) 双侧睾丸弥漫性病变伴钙化,睾丸活检病理结果显示：睾丸纤维组织增生伴玻璃样变局灶钙化,未见明显睾丸结构。

(7) *CYP21A2* 基因突变。

诊疗经过

该患者双侧肾上腺肿块,右侧肾上腺腺瘤已行手术切除,左侧肾上腺肿块在右侧肾上腺肿瘤切除后生长迅速。患者无高血压、低血钾,也无库欣综合征的表现,考虑为无功能腺瘤。结合患者儿时有性早熟表现,8 岁开始出现身高增长加速、声音变粗、喉结显现、阴毛生长、阴茎增大,13 岁后身高未再明显增长,身高偏矮(154 cm),提示患者青春期前体内即有高水平的雄激素,导致骨骺过早闭合,终身高较矮。故考虑为先天性肾上腺增生症。

1. 诊断方面

(1) 21-羟化酶缺陷症(21-OHD)：21-羟化酶在肾上腺皮质激素合成通路上主要是将孕酮转换为去氧皮质酮,将17-羟孕酮转化为11-去氧皮质醇。21-羟化酶缺陷可使糖皮质激素和(或)盐皮质激素合成减少,引起前体物质17-羟孕酮和孕酮堆积,合成雄激素显著增加。男性患者表现为性早熟,女性患者则表现为男性化,如阴蒂肥大、多毛、闭经等。同时,皮质醇合成减少,ACTH反馈性升高,促进肾上腺组织增生。

(2) 11-羟化酶缺陷症：11-羟化酶在肾上腺皮质激素合成通路上主要是将11-去氧皮质醇转换为皮质醇,11-去氧皮质酮转化为皮质酮。11-羟化酶缺陷会导致前体物质11-去氧皮质醇和11-去氧皮质酮(DOC)堆积,进而17-OHP增多,向雄激素转化增多,患者出现与21-OHD类似的"女性男性化,男性性早熟"表现。另外,DOC具有较强理盐激素活性,起到保钠排钾作用。当DOC大量堆积时,出现钠水潴留,血压升高和血钾降低。

> **问题与思考**
>
> 患者ACTH水平显著升高,血17-OHP和睾酮水平明显升高,符合21-OHD诊断。但是查体发现双侧睾丸明显增大,B超也显示双侧睾丸增大,且未见正常睾丸组织,提示睾酮来源于睾丸外的肾上腺组织。需与可引起睾丸增大,伴雄激素分泌增多的疾病鉴别。

(3) 睾丸间质细胞瘤：病因不清,5%～10%的患者有隐睾史。常为单侧,3%为双侧。成人患者最常见的临床表现是无痛性睾丸增大或肿物,30%的患者有乳房增大;儿童患者常见症状为无痛性睾丸肿大,假性性早熟,如出现喉结,声音低沉,阴毛增生,阴茎增粗、时常勃起。成人睾丸间质细胞瘤患者的血清和尿中的雌激素常常升高,儿童睾丸间质细胞瘤患者的血清睾酮升高,25%～40%间质细胞瘤可检出Reinke结晶(睾丸间质细胞胞质内嗜酸性棒状或类圆形结晶体),10%间质细胞瘤可为恶性肿瘤。且患者ACTH及F多为正常,较少伴发肾上腺腺瘤。

（4）睾丸肾上腺残余瘤（TART）：此类肿瘤特点为良性，80%双侧，常发生于睾丸网的部位，严重时可导致曲细精管阻塞以及睾丸不可逆性的损伤，故成年男性患者常表现为双侧睾丸明显增大、无精或少精症。此外，此患者长期未经糖皮质激素治疗，肾上腺来源的大量雄激素反馈性地抑制了其睾丸的功能，也是导致患者无精或少精的重要原因。TART 的大体上肿瘤为境界清楚的棕褐色肿物，由明显的纤维带分为小叶状，镜下见具有丰富嗜酸性胞质的瘤细胞排列成片状、巢状和条索状；细胞呈多边形，核圆，核仁明显，似睾丸间质细胞，两者抑制素均可阳性，但缺乏 Reinke 结晶体。临床上，常需将 TART 与睾丸间质细胞瘤相鉴别。

问题与思考

21 - OHD 患者因皮质醇合成不足，ACTH 反馈性升高。在高水平的 ACTH 长期刺激下，可导致肾上腺增生甚至肾上腺腺瘤的发生。因此该患者之前切除的肾上腺腺瘤及本次就诊发现的肾上腺肿块均应为 ACTH 长期刺激所致。另外，男性睾丸内部存在肾上腺皮质残余细胞（该细胞来源尚不明确，多数认为肾上腺残余细胞在胚胎早期随睾丸下降所致），在长期 ACTH 的刺激下，可发生 TRAT。据报道，成人男性患者发生睾丸肾上腺残余肿瘤的比例可高达 94%，而其在儿童期或青少年期 CAH 患者中的发生率为 21%～29%，且其发生率随着年龄的增加而相应上升。

2. 治疗方面

（1）常规处理：21 -羟化酶缺陷症患者的治疗通常为补充外源性糖皮质激素，抑制 ACTH 分泌，减少对肾上腺及睾丸残余瘤的刺激。该例患者给予 0.375 mg 地塞米松，每天睡前服用。

（2）肾上腺腺瘤的处理：21 - OHD 伴发的肾上腺肿瘤为 ACTH 依赖的肾上腺"瘤样"增生，恶性可能性极低，通常无需手术切除。经长期肾上腺皮质激素口服替代治疗，ACTH 水平下降，腺瘤样增生可明显缩小。该患者已切除一侧肾上腺,若剩余一侧肾上腺再次切除,患者需要补充大量外源性糖皮质激素及盐皮质激素。因此,建议该患者口服地塞米松,并定期监测肾上腺肿物变化。

(3)睾丸肾上腺残余肿瘤的处理:既往研究证实,若 TART 并未导致睾丸的不可逆性损害时,强化的激素替代治疗可使睾丸肿瘤的体积缩小,且生精功能也可恢复正常。若 TART 的纤维化增生明显时,睾丸肿瘤对激素替代治疗并不敏感,常需行外科治疗,切除 TART 能阻止睾丸实质受到进一步压迫,恢复激素替代治疗的敏感性。目前国际上常用的经典手术方式为睾丸肿物剔除术。但近年研究表明,在长期存在 TART 的患者中进行睾丸肿物剔除术并不能改善其生育能力,故该手术仅用来改善患者的局部压迫症状。该患者在青年时即表现为不育,精液检查提示无精症。睾丸超声示双侧睾丸明显增大,内部回声杂乱,提示肾上腺来源睾丸肿瘤可能。睾丸活检示:睾丸纤维组织增生伴玻璃样变局灶钙化,未见明显睾丸结构。据报道,玻璃样变是由于大量胶原纤维沉积在曲细精管内所致,仅发现于睾丸的不可逆性损害。综合以上信息,该患者存在 TART,且已经严重影响到睾丸生精功能。但考虑到患者已无生育要求,且无明显局部症状,暂时予以激素替代治疗,如有必要行外科手术切除 TRAT。

讨论

根据患者的临床表现,实验室检查结果以及基因突变检测,明确诊断为 21-羟化酶缺陷症。然而,该患者就诊时年龄偏大(48 岁),首诊原因为"右侧肾上腺腺瘤术后 1 年,左侧肾上腺肿块 2 个月",故首先需要与肾上腺肿瘤,如原发性醛固酮增多症、嗜铬细胞瘤、肾上腺皮质癌等鉴别。由于该例患者缺少以上疾病的任何临床表现和实验室证据,故考虑为无功能肾上腺瘤或增生。

通过详细地询问病史与体格检查,发现患者儿时生长迅速,终身高矮,体毛浓密。同时发现皮肤色素沉着明显,双侧睾丸异常增大。进一步内分泌激素检查示:睾酮、17α - OHP、孕酮、脱氢表雄酮、雄烯二酮以及 ACTH 均明显高于正常,符合 21 - OHD 的激素改变。

　　睾丸肾上腺残余瘤在未经治疗的先天性肾上腺增生症(CAH)中较为常见。患者在近50年间未得到针对21-OHD的系统治疗,体内ACTH水平长期升高,可使其呈"腺瘤样"增生,故此类患者常可伴发良性的肾上腺肿瘤,如腺瘤或髓脂瘤;ACTH作用于睾丸肾上腺残余细胞,导致TRAT的发生。因此,对于21-OHD的男性患者,不管初次就诊原因是否为"肾上腺肿物"或睾丸异常增大,如若根据临床各项指标提示21-OHD的诊断,均应对患者的肾上腺及睾丸行影像学检查(肾上腺CT及睾丸B超通常即可提示有无异常)。然而,经过治疗的CAH患者较少出现TART。

参考文献

[1] Claahsen-van der Grinten HL, Otten BJ, Stikkelbroeck MM, et al. Testicular adrenal rest tumours in congenital adrenal hyperplasia[J]. Best Pract Res Clin Endocrinol Metab, 2009, 23(2): 209-220.

[2] Stikkelbroeck NM, Otten BJ, Pasic A, et al. High prevalence of testicular adrenal rest tumors, impaired spermatogenesis, and Leydig cell failure in adolescent and adult males with congenital adrenal hyperplasia[J]. J Clin Endocrinol Metab, 2001, 86(12): 5721-5728.

[3] Khardori R. Adrenal tumor complicating untreated 21-hydroxylase deficiency in a 5 1/2-year-old boy[J]. Arch Pediatr Adolesc Med, 1994, 148(9): 994-995.

病例 27　晕厥, 意识丧失, 失聪, 失明
——肾上腺脑白质营养不良

张　毅　汤正义　赵红燕　张　炜　王卫庆
俞　放　赵咏桔　宁　光

病史摘要

患者男性, 13 岁, 因"发作性晕厥、意识丧失、全身抽搐 5 个月"入院。患者于入院前 5 个月一般性体力活动后出现头晕, 当时未予以重视, 未就诊。次日无明显诱因下突发晕厥, 意识丧失, 全身抽搐伴出冷汗, 小便失禁, 无高热、寒战, 无恶心、呕吐。于当地医院急诊以癫痫临时处理后转某脑科医院, 脑脊液检查(CSF)示"病毒性脑炎", 头颅 CT 示"胼胝体压部至枕部脑白质区域出现脱髓鞘改变", 经治疗后(具体不详)次日苏醒, 共计昏迷近 20 h。苏醒后出现听力、视力下降, 此后逐渐恢复。此次入院前 1 个月再次出现晕厥、意识丧失等类似症状, 发作后视力、听力均下降, 平衡与定向动作能力下降, 为明确诊断和治疗转入瑞金医院。追问病史, 患者自幼伴头痛不适。自发病以来, 情绪容易激动, 发作间期患者饮食与睡眠正常。

既往史: 既往体健。青霉素过敏阳性。

个人史: 足月顺产, 无明确疫源、疫水接触史, 无特殊嗜好。

家族史: 患者有一哥哥有类似病史, 否认母系和父系其他人出现类似病征。其哥哥简要病史如下(患者出生时, 哥哥已夭折, 哥哥发病年龄为 6 岁)。

先证者哥哥的病史

患儿于 6 岁的一天中午玩耍时无明显诱因下突然跌倒、意识不

清,右侧肢体抽动约半小时,伴有呕吐,小便失禁约 11 h,此后清醒,患儿对抽搐情况不能回忆。发病前无发热、头颅外伤史,于当地医院住院诊治 5 d(具体不详)。出院时发现患儿视力、听力下降,上下楼梯时行动缓慢、犹豫不决。此后反复出现右侧肢体抽动、意识不清 2 次,均不伴呕吐、小便失禁。3 个月后上述症状突然加重,视力下降至不能看清面前物体,听力下降至只能听清贴耳话语。4 个月后以"脱髓鞘病变"入上海某三甲医院神经内科诊治,予以对症治疗,行相应检查后出院(具体不详)。出院后病情仍继续恶化,患儿发病 13 个月后死亡。

既往史:患儿既往体健。无食物药物过敏史。无手术外伤史及传染病史。

个人史:足月顺产,无明确疫源、疫水接触史,无特殊嗜好。

体格检查:T 37.4℃,P 90 次/min,R 20 次/min,BP 100/70 mmHg。神志、意识清楚,发育良好,自主体位,查体合作。皮肤黏膜无黄染,浅表淋巴结不大,头部无畸形,头发分布正常均匀,五官端正,双侧听力要耳边呼叫才能听到。双侧视力 30 cm 处只有光感,瞳孔等大等圆,对光反射存在,双侧眼底视神经乳头无水肿。口唇无发绀,颈软,气管居中,甲状腺不大,胸廓对称,双肺呼吸音粗,有痰鸣音。四肢肌力、肌张力好,腱反射双上肢(+),双下肢(++)。双侧巴宾斯基征(+)。无其他脊髓症状。

实验室检查:一般检查,血、尿、大便常规正常,肝肾功能正常,心电图正常。特殊检查,血及脑脊液相应检查见表 27-1,肾上腺皮质功能检查见表 27-2。

表 27-1　患者兄长血及脑脊液(CFS)检查结果

检查项目	脑脊液		血	
	测定值	正常值	测定值	正常值
ALB(g/L)	0.6	0.2~0.4	33.50	40~60
IgG(g/L)	0.11	0.01~0.04	8.70	6~16
IgG 指数	0.7			

检查项目	脑脊液		血	
	测定值	正常值	测定值	正常值
颜色	清			
潘氏试验	++	—		
红细胞	19	0 个/mm³		
白细胞	5	0~8 个/mm³		

表 27-2 患者兄长肾上腺皮质功能检查结果

检查时间	尿量(ml)	17-酮类固醇总量(mg)		17-羟类固醇(mg)	
		测定值	正常值	测定值	正常值
入院时	1 000	1.0	10~15 mg/d	7.0	5~14 mg/d
入院1周	1 000	1.0		3.0	

辅助检查:发病3个月时的头颅CT提示双侧枕顶部脑白质内低密度区,考虑脑白质病(多发性硬化)可能性大;发病4个月时的头颅CT提示双侧脑室三角区,对称性不规则片状低密度区,考虑为脱髓鞘病变,散发性脑炎不除外。

当时外院病例讨论结果。定位:意识障碍,右侧肢体抽动及双侧视听力障碍。结合CT报告,定位于双侧脑室三角区域以上部位,而以左侧更甚。定性:脱髓鞘疾病,急性起病,视力障碍为双侧性,仅在30 cm处有光感。并见双侧巴宾斯基征(+),CT考虑为脱髓鞘疾病,故要考虑视神经脊髓炎的可能。但目前除巴宾斯基征(+)无其他脊髓症状,且脑神经除视神经障碍外,听力也有障碍,病灶呈播散多发,故要考虑脱髓鞘疾病的可能性更大。

患者一家有2个类似的患者,家系图谱见图27-1。

体格检查

T 37.3℃,P 80 次/min,R 18 次/min,BP 120/80 mmHg。神清,

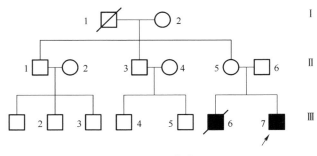

图 27 - 1   患者家系图

↗: 先证者

精神可,营养可,发育良好,自主体位,查体合作。皮肤黏膜无黄染,浅表淋巴结不大。头部无畸形,头发分布正常均匀,五官端正,眼睑无水肿,瞳孔等大等圆,视力模糊,对光反射存在,听力下降,需要他人大声说话才能模糊听到。颈软,气管居中,甲状腺不大。胸廓对称,双肺呼吸音清,HR 80 次/min,律齐,心前区未闻及病理性杂音。腹平软,无压痛,肝脾肋下未及。四肢肌力、肌张力正常,生理反射存在,病理征未引出。

实验室检查

一般检查:外院查血、尿、大便常规正常,肝肾功能正常,胸片、心电图正常。本院查血、尿电解质正常,血、尿醛固酮正常。

特殊检查:垂体肾上腺轴检查结果见表 27 - 3 和表 27 - 4。

表 27 - 3   患者垂体-肾上腺轴检查结果

	血 F 昼夜节律(μg/dl)			尿 F (μg/24 h)	8时 ACTH (pg/ml)
	8时	16时	24时		
参考值	7～22			20～90	12～78
检查值	11.7	1.9	0.7	20.9	55.6

注:血 F 昼夜节律存在,尿 F 正常水平,但血尿 F 水平均在正常下限。

表 27 - 4　患者 ACTH 兴奋试验*

时间	血 F(μg/dl)		尿 F (μg/24 h)
	8 时	16 时	
第 1 天	9.1	31.9	210.6
第 2 天	29.2	36.8	220.8

　*：ACTH 兴奋试验第 1 天 8 时血 F 被兴奋到基础值的 2 倍以上，第 2 天的血 F 未被兴奋到基础值的 2 倍以上，提示 F 功能尚未减退，但肾上腺的储备功能已经下降。

辅助检查

　　心电图和内脏 B 超：未见明显异常。

　　头颅 CT 及 MRI：胼胝体压部至枕部脑白质区域出现脱髓鞘改变（图 27 - 2、图 27 - 3）。

　　肾上腺 CT：双侧肾上腺未见明显异常（图 27 - 4）。

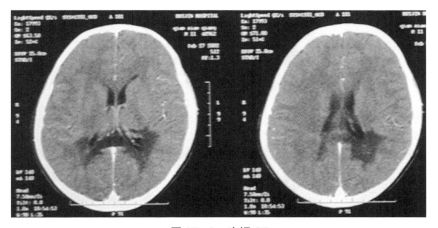

图 27 - 2　头颅 CT

诊断

　　1. **临床诊断**　肾上腺脑白质营养不良。

　　2. **基因诊断**　*ALD* 基因 266 位正常人的密码子 GGG（甘氨酸）被 AGG（精氨酸）替代。

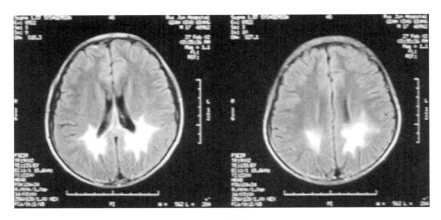

图 27 - 3　头颅 MRI

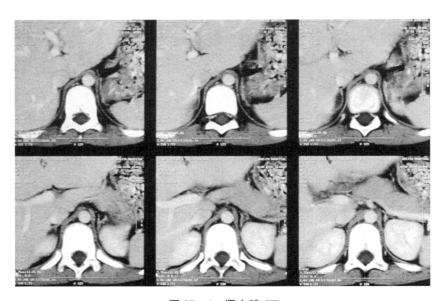

图 27 - 4　肾上腺 CT

诊疗经过

虽进行饮食控制,减少饱和脂肪酸摄入、增加不饱和脂肪酸摄入,但由于没有针对性治疗,患者临床表现呈进行性加重。发病后 1 年,患者视力只有光感,听力几乎完全丧失,贴近耳朵大声说话才能听到,不能独自站立。发病后 2 年,患者已经失聪,视力只有在 20 cm 处有光感,全身瘫痪,大小便失禁,无法主动进食。不久,患者死亡。

讨论

在这个家系中,先证者的病史特点:① 12 岁发病;② 晕厥、抽搐伴听力、视力下降 2 次;③ 至 2003 年 4 月患者已经失聪,视力只有在 20 cm 处有光感,全身瘫痪,大小便失禁,无法主动进食;④ 患者于 2003 年底死亡;⑤ 影像学检查,示"胼胝体压部至枕部脑白质区域出现脱髓鞘改变"。而其已故兄弟(Ⅲ6)的病史:① 发病年龄 6 岁;② 2 次跌倒,右侧肢体抽动伴呕吐、小便失禁、听视力下降;③ 1991 年死亡;④ 体检示双侧巴宾斯基征(＋);⑤ 生化检查,脑脊液检查示有炎性反应,尿 17-羟类固醇和尿 17-酮类固醇指标明显低于正常值,示有皮质功能减退;⑥ 影像学检查,提示"双侧枕顶部脑白质内低密度区,考虑脑白质病可能性大;双侧脑室三角区,对称性不规则片状低密度区,考虑为脱髓鞘病变"。

这两例患者在有 CT 和 MRI 检查手段时,能够检查出所患疾病基本属于脑白质脱髓鞘病变系列。儿童脑白质脱髓鞘病变的疾病主要有以下一些。

(1) 髓鞘形成后被破坏脱失性,病情大多较轻,其病理改变为髓鞘肿胀、破坏及不同程度的炎症反应及神经胶质增生。大多为后天因素所致,如病毒感染、窒息、中毒、自身免疫病等,少数为原发,如多发硬化、Schilder 病等。脱髓鞘对患儿的神经系统发育具有重大影响,常导致患儿智力低下、癫痫、语言障碍、活动受限等残疾,及时诊断是治疗此病的首要条件。MRI 检查可以清晰地显示脱髓鞘病变的情况,表现为双侧对称性脑白质长 T1 长 T2 信号。如窒息、中毒、自身免疫病、感染等,病变程度与分布情况亦各有不同,上述外界因素所致脱髓鞘性病变均沿脑室周围对称性分布,且程度较轻,而先天性因素,如多发硬化、Schilder 病等,则病变程度重,分布不规则、不对称。

(2)髓鞘形成不良性疾病:① 异染性脑白质营养不良,为先天性硫脂代谢性紊乱所致的髓鞘形成障碍。芳香基硫酸酯酶 A(ASA)缺乏是其发病原因。ASA 是一种溶酶体水解酶,相应基因定位于 22 号染色体上,MRI 检查表现为脑室旁白质内对称性形态不规则高信号,无强化。② Alexander 病,又称 Alexander 巨脑性脑白质营养不良,好发于婴儿。表现为头渐进性增大、癫痫和痉挛性偏瘫。MRI 表现为双侧对称性弥漫性脑白质长 T1 长 T2 信号改变,早期累及额叶,而后向后发展,病变侵及皮质下弓状纤维,并沿外囊和最外囊侵犯。③ 肾上腺脑白质营养不良,是一种性连锁隐性遗传性疾病,以肾上腺功能不全和进行性脑白质变性为特点,MRI 表现以对侧枕叶及侧脑室旁白质对称的蝶翼状改变为其特征,病灶由后向前发展,皮质下弓状纤维及胼胝体压部可受累,增强扫描,病灶可有强化。

(3)髓鞘发育延迟:患儿临床表现为感觉神经性听力丧失、内斜视及强直状态。MRI 表现为脑室周围白质对称性长 T2 信号改变,有时在室管膜原始基质中可见含铁血黄素沉积。

(4)儿童特发性脑白质病:该病病因尚不清楚,MRI 表现为枕角周围或半卵圆中心白质内片状等 T1 长 T2 信号改变,可为单侧或双侧,这些病灶与神经系统症状和体征没有因果关系。

在临床症状体征不典型、起病较急的情况下,诊断多考虑病毒性脑炎等中枢急性感染性疾病。对该患者,有家族史,同时 CT 与已故哥哥检查结果一致,应考虑是先天遗传方面的问题。该患者的脑白质脱髓鞘病变已经呈典型的蝶翼状改变,应考虑为肾上腺脑白质营养不良病。

肾上腺脑白质营养不良病是由于 X 染色体上 ALD 基因发生突变,造成体内极长链饱和脂肪酸过度聚积在脑部及肾上腺组织,从而在临床表现为各种神经系统的异常以及肾上腺皮质功能不足。生化检查可以发现 VLCFA(C26：0,C24：0,C22：0)水平升高,在影像学方面,尤其是头颅 MRI 检查中可以有特征性的改变:① 双侧三角区周围呈对称性、大片状的、周边呈指状的、局限于脑白质的蝶形病灶；② 胼胝体压部异常信号；③ 花边样强化条带，将病灶分隔成大片的中央区和外周区，两个区域信号强度和密度略不同；④ 视、听觉系统和运动传导通路 MRI 信号异常。

目前国际上多采用 Moser 教授的临床分型：① 儿童脑型 ALD，10岁以前发病，进行性行为、认知障碍及神经系统表现，大脑炎症反应性脱髓鞘改变；② 青少年脑型 ALD，症状与儿童脑型相似，发病年龄10~21 岁；③ 成人脑型 ALD；④ 肾上腺脊髓神经病变型，进行性的下肢轻瘫，末梢轴突病变，炎症性改变轻微或不存在，脊髓受累为主，晚期约 45％患者可以有大脑受累；⑤ 单纯性 Addison's 病；⑥ 隐匿型ALD。目前认为儿童脑型和肾上腺脊髓神经病变型是最常见的临床类型，分别占 ALD 患者中 35％左右和 40％~46％。

肾上腺脑白质营养不良在男性中患病率为 1/25 000~1/150 000，在原发性肾上腺皮质功能不全的男性患者中约占 13％。到目前为止，本病尚无特殊治疗，预后很差。出现肾上腺皮质功能严重不全时，可予以皮质激素治疗。若神经系统受损，饮食治疗、骨髓移植和免疫抑制治疗能在一定程度上减轻神经系统的症状。因此早期诊断、早期治疗就更加有必要了。

分析以上两名兄弟的患病情况，可以得到以下经验：① 若家族中发现有神经系统改变时应行头颅 CT 或 MRI 检查。② 发现有脱髓鞘改变时，应高度怀疑该病的存在，及时行脑脊液检查及皮质功能检查，以明确诊断。③ 由于本病是 X 连锁隐性遗传性疾病，母亲基因突变后，儿子患病的概率很高，所以如果高度怀疑是 ALD，在明确排除该病以前，应该严格监控生育情况，避免再次生育男性患儿。在这个家系中，如果在先证者已故哥哥发病时，考虑到该病的存在，进行相应检查，就有可能避免同样的悲剧，就不会对其家庭造成现在如此大的心理创伤和经济损失。

随着分子生物学技术的发展，应该在基因学方面进一步证实该病诊断，并通过对家族成员尤其是先证者母系家族及其同胞兄弟姐妹基因学方面的检查，尽早发现遗传有该基因突变但仍未发病的患者,对异常基因携带者,予以早期干预、早期治疗,并避免生育带患病基因胎儿。

我们采用 PCR 技术,分 12 个片段扩增患者 *ALD* 基因 cDNA 全部编码序列。对 PCR 产物的直接序列测定表明患者 *ALD* 基因序列仅在第 266 位密码子处与正常人不同(图 27 - 5~图 27 - 8):他的第 266 位密码子为 AGG,编码精氨酸;而正常人的为 GGG,编码甘氨酸。查阅国外文献及有关电子数据库,1994 年 *Human Molecular Genetics*,卷 3 曾有报道,至于该突变如何影响 ALD 蛋白的结构和功能并未提及,有待进一步研究。本研究分析了患者家族其他 6 个成员以及 3 个正常志愿者的 *ALD* 基因,发现患者的母亲为杂合子突变(突变基因携

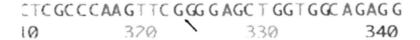

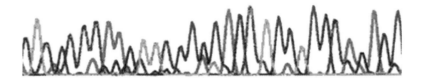

图 27 - 5　正常人 *ALD* 基因 1 号外显子第 266 位密码子(正向结果)

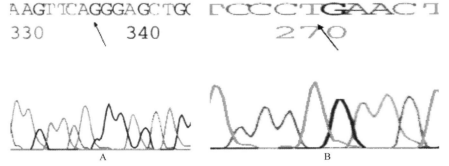

图 27 - 6　先证者 *ALD* 基因 1 号外显子第 266 位密码子

A. 正向结果;B. 反向结果

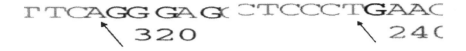

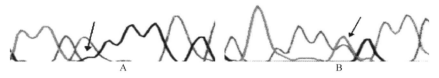

图 27－7　先证者母亲 *ALD* 基因 1 号外显子第 266 位密码子

A. 正向结果；B. 反向结果

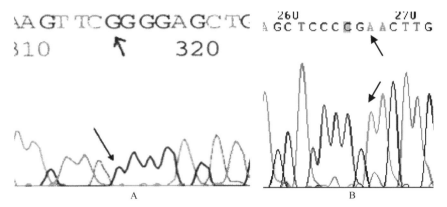

图 27－8　先证者外祖母 *ALD* 基因 1 号外显子第 266 位密码子

A. 正向结果；B. 反向结果

带者），而患者的父亲、外祖母、2 个舅舅、1 个表哥及志愿者不携带该突变基因，为正常基因型。由于先证者的外祖父已经过世，因此不能排除其母亲的突变基因是由外祖父为隐匿型 ALD 遗传而获得的。但隐匿型 ALD 的发病率不足 1％，所以先证者母亲为首发突变者的可能性高，此结果符合 X 染色体性连锁疾病的遗传规律。由于患者母亲是家族中的唯一女儿，其突变基因无论是遗传所得，还是首发突变，都可以肯定家系中的其他成员不会因为该位点的基因突变而患病。

　　根据本家系 ALD 患者的发病年龄、临床表现及基因分析结果，如前所述,可明确诊断为肾上腺脑白质营养不良。但是由于该病为 X 连锁隐性遗传病,带有突变基因的男性患者几乎都会患病,不过同时在分型中也可以发现,如果是隐匿型 ALD 患者,即使是年龄超过 60 岁也只有基因方面的缺陷,而并无临床症状的表现。因此,有必要对该家系进行基因学的诊断,以诊断未发病患者,排除家族中其他人患病的可能,检查基因携带者,指导优生优育。

参考文献

[1] Girard S, Bruckert E, Turpin G. Endocrine disease in adrenoleukodystrophy [J]. Ann Med Interne (Paris), 2001, 152(1): 15 - 26.

[2] Moser AB, Kreiter N, Bezman L, et al. Plasma very long chain fatty acids in 3000 peroxisome disease patients and 29000 controls[J]. Ann Neurol, 1999, 45(1): 100 - 110.

[3] Aubourg P, Diebler C. Adrenoleukodystrophy-its diverse CT appearances and evolutive or phenotypic variant: the leukodystrophy without adrenal insufficiency[J]. Neuroradiology, 1982, 24(1): 33 - 42.

[4] Kemp S, Pujol A, Waterham HR, et al. ABCD1 mutations and the X - linked adrenoleukodystrophy mutation database: role in diagnosis and clinical correlations[J]. Hum Mutat (Paris), 2001, 18(6): 499 - 515.

[5] Fuchs S, Sarde CO, Wedemann H, et al. Missense mutations are frequent in the gene for X-chromosomal adrenoleukodystrophy (ALD)[J]. Hum Mol Genet, 1994, 3(10): 1903 - 1905.

[6] Tan SH, Ng VH. Anaesthesia for a child with adrenoleukodystrophy: A case report and review of the literature[J]. Indian J Anaesth, 2014, 58(1): 63 - 65.

[7] Cappa M, Bizzarri C, Giannone G, et al. Is subclinical adrenal failure in adrenoleukodystrophy/adrenomyeloneuropathy reversible? [J]. J Endocrinol Invest, 2011, 34(10): 753 - 756.

[8] Bhatia R, Desai S, Padma MV, et al. Selective tract abnormality in adrenoleukodystrophy: Uncommon MRI finding [J]. Ann Indian Acad Neurol, 2008, 11(1): 56 - 57.

病例 28 皮肤色素沉着，失盐，脱水，性发育迟缓——*DAX-1* 基因突变所致先天性肾上腺皮质发育不良合并低促性腺激素性腺功能低下

孙首悦　杨　军　李　娜　张惠杰　张曼娜

刘建民　洪　洁　苏颋为　宁　光　李小英

病史摘要

患者男性，29 岁，无业，因"皮肤色素沉着、反复乏力 27 年，四肢乏力加重 4 d"于 2007 年 12 月急诊入院。

患者超过预产期 1 周出生于当地中心医院，为经阴道分娩。出生时，APGAR 评分为"0"分，经抢救存活。出生后家长发现其全身皮肤发黑，呼吸弱，不食。遂于出生 1 个半月后至当地医院就诊。当时体检时发现全身皮肤黏膜黑色素沉着，伴有阴茎较同龄新生儿稍大，龟头尤为明显。实验室检查发现：嗜酸性粒细胞直接计数明显升高，＞800×10^6/L(↑)；血钠正常，血钾偏高（具体数值不详）；尿 17-OHCS：1.4 μmol/d(0～1 岁正常范围 1.4～2.8 μmol/d)；尿 17-KS：2.1 μmol/d(0～1 岁正常范围 0～3.5 μmol/d)。当时诊断为"21-羟化酶缺陷症"，给予"氢化可的松"治疗，剂量波动于 10～40 mg/d。服药以来，脸逐渐变圆，皮肤色素沉着时轻时重，经常出现乏力、纳差、恶心、呕吐，抵抗力差，易感冒，20 余年来多次因乏力、上呼吸道感染入院。查血压偏低（最低 75/60 mmHg），血钾偏高；喜咸食，尿量多(2 000～5 000 ml/d)，口干，喜饮水，饮水量与尿量相当。在婴幼儿及青少年期，其生长发育和智力发育均低于正常同龄人，读完小学便辍学在家。至今(29 岁)未出现青春期发育，无遗精、晨勃，无变声、喉结、胡须、阴

毛腋毛生长等第二性征发育。而身高却在不断缓慢生长,并逐渐出现"驼背"与"X"形腿,经检查14岁时骨龄低于实际年龄并存在严重骨质疏松症,因而减少激素替代剂量至今。目前氢化可的松10 mg/d,阿法骨化醇1片/d,"活力钙片"6片/d。入院前4 d开始有发热症状并出现乏力,精神萎靡,行走障碍,不能站立。急诊查血常规:WBC 12.7×10^9/L(↑),中性分叶核82.1%(↑),血细胞比容0.362(↓);血电解质:Na 123 mmol/L(↓),K 8.07 mmol/L(↑),Cl 94 mmol/L;肾功能:BUN 19 mmol/L(↑),SCr 157 μmol/L(↑);血ATCH:3 195 pg/ml(↑);尿F:35.4 μg/24 h(↓);尿量2 400 ml。急诊以"原发性肾上腺皮质功能减退症,肾上腺皮质功能减退危象,性发育迟缓"收治入院。发病以来,患者神清,精神差,睡眠差,大便无异常,小便如上述。

否认乙肝、结核病史,无输血史、外伤史,否认食物、药物过敏史,预防接种未进行。因频繁发热、上呼吸道感染,定期静脉滴注丙种球蛋白提高免疫力。生长于原籍,否认疫水、疫源接触史,否认烟酒嗜好。

父母健在,有一姐,生长发育良好,但子宫卵巢偏小,不孕不育。家族中有类似病史,患者有一哥哥出生时症状与其相似,出生后1 d便夭折。否认家族中有高血压、糖尿病等病史。

体格检查

T 36.5℃,HR 64次/min,R 19次/min,BP 110/70 mmHg,身高178 cm,体重68 kg,BMI 21.5 kg/m^2,上部量84 cm,下部量94 cm。神清,精神可,无贫血貌,营养中等,反应迟钝,言行幼稚,自主体位,步入病房,查体合作,对答切题。全身皮肤可见黑色素沉着,不高出皮面,伴有皮肤干燥、脱屑,尤以关节部位、阴囊及暴露部位为甚(图28-1),有较多皮下脂肪。口腔黏膜、牙龈、舌苔亦见明显颗粒状黑色素沉着(图28-2),无黄染、出血点、痤疮。浅表淋巴结未触及肿大。头颅无畸形,发际不低,轻度满月脸,颜面无水肿,眼球活动自如,双瞳孔对光反射好,耳鼻听嗅正常,无异常分泌物。幼稚面容,无胡须生长,口唇无发绀,咽不红,扁桃体不大。颈软,无强直,气管居中,甲状腺无肿大,未闻及血管杂音。胸廓对称无畸形,无腋毛生长,乳房未发育。两肺呼吸音清,未闻及干湿性啰音,心界无扩大,HR 64 次/min,律齐,未闻及杂音。腹平软,无压痛、反跳痛、肌卫,肝脾肋下未触及,双肾区无叩痛,移动性浊音(一)。无阴毛生长,外生殖器呈男性幼稚型,阴茎 2～3 cm,伴有黑色素沉着,阴囊内左侧睾丸触及,1.5 cm×1.5 cm×1.0 cm。脊柱前曲,骨盆左侧倾斜,下肢不能并拢呈"X"形,双下肢无水肿,有"通贯手"(图 28-3)(不是该病阳性体征),双手细颤(一)。四肢肌力、肌张力正常。足背动脉搏动正常存在,生理反射存在,病理反射未引出。

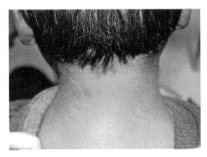

图 28-1　全身皮肤可见黑色素沉着,伴有皮肤干燥、脱屑

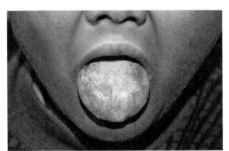

图 28-2　口腔黏膜、牙龈、舌苔亦见明显颗粒状黑色素沉着

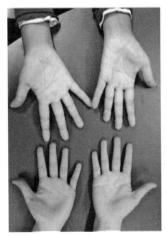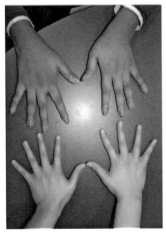

图 28-3　"通贯手"

实验室检查

血常规：WBC 12.7×10^9/L（↑），中性粒细胞 83.4%（↑），RBC 2.68×10^{12}/L（↓），Hb 84 g/L（↓），PLT 302×10^9/L（↑），HCT 0.245。

尿常规、血脂全套、空腹葡萄糖：正常。

血清电解质：Na^+ 119.4 mmol/L（↓），K^+ 8.07 mmol/L（↑），Cl^- 94 mmol/L（↓），CO_2 - CP 13.7 mmol/L（↓），Ca^{2+} 2.89 mmol/L（↑），P^{3-} 2.89 mmol/L（↑）。

肾功能：BUN 19 mmol/L（↑），SCr 157 μmol/L（↑），UA 503 μmol/L（↑）。

甲状腺功能全套、生长激素检查：正常。

下丘脑-垂体-肾上腺轴：血浆 ACTH 2 次测定分别为 3 195 pg/ml 和 892 pg/ml（↑），血 F 8 时 9.7 μg/dl（↓），16 时 4.3 μg/dl，尿 F 35.4 μg/24 h，尿量 2 440 ml。

肾素-血管紧张素-醛固酮系统：PRA，基础 3.44 ng/(ml·h)，激发 979.00 ng/(ml·h)（↑）；血 Aldo 17.80 pg/ml，尿 Aldo 6.65 μg/24 h，尿量 5 500 ml。

PTH 71.90 pg/ml（↑），25 -羟维生素 D 150.8 nmol/L（↑）。

性激素：LH 0.62 mU/ml（↓），FSH 1.80 mU/ml，PRL 33.92 ng/ml（↑），E2＜10 pg/ml（↓），P＜0.1 ng/ml，T＜0.08 ng/ml（↓），DHEA - S 0.10 μg/dl（↓），17 - OHP 0.20 ng/ml（↓），AD 0.10 ng/ml（↓）。

GnRH 兴奋试验见表 28 - 1。

表 28 - 1 GnRH 兴奋试验结果

时 间	0 min	20 min	45 min	60 min	90 min	120 min
FSH(U/L)	1.89	2.13	2.43	2.83	2.78	3.04
LH(U/L)	0.44	0.83	1.20	1.59	1.73	1.53

辅助检查

心电图：T 波高尖。

垂体 MR：正常。

骨密度：严重骨质疏松。

骨龄评估：骨龄符合 15 岁左右男性(图 28－4)。

腹部CT(平扫＋增强)(图 28－5)：双侧肾上腺萎缩,肝内脂肪浸润。

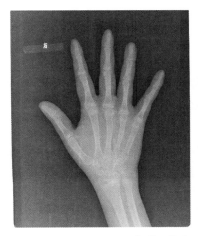

图 28－4　骨龄＜实际年龄,符合 15 岁左右男性骨龄

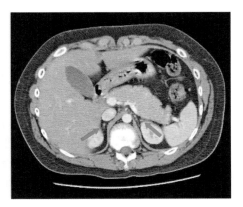

图 28－5　腹部CT(平扫＋增强)：双侧肾上腺萎缩(箭头所示),肝内脂肪浸润

睾丸超声：左侧睾丸发育不良,右侧睾丸未探及,盆腔及腹股沟未探及明显睾丸样回声。

下腹部CT：单侧(左侧)小睾丸,右侧腹股沟隐睾(图 28－6)。

染色体核型：46,XY。

基因筛查：患者同时存在原发性肾上腺皮质功能减退和性腺功能减退症,先天起病,伴性遗传,考虑 *DAX－1* 基因突变可能。在征得患者及家属同意后,对患者及其父母和姐姐进行了外周血 DNA 的 *DAX－1*基因检测,发现患者 *DAX－1* 基因发生 647delC 移码突变,其母亲和姐姐均为该突变的携带者,其父亲正常。至此诊断明确。

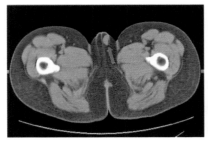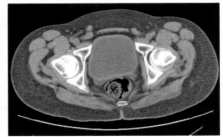

图 28-6　下腹部 CT：左侧小睾丸,右侧腹股沟隐睾(箭头所示)

诊断与诊断依据

1. **临床诊断**　先天性肾上腺皮质发育不良症(AHC)合并原发性低促性腺激素性腺功能低下(IHH),$DAX-1$ 基因突变所致。

2. **诊断依据**

(1) 出生后免疫力低下,易感染,反复乏力,查体发现皮肤色素沉着,实验室检查发现低钠血症、高钾血症、代谢性酸中毒,高 ACTH,血 F 低下,补充糖皮质激素及盐皮质激素可缓解。

(2) 肾上腺 CT 显示双侧肾上腺萎缩。

(3) 29 岁,青春期尚未启动,第二性征发育不明显,查体见性幼稚,外生殖器发育不良,隐睾。

(4) 性激素示 LH、T、P、17-OHP、AD、DHEA-S 低于正常范围,GnRH 兴奋实验垂体兴奋不佳,提示垂体分泌 LH、FSH 功能受损。

(5) 同时存在原发性肾上腺皮质功能减退和性腺功能减退症,先天起病,伴性遗传,基因诊断发现 $DAX-1$ 基因 647delC 移码突变。

鉴别诊断

先天性肾上腺皮质发育不良(AHC)症是少见的遗传性疾病,表现为出生后低钠血症、高钾血症、脱水等肾上腺皮质功能减退的失盐症状,多为多发性内分泌腺体自身免疫病(APS)的临床表现之一。影像学肾上腺萎缩,发育不良。可以是常染色体隐性遗传,致病基因为

APS 基因、*AIRE* 基因（自身免疫调节子，autoimmune regulator，AIRE gene）；也可以是 X 染色体性连锁的隐性遗传，除肾上腺皮质功能减退外，还合并低促性腺激素性性发育不全（HH），由于 *DAX-1* 基因突变引起。需与以下病症进行鉴别。

（1）Xp21 临近基因缺失：*DAX-1* 基因定位于 X 染色体短臂 2 区 1 带，如该区域的基因缺失，除引起 AHC 外，还同时会伴有 Duchenne 肌营养不良、甘油激酶缺陷症或鸟氨酸氨甲酰基转移酶缺陷症等基因缺失疾病。

（2）伴有失盐型的先天性肾上腺皮质增生症（CAH）：如 21α-羟化酶缺陷失盐型（21-OHD）、先天性肾上腺脂质性发育不良或 3β-羟类固醇脱氢酶缺乏（3β-HSD）等。为常染色体隐性遗传疾病，在疾病早期表现为原发性肾上腺皮质功能减退，ACTH 升高。21-OHD 的 17-羟孕酮水平升高，3β-HSD 的硫酸脱氢表雄酮水平升高，两者均可出现雄性化表现。先天性肾上腺脂质性发育不良的所有类固醇激素水平均下降。影像学肾上腺表现为增生。

（3）*FTZF1* 基因突变：*FTZF1* 基因编码孤核受体类固醇合成因子（SF-1），是与 DAX-1 相互作用的一种因子。SF-1 发生突变亦会出现原发性肾上腺皮质功能减退，但同时伴有 XY 性反转，患者性染色体为 XY，表型却为女性，体内存在副中肾管结构。

（4）肾上腺脑白质营养不良症：为 X 性连锁遗传疾病。表现为肾上腺皮质功能进行性减退伴有中枢神经系统脑白质病变，在血中可检测到极长链脂肪酸水平升高，以此可鉴别。

（5）ACTH 抵抗综合征：表现为高 ACTH 血症伴有肾上腺皮质功能不足。家族性糖皮质激素缺乏症是常染色体隐性遗传病，其肾素、醛固酮水平可正常。Triple A 综合征的患儿可表现为进行性肾上腺皮质功能不全、贲门失弛缓症和无泪。

（6）Addsion 病：多为自身免疫性疾病破坏肾上腺所致。如自身免疫性多内分泌腺综合征I型，亦有孤立性自身免疫性 Addison 病的报道。

（7）另有感染、出血及医源性因素所致肾上腺皮质功能减退也需排除。

本病提示先天性肾上腺皮质发育不良,$DAX-1$ 基因突变可能。

诊疗经过

(1)入院后完善相关检查提示肾上腺皮质发育不良,原发性功能减退,脱水,电解质紊乱,代谢性酸中毒,给予肾上腺皮质激素大剂量替代治疗,同时补足血容量,补充钠盐,降血钾,抗感染治疗。经治疗后患者明显好转。

(2)嘱其长期规律服用糖皮质激素、醋酸氢化可的松和盐皮质激素 9α-氟氢可的松,并定期随访 24 h 尿 F 和血电解质,根据检查结果调整激素用量。同时加用补钙药物纠正骨质疏松。

随访

3 个月后随访,氢化可的松调整为 25 mg,早午各 1 次,9α-氟氢可的松调整为早 100 μg,午 50 μg,复查尿 F 125 μg/24 h,血 Na 130 mmol/L,血 K 4.8 mmol/L,CO_2 25 mmol/L,皮肤色素沉着明显好转。

建议患者使用十一酸睾酮针剂促进第二性征发育及使骨骺闭合不再长高,改善骨质疏松。

讨论

1948 年由 Sikl 发现并报道了第一例 X 连锁 AHC,Weiss 和 Mellinger 于 1970 年首先报道了 AHC 家系(Weiss and Mellinger,1970),Hay 等于 1981 年报道了 AHC 患者合并 HH(Hay and Smail et al,1981),Muscatelli 等于 1994 年在 AHC 合并 HH 患者中发现了 $DAX-1$ 基因突变(Muscatelli and Strom et al,1994)。该病并不多见,1994 年至今国外仅报道 100 例左右 $DAX-1$ 基因缺陷的家系。国内则由杨军等在 2007 年首次报道有表兄弟两人发病的一个 $DAX-1$ 基因缺陷家系并做出基因诊断。$DAX-1$ 基因突变所致的 AHC 由作为携带者的母亲遗传给儿子,令 50% 出生的男孩得病及 50% 的女孩成为携带者,而其余 50% 的男孩和女孩则完全正常。

　　该患者让我们认识到了在非常态治疗下的 *DAX - 1* 基因缺陷疾病的病程与转归。患者在出生时即表现出明显的失盐症状,几乎夭折,经糖皮质激素替代治疗后症状有所好转。在以后的治疗中,在种种因素的影响下未规范使用激素治疗而只用了少量的可的松替代,从而使机体长期处于肾上腺皮质功能相对不足的状态,尤其是盐皮质激素不足。在一般情况下,机体尚可有代偿机制在维持正常运转,如多饮、嗜咸饮食等。但在遇到应激状况时,体内的糖皮质激素及盐皮质激素明显不足,经常出现失盐、脱水、低血压以及乏力、嗜睡等症状,因几天后可自行好转,故未引起家属特别重视,只是皮肤黏膜的色素沉着日益加重。同时由于性腺发育不全,体内缺乏性激素,骨骺无法闭合,身高在不断均匀增加(图 28 - 7),加之由于长期失盐,高血钾,代谢性酸中毒造成严重的骨质疏松。于是患者便在这特殊的情况下逐渐成长,直至最后机体严重失代偿来医院就诊。

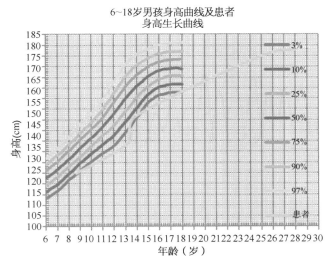

图 28 - 7　患者身高生长曲线图:身高自幼矮于正常同龄人,但在 18 岁以后身高仍在持续均匀增长

　　在征得患者及家属同意后,我们对患者及其父母和姐姐进行了外周血 DNA 的 *DAX - 1* 基因检测,发现患者 *DAX - 1* 基因发生 647delC 移码突变,导致碱基序列移位,翻译的氨基酸顺序变化,蛋白质失去功能。其母亲和姐姐均为该突变的携带者,其父亲正常(图28-8)。查阅文献,该位点的突变为首次发现。

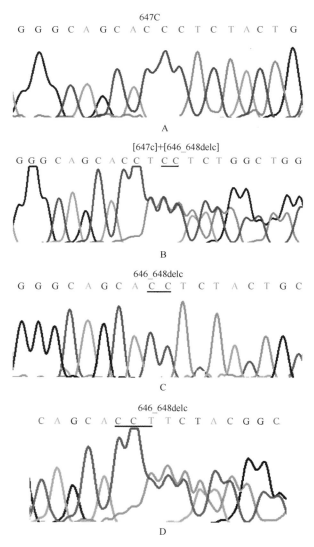

图 28 - 8　基因诊断

A. 父亲正常;B. 母亲为 *DAX - 1* 基因 647delC 突变杂合子;C. 患者发生 *DAX - 1* 基因 647delC 突变;D. 姐姐为 *DAX - 1* 基因 647delC 突变杂合子

DAX-1 基因属于孤儿受体,由一个内含子和两个外显子组成,编码一个含 470 个氨基酸的蛋白质。其 C 端具有与其他核受体同源的配体结合区(LBD)及 AF2 转录激活区,但其 N 端缺乏 DNA 结合区(DBD),由约 70 个氨基酸组成的 3.5 个重复序列组成。DAX-1 基因在下丘脑、垂体、肾上腺及性腺均有表达,但其生物学功能仍不是很清楚。DAX-1 基因属于核受体超家族成员,其可能具有核受体的转录激活功能,但体外研究发现其主要起着转录抑制作用,可通过直接与某些启动子上的特殊发夹结构结合来发挥转录抑制作用,如类固醇激素合成急性调控蛋白(StAR);也可通过其 N 端的 3 个 LXXLL 模序与 SF1 的 AF2 domain 结合,进而招募共抑制子来发挥转录抑制作用;还可能通过与转录激活子竞争 SF1 上的结合位点,来发挥转录抑制作用。也有研究提示 DAX-1 基因发挥转录抑制作用并不都完全是依赖 SF1 的。除此之外,DAX-1 基因也可抑制其他受体的转录激活作用,如 AR、ER、PR 等。但是这些体外试验并不能解释 DAX-1 基因突变可引起下丘脑、垂体和肾上腺的发育异常问题。SF1 在下丘脑、垂体、肾上腺发育中起着转录激活的作用,因此 SF1 发生突变会影响类固醇激素的合成与代谢,会出现 AHC,但拮抗 SF1 转录激活作用的 DAX-1 基因缺陷也会导致肾上腺发育异常。有研究者推测认为 DAX-1 基因缺陷会导致类固醇激素合成基因的早期异常活化,从而会损害肾上腺终区细胞(definitive zone cells)的增殖和进一步的分区而出现 AHC。DAX-1 基因缺陷引起 AHC 和 HH 的机制仍有待进一步研究。

在调查该家系(图 28-9)及以往收集的 DAX-1 基因缺陷家系中我们发现,女性 DAX-1 基因携带者虽无 AHC 症状,但往往伴有子宫卵巢偏小,甚至不孕不育。文献报道 DAX-1 的双倍型或过度表达可致剂量依赖性 XY 性反转。而对于 DAX-1 基因突变的 XX 杂合子,虽为 DAX-1 双倍型,是否因其中之一突变而导致表达不足,从而导致子宫卵巢发育不良需要进一步研究以明确。

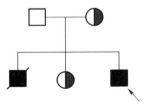

图 28-9　患者家系图:父亲正常,母亲为杂合子,有一兄弟出生后即夭折,姐姐为杂合子,患者为先证者

患者一经诊断即接受了糖皮质激素治疗和盐皮质激素(9α-氟氢可的松)治疗。先天性肾上腺皮质增生(CAH)与 DAX-1 基因突变所致的 AHC 的早期鉴别对激素的选择和使用有重要的临床指导意义。虽然失盐型 CAH 和 AHC 在早期盐皮质激素和糖皮质激素补充治疗方法上相同,但随着年龄的增长,两者的区别逐渐显现。因 CAH 患者的糖皮质激素和盐皮质激素的缺乏为相对不足,随着年龄的增长,失盐症状会自行好转,届时可停用盐皮质激素;糖皮质激素也以抑制过量的 ACTH 分泌为目的,成年后常改用长效制剂地塞米松,夜间服用以达到更好的抑制效果。而 DAX-1 基因突变患者的肾上腺皮质激素缺乏相对较重,足量的盐皮质激素和糖皮质激素替代治疗需贯穿终身,且糖皮质激素宜选用更符合生理分泌情况的短效制剂按照皮质醇分泌的生理周期给药。

对于进入青春期年龄的患者,还应进行性激素的替代治疗。可以用绒毛膜促性腺激素(HCG)或睾酮治疗。由于 DAX-1 基因的突变导致整个下丘脑-垂体-性腺轴发育不良,靶器官即睾丸对促性腺激素的反应不佳,生精能力有限,患者多不育,治疗以改善男性体征,促进男性第二性征发育,促使骨骺闭合为目标。因此使用 HCG 促使睾丸发育分泌雄激素的疗效欠佳,意义不大。一般都主张用睾酮口服、注射或皮肤贴剂来促进性征发育。

总之,DAX-1 基因缺陷所致的 X 性连锁遗传的 AHC 发病率仍不明确。在出生后出现肾上腺皮质功能减退症的男孩,应对其进行常规 DAX-1 基因筛查。如诊断明确,应对其兄弟姐妹和父母进行检查,以发现不典型病例或携带者。一旦诊断明确,应及时有效地对患者进行合理规范的治疗,以免贻误病情,对机体造成更大的伤害。至今我们已诊治 7 例患者,分别代表了不同年龄阶段的病例,正好反映了 DAX-1 基因突变在肾上腺皮质发育不良和促性腺激素分泌不足方面的发生、发展过程,为我们展现了一个疾病的连续变化谱。当然,更多有关 DAX-1 基因突变所致 AHC 的治疗和预后规律的总结,需要更多病例的发现。

参考文献

[1]　杨军,张惠杰,肖园,等. *DAX‐1* 基因缺陷所致两例先天性肾上腺发育不良症[J]. 中华内分泌代谢杂志,2007,23(5)：475‐477.

[2]　Weiss L, Mellinger RC. Congenital adrenal hypoplasia — an X-linked disease[J]. J Med Genet, 1970, 7(1)：27‐32.

[3]　Muscatelli F, Strom T M, Walker A P, et al. Mutations in the DAX‐1 gene give rise to both X-linked adrenal hypoplasia congenita and hypogonadotropic hypogonadism[J]. Nature, 1994, 372(6507)：672‐676.

第四章

甲状旁腺和代谢性骨病

病例 29　皮肤黏膜色素沉着伴面容宽大，手足肥厚
——McCune-Albright 综合征合并肢端肥大症

孙立昊　周　吉　宣　言　刘建民　宁　光

病史摘要

患者男性，32 岁，因"出生时多处皮肤色斑伴面容、手足宽大 20 余年"入院。

患者系足月顺产，出生时左侧颈部、胸背部即有棕褐色深浅不一、斑片状皮肤色素沉着，其余无特殊。儿童时期身高较同龄人偏高，12 岁起出现面容宽大，双颧部突出，鼻增宽，头围增大，口唇增厚，牙齿稀疏，手足肥厚。20 岁左右生长发育停止。第二性征发育正常，智力正常，因无明显不适症状，未予重视。入院前半年余，患者因右下腹痛至当地医院就诊，B 超发现"胆囊息肉"，同时发现左侧胸腔积液，抗结核及抗感染治疗效果均不理想。同时查生长激素高于正常，垂体 MRI 见"颅骨增厚，垂体信号欠均"，外院 X 线片及 CT 提示多处骨纤维结构不良，考虑"Albright 综合征"，来瑞金医院诊治。

体格检查

体温、脉搏、呼吸、血压均正常，身高 182 cm，体重 82 kg，头围 67 cm。神志清，精神可，自主体位，查体合作。全身皮肤黏膜无黄染，左侧颈部、胸背部、双下肢散在棕褐色深浅不一、斑片状皮肤色素沉着，唇及口腔黏膜可见褐色色素沉着，面容宽大，双颧部突出，头围增大，口

唇肥厚,牙齿稀疏,手足肥厚(图 29 - 1～图 29 - 3)。颈软,气管居中,甲状腺未及肿大。两肺呼吸音清,未闻及干湿性啰音。心界不大,HR 92 次/min,律齐,各瓣膜区未闻及杂音。腹平软,肝脾肋下未及,全腹无压痛、反跳痛。肝肾区无叩痛,无移动性浊音。四肢肌力正常,足背动脉搏动存在,生理反射存在,病理反射未引出。

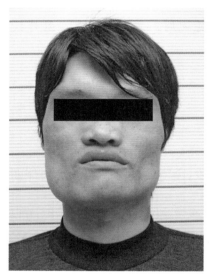

图 29 - 1 患者头颅照片,面容宽大,符合肢端肥大症表现

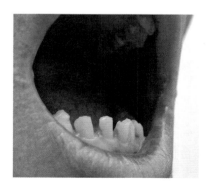

图 29 - 2 患者口唇黏膜的色素沉着

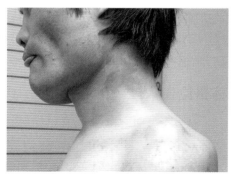

图 29 - 3 患者颈部的巧克力牛奶斑

实验室检查

血、尿、大便常规正常。AKP 961 U/L(↑,正常值：38～121 U/L)。血尿电解质正常。生长激素抑制试验结果见表 29-1。

表 29-1　生长激素抑制试验结果

	空　腹	0.5 h	1 h	2 h	3 h
血糖(mmol/L)	4.20	5.30	6.70	7.10	5.10
GH(ng/ml)	49.00	45.70	48.60	39.90	44.50

注：口服葡萄糖后,该患者血清 GH 未被抑制到较低水平。

PTH 43.90 pg/ml(参考值 9.0～55.0 pg/ml)。

甲状腺功能全套正常,PRL 13.80 ng/ml,ACTH 27.10 pg/ml。

辅助检查

视野检查：右眼视野受损,左眼视野正常。

影像学检查：胸片,除第 1 肋外,余所见肋骨前端膨大变宽,骨密度稍增高,符合 Albright 病改变(图 29-4)。

垂体 MRI,颅骨改变符合 Albright 病改变,累及垂体(图 29-5)。

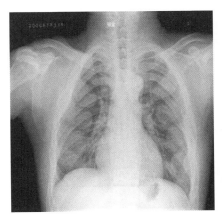

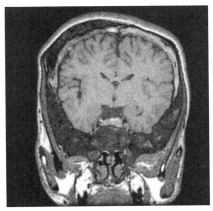

图 29-4　患者胸片　　　　图 29-5　患者垂体 MRI

诊断与诊断依据

1. **临床诊断**　McCune-Albright 综合征合并肢端肥大症。

2. **基因诊断**　该患者外周血和骨组织中均存在 *GNAS1* 基因第 8 号外显子突变,第 201 位密码子从 CGT→TGT,其所编码的精氨酸被半胱氨酸取代,为一错义突变。该突变为杂合型。患者的皮肤组织和胸膜组织中未发现此突变存在(图 29 - 6)。

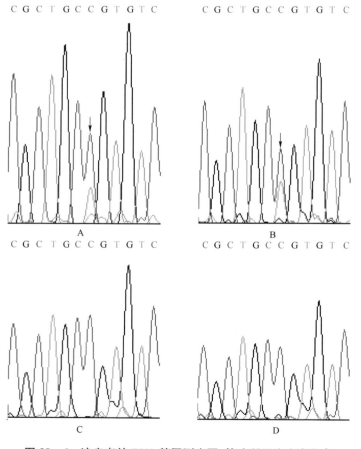

图 29 - 6　该患者的 DNA 基因测序图,箭头所示为突变位点

A. 外周血;B. 骨组织;C. 皮肤;D. 胸膜

3. 诊断依据

（1）患者存在多发性骨纤维结构不良、咖啡牛奶斑，符合 McCune-Albright 综合征的临床表现。

（2）患者影像学检查示多部位骨骼呈膨胀性溶骨性改变，符合 McCune-Albright 综合征骨骼病变特征。

（3）患者 12 岁时即出现面容宽大、双颧部突出、鼻增宽、头围增大、口唇增厚、手足肥厚等肢端肥大症表现。垂体 MRI 可见有垂体瘤的表现。生长激素抑制试验生长激素不能被抑制。随机多次 GH 水平均明显高于正常。符合肢端肥大症病变特征。

诊疗经过

患者入院后行各项常规检查，留取外周血样本，对于病变的骨组织、皮肤组织分别进行活检以进一步行遗传学检查。针对左侧胸腔积液予以抽胸腔积液，行胸腔镜下胸膜活检留取胸膜组织样本。后行胸膜粘连术后，胸腔积液未再增加。因患者生长激素抑制试验未被抑制，结合垂体 MRI 检查肢端肥大症诊断明确。出院后暂给予溴隐亭 2.5 mg/d 口服，同时定期随访生长激素水平和垂体 MRI。患者出院后 1 年间随访数次，随机 GH 水平均明显高于正常，1 年后复查垂体 MRI 垂体瘤较前无明显变化。因患者颅骨明显增厚，同时存在多发性骨纤维结构不良，无法行垂体瘤手术治疗。故建议患者在条件许可的情况下行长效生长抑素注射治疗。

讨论

McCune-Albright 综合征是以多发性骨纤维结构不良（FD）、咖啡牛奶斑和内分泌功能亢进三联征为特征的散发性综合征。内分泌功能异常可以是性早熟、甲亢、库欣综合征、甲旁亢、高泌乳素血症、生长激素分泌过多、低磷酸盐性佝偻病以及下丘脑低促性腺激素性性发育不全。符合三联征中的两条方可诊断为 MAS。从该患者的临床资料看，其存在多发性 FD、咖啡牛奶斑，以及面容宽大、手足肥厚等肢端肥大症的表现，GH 水平升高，因此临床诊断其为 McCune-Albright 综合征。

大约 98％的 MAS 患者有单发或多发的骨纤维结构不良病灶,多累及颅面骨和长骨,可表现为局部疼痛、进行性畸形和病理性骨折。有时骨骼增殖可造成局部压迫症状,如颅骨病灶压迫神经造成失明、失聪,压迫垂体造成内分泌功能障碍。影像学上病变呈膨胀性溶骨性改变,为磨砂玻璃状。该患者影像学检查示多部位骨骼病变累及。

MAS 最常见的骨外累及是皮肤病变,即"牛奶咖啡斑",多位于骨骼病变同侧且以中线为界。为一处或多处点片状大小不等的深黄色或黄棕色皮斑,边界不规则,有时呈齿状,组织结构与正常皮肤相似。该患者查体可见口唇、面颊黏膜及左颈部、胸背部、双下肢多处皮肤斑片状色素沉着。

内分泌疾病在 MAS 中也很常见,且以自主分泌和激素生成组织的功能亢进为特征,血清促分泌激素的水平正常或降低。其中最常见的内分泌疾病是性早熟。性早熟在患有 MAS 的女孩中经常是最早的临床表现,其特征性表现为 9 岁前的女孩乳房发育和(或)阴道流血。而性早熟在患有 MAS 的男孩则很少见,该男性患者也未曾发现有性早熟迹象。

生长激素过多在 MAS 患者中也较常见,不少患者有肢端肥大症的表现。在生化表现上,伴发生长激素分泌过多的 MAS 患者和散发性生长激素瘤患者没有明显区别;然而,在生长激素分泌过多的 MAS 患者中,只有 65％的患者有垂体瘤的影像学证据,比起散发性肢端肥大症 99％的检出率要低得多。且 MAS 患者发生肢端肥大症的年龄较散发性患者要小。从该患者的临床资料看,12 岁时即出现肢端肥大症表现。目前的垂体 MRI 可见有垂体瘤的表现。生长激素抑制试验生长激素不能被抑制,该患者垂体生长激素瘤的诊断成立。考虑到该患者骨骼病变累及较广泛,颅骨明显增厚,难以施行垂体瘤摘除术,故治疗上考虑使用长效生长抑素。对于肢端肥大症的治疗,外科手术的作用在于切除肿瘤,明显和迅速地缩小肿瘤体积,所以手术切除垂体生长激素腺瘤仍然是治疗肢端肥大症的首选治疗方法。且经蝶窦手术切除垂体腺瘤对肢端肥大症患者安全有效。同时药物治疗在肢端肥大症各治疗阶段越来越受到重视,生长抑素类似物是首选药物。生长抑素类似物对于出现明显并发症,严重代谢紊乱,不适于手术或恐惧手术治疗的患者可作为一线治疗。作为术前辅助治疗可以缩小肿瘤体积,改善患者全身状况,提高手术疗效。术后经血 GH 水平监测,病情仍然未控制的患者可作为辅助治疗。放疗后血 GH 水平降低缓慢,在此期间,生长抑素类似物可以作为过渡治疗控制病情。其中长效生长抑素类似物——醋酸奥曲肽微球是目前国际和国内该病最主要的长期治疗药物。垂体放疗通常不作为首选治疗方案,常用于术后残留肿瘤的辅助治疗。对于 MAS 患者,如其骨骼病变影响较为广泛且严重,常使外科手术难以施行,故如何早期发现及尽早诊断生长激素过多情况应在临床工作中得到更多的重视。

除内分泌疾病外,MAS 患者还可因突变累及外周血白细胞、肝脏、心脏、胸腺和胃肠道,而出现相应的临床症状,如黄疸、肝炎、心律失常、肠息肉等。该患者被意外发现存在左侧胸腔积液,且抗结核和抗感染治疗效果均不理想,这是否也和 MAS 有关还有待进一步证实。

McCune-Albright 综合征属体细胞基因突变病,经典的突变是位于 20 号染色体长臂的 Gsα 基因第 8 外显子的第 201 位密码子发生错义点突变。突变导致第 201 位的精氨酸被组氨酸或半胱氨酸取代,也有极少数精氨酸被丝氨酸、甘氨酸或亮氨酸替代的报道,从而抑制了 Gsα 的 GTP 酶活性,导致腺苷酸环化酶(AC)活性增强和细胞内 cAMP 水平的升高,引发相应的病理学效应。本研究对该临床诊断为 MAS 患者的多种病变组织进行了突变检测,结果在其外周血和骨组织的 DNA 样本中发现了经典的 Arg201Cys 突变。外周血存在突变,提示突变发生的时间较早,因为血细胞最早是在胚胎卵黄囊壁的血岛生成的,而后形成的组织都可能受累,因而临床表现常呈现多样性。

参考文献

[1] Salenave S, Boyce AM, Collins MT, et al. Acromegaly and McCune-Albright Syndrome[J]. J Clin Endocrinol Metab, 2014, 99(6): 1955 - 1969.

[2] Peleg R, Treister-Goltzman Y. Images in clinical medicine: McCune-Albright syndrome[J]. J Clin Endocrinol Metab, 2014, 99(4): 1105 - 1106.

[3]　Narumi S1, Matsuo K, Ishii T, et al. Quantitative and sensitive detection of GNAS mutations causing mccune-albright syndrome with next generation sequencing[J]. PLoS One, 2013, 8(3): e60525.

[4]　Vortmeyer AO, Gläsker S, Mehta GU, et al. Somatic GNAS mutation causes widespread and diffuse pituitary disease in acromegalic patients with McCune-Albright syndrome[J]. J Clin Endocrinol Metab, 2012, 97(7): 2404 - 2413.

[5]　Lima-Martínez MM, Gil V, Mederico M, et al. Hypogonadotropic hypogonadism in a male with McCune-Albright syndrome[J]. Endocrinol Nutr, 2013, 60(3): 145 - 147.

病例 30　身材矮小,圆脸,短指/趾畸形
——假性甲状旁腺功能减退症 I a 型

孙立昊　刘建民　赵红燕　崔　斌　宣　言　宁　光

病史摘要

患者 1 和患者 2 均为男性,为亲兄弟,因"反复四肢抽搐伴身材矮小"就诊。

两名患者分别为 14 岁和 10 岁。均为剖宫产儿,足月妊娠,母亲孕期未患病,无服药史,出生体重为 4.35 kg 和 3.5 kg。哥哥(患者 1)出生后 1 年余开始发生四肢抽搐,抽搐时不伴意识障碍,可以自行缓解。抽搐常于紧张、受凉及活动后加重。弟弟(患者 2)出生后 3 年余亦开始发生类似的抽搐症状。两患者身高均较同龄人偏矮,体形偏胖,智力中等偏下,记忆力和计算能力较差。

家族史:患者父系和母系其他成员无类似病史,父亲身高 162 cm,母亲身高 147 cm。

家系图谱如下(图 30 - 1)。

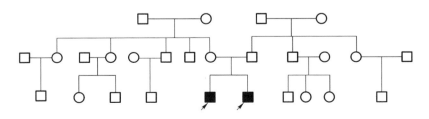

图 30 - 1　假性甲状旁腺功能减退症患者家系图

体格检查

患者 1,身高 135 cm,体重 36.5 kg。圆脸,齿列正常,有龋齿。双手第 3、4、5 指短指畸形,双足第 3、4、5 趾短趾畸形(图 30 - 2、图 30 - 3)。

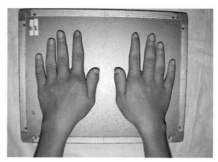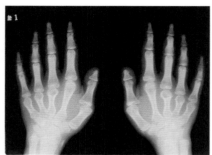

图 30 - 2   患者 1 双手照片和 X 线片,双手第 3、4、5 指短指畸形

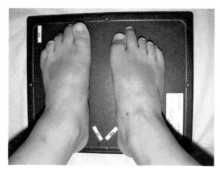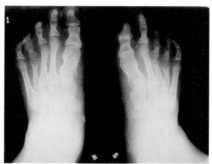

图 30 - 3   患者 1 双足照片和 X 线片,双足第 3、4、5 趾短趾畸形

患者 2,身高 120 cm,体重 28.5 kg。圆脸,牙列不齐,有龋齿(图 30 - 4)。双手第 4、5 指短指畸形,无短趾畸形。

实验室检查

患者 1 治疗前血 Ca^{2+} 1.26 mmol/L(正常值范围 2.1～2.6 mmol/L),血 P^{3-} 3.03 mmol/L(正常值范围 0.97～1.62 mmol/L),血 PTH 19.8 pmol/L(正常值范围 0.7～5.6 pmol/L)。肝肾功能正常。

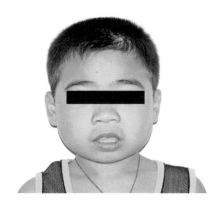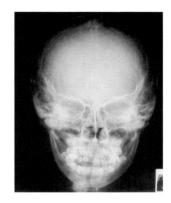

图 30 - 4 患者 2 面部照片和头颅 X 线片,显示圆脸

患者 2 治疗前血 Ca^{2+} 1.49 mmol/L,血 P^{3-} 2.47 mmol/L,血 PTH 19.6 pmol/L。肝肾功能正常。

辅助检查

患者 1 X 线片示第 3、4、5 掌骨、跖骨短小(图 30 - 2、图 30 - 3)。头颅 CT 示双侧基底节区钙化(图 30 - 5)。

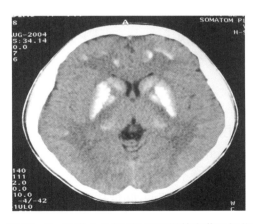

图 30 - 5 患者 1 头颅 CT 示双侧基底节区钙化

患者 2 X 线片示第 4、5 掌骨短小。头颅 CT 示双侧基底节、额顶叶等处多发性钙化。

诊断与诊断依据

1. **临床诊断**　假性甲状旁腺功能减退症 I a 型。

2. **基因诊断**　两患者及其母亲外周血基因组 DNA 中均存在 *GNAS1* 基因第 11 号外显子 289 号位点移码突变。患者父亲及其他家族成员基因测序未发现此突变(图 30 - 6)。

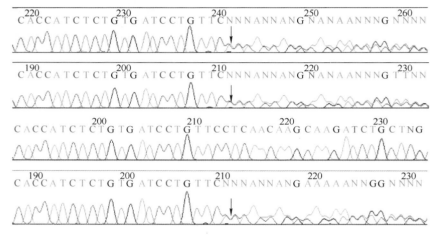

图 30 - 6　测序结果从上至下分别为患者 1、患者 2、患者父亲和患者母亲,箭头所示为突变位点

3. **诊断依据**

(1) 2 名患者,临床上均表现为甲旁减,具有甲旁减的低血钙、高血磷、手足搐搦及尿钙磷变化的特点。

(2) 具有 Albright 综合征遗传性骨营养不良体貌特征,即身材矮小、圆脸、肥胖、齿列发育不良、短指/趾畸形。

(3) 甲状旁腺不是功能减退,而是功能亢进,PTH 分泌增多,同时排除了肾功能不全。

诊疗经过

2 名患者均因反复四肢抽搐就诊,结合实验室检查考虑为假性甲状旁腺功能减退症。均给予口服补钙治疗。患者 1 临床症状较为明显,补钙量在 1 200～1 800 mg/d。患者 2 的补钙量在 900～1 200 mg/d。经补钙后 2 名患者抽搐症状较前明显减少,随访血钙水平在正常低限范围。

讨论

　　假性甲状旁腺功能减退症首先是在 1942 年由 Albright 等报道。由于患者对外源性 PTH 无反应,血清中的 PTH 不是降低而是升高,故称为假性甲旁减。由于受累的靶器官不同,临床表现多样,但共同的特征如下: ① 有甲旁减的生化改变(低血钙、高血磷);② 靶组织对活性 PTH 无反应;③ 血清 PTH 水平升高;④ 多数患者还伴有特殊的躯体畸形。PHP 的特点是 cAMP 对外源性 PTH 的反应迟钝,分为Ⅰ型和Ⅱ型。Ⅰ型是指外源性 PTH 刺激后,肾源性 cAMP 和磷酸盐尿反应迟钝;而在 PHP Ⅱ型中,肾源性 cAMP 对 PTH 反应正常,但对磷酸盐尿的反应减低。Ⅰ型 PHP 又分为Ⅰa、Ⅰb 和Ⅰc。从发病机制上,PHP Ⅰa 型是由于 PTH 的受体蛋白[刺激性 G 蛋白亚基(Gs)]活性下降,功能缺陷,其分子缺陷为编码 Gs 蛋白的 GNAS1 基因发生失活性突变,Gs 活性降低所致。Ⅰb 型对 PTH 抵抗,而无特殊的躯体畸形表现,Gs 活性正常;Ⅰc 也有典型的特征性躯体畸形表现,但其发生的具体分子机制尚不明确,可能与 GNAS1 基因无关。PHP Ⅰa 的 GNAS1 基因突变类型很多, 有 P115S、S250R、E259V、R265H、R321H、外显子 1/内含子 1 的大段缺失以及外显子 4、5、7 的碱基缺失等。我们报道的这 2 名患者,临床上均表现为甲旁减,具有甲旁减的低血钙、高血磷、手足搐搦及尿钙磷变化的特点。同时伴有特征性的体形,如身材矮小、圆脸、肥胖、齿列发育不良、短指/趾畸形等。但其甲状旁腺不是功能减退,而是功能亢进,PTH 分泌增多,临床诊断上符合 PHP Ⅰa 型的特征。为了进一步明确诊断,进行了 GNAS1 基因突变的检测,结果在 2 名患者和其母亲中发现一新的移码突变,其类型与国内外先前报道的突变类型不同。由于突变的类型和影响 G 蛋白偶联激素受体功能的范围与程度不同,PHP 临床表现极具多样性。即使在同一家族中,*GNAS1* 基因突变类型相同,患者的表型也可有很大差异。*GNAS1* 基因为一印迹基因,具有细胞特异性接纳父传基因的特征。即 *GNAS1* 基因的一个等位基因突变如来源于母亲即可发病,来源于父亲却不发病。父传 *GNAS1* 基因表达可因基因印迹而抑制。两名患者的致病遗传基因来自其母亲,遗传学上符合 PHP Ia 型的遗传特点。通过遗传学分析与临床资料、实验室检查、影像学资料相结合,对于假性甲状旁腺功能减退症的诊断有着相当重要的帮助,今后应当进一步完善与推广。

参考文献

[1] Elli FM, de Sanctis L, Bollati V, et al. Quantitative analysis of methylation defects and correlation with clinical characteristics in patients with pseudohypoparathyroidism type I and GNAS epigenetic alterations[J]. J Clin Endocrinol Metab, 2014, 99(3): E508 - 517.

[2] Wu YL, Hwang DY, Hsiao HP, et al. Mutations in pseudohypoparathyroidism Ia and pseudopseudohypoparathyroidism in ethnic Chinese[J]. PLoS One, 2014, 9(3): e90640.

[3] Yuno A, Usui T, Yambe Y, et al. Genetic and epigenetic states of the GNAS complex in pseudohypoparathyroidism type Ib using methylation-specific multiplex ligation-dependent probe amplification assay[J]. Eur J Endocrinol, 2013, 168(2): 169 - 175.

[4] Chong PL, Meeking DR. Pseudohypoparathyroidism: a rare but important cause of hypocalcaemia[J]. BMJ Case Rep, 2013, 2013: bcr2012008040.

[5] Giovanna Mantovani. Pseudohypoparathyroidism: Diagnosis and Treatment [J]. J Clin Endocrinol Metab, 2011, 96: 3020 - 3030.

病例 31 反复腰部疼痛伴恶心呕吐
——多发性骨髓瘤伴高钙血症

孙立昊 张 炜 汤正义 贺晓燕 宣 言
刘建民 宁 光

病史摘要

患者男性,72岁,因"反复腰部疼痛伴恶心呕吐1年"入院。

患者1年前从楼梯上不慎摔倒,半月后患者搬动花盆后出现腰背部疼痛。就诊当地医院,胸腰椎摄片示：T12压缩性骨折。服中药治疗,服用6 d后出现食欲下降,第14天起出现恶心呕吐,为胃内容物,无呕血。再次就诊当地医院,腹部CT示胆囊炎、胆石症。胃镜示浅表性胃炎伴胆汁反流。肝功能、肿瘤指标、血尿淀粉酶均未见异常。当时血电解质示血 Ca^{2+} 2.41 mmol/L。予以"奥美拉唑、头孢哌酮(先锋必)、甲氧氯普胺"等治疗后病情无明显改善,后又入消化科进一步诊治。血常规示贫血(RBC2.19×10^{12}/L, Hb 74 g/L)。腰椎MRI：T12、L2、L3椎体压缩性骨折,以L3为甚,伴椎管狭窄,L4 - 5椎间盘突出。免疫球蛋白示 IgA 1 060 mg/dl(↑), IgM 44.50 mg/dl(↓),ESR 114 mm/h(↑)。给予氨基酸、脂肪乳营养支持,叶酸、甲钴胺(弥可保)纠正贫血治疗后第10天起恢复进食,病情好转出院。出院诊断为"胸椎腰椎骨折,高免疫球蛋白(IgA)血症"。出院后病情稳定,无恶心呕吐,无腰背疼痛,能进行轻度体力活动。直至此次入院前2个月再次出现腰部疼痛,进行性加重,行物理治疗疗效不佳,后又出现恶心呕吐不能进食。于2周前入住当地医院查血 Ca^{2+} 3.76 mmol/L,给予降钙治疗、营养支持、对症治疗后仍有呕吐腰痛,故收住内分泌科进一步诊治。

体格检查

T 37.5℃,P 82 次/min,R 20 次/min,BP 150/80 mmHg。神志清,精神差,贫血貌,对答切题,被迫平躺体位,查体欠合作。皮肤无黄染、皮疹和出血点。颈下、腋下及腹股沟可及肿大淋巴结。头颅无畸形,巩膜无黄染。心肺腹未见异常。胸廓无畸形。胸骨、肩胛部、腰骶部压痛明显。双下肢无水肿,双足背动脉搏动存在。神经系统检查未见异常。

实验室检查

入院急查血常规示 Hb 62 g/L($\downarrow$),ESR 158 mm/h;肝肾功能:前清蛋白 191 mg/L($\downarrow$),A/G 0.82($\downarrow$),BUN 16.5 mmol/L($\uparrow$),CREA 254 μmol/L($\uparrow$);血 Ca^{2+} 3.96 mmol/L,血 P^{3-} 正常。

辅助检查

心电图示窦性心动过速,ST - T 变化。

诊断

多发性骨髓瘤伴高钙血症。

诊疗经过

问题与思考

该患者病史特点:老年男性,病情发展较为缓慢;以腰背部疼痛、恶心呕吐、乏力、消瘦为主要表现;查体贫血面容,腰背部及胸骨疼痛伴活动受限;入院后血常规提示贫血,血电解质发现血 Ca^{2+} 明显升高,当时诊断为"高钙血症原因待查,高钙危象"。高钙血症的定义是指总血清 Ca^{2+} 浓度超过 2.75 mmol/L(11 mg/dl)。其临床表现包括便秘,厌食,恶心,呕吐,腹痛和肠梗阻,损害肾浓缩功能导致多尿、夜尿和烦渴。轻度高钙血症,许多患者常无症状,常在常规实验室筛选时意外发现。当血清 Ca^{2+}>3.75 mmol/L(15 mg/dl)时,可发生高血钙危象,患者常伴有情绪不稳定,意识模糊,谵妄,精神病,木僵和昏迷。神经肌肉受累可引起明显骨骼肌无力,但癫痫罕见。若抢救不力,常发生死亡。此时即使无症状或症状不明显,亦应按高钙危象处理。因此当高钙血症患者出现恶心、呕吐、精神神经症状时,应警惕高钙危象的发生。

患者入院后即予心电监护、计 24 h 出入水量、同时补液治疗(根据患者尿量、心功能情况及血钠血氯情况,以盐水为主、糖盐交替,每天补液量控制在 2 500～3 000 ml)。予以鲑鱼降钙素肌注。由于患者血钙较高、骨痛明显,故另予帕米膦酸二钠 60 mg 静脉点滴。予以西咪替丁、奥美拉唑等改善胃部不适症状。严密观察患者生命体征、水电解质平衡等情况。经治疗后,患者血钙逐渐恢复正常,为进一步明确病因赢得了宝贵的时间。

问题与思考

高钙血症治疗决定于症状、高钙的严重度和原发疾病。当症状轻,血浆 Ca^{2+}＜2.88 mmol/L(11.5 mg/dl)时,治疗原发疾病常常足够。当血浆 Ca^{2+} 超过 3.75 mmol/L(15 mg/dl)或有严重高钙血症的临床症状时,直接降低血钙治疗是需要的。以下讨论一些目前内科临床上常用治疗高钙血症的方法。

1. 生理盐水和呋塞米　钙具有拮抗利尿激素作用,高血钙损害肾小管浓缩功能,出现多尿、细胞外液容量不足和钙滤过负荷减少。补充生理盐水既扩充了细胞外液,又竞争性抑制了肾近曲小管对钙的重吸收。呋塞米能抑制肾小管的髓袢升支对钙的重吸收,进一步增加尿钙排泄。需要特别注意,利尿时绝对忌用可升高血钙的噻嗪类利尿剂。静脉输入生理盐水及间断给予呋塞米以维持最大的尿钠和尿钙被广泛用于高钙血症的基础治疗。通过静脉盐水扩张细胞外液容量和呋塞米治疗,使尿量至少达 3 L/d。高钙血症患者常有原先容量不足,因此开始利尿治疗前先应滴注 0.9% 生理盐水给以补充。同时在利尿治疗时,应允许患者自由饮水。宜应用 0.9% 生理盐水静脉滴注和补充足量钾以防止低钾血症。治疗期间必须密切监测液体的摄入量、尿量和血电解质变化。

2. 降钙素 由甲状腺旁细胞(C 细胞)对高血钙反应所分泌。降钙素通过迅速抑制破骨细胞活性并减少肾小管钙重吸收而降低血钙。作用迅速,给药 2～4 h 内血钙降低,但单剂量维持时间短暂。有文献报道使用鲑鱼降钙素 4～8 U/kg 皮下注射,1 次/12 h 和泼尼松(30～60 mg/d,分 3 次口服)可以控制恶性肿瘤的严重高钙血症,即使是最初不主张静脉注射盐水的肾脏病患者也可用其控制高钙血症。但由于降钙素作用时间短且一部分患者对其无反应,在治疗恶性肿瘤高钙血症的应用中受到限制。然而,鲑降钙素和泼尼松合用,在有些恶性肿瘤患者中可以控制血钙若干摩尔(mol)。假如降钙素疗效消失(脱逸现象),可以中断 2 d(泼尼松仍持续),然后重新开始。

3. 糖皮质激素 机制较为复杂,尚无定论,可能与维生素 D 相拮抗,故能减少钙的吸收与重吸收。在肿瘤情况下,它可能是肿瘤分泌,并减少破骨细胞活化因子和维生素 D 的产生。泼尼松 20～40 mg/d 口服能有效控制大多数特发性高钙血症婴儿、维生素 D 中毒和结节病患者的高钙血症。多发性骨髓瘤、淋巴瘤、白血病和转移性乳腺癌的某些患者对 40～60 mg/d 泼尼松有反应。然而,对糖皮质激素反应需若干天,并有＞50%恶性肿瘤高钙血症患者糖皮质激素治疗无效,通常需要其他治疗。某些可能需要手术治疗的高钙血症患者,如原发性甲状旁腺功能亢进症患者术前不宜使用糖皮质激素降血钙。

4. 双膦酸盐 骨并发症多见于病变累及骨骼的恶性肿瘤患者,包括原发性骨损害(如多发性骨髓瘤)和转移性骨损害。多发性骨髓瘤、乳腺癌和前列腺癌最容易累及骨骼。超过 90%的Ⅲ期多发性骨髓瘤患者具有明显的骨损害,约 80%产生骨痛。腰椎骨质减少是多发性骨髓瘤的主要表现,造成较高的椎体骨折发生率。上述患者中约有 30%发生恶性肿瘤所致的高钙血症。双膦酸盐抑制破骨细胞的分化、补充、活动性和粘连,使骨基质溶解降低,减少骨吸收,结合盐水和呋塞米现已广泛用于恶性肿瘤高钙血症患者第一线治疗。副作用包括暂时性发热和肌痛,偶尔白细胞减少,症状性低钙血症和低磷血症可以出现。帕米膦酸钠是目前临床最常用的双膦酸盐类药物。该药能与骨小梁紧密结合,直接阻挡破骨细胞对骨的溶解破坏,抑制破骨细胞前体转化成熟,抑制破骨细胞功能。常用剂量为 $60\sim90$ mg,静脉滴注一次,5~7 d后可降低血浆钙浓度。现另有唑来膦酸,有临床资料证实,对于高钙血症的缓解率显著高于帕米膦酸钠组,血清钙水平维持正常的时间也更长。

在治疗患者的高钙血症同时,积极寻找病因。患者 PTH 未升高,AKP 161 U/L,血 Mg 0.82 mmol/L;甲状腺功能全套 rT_3 58.60 ng/dl(↑),余项目正常,降钙素正常;血免疫球蛋白全套示 IgG 1 440 mg/dl,IgA 1 670 mg/dl(↑),IgM 51.90 mg/dl(↓),IgE 26.8 U/ml,轻链 k 19.5 g/L(↑);尿蛋白电泳示中低分子蛋白尿,小管区游离轻链异常增高;铁饱和度 55.8%(20%~50%),血清铁 17.4 μmol/L(正常),血清总铁结合力 31.2 μmol/L(54~77 μmol/L)。影像学检查中 B 超提示:① 左颈部左腋下及双侧腹股沟淋巴结肿大;② 双甲状旁腺未探及异常。全身骨扫描示:胸腰椎及双侧多根肋骨病变,肿瘤骨转移不能排除。腹部 CT 扫描提示胆结石,胆囊炎,脾脏内低密度灶,双侧胸膜增厚,小肠内部分积液,胸腰椎椎体以及部分肋骨见多发性骨质破坏区,考虑多发性骨髓瘤可能。双侧肩胛骨 CT:提示肩胛骨以及胸椎见多发性骨质破坏区。

问题与思考

高钙血症的病因很多,主要可分为以下几类:① 原发性甲旁亢;② 恶性肿瘤;③ 维生素 D 中毒;④ 其他内分泌疾病,如甲亢、肾上腺功能减退症等;⑤ 肾衰竭;⑥ 药物(如噻嗪类利尿剂等)引起;⑦ 制动等。其中最常见的原因为甲旁亢和恶性肿瘤,占总致病因素的 90%。该患者血 PTH 正常,影像学显示甲状旁腺区无占位,基本排除甲旁亢。大约有 1/5 的甲亢患者可出现高钙血症,其机制可能与过多的甲状腺激素激活破骨细胞活性或增强 PTH 对骨吸收的作用有关,甲亢时儿茶酚胺受体活性增强也会对骨代谢产生影响而致血钙升高。当然还有临床少见的甲亢与甲旁亢同时罹患的病例。因此对于高钙血症的患者常规进行甲状腺功能检查也是必需的。

为进一步明确病因,组织放射科、同位素科、血液科、骨科大会诊。讨论后考虑多发性骨髓瘤可能,但需行骨髓活检及血尿蛋白电泳以明确诊断。首次骨穿细胞学检查提示骨髓稀释可能。为提高骨穿活检的阳性率,与患者家属协商后,决定在 CT 引导下再次穿刺活检。最终血尿蛋白电泳示 IgA 单株峰,k 型轻链。CT 引导下耻骨活检术示浆细胞性骨髓瘤,诊断明确。在病程中患者血常规示血红蛋白、血小板下降,先后予重组人粒细胞集落刺激因子、少浆血、单采血小板等对症支持。患者肾功能不全、酸中毒,考虑"肾功能不全(骨髓瘤肾病可能大)"。由于患者血 IgA 水平未进行性上升,故未行血浆置换治疗。最终患者诊断明确,出于身体状况考虑,回当地进一步治疗。

讨论

本患者病情进展较为缓慢,病程初期未见血钙明显升高,直至此次入院出现高钙危象,CT 示椎体及肋骨多发性骨质破坏,骨活检显示恶性浆细胞性骨髓瘤,其高钙血症为恶性肿瘤所致。虽然恶性肿瘤通过不同机制引起高钙血症,但最后发生在每一病例的高血浆钙都是由于过度骨吸收。因此在临床实践中,对于肿瘤引起的高钙血症不容忽视。

国外文献报道恶性肿瘤致高钙血症的发生率在 15%～20%。血液系统肿瘤引起的高钙血症,以多发性骨髓瘤、淋巴瘤及白血病多见,其机制是由于癌细胞分泌破骨细胞激活因子(OAF)、IL 等因子引起血钙增高。

多发性骨髓瘤是浆细胞异常增生的恶性肿瘤,一种进行性的肿瘤性疾病。其特征为骨髓浆细胞瘤和一株完整性的单克隆免疫球蛋白(IgG,IgA,IgD 或 IgE)或 Bence Jones 蛋白质(游离的单克隆性 κ 或 γ 轻链)过度增生。多发性骨髓瘤常伴有多发性溶骨性损害、高钙血症、贫血、肾脏损害,而且对细菌性感染的易感性增高,正常免疫球蛋白的生成受抑。发病率估计为(2～3)/10 万,男女比例为 1.6：1,大多患者年龄>40 岁。

多发性骨髓瘤患者常见的症状有持续性的无法解释的骨骼疼痛(特别是在背部或胸廓),肾衰竭,反复发生细菌性感染(特别是肺炎球菌性肺炎)。病理性骨折和椎骨压缩常见,后者可能导致脊髓受压迫和截瘫。由于在肾小管广泛管型形成,肾小管上皮细胞萎缩和间质纤维化而发生肾衰(骨髓瘤肾病)。有些患者以贫血伴乏力和疲劳为主。淋巴结和肝脾大不常见。

　　本例患者免疫电泳有单克隆蛋白,结合溶骨性改变,临床上考虑多发性骨髓瘤,穿刺活检最终得到证实。因多发性骨髓瘤常呈灶性分布,穿刺活检阳性率常不高。目前 CT 引导下的骨病灶穿刺是较为可靠和安全的明确病理诊断的方法。

参考文献

[1] De Veirman K, Rao L, De Bruyne E, et al. Cancer associated fibroblasts and tumor growth: focus on multiple myeloma[J]. Cancers (Basel), 2014, 6(3): 1363 - 1381.

[2] Kang MG, Won EJ, Choi HW, et al. Serum parathyroid hormone is a new potential risk factor in multiple myeloma[J]. Biomed Res Int, 2014(2014): 804182.

[3] Berenson JR. Multiple myeloma: treatment updates[J]. Clin Adv Hematol Oncol, 2013, 11(11): 744 - 745.

病例32　行走困难,多发性骨折,胸骨后占位
——胸骨后异位甲状旁腺腺瘤

顾丽群　孙立昊　洪　洁　方文强　金晓龙　陈中元
李培勇　宣　言　赵咏桔　刘建民　宁　光

病史摘要

患者男性,13 岁,因"双髋关节疼痛 2 年余,加重半年伴行走困难"入院。

患者 2002 年 12 月无明显诱因下出现双髋关节疼痛,当时无行走困难,未诊治,近 1 年渐加重,并发展到双膝关节,半年前疼痛明显加重,致行走困难。无疲劳、乏力、肌肉酸痛,无恶心、呕吐、嗳气泛酸,无多饮、多尿、肉眼血尿,无胸闷、胸痛。2003 年 8 月外院就诊,髋关节正侧位摄片示:两侧股骨颈吸收,骨质疏松脱钙,骨盆多发性疏松脱钙,股骨头颈移位骨折。血 Ca^{2+} 3.28 mmol/L,P^{3-} 1.03 mmol/L,PTH>2 500 pg/ml,AKP 2 300 U/L,但甲状腺及甲状旁腺 CT 未见异常。当地医院未能明确诊断,患者未服用任何药物及给予相关治疗。患者 1 年来身高缩短 4 cm,为进一步明确诊断及诊治前来瑞金医院。

否认家族其他成员有类似病史,父母均健康。

体格检查

T 35.8℃,P 80 次/min,R 16 次/min,BP 110/80 mmHg,身高 128 cm,体重 26.5 kg。

神志清,营养中等,步入病房,无跛行。皮肤黏膜无黄染,浅表淋巴结未及肿大,无特殊面容,颈软,左颈部可扪及一个 2 cm×3 cm 的结节,可活动,无压痛,胸廓畸形,胸椎轻度侧弯,无压痛。双肺呼吸音清,

HR 80 次/min,律齐,未闻及病理性杂音。腹平软,肝脾肋下未及,无压痛。"O"形腿,双侧腕、踝、膝、髋关节肿大、畸形,无压痛。足背动脉搏动可及。四肢肌力正常,病理征阴性。

实验室检查

2003 年 12 月 12 日血电解质: Na^+ 132. 6 mmol/L, K^+ 3. 73 mmol/L, Cl^- 108. 3 mmol/L, P^{3-} 1. 08 mmol/L, Ca^{2+} 2. 94 mmol/L;住院期间最高血 Ca^{2+} 为 3. 06 mmol/L;尿 Ca^{2+} 5. 16 mmol/ 24 h(2. 5～7. 5 mmol/24 h), P^{3-} 10. 60 mmol/24 h(16. 15～42 mmol/24 h)。血 AKP 2 607 U/ L(38～121 U/L),灭活后 6 U/L。术前 PTH＞2 000 pg/ml(13～53 pg/ml)。尿 NTx、降钙素及甲状腺功能均在正常范围。肾功能: 肌酐 46 μmol/L,尿素氮 3. 4 mmol/L,尿酸 265 μmol/L。

辅助检查

2003 年 12 月 12 日腹部 B 超: 左肾错构瘤,双肾上腺区未见异常,双肾及输尿管区未见异常。双膝关节正侧位片示: 双膝关节,股骨、胫腓骨干骺端密度增高,畸形变,股骨皮质不连续,考虑骨折后遗畸形改变。双髋关节正位片示: 双髋关节股骨颈骨折伴髋关节骨吸收及钙存积改变,髋关节退变。胸部正位片: 两肺纹理增多模糊,右肺门旁见椭圆形高密度影,右第 4 前肋缘见骨略膨隆改变,考虑骨痂形成。胸椎正位片: 胸椎明显侧弯。骨密度检查(DEXA): 严重骨质疏松。垂体 MRI: 平扫未见明显异常。

问题与思考

甲状旁腺功能亢进症(hyperparathyroidism)是由于 PTH 合成和释放过多,导致血钙升高的疾病。本病临床上分为原发性、继发性、三发性和假性 4 类。在临床中,对多发性骨病变伴高钙血症的病例,首先需要鉴别排除转移癌、多发性骨髓瘤、淋巴瘤。这些通过详细的病史、体格检查、生化测定等可以排除。原发性甲状旁腺功能亢进的主要原因是甲状旁腺良性肿瘤所致,占 80%~85%;其次为甲状旁腺增生,占 15%~20%;甲状旁腺癌少见,一般<1%。该男性患者以双髋关节疼痛起病,继而累及膝关节,身高变矮,伴行走困难,同时骨、关节摄片示骨质疏松、骨吸收、畸形变,实验室检查显示高血钙,高 PTH,尿钙在正常范围,无继发性甲旁亢病因。

为进一步明确定位诊断,行甲状腺及甲状旁腺 B 超检查示甲状旁腺区未见明显异常。2003 年 12 月 15 日颈部+上胸部 MRI(图 32-1):右前上纵隔内占位,病灶明显强化,结合临床考虑异位甲状旁腺瘤可能;^{99m}Tc-MIBI(图 32-2)显示胸骨后浓集影。

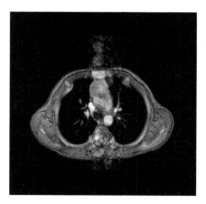

图 32-1　颈部及上胸部 MRI

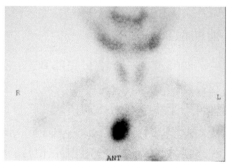

图 32-2　^{99m}Tc-MIBI

问题与思考

原发性甲状旁腺功能亢进症患者的定位检查有时非常困难。一般人有 4 个甲状旁腺,左、右各侧均有上、下 2 个腺体。上甲状旁腺一般在甲状腺侧叶的后面靠内侧,环状软骨水平,近喉返神经进入喉部处;下甲状旁腺在甲状腺侧叶后面靠外侧,近甲状腺下动脉与喉返神经相交处水平。但是也有一些患者的甲状旁腺部位比较特殊,这主要同甲状旁腺的胚胎发育有关。上甲状旁腺与甲状腺共同起源于第 4 对咽囊,下甲状旁腺与胸腺共同起源于第 3 对咽囊。胚胎期上甲状旁腺与甲状腺体胚原基一起下降至颈部,下甲状旁腺与胸腺的胚原基一起下降至颈部甲状腺下极水平后,下甲状旁腺的胚原基即停留在此水平,而胸腺的胚原基与之分离,继续下降至胸纵隔。下降过程中甲状旁腺的胚原基若在中途停止或伴随胸腺胚原基一起继续下降就会引起甲状旁腺位置变异。即使位置变异,上甲状旁腺一般总是在甲状腺的邻近,而下甲状旁腺的位置变化较大,可能在从下颌角至胸腺的任何水平。

对甲状旁腺肿瘤的定位可以采用 B 超、CT 和 MRI 等检查方法。瑞金医院下颈部-上胸部 MRI 平扫加增强显示胸骨后前纵隔内见不规则信号,约 $4.5\ cm \times 3\ cm \times 4.8\ cm$ 大小,病灶贴大血管前方生长,呈扁平状,部分区域与血管分界不清;与肌肉信号相比,平扫 T1W/T2W 均为稍高信号,增强后,见前纵隔内不均匀强化,其中靠右侧见一明显强化结节,约 $2.7\ cm \times 1.9\ cm \times 2.8\ cm$ 大小。两侧甲状腺及邻近区域未见明显异常强化病灶。因此考虑为右前上纵隔内占位,而且很可能是胸骨后异位甲状旁腺腺瘤(图 32-1)。

除这些方法外,对甲状旁腺肿瘤还可采取[99m]Tc-MIBI 检查。该检查的原理是利用 MIBI 在正常甲状腺组织和功能亢进的甲状旁腺组织中清除速率的差异使腺瘤或增生的甲状旁腺显示。但有些甲状旁腺腺瘤的清除率并不比正常甲状腺慢,因而造成假阴性。[99m]Tc-MIBI 双时相显像检查是功能性显像方法,故对异位腺瘤的定位更有意义,国外报道其定位所有甲状旁腺肿瘤的敏感性为 96%,特异性为 83%,国内报道其准确率为 97.6%。该患者[99m]Tc-MIBI 检查结果:静脉注射[99m]Tc-MIBI 25 mCi 10 min 后可见甲状腺显像,同时于胸骨下方偏右可见一异常放射性浓聚灶,于 4 h 延迟显像中可见双侧甲状腺放射性已减退,而胸骨下后方之放射性异常浓聚灶未见减退,因而提示胸骨后异位甲状旁腺腺瘤可能(图 32-2)。据报道异位甲状旁腺的发生率为 20%,常见部位为颈动脉鞘、气管食管沟或纵隔内,尤以纵隔内最常见。

诊断与诊断依据

1. 临床诊断　胸骨后异位甲状旁腺腺瘤所致原发性甲状旁腺功能亢进症。

2. 诊断依据

(1) 该患者以双髋关节疼痛起病,继而累及膝关节,身高变矮,伴行走困难,符合甲状旁腺功能亢进症所致骨骼病变表现。

(2) 骨、关节摄片示骨质疏松、骨吸收、畸形变,符合甲状旁腺功能亢进症所致骨骼病变影像学表现。

(3) 实验室检查显示高血钙,高 PTH,尿钙在正常范围,胸片、胸部 MRI、MIBI 均发现异位甲状旁腺腺瘤,无继发性甲旁亢病因。

诊疗经过

完善相关必要术前检查,2004 年 1 月 5 日于全麻下行异位甲状旁腺腺瘤切除术,术中见肿瘤位于右胸腺近上极处,约 3 cm×2 cm×1.5 cm,表面光滑,肿块质中,包膜完整,予以切除,同时切除胸腺。术后病理显示肿块包膜完整,界限清;镜下示胸腺组织旁见巢片状排列,内见腺样结构,细胞圆形、卵圆形,部分胞质伊红染色,部分胞质透亮,核圆形,染色深,大小一致;病理诊断(图 32 - 3)胸骨后异位甲状旁腺腺瘤;免疫组化及特殊染色示 PTH(+)(图 32 - 4),NSE(+)(图 32 - 5),CHG(+),TG(-),Calretin(-),Synaptophysin(-),MIB1(-),P53(-)。

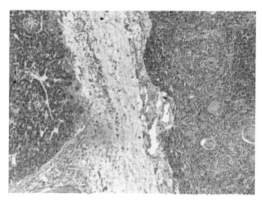

图 32 - 3 胸骨后异位甲状旁腺腺瘤

患者术后血 Ca^{2+}:1.44~1.79 mmol/L,予补钙、支持治疗。患者术后 PTH 为 545.4 pg/ml,较术前明显下降,一般情况好转出院。

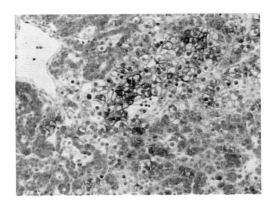

图 32 - 4　免疫组化：PTH(＋)

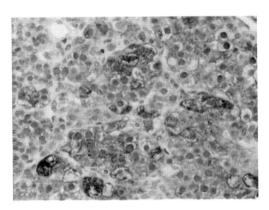

图 32 - 5　免疫组化：NSE(＋)

　　本病例说明原发性甲状旁腺功能亢进症患者的定位检查不应仅局限于颈部,还应包括纵隔。

参考文献

[1]　Silaghi H, Valea A, Ghervan C, et al. Ectopic intrathyroid parathyroid adenoma: diagnostic and therapeutic challenges due to multiple osteolytic lesions. Case report[J]. Med Ultrason, 2011, 13(3): 241 - 244.

[2]　Mohan M, Neelakandan RS, Siddharth D, et al. An unusual case of brown

tumor of hyperparathyroidism associated with ectopic parathyroid adenoma [J]. Eur J Dent, 2013, 7(4): 500 - 503.

[3]　Gungunes A, Sahin M, Gultekin SS, et al. Nonadenomatous nonencapsulated thymic parathyroid tissue concomitant with primary hyperparathyroidism due to ectopic parathyroid adenoma [J]. Arq Bras Endocrinol Metabol, 2013, 57(9): 739 - 742.

[4]　Kobayashi T, Man-I M, Shin E, et al. Hyperfunctioning intrathyroid parathyroid adenoma: report of two cases[J]. Surg Today, 1999, 29(8): 766 - 768.

[5]　Meyer M, Timmerman GL, VanderWoude JC, et al. Hyperparathyroidism: a rare mediastinal presentation of an ectopic adenoma[J]. S D Med, 2014, 67 (3): 101 - 103, 105, 107.

[6]　Wang G, Xiao H, Gu Z, et al. A case of primary hyperparathyroidism due to ectopic parathyroid adenoma in the thymus, accompanied with vitamin D deficiency[J]. J Clin Endocrinol Metab, 2013, 98(6): 2218 - 2222.

病例 33　身材矮小 10 余年
——先天性软骨发育不全

朱　娜　王卫庆　姜　蕾　叶　蕾　方文强
毕宇芳　关黎清　赵咏桔　宁　光

病史摘要

患者(先证者Ⅲ-1)男性,18岁,因"身材矮小10余年"入院。

现病史:患者出生后8个月起家长即发现其身高矮于同龄儿童,但说话、走路等方面发育与同龄儿童无异。儿童时期患者生长较同龄儿童缓慢。曾至多家医院诊治,但未明确病因,给予相应治疗。期间患者顺利完成小学学业,并升入初中。13~15岁2年间患者身高增长了10~15 cm,其后无明显增长,身高维持于120 cm。患者16岁起第二性征发育。目前就读于中专,成绩处于班级中等水平。

追问病史患者13岁时曾患脑积水。患者自小体质较好,无偏食,睡眠状况好。无多饮、多尿、头痛,无视力减退等症状。无慢性腹泻,无呕吐,无反复呼吸道感染,无肾脏疾病,无中枢系统感染,无抽搐发病史,无手术外伤史。

个人史:足月顺产,出生时体重与身高和同龄儿童无差异。其母在怀孕期间未患特殊疾病,无药物服用史。

家族史:患者家系图见图33-1。患者母亲(Ⅱ-3),48岁,身高115 cm(图33-2)。患者外祖母(Ⅰ-1)在怀有Ⅱ-3期间患肺结核,服用异烟肼

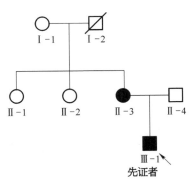

图 33-1　家系遗传图谱

(雷米封)治疗。患者母亲3岁时曾患脑积水。患者父亲身高158 cm。家族中其他人无类似疾病。无其他家族性疾病史。

体格检查

T 37℃,P 80 次/min,R 16 次/min,BP 120/70 mmHg。患者(Ⅲ-1)身高120 cm(图33-3),体重70 kg,BMI 48.61 kg/m²。神清,精神可。头大,前额圆凸,鼻梁下陷,面容粗犷,有胡须,体形较胖,躯干高度与正常人相同,四肢长度不成比例地缩短,特别是上臂及大腿过短,因此伸肘活动轻度受限,滚动步态。全身皮肤无黄染及出血点,无紫纹,无贫血貌,浅表淋巴结未触及。眼睑无水肿,双眼无突出。颈软无抵抗,气管居中,甲状腺无肿大。双肺呼吸音清,未闻及啰音,HR 70 次/min,律齐,各瓣膜区未闻及病理性杂音。腹平软,无压痛,全腹未及包块,肝脾肋下未及,肠鸣音正常。双下肢无水肿,足背动脉搏动正常。神经系统检查未见异常,生理反射存在,病理反射未引出,四肢肌力Ⅴ级,肌张力正常。

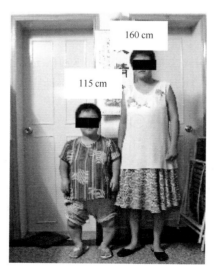

图33-2　左Ⅱ-3,右Ⅱ-2

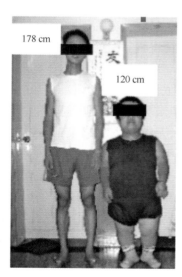

图33-3　左为18岁正常男孩,右Ⅲ-1

实验室检查

血、尿、大便常规正常。肝功能、肾功能、电解质正常。空腹血糖6.93 mmol/L(正常值:3.9～6.1 mmol/L)。

血 GH 2.2 μg/L(正常值:1～5 μg/L),血 F 10.2 μg/dl(正常值:6～16 μg/dl)。甲状腺功能正常。性激素全套示:FSH 5.8 mU/ml(正常值:0.8～5.1 mU/ml),LH 3.5 mU/ml(正常值:0.8～6.3 mU/ml),PRL 8.7 ng/ml(正常值:4.5～12.6 ng/ml),E2 54 pg/ml(正常值:16～53 pg/ml),孕酮 0.6 ng/ml(正常值:0.4～1.1 ng/ml),睾酮4.1 ng/ml(正常值:2.3～6.5 ng/ml),β-HCG 0.2 mU/ml($>$5.0 mU/ml 为阳性)。骨钙素 30 μg/L(正常值:4～10 μg/L)。

辅助检查

头颅侧位片示颅底短小、颅盖较大,前额前凸、后枕后凸,下颌骨相对较大;胸腰椎侧位片示椎体呈楔形,其后缘正常;骨盆正位片(图33-4B)见骨盆增宽,类似女性,髂翼略呈方形,骶髂关节位置低,L4 位于髂嵴高点以下,骨盆腔变扁、变狭,髋臼变宽、变平;左膝侧位片(图33-5B)和左肩正位片均显示长管骨变短、弯曲,骨皮质变厚,干骺端变宽,喇叭口状,轮廓光整;右手腕摄片示掌指骨粗大,轮辐状散开;左肘摄片

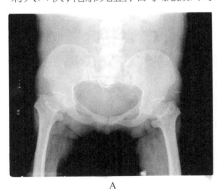 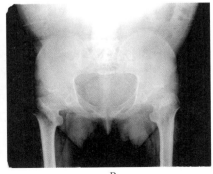

A   B

图 33-4 骨盆正位片

A. Ⅱ-3骨盆正位片;B. Ⅲ-1骨盆正位片

示关节相对较小的骨骺部分套叠入扩大的干骺端。

头颅CT：轻度脑萎缩。

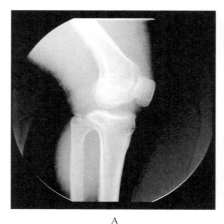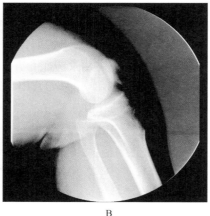

A B

图 33 - 5　左膝侧位片

A. Ⅱ - 3 左膝侧位片；B. Ⅲ - 1 左膝侧位片

诊断与诊断依据

1. **临床诊断**　先天性软骨发育不全。

2. **基因诊断**　患者及其母亲成纤维细胞生长因子受体 3(fibroblast growth factor receptor)基因 1138 G＞A,该家系中其他成员不存在此突变。

3. **诊断依据**　对两名患者而言,首先根据其身高: 患者(Ⅲ - 1)男性,18 岁,身高 120 cm,患者的母亲(Ⅱ - 3),48 岁,身高 115 cm;符合身材低于本民族、本地区、健康同龄同性别平均身高两个标准差(－2SD)的矮小症诊断标准。所以,临床诊断患者和其母为矮小症。

问题与思考

矮小症的病因多种多样,慢性系统性疾病如消化吸收不良、尿毒症、先天性心脏病等,内分泌异常如糖尿病、甲状腺功能减低、皮质醇增多症、垂体功能减退等,体质性矮小青春延迟,中枢神经系统疾病如脑积水、下丘脑肿瘤、精神心理障碍等,染色体异常如 21‑三体综合征、Turner 综合征等,代谢性疾病如黏多糖贮积症、肾小管性酸中毒等,骨病如软骨发育不良、软骨发育低下等。

　　从患者的临床表现来看,患者无慢性系统性疾病如消化吸收不良、尿毒症、先天性心脏病等病史,故可排除上述疾病所致矮小。两名患者头大,前额圆凸,眼裂正常,眼距正常,鼻梁下陷,无特殊面容,故可基本排除 21‑三体综合征、黏多糖贮积症等。两名患者性征发育正常,智力发育正常,结合患者甲状腺功能正常,可排除甲状腺功能低下所致的矮小症。结合患者空腹血糖均正常,可排除糖尿病所致。另患者无向心性肥胖,无紫纹,无毛发增多等症状,无应用外源性皮质激素史,血皮质醇测值正常,故可排除皮质醇增多所致矮小。患者生长激素测值正常,可排除单纯性生长激素缺乏。而患者 S‑TSH、PRL、LH、FSH、GH 等垂体激素分泌均正常,可排除联合垂体激素缺乏症。由于患者 GH 未升高,且从遗传上来看,患者母亲为患者,父亲是正常人,不可能为常染色体隐性遗传,故可排除 GH 不敏感综合征所致的矮小。

　　结合患者头颅 CT 表现,患者头颅 CT 见轻度脑萎缩,患者母亲头颅 CT 未见明显异常。参照临床表现基本可排除患者存在下丘脑肿瘤、脑积水等病变。而随后进行的 X 线检查结果均与软骨发育不全的特征性影像学表现相符。

　　总之,对该家系进行的一系列临床生化检查和影像学检查证实两名患者不仅具有先天性软骨发育不全的患者所常见的临床表现,短肢型身材矮小、头大、滚动步态等,同时其全身骨骼摄片和胸片结果也符合软骨发育不全的典型表现。所以在临床上诊断患者和其母亲为软骨发育不全。

诊疗经过

　　入院后完善相关生化检查,如血 GH、血 F、甲状腺功能、性激素全套、骨钙素等,排除慢性系统性疾病、内分泌异常、体质性矮小青春延迟、中枢神经系统疾病、染色体异常等疾病引起的身材矮小的可能。同时也进行了一系列全面的影像学检查。对其母亲也进行了相同的生化检查和影像学检查。根据体格检查和生化、影像学检查结果,在临床上诊断患者及其母亲为软骨发育不全。而对于该病的治疗,由于患者及其母亲已度过了青春发育期,骨骺已闭合,故已不适用于人重组生长激素的治疗。

讨论

1. **临床表现方面**　软骨发育不全(achondroplasia, ACH)是由于软骨内成骨缺陷所致的最常见的遗传性侏儒症。发病率为1/15 000~1/77 000。本病呈常染色体显性遗传,并具有完全外显性。其中80%～90%的患者为散发。其基本病理变化是骨骺生长板区软骨细胞的生长和成熟发生障碍,导致软骨内成骨障碍。由于软骨内成骨延迟或终止,而骨膜下成骨不受影响,因此骨的纵向生长受阻,但骨的横向生长正常。

典型临床表现为短肢型身材矮小,头大,穹隆及前额突出,马鞍型鼻梁,腰椎前突,胸腔扁小,肋骨短,手似"三叉戟",伸肘轻度受限,滚动步态等。但智力发展正常,性功能正常。

软骨发育不全的患者有特殊的影像学表现,是临床诊断的关键。几乎所有的软骨成骨部位均可出现异常,但以四肢长骨最为明显。长骨管状骨均见变短和弯曲,以股骨和肱骨为显著。骨皮质变厚,干骺端变宽,呈喇叭口状,但轮廓仍光整。颅底短小而颅盖相对较大,这也是该病患者常于儿童时期发生脑积水的原因。患者各面骨相对较小,而下颌骨却较大。肋骨短而宽厚,以致胸腔前后径变小。骨盆较小,髂嵴上缘和侧缘的弧度较平,髂嵴略成方形。骶髂关节位置降低。

2. **遗传分析**　1994年通过遗传连锁分析,*ACH*致病基因被定位于4p16.3。随后的研究发现ACH是由于FGFR3跨膜区的突变所致。该疾病的发生99%以上是由于*FGFR3*基因第1 138位核苷酸的G-A转换或G-C颠换,其中绝大多数是由G-A转换引起的。而这两种错义点突变均导致该基因编码的蛋白质第380位的甘氨酸被精氨酸所替代。近年,欧洲和日本等地学者分别在FGFR3跨膜区发现一种新型的突变,即由 G - T 颠换导致的 G375C 突变也可导致 ACH。
而 G375C 突变的发现说明,作为遗传性疾病,ACH 也存在着等位基因
的异质性。因此,我们对该家系所有成员的 DNA 的 *FGFR3* 基因进行
检测,将 PCR 扩增的 FGFR3 片段直接测序。测序显示患者和其母亲
存在 FGFR3 跨膜区 1 138 位核苷酸 G - A(G380R)的杂合突变,为
G375C 点突变阴性。家系中其他成员(Ⅰ-1、Ⅱ-1、Ⅱ-2、Ⅱ-4)均未
发现突变,为 G380R 和 G375C 点突变阴性。该 ACH 家系的基因研究
结果符合 1994 年的相关报道,证明 FGFR3 第 1 138 位核苷酸是突变
常见位点,该位点的 G - A 转换是 ACH 最常见的致病因素。

而家系中Ⅰ-1 和Ⅰ-2 均为正常人,非 ACH 患者,故说明患者的
母亲为新生突变,这从某种程度上证明 90% 以上的 ACH 患者为新生
突变的观点,此外,也说明 ACH 仍具有很高的遗传同质性,不仅存在
于西方人群,同样存在于东方人群。我国近年也有报道表明在绝大多
数 ACH 患者的 DNA 中发现 *FGFR3* 基因的 1 138 位 G - A 的转换,
我们此次对该 ACH 家系的基因分析也未发现 G375C 突变,证明了
FGFR3 基因的 G380R 突变是我国 ACH 患者的主要发病原因。

此外,该家系中患者(Ⅲ-1)和Ⅱ-3 是母子。说明患者非新生突
变,患者母亲为新生突变,从而证明 ACH 是常染色体显性遗传。而母
子两人的临床表现与影像学检查结果均十分相似,表明 ACH 的遗传
具有完全外显性。

3. **发病机制** ACH 的发病机制目前尚不明确。有人认为与基因
突变所引起的 FGFR3 的持续活化,从而激活核内的转录因子有关。
而也有学者推测 G380R 突变的 FGFR3 在一个 FGFR3 信号的水平和
动力学因素对软骨细胞成熟以及骨形成都十分重要的位置使配体介导
的受体激活中断。散发的 ACH 通常与父亲生育年龄过大有关,这提
示了这种突变可能发生于精子发生时,而本家系中患者的外祖父
(Ⅰ-1)生育年龄是 39 岁,过大。有学者分析了 99 个有 1 名 ACH 患
儿的家庭,发现其中 40 个病例的 *FGFR3* 基因的 G380R 突变发生于来
自父亲的染色体上,这与我们通常所说的 ACH 的发生与父亲年龄较
大相关,也暗示那些在精子发生时而不是在卵子发生时影响 DNA 复

制、修补的因素可能导致 *FGFR3* 基因 1 138 位突变的发生。另外,患者的外祖母(Ⅰ-1)在孕期曾服用异烟肼,目前已发现异烟肼可引起中枢神经系统损害,致婴儿精神迟钝,尚无异烟肼能直接导致胎儿患 ACH 的报道,故尚不能明确Ⅱ-3 患者母亲的新生突变是否与异烟肼直接相关。

4. *治疗进展*　关于治疗方面,有学者提出将生长激素应用于软骨发育不全的患者。随后有学者对 11 名软骨发育不全的患者进行了为期 1 年的人重组生长激素治疗的研究,相比治疗前,治疗中、治疗后的生长速率明显提高,同时并未增加躯体的不对称性。此外有学者对 8 名 2～8 岁的青春期前儿童进行人重组生长激素的治疗,仅 3 位生长速率有所提高。这说明生长激素的治疗具有个体易变性。而对于本家系中的两名患者而言,均已度过了青春发育期,骨骺已闭合,不适用于人重组生长激素治疗。

最近几年,对该疾病的治疗取得了比较大的进展,在动物模型中发现 C 型利尿钠肽(CNF)与其受体结合后,可阻断 FGFR 3 下游信号。一种新型 39 个氨基酸的 CNP 类似物 BMN 111 可纠正患病小鼠的骨骼缺陷。另有研究发现可溶性 FGFR3(sFGFR3)和他汀类药物也能起到治疗作用。

参考文献

[1]　Bessenyei B, Nagy A, Balogh E, et al. Achondroplasia with multiple-suture craniosynostosis: a report of a new case of this rare association[J]. Am J Med Genet A, 2013, 161(10): 2641 - 2644.

[2]　Lorget F, Kaci N, Peng J, et al. Evaluation of the therapeutic potential of a CNP analog in a Fgfr3 mouse model recapitulating achondroplasia[J]. Am J Hum Genet, 2012, 91(6): 1108 - 1114.

[3]　Laederich MB, Horton WA. Achondroplasia: pathogenesis and implications for future treatment[J]. Curr Opin Pediatr, 2010, 22(4): 516 - 523.

[4]　Yamashita A, Morioka M, Kishi H, et al. Statin treatment rescues FGFR3 skeletal dysplasia phenotypes[J]. Nature, 2014, 513(7519): 507 - 511.

病例34 下肢和腰背疼痛
——原发性甲状旁腺功能亢进症

赵 琳 赵红燕 孙立昊 陶 蓓 刘建民 宁 光

病史摘要

患者女性,46岁,工人,未绝经。

患者6年前无外伤等情况下出现双下肢疼痛,以膝关节以下为甚,为持续性胀痛,阵发性加重,加重时疼痛为剧烈锐痛,伴有腰背部酸痛。无畏寒发热,无关节畸形,无消瘦,无光过敏,无晨僵,无小关节疼痛。于当地医院就诊,考虑为"类风湿关节炎,缺钙",予以补钙及外用止痛药膏治疗。效果不佳,疼痛持续存在。患者渐出现双小腿畸形,向外侧弯曲,呈"O"形腿。考虑为骨软化症,继续予以补钙治疗,但效果不明显,并于2年前在外院行左右胫骨高位截骨成形术。住院时查AKP明显升高(2 102 U/L),但未予以重视。术后患者疼痛明显减轻。

患者自2个月前出现胃部不适、胃纳差,伴有恶心,时有呕吐,呕吐物为胃内容物,并有口干,每天饮水量较前明显增加,3~4 L/d,伴有便秘,乏力明显。遂于瑞金医院就诊,门诊查血 Ca^{2+} 3.23 mmol/L,血清PTH 1 367 pg/ml。为求进一步诊治收入院。

患者自起病以来身高缩短9 cm,体重减轻约2 kg。发现高血压2年余。

体格检查

HR 84次/min,R 21次/min,BP 135/90 mmHg,神清,精神可,发育正常,扶拐入病房,全身皮肤黏膜无黄染,无出血点。浅表淋巴结无肿大。颈软,气管居中,左颈部可触及一直径 3 cm 肿块,随吞咽上下活动。两肺呼吸音清,未闻及干、湿性啰音。心前区无隆起,心律齐,无杂音。腹平软,无压痛反跳痛。双下肢无水肿。神经系统(一)。双侧膝关节下可见长约 6 cm 手术瘢痕。

实验室检查

血常规:Hb 88 g/L,余基本正常。尿、大便常规正常。

AKP 2 461 U/L。肌酐 162 μmol/L。血清电解质:Ca^{2+}(最高)3.33 mmol/L,P^{3-} 0.78 mmol/L。尿 Ca^{2+} 10.15 mmol/24 h。血清 PTH 1 598 pg/ml,1 945 pg/ml。血清 25 -羟维生素 D_3 10 nmol/L。骨钙素 194 U/L。甲状腺功能正常,血降钙素正常,血变肾上腺素、去甲变肾上腺素正常。血 ACTH 正常。

辅助检查

胸片:两肺纹理增多。

甲状腺 B 超:左甲状旁腺区实质性肿块(图 34-1)。

颈部 CT:左侧甲状腺下极,颈动脉鞘前内侧,食管前外侧见约 3.3 cm×2.85 cm 类圆形稍低密度病灶,结合病史,考虑甲状旁腺瘤可能(图 34-2)。

股骨摄片示纤维囊性骨炎改变。

甲状旁腺 MIBI 示左下甲状旁腺病变(图 34-3)。

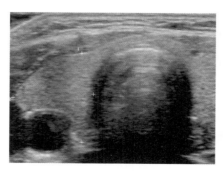
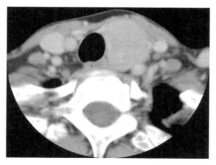

图 34-1 左甲状旁腺区实质性肿块　　**图 34-2 颈部 CT 检查**

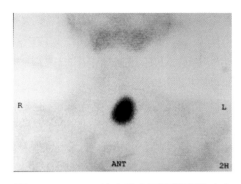

图 34 - 3 MIBI 检查示左下甲状旁腺病变

骨密度: T 值 L1 - 4,—4.7;L2 - 4,—4.9;股骨颈,—4.3。

诊断

1. **临床诊断** 原发性甲状旁腺功能亢进症。
2. **病理诊断** 左下甲状旁腺腺瘤。

诊疗经过

患者入院后完善各项检查,并予以补液、呋塞米、鲑鱼降钙素治疗,血钙控制于 3 mmol/L 左右。于全麻下行甲状旁腺腺瘤切除术,术中见左下甲状旁腺 3 cm×3 cm×2 cm,完整切除肿块,称重质量约为13.15 g。术后 2 d 起患者出现低钙血症,血钙最低达 1.23 mmol/L,予以静脉及口服补钙治疗后,血钙渐平稳。

讨论

原发性甲状旁腺功能亢进症是一种较为常见的内分泌疾病。该病可发生在任何年龄段,但以绝经后的妇女多见,女性发病率约为男性的4 倍。人群发病率约 0.25‰,但美国的流行病学数据显示 65 岁以后的老年妇女发病率达 2‰~3‰。该病经典的临床表现为骨痛、肾结石、高钙血症。生化特点为:高血钙、低血磷、高 PTH 血症。

本病例的患者以经典的原发性甲旁亢的临床表现就诊。该患者有显著的骨骼病变,有恶心呕吐、便秘、多饮多尿等高钙血症的临床表现。

该患者以骨痛为首发表现,曾多次于外院就诊,多次被误诊为关节炎、骨软化症等。甚至因双下肢畸形,行手术矫形。在这 6 年间患者并未监测血钙。查肝功能发现 AKP 升高亦未引起重视。6 年间,骨病逐渐加重,高钙血症的临床表现越发显著。

既往认为原发性甲旁亢为内分泌科罕见病,但是根据西方的数据,原发性甲旁亢诊断人数在逐年增加,甚至是内分泌科第三大常见疾病。一方面由于血钙检查的普及,另一方面由于医生对于该病认识的深入,使得原发性甲旁亢得以早期诊断。随着 20 世纪 70 年代自动血钙分析仪投入临床应用后,该病的临床特点有了很大的变化,特别是在西方国家患者多为无症状,甚至是正常血钙的原发性甲旁亢,患者血钙水平往往轻度升高甚至在正常参考值范围内,同时伴有血清甲状旁腺激素升高。然而许多发展中国家如印度和巴西等,该病仍以经典的有症状的原发性甲旁亢为主。2000 年北京协和医院内分泌科比较了中国北京和美国纽约两大城市的原发性甲旁亢患者临床表现,发现中国原发性甲旁亢患者临床表现较严重,生化改变亦较显著。瑞金医院内分泌科总结了 2000～2010 年收治的原发性甲旁亢患者临床特点,发现有症状患者占 60％,而且临床和生化表现依然比美国患者严重。但最近 5 年来,无症状患者已经上升到 50％。

一项在美国旧金山的研究发现,采用手术治疗的原发性甲旁亢患者平均血清 PTH 值超过正常上限 2 倍,肿瘤体积 1.75 ± 0.12 cm。本例患者血清 PTH 远远高于正常,肿瘤体积更是达到 3 cm。

该患者存在贫血,早在 1930 年,Donald Hunter 和 Fuller Albright 就提出原发性甲旁亢患者可能合并有贫血。研究发现 PTH 能够下调前体红细胞促红细胞生成素受体的表达,从而抑制前体红细胞向成熟红细胞分化。也有研究发现原发性甲旁亢患者的贫血与营养状况不佳,伴随有肾功能损害,消化道出血以及骨髓纤维化有关。甲旁亢术后能够改善贫血和骨髓纤维化状况。

原发性甲旁亢与高血压以及心血管事件的关系越来越得到关注。40％～65％的原发性甲旁亢患者同时合并有高血压。造成原发性甲旁亢患者高血压的因素主要有以下三方面:首先可能是由于肾素-血管紧张素-醛固酮系统或者外周交感神经系统被激活而导致血压升高。其次由于钙代谢异常,细胞内钙浓度增加,导致血管平滑肌痉挛,外周血管阻力增加从而引起高血压的发生。以上两点在甲旁亢术后均能得到纠正。然而长期的高血压、高钙血症以及与原发性甲旁亢伴随的代谢异常如糖尿病以及脂血症等,共同作用导致血管组织结构变化,从而导致不可逆的高血压的发生。该患者发现高血压2年,其发生高血压可能与原发性甲旁亢有关。

原发性甲旁亢患者中维生素D缺乏十分常见,本中心先前临床研究发现86.8%的患者存在维生素D缺乏,与西方国家的数据类似。血清25-羟维生素D水平是反映维生素D储备情况的有用指标。将25-羟维生素D水平低于50 nmol/L作为维生素D缺乏的指标是基于一项大型的临床研究,该研究发现血清25-羟维生素D在50 nmol/L是抑制PTH分泌的最低阈值,高于此水平并不能更好地抑制PTH分泌。研究表明维生素D缺乏将导致原发性甲旁亢临床表现更严重,维生素D缺乏导致血钙降低,从而掩盖了高钙血症的症状。维生素D缺乏本身能刺激PTH分泌,从而加重原发性甲旁亢。目前的国际指南一致指出所有疑似原发性甲旁亢的患者均应评估血清25-羟维生素D水平,当发现维生素D缺乏时应予以谨慎地纠正。

较低的维生素D水平还与术后骨饥饿综合征密切相关。维生素D水平越低,骨饥饿综合征越显著。该患者术后出现严重的低钙血症,每天静脉输注葡萄糖酸钙联合口服维生素D治疗仍较难纠正低钙血症。有研究提倡术前予以维生素D纠正维生素D缺乏有助于缓解术后骨饥饿综合征。但是该患者术前存在严重高钙血症,予以维生素D恐进一步加重高钙血症。该患者骨骼病变十分严重,可能也是导致术后发生严重骨饥饿综合征的重要原因。

研究发现绝经前妇女原发性甲旁亢更易出现严重的并发症。该患者为绝经前女性,病程长达6年,而且并发严重的骨骼病变。国际指南中即使是无症状的患者如果年龄<50岁也是手术指征之一。

提高对原发性甲旁亢的认识,增加血钙和PTH的普查,将有助于检出更多的特别是无症状的原发性甲旁亢。早期诊断与治疗原发性甲旁亢有助于减少原发性甲旁亢所致的各种并发症。

参考文献

[1] Fraser, WD. Hyperparathyroidism[J]. Lancet, 2009, 374: 145 - 158.

[2] Stein E M, Dempster D W, Udesky J, et al. Vitamin D deficiency influences histomorphometric features of bone in primary hyperparathyroidism[J]. Bone, 2010, 48: 557 - 561.

[3] Lin Zhao, Jian min Liu, Xiao Yan He, et al. The changing clinical patterns of primary hyperparathyroidism in Chinese patients: Data from 2000 - 2010 in a single clinical center[J]. J Clin Endocrinol Metab, 2013, 98: 721 - 728.

[4] Jian min Liu, Natalie E Cusano, Barbara C Silva, et al. Primary Hyperparathyroidism: A Tale of Two Cities Revisited — New York and Shanghai[J]. Bone Research, 2013, 2: 162 - 169.

病例35 两例甲亢合并高钙血症
——不同病因的高钙血症

孙立昊 缪 婕 宣 言 刘长江 刘 玥
陶 蓓 赵红燕 刘建民 赵咏桔 宁 光

一、第1例

病史摘要

患者1男性,31岁,因"恶心呕吐,心悸乏力,消瘦50余天"入院。

患者于50余天前劳累后出现恶心、呕吐,吐出胃内容物及黄色液体,伴纳差、心悸、全身乏力。至当地医院就诊,输液后症状略有改善。2个月后症状进行性加重,头痛头晕,脾气急躁,纳差,进食即出现恶心呕吐,四肢乏力明显,体重逐渐下降,至当地上级医院就诊。查血电解质:血 Ca^{2+} 最高达3.61 mmol/L,波动于3.18~3.61 mmol/L(↑),血清 K^+ 3.10~3.8 mmol/L,Na^+ 159~176 mmol/L(↑),Cl^- 112~133 mmol/L(↑),Mg^{2+} 0.80~1.2 mmol/L(↑),P^{3-} 1.02~1.50 mmol/L;肝肾功能:ALT 61 U/L(↑),AST 82 U/L(↑),BUN 15.0 mmol/L(↑),Cr 134.39 μmol/L(↑),UA 828.7 μmol/L(↑);甲状腺功能:FT3 24.51 pg/ml(↑)(1.45~3.48 pg/ml),FT4>6.0 ng/dl(↑)(0.71~1.85 ng/dl),sTSH 0.01 mU/L(↓)(0.49~4.67 mU/L);血CEA、CA15-3、CA19-9均正常。诊断考虑"Graves甲亢,电解质紊乱",予PTU 150 mg,3次/d,护胃、护肝等治疗,症状无明显好转,为进一步诊治,急诊入瑞金医院。病程中患者睡眠差,体重下降35 kg,无突眼,无头痛和视力、视野改变,无颈部增粗,无咳嗽、咯血,无尿痛、尿血,

无夜尿增多,无黑便,无大便次数增加,否认肾脏疾病史,否认服用维生素 D 史,否认家族相关遗传病史。

体格检查

T 37℃,P 110 次/min,R 20 次/min,BP 130/70 mmHg,体重 51 kg,身高 176 cm,BMI 16.46 kg/m²。神清,精神萎,消瘦体形,脱水貌,皮肤偏黑,浅表淋巴结无明显肿大。颈软,双甲状腺Ⅰ度肿大,未闻及杂音。胸廓无畸形,双肺呼吸音清,未闻及干湿性啰音。心界不大,HR 110 次/min,律齐,各瓣膜区未闻及杂音。腹平软,无压痛,肝脾肋下未及,肝肾区无叩痛。双下肢无水肿,四肢肌力Ⅴ级。直肠指检(一)。

实验室检查

血电解质:K^+ 4.21 mmol/L(3.50～5.10 mmol/L),Na^+ 151.5 mmol/L(130.0～147.0 mmol/L),Cl^- 115.3 mmol/L(95.0～108.0 mmol/L),Ca^{2+} 3.25 mmol/L(2.00～2.75 mmol/L),P^{3-} 1.52 mmol/L(0.80～1.60 mmol/L)。

尿电解质:K^+ 31.52 mmol/24 h(36～90 mmol/24 h),Na^+ 144.9 mmol/24 h(137～257 mmol/24 h),Cl^- 164.7 mmol/24 h(170～250 mmol/24 h),Ca^{2+} 8.0 mmol/24 h(2.5～7.5 mmol/24 h),P^{3-} 42 mmol/24 h(16.15～42 mmol/24 h)。

肝功能:ALT 23 U/L(10～64 U/L),AST 21 U/L(10～42 U/L),AKP 136 U/L(38～121 U/L),灭活后 16 U/L,白蛋白 30 g/L(32～55 g/L)。

肾功能:BUN 10.0 mmol/L(2.5～7.1 mmol/L),Cr 119 μmol/L(53～115 μmol/L),UA 471 μmol/L(160～430 μmol/L)。

ESR 58.0 mm/h(0～15 mm/h)。

空腹及餐后 2 h 血糖、血脂、24 h 尿蛋白、尿可滴定酸、血气分析、血尿 F 均正常。

血 PTH 2 次检查结果:11.9 ng/L、10.4 ng/L(13.0～53.0 ng/L)。

骨钙素：61. 33 $\mu g/L$(10~23 $\mu g/L$)。

甲状腺功能：T3 12. 29 nmol/L(0. 89~2. 44 nmol/L),T4 309 nmol/L (63~151 nmol/L),FT3 46. 08 pmol/L(2. 62~6. 49 pmol/L),FT4 63. 03 pmol/L(9. 01~19. 04 pmol/L),sTSH 0. 01 mU/L(0. 35~4. 94 mU/L)。TRAb 86. 1%(0%~15%),抗过氧化物酶(TPOAb) 162 U/ml(0~40 U/ml)。

肿瘤指标 CEA、AFP、CA125、CA199、PSA、f - PSA 及 CK - Mb、LDH 均正常,尿本周蛋白(一)。

辅助检查

颈部 B 超：双甲状腺弥漫性增大,符合甲亢表现。甲状旁腺区未探及明显占位性病灶。

$^{99m}T_C$- MIBI：双侧甲状旁腺未见明显异常。

颈部 CT：双甲状腺肿大,密度减低。腹部 B 超未见明显异常。胸部 CT、腹部 CT 未见异常。

诊断

Graves 甲亢合并高钙血症。

诊疗经过

入院后给予患者丙硫氧嘧啶 100 mg,4 次/d,同时予以补液,每天补液量为生理盐水 3 000~4 000 ml,呋塞米 40 mg/d 加速尿钙排出。因血钙仍处于高水平,加用降钙素 50 U,2 次/d 肌注,密切监测血钙。经过 5 d 的积极治疗,患者症状明显改善,恶心呕吐消失,胃纳恢复,乏力较前好转,体重上升 3 kg。复查血电解质：K^+ 3. 85 mmol/L,Na^+ 137. 8 mmol/L,Cl^- 114. 5 mmol/L,Ca^{2+} 2. 49 mmol/L,P^{3-} 1. 26 mmol/L。肾功能正常。甲状腺功能略下降,1 周后出院。

患者出院后每月监测甲状腺功能,并根据甲状腺功能指标调整丙硫氧嘧啶剂量,多次复查血电解质包括钙、磷均在正常范围内。6 个月后再次复诊,患者一般情况好,甲状腺I~II度肿大。甲状腺功能正常,血清

PTH 41.4 pg/ml,ALP 92 U/L,骨钙素 38.2 $\mu g/L$,血 Ca^{2+} 2.48 mmol/L,血 P^{3-} 1.19 mmol/L。继续丙硫氧嘧啶维持剂量治疗甲亢。

二、第 2 例

病史摘要

患者 2 男性,30 岁,因"反复双下肢乏力、酸痛 4 年,心悸手抖 2 个月"入院。

4 年前患者无明显诱因下出现双下肢乏力,以小腿为主,伴酸痛,无肌肉红肿、抽搐,无关节红肿,无畏寒发热,无怕热心悸。到当地医院神经内科就诊,查肌电图正常,未予特殊处理,症状持续约 2 周后自行缓解。入院前 1 个月余,患者剧烈运动后双下肢乏力复发,程度较前加重,以大腿为主,感行走、蹲位起立困难,伴肌肉酸痛,怕热,多汗,心悸,手抖,口干,多饮,饮水量 2 000~3 000 ml/d,尿量多,无多食易饥,无呼吸困难。到当地医院就诊,查血 K^+ 3.3 mmol/L,血 Ca^{2+} 2.89 mmol/L,查胸部 CT 未见异常,予补钾治疗,仍感乏力,10 余天前出现右足底疼痛,上胸部痤疮。至瑞金医院门诊,查甲状腺功能和血尿电解质,结果提示甲亢,血钙和 PTH 升高,肌酶正常。诊断为甲亢合并原发性甲旁亢。予忌碘饮食,丙硫氧嘧啶 100 mg,3 次/d 口服。复查血 Ca^{2+} 达3.16 mmol/L,血 P^{3-} 0.7 mmol/L,给予大量补液、呋塞米、降钙素、西咪替丁等降钙治疗。患者诉下肢乏力加重,为进一步诊治,收住我科。

体格检查

T 36.9℃,P 94 次/min,R 18 次/min,BP 145/75 mmHg,体重 66 kg,身高 176 cm,BMI 21.31 kg/m²。神清,精神可,体形中等,浅表淋巴结无明显肿大。颈软,双甲状腺 Ⅱ 度肿大,未闻及杂音。胸廓无畸形,双肺呼吸音清,未闻及干湿性啰音。心界不大,HR 94 次/min,律齐,各瓣膜区未闻及杂音。腹平软,无压痛,肝脾肋下未及,肝肾区无叩痛。双下肢无水肿,四肢肌力Ⅴ级。

实验室检查

血电解质:K^+ 3.93 mmol/L(3.50~5.10 mmol/L),Na^+ 142 mmol/L(130.0~147.0 mmol/L),Cl^- 112 mmol/L(95.0~108.0 mmol/L),Ca^{2+} 2.71 mmol/L(2.00~2.75 mmol/L),P^{3-} 0.91 mmol/L(0.80~1.60 mmol/L)。

尿电解质:K^+ 138.60 mmol/24 h(36~90 mmol/24 h),Na^+ 396.0 mmol/24 h(137~257 mmol/24 h),Cl^- 445.5 mmol/24 h(170~250 mmol/24 h),Ca^{2+} 24.80 mmol/24 h(2.5~7.5 mmol/24 h),P^{3-} 68.72 mmol/24 h(16.15~42 mmol/24 h)。

肝功能:ALT 18 U/L(10~64 U/L),AST 18 U/L(10~42 U/L),AKP 88 U/L(38~121 U/L),白蛋白 37 g/L(32~55 g/L)。

肾功能:BUN 2.3 mmol/L(2.5~7.1 mmol/L),Cr 55 μmol/L(53~115 μmol/L),UA 411 μmol/L(160~430 μmol/L)。

ESR 58.0 mm/h(0~15 mm/h)。

空腹及餐后2 h血糖、血脂、24 h尿蛋白、尿可滴定酸、血气分析、血尿F均正常。

血 PTH 2 次检查结果:136.9 pg/ml、105.6 pg/ml(15.0~68.3 pg/ml)。

骨钙素 76 ng/ml(10~23 ng/ml),25-羟维生素D 23.77 nmol/L(>50 nmol/L),P1NP 220.00 ng/ml(16.27~73.87 ng/ml),CTX 3.510 ng/ml(0.025~0.573 ng/ml)。

甲状腺功能:T3 3.36 nmol/L(0.89~2.44 nmol/L),T4 171.18 nmol/L(62.67~150.84 nmol/L),FT3 10.28 pmol/L(2.63~5.70 pmol/L),FT4 29.06 pmol/L(9.01~19.04 pmol/L),TSH 0.000 5 mU/L(0.35~4.94 mU/L)。TRAb 5.32 U/L(<1.75 U/L),抗过氧化物酶(TPOAb) 58.13 U/ml(<5.61 U/ml)。

肿瘤指标 CEA、AFP、CA125、CA199、PSA、f-PSA 及 CK-Mb、LDH 均正常,尿本周蛋白(-)。

辅助检查

颈部 B 超：双甲状腺弥漫性病变。甲状旁腺区未探及明显占位性病灶。

$^{99m}T_C$- MIBI：双侧甲状腺弥漫性病变，左侧甲状腺下极下方小结节，放射摄取不高，双侧甲状旁腺未见明显异常显影。

颈部 CT：双甲状腺大小、形态、密度未见明显异常。

腹部 B 超见双肾结晶。

诊断

甲亢(GD)合并原发性甲旁亢。

诊疗经过

入院后查血 Ca^{2+} 3. 12 mmol/L，PTH 升高，分别为 105. 6 ng/L 和 136. 9 ng/L，甲状腺功能检查提示甲亢(Graves 病)。予补液、降钙素、静脉双膦酸盐降低血钙，但血钙在降低一段时间后又会再次升高。

甲状腺超声提示双侧甲状腺弥漫性病变。MIBI 提示双侧甲状腺弥漫性病变，左侧甲状腺下极下方小结节，放射摄取不高，双侧甲状旁腺未见明显异常显影。由于患者高钙血症时的血清 PTH 升高，肾功能正常，首先考虑为原发性甲旁亢，但影像学检查未发现明显占位。外科会诊后建议先予控制甲亢及血钙，待病情稳定条件许可时，进一步明确定位诊断，必要时手术探查。入院后给予患者 PTU 100 mg，3 次/d 口服，并美托洛尔治疗。后复查血 Ca^{2+} 2. 58 mmol/L，予出院继续药物控制甲亢。并严密随访血钙、甲状腺功能情况，经治疗后甲状腺功能较前好转，但血 Ca^{2+} 一直波动于 2. 8～3. 2 mmol/L。血 Ca^{2+} > 3 mmol/L 时予以补液、降钙素，静脉用双膦酸盐等治疗。但血钙在下降一段时间后，又会明显升高。在反复寻找甲状旁腺病灶无果、甲亢基本控制、内科治疗高钙血症多次复发的情况下，我们做出了外科手术探查的决定。患者于 2014 年 2 月行双侧甲状腺次全切除术和甲状旁腺次全切除术。术后病理为左上甲状旁腺腺瘤，术后予以甲状腺激素替代、补钙和维生素 D 治疗。

讨论

患者 1 和患者 2 虽然同为甲亢合并高钙血症，但病因和处理方式完全不同。患者 1 的高钙血症可以看作为甲亢的一个临床表现，以治疗甲亢为主。而患者 2 的高钙血症与甲亢无关，是原发性甲旁亢合并甲亢，需分别处理两病。患者 2 的另一个重要诊治经验是即使术前没有找到原发病灶，对原发性甲旁亢诊断明确且符合手术指征的患者，仍然应该手术探查。

第 1 个病例中患者 1 PTH 处于正常水平低限，血磷在正常高水平，血清骨钙素、总 ALP、骨性 ALP 增高，尿钙、磷排出增加；颈部 B 超及 MIBI 未发现甲状旁腺区占位，可排除原发性甲状旁腺功能亢进。入院前患者肾功能无明显障碍，结合患者无肾脏病史，考虑其发病时因大量失水造成肾前性肾功能减退，这种短暂的肾功能减退不足以诱发继发性或三发性甲旁亢。且其 PTH 低于正常值，补液治疗后肾功能迅速恢复正常，因此不考虑继发性或三发性甲旁亢。此外，本例患者肿瘤指标均为阴性，腹部、胸部 CT 未发现明显异常，亦可排除由于恶性肿瘤引起的高钙血症。多次复查尿本周蛋白(-)、血免疫球蛋白正常，排除多发性骨髓瘤可能。同时患者否认维生素 D、糖皮质激素服用史，亦排除了药物影响因素。结合患者甲亢病史，推断该患者血钙上升的原因可能与甲亢相关。

第 2 个病例中患者 2 高血钙，高 PTH，骨转换指标血清骨钙素、P1NP、CTX 增高；虽然颈部 B 超及 MIBI 未发现甲状旁腺区占位，但仍然可确诊原发性甲旁亢。控制甲亢后，高钙血症仍未解除，更支持该患者为甲亢合并原发性甲状旁腺功能亢进。

1. 甲亢合并高钙血症的原因

(1) 甲亢引起高钙血症：1891 年 Von Recklinghausen 首次报道甲状腺功能亢进可继发骨骼及矿物质代谢紊乱。据报道约有 27% 的甲状腺功能亢进患者会出现血清钙浓度升高，47% 的患者离子钙水平上升，但一般无明显症状，血 Ca^{2+} 浓度很少超过 2.7 mmol/L。甲亢患者分泌过多的甲状腺激素对骨骼有直接作用,可加快骨代谢转换率;成骨细胞和破骨细胞的活性均增强,但以破骨细胞活性增加更为显著,导致骨丢失。由于甲状腺激素使骨吸收增加,致使血钙水平升高,同时甲状腺功能亢进也可造成血镁水平的降低,双重因素导致 PTH 处于相对抑制状态;体内高代谢率使磷从骨及软骨释放,造成血磷偏高。Graves甲亢患者的血清骨钙素、总 AKP 和骨特异性 AKP 均升高,尿脱氧吡啶酚也明显增高,其排出量与血清 FT3、FT4 和 TT4 呈正相关,TT4与尿钙排出量亦呈正相关,提示甲亢患者骨转换增强,并以骨吸收增加更为显著。血浆 $1\alpha, 25 - (OH)_2D_3$ 水平下降,肠钙吸收率偏低。尿钙及磷酸盐排出增多,可能与肾小管钙的重吸收下降有关,粪钙排出也增多。甲亢导致的高钙血症还有另外一个重要生化特点就是一方面血清PTH 降低,另一方面血清甲状旁腺相关肽(PTHrP)明显升高。

(2) 甲亢合并原发性甲旁亢:在甲状旁腺功能亢进患者中大约有65％的人都会存在甲状腺功能异常,这样的情况在亚洲较多见。通常甲亢并发高血钙是因甲状腺激素直接作用于骨骼,增加骨转换所致,在这种情况下甲状旁腺激素正常甚至偏低。但是,甲亢、高血钙同时合并高甲状旁腺激素增高则强烈提示甲亢合并原发性甲状旁腺功能亢进。在这种情况下,即使患者甲状腺功能得以纠正,其血钙情况也难以恢复正常。甲亢合并甲旁亢时,两种疾病的临床症状可能会互相影响,高代谢、体重减轻等是甲亢的经典临床表现,而高血压、尿道结石、骨痛则是甲旁亢的临床症状。在一项对 49 例甲亢合并甲旁亢的病例分析研究中发现,53％的患者首发表现为甲亢症状。所以针对甲旁亢症状的检查如血钙、血磷、甲状旁腺激素等检测是十分重要的。

2. 甲亢合并高血钙或原发性甲旁亢的处理 10％～20％ Graves甲亢患者有高钙血症的临床表现。这要求我们综合评价患者病情,鉴别诊断时除了考虑原发性甲旁亢、恶性肿瘤等常见的高钙血症病因以外,还需认识到甲亢也可引起高钙血症,避免漏诊误诊。仅由甲亢引起的高钙血症,最重要的是控制甲亢。正如本病例中的患者 1,在甲亢控制后,血钙一般很快恢复正常。然而甲亢的控制需一定的时间,此时应及时对症处理高钙血症,防止高钙危象的发生。

　　处理原发性甲旁亢同时伴有甲亢病例时,虽然对于符合手术指征的原发性甲旁亢患者在第 1 次手术前并不一定要求定位明确,但因为合并(未控制的)甲亢,无疑增加了颈部手术风险。因此先控制甲亢,同时积极以内科方式治疗高钙血症仍然是必需的。但是内科降血钙处理显然对该患者效果不佳,虽然反复寻找甲状旁腺病灶无果,但我们还是在患者 2 甲亢基本控制的情况下,做出了外科手术探查的决定。手术顺利,病理结果证实为甲状旁腺腺瘤。

参考文献

[1] Chow KM, Szeto CC. An unusual cause of hypercalcemia[J]. South Med J, 2004, 97(6): 588 - 589.

[2] Diamond T, Vine J, Smart R, et al. Thyrotoxic bone disease in women: a potentially reversible disorder[J]. Ann. Intermed, 1994, 120: 8 - 11.

[3] Lam HC, Ho LT, Tang KT, et al. Concurrent hyper-thyroidism and hyperparathyroidism: influence of hyper-thyroidism on serum magnesium, free calcium and para-thyroid hormone[J]. Taiwan Yi Xue Hui Za Zhi, 1989, 88: 601 - 605.

[4] Giovanella L, Suriano S, Keller F, et al. Evaluation of serum parathyroid hormone-related peptide in hyperthyroid patients[J]. Eur J Clin Invest, 2011, 41: 93 - 97.

[5] Iqbal AA, Burgess EH, Gallina DL, et al. Hypercalcemia in hyperthyroidism: patterns of serum calcium, parathyroid hormone, and 1, 25 - dihydroxyvitamin D3 levels during management of thyrotoxicosis[J]. Endocr Pract, 2003, 9: 517 - 521.

病例 36　甲状旁腺切除术后出现的皮下结节
——复发性甲状旁腺癌

宣　言　孙立昊　陈海珍　江旭峰　朱晓雷

谢　静　任　健　陈　曦　刘建民　宁　光

病史摘要

　　患者女性,38 岁,于 2000 年起无明显诱因下反复出现中上腹疼痛发作,当地医院诊断为急性胰腺炎,予以禁食、抗炎、抑酶等治疗后,一般 2 周左右恢复。2000～2009 年反复发作 20 余次,但均对症治疗,未进一步检查胰腺炎发作原因。

　　自 2004 年起患者出现骨痛症状,以双侧膝关节疼痛为甚,但未予重视。2009 年因再次胰腺炎发作至外院就诊,检查发现胰管结石,予体外碎石治疗。住院期间查血钙水平升高,进一步检查 PTH 水平升高,诊断为原发性甲状旁腺功能亢进症、甲状旁腺腺瘤,予手术治疗。术后半年对患者进行随访,自诉当时 PTH 及血钙水平正常范围,后未再定期复查。

　　术后半年发现右侧颈部皮下出现结节,直径约 0.5 cm。术后骨痛症状缓解,未再出现急性胰腺炎发作情况。2012 年 7 月左右发现左侧颈部出现包块,至外院查 PTH 177.2 pg/ml,Ca^{2+} 3.03 mmol/L。当时患者未予重视及复诊。此后发现结节逐渐增大,但无明显压迫、疼痛、声音嘶哑等情况。再次出现双侧膝关节疼痛,行走时加重,休息后可缓解。

　　近 1 年来患者口渴明显,每日饮水量约 3 000 ml,同时出现乏力、倦怠、情绪不佳、易怒。2014 年 3 月下旬患者自觉关节疼痛加剧,遂至当地医院就诊,查血 Ca^{2+} 3.49 mmol/L,予大量补液、降钙素、唑来膦酸治疗,复查血 Ca^{2+} 2.76 mmol/L。为进一步诊治至瑞金医院。

体格检查

患者无声嘶表现。血压在正常范围,颈部左右两处肉眼可见结节大小分别为 2 cm 和 0.5 cm,呈圆形,质硬,移动度差(图 36-1)。但颈部无其他肿块,未触及淋巴结。无甲状旁腺疾病家族史。

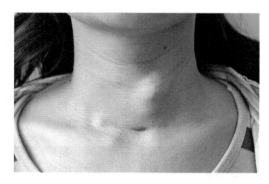

图 36-1　颈部术前外观

实验室检查

患者血钙及 PTH 水平分别为 3.14 mmol/L 和 565.2 pg/ml,Hb 为 104 g/L,白蛋白水平为 34 g/L。血肌酐水平为 63 μmol/L,eGFR 为 95.6 ml/(min·1.73 m²)。其骨转换指标则明显上升,骨钙素和 β-CTX 水平分别为 300 ng/ml(11～43 ng/ml)和 1.24 ng/ml(0.025～0.573 ng/ml)。以 DXA 方法所测的骨密度 L1-4 的 T 值为 -1.9SD,股骨颈 T 值为 -1.6SD。而甲状腺功能、肿瘤指标(AFP,CA125,CA199,CEA,CA153 和 NSE)及 β-HCG 均在正常范围。

辅助检查

在影像学检查中,^{99m}Tc-MIBI SPECT/CT 发现了其中 5 个肿块有同位素浓聚,分别位于左颈部皮下、右甲状旁腺区和左肺下叶、左肺门及右肺中叶。CT 检查发现了 1 个右颈部皮下结节,1 个左颈部皮下结节,右甲状旁腺区结节及 2 个肺部转移灶(图 36 - 2)。而 PET - CT 则发现了 1 个左颈皮下结节,1 个右下肺结节及 1 个右肺中叶结节有同位素浓聚,而右甲状旁腺区域未显示任何异常。

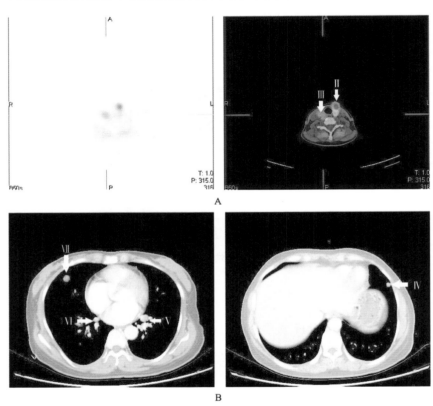

图 36 - 2　SPEC/CT and CT 颈部及肺部转移灶的影像资料

A. SPEC/CT;B. CT 影像资料

Ⅱ:左颈皮下结节;Ⅲ:右甲状旁腺区结节;Ⅳ:左下肺结节;Ⅴ:左肺门结节;Ⅵ:右下肺结节;Ⅶ:右肺中叶结节

问题与思考

甲状旁腺癌的术前定位:在现有的影像学检查手段中,^{99m}Tc - MIBI SPECT/CT,CT 或 MRI 扫描,超声,和 PET - CT 均可用于定位甲状旁腺肿块。^{99m}Tc-MIBI SPECT/CT 对甲状旁腺原发病灶及转移灶较为敏感。

细针穿刺检查：此患者虽有 2 个颈部皮下结节，但并未予以细针穿刺检查。细针穿刺很难明确术前病理，并且这一操作也存在着针道扩散的风险。但是在肿瘤转移案例中，细针穿刺有助于明确肿块是否来源于甲状旁腺组织。

诊断

原发性甲状旁腺功能亢进症，甲状旁腺癌(局部和肺部转移)。

诊疗经过

初步临床处理：为解除其高钙症状，采取大量生理盐水补液、降钙素及静脉双膦酸盐的治疗方案。但是帕米膦酸盐(60～90 mg)的作用仅能维持 7～10 d，其血 Ca^{2+} 水平在一过性降低至 2.52 mmol/L 后反弹，并波动在 2.9～3.36 mmol/L。

问题与思考

甲状旁腺癌的临床表现：在西方国家，甲状旁腺癌的发病率仅占原发性甲状旁腺功能亢进中的 1%，而在亚洲国家发病率则高达 5%～6%。与良性腺瘤相比，甲状旁腺癌的临床表现及生化异常均更为严重，发病年龄更年轻，多见于男性，常累及骨骼及肾脏系统。但是甲状旁腺癌的术前诊断仍存在很大困难。PTH 水平增高至上限 3 倍则提示可能存在甲状旁腺癌，而高于上限 10 倍则高度提示甲状旁腺恶性肿瘤的可能性。在我们中心所收集的甲状旁腺癌病例中，PTH 平均水平为 1 600 pg/ml，接近正常值上限的 25 倍。

此病例中让人印象深刻的体征当属肉眼可见的颈部结节，可触及的颈部结节在甲状旁腺恶性肿瘤患者中的发生率高达 75%。除此之外，因喉返神经受累出现的声音嘶哑及 β-HCG 的升高均可提示其恶性可能。

依靠甲状旁腺组织的病理检查很难区分良恶性。甲状旁腺腺瘤与甲状旁腺癌的鉴别要点：癌有明显的包膜浸润，周围组织常受累，肿瘤边界不清，可有转移，核分裂常见；腺瘤包膜完整，虽可见到巨核及异型瘤细胞，但核分裂罕见。尽管如此，某些癌的细胞形态和腺瘤无多大差异，需要结合临床，若出现转移病灶往往可明确诊断为恶性。甲状旁腺癌易转移至肺、骨骼及肝脏组织。

结合患者临床表现，生化检查及影像学检查，我们确诊患者为原发性甲旁亢、甲状旁腺癌复发伴肺转移，并且拟定了手术切除患者原发病灶及肺转移灶的治疗方案。通过完善的术前准备后，患者于 2014 年 4 月 25 日行手术治疗。在术中又新发现了 2 处肺部转移灶。至此，整个手术过程中共切除 7 枚病灶：右甲状旁腺肿块，左右颈部各 1 枚，左右肺部各 2 枚。

问题与思考

甲状旁腺肿瘤的复发及处理：甲状旁腺癌的临床进展很难预测。高钙血症的复发通常出现在术后前 3 年内。而仅有 1/3 的患者在术前或术中被怀疑为甲状旁腺恶性肿瘤，超过一半的患者是通过术后病理得到确诊。由于甲状旁腺恶性肿瘤的致命性来源于其引起的高钙血症而并非转移本身，故再次手术切除肿块包括转移灶依旧具有非常高的价值。通过切除病灶可以在一段时期内有效控制血钙水平，缓解其症状。通常甲状旁腺恶性肿瘤患者需进行多次手术，其 5 年及 10 年生存率分别为 60% 及 50%。

疗效评估：为监测术中 PTH 的改变，我们分别在每个结节切除后的 5 min、10 min、15 min 抽取静脉血进行检测。在颈部两处结节切除后血 PTH 水平从 462 pg/ml 降至 283 pg/ml，而四个肺部转移灶切除后，血 PTH 水平降至 93 pg/ml。术后患者血 Ca^{2+} 最低为 1.67 mmol/L，并伴有手部的麻木感。为缓解患者术后出现的骨饥饿综合征，予以口服及静脉补钙。术后 13 d 患者复查 [99m]Tc - MIBI，结果之前所发现的 5 个病灶均未显影,其后的病理证实结节均为甲状旁腺来源,确定为甲状旁腺癌。患者术后 19 d 正式出院,其血 Ca^{2+} 为 2.06 mmol/L。

问题与思考

术中监测 PTH:PTH 的半衰期只有 5 min,因此术中监测 PTH 可用来监测肿块是否被完全切除。一般肿块切除 10～20 min 后 PTH 的下降率＞术前其最高水平的 50％～80％,则可认为手术成功,这一共识在原发性、继发性及散发性甲状旁腺功能亢进的手术治疗中得到认可及参照。

但对于甲状旁腺癌,术中 PTH 水平下降＞50％似乎仍不足以证明甲状旁腺癌手术的成功。此患者第 1 次术后 10 个月内就出现转移及高钙血症表现,而当时术后第 1 日 PTH 水平下降至原有水平的 1％,甚至低于正常水平。

本患者第 2 次手术过程中,当 2 个颈部肿块及右甲状旁腺肿块切除 15 min 后,其 PTH 下降率为 38％,而在切除 4 个肺部转移灶后其下降率达到了 80％。还需通过长期随访了解此次手术的疗效究竟能持续多久。但不管长期效果如何,目前一般认为对甲状旁腺癌,第 1 次手术是极其重要的,而对于复发性病例,也应尽可能切除可以切除的病灶。

参考文献

[1] Zhao L, Liu JM, He XY, et al. The changing clinical patterns of primary hyperparathyroidism in Chinese patients: data from 2000 to 2010 in a single clinical center[J]. The Journal of clinical endocrinology and metabolism, 2013, 98: 721 - 728.

[2] Shane E. Clinical review 122: Parathyroid carcinoma[J]. The Journal of clinical endocrinology and metabolism, 2001, 86: 485 - 493.

[3] Givi B, Shah JP. Parathyroid carcinoma[J]. Clinical oncology, 2010, 22: 498 - 507.

[4] Wei CH, Harari A. Parathyroid carcinoma: update and guidelines for management[J]. Current treatment options in oncology, 2012, 13: 11 - 23.

病例 37　髋部肿块，高磷血症
——家族性肿瘤性钙化

赵　琳　孙立昊　陶　蓓　赵红燕　刘建民
丁晓毅　宁　光

病史摘要

先证者,男性,13 岁,长期居住于外地。2 岁时家长无意中发现其右侧大腿外侧及双足底肿块,质地较硬,边界清晰,压之略有疼痛。肿块随着年龄增长而增大。多次于外院就诊,当地医院考虑为"腱鞘巨细胞瘤"。于 1999 年及 2002 年分别行左足底肿块及右足底肿块摘除术,未见病理报告。术后左足底未再出现肿块,但右足底肿块复发,且右髋肿块渐增大,影响行走。遂于 2006 年 5 月于外院行右足底及右髋肿块摘除术,未见病理报告。于 2006 年 8 月患者右髋再次出现性质相同的肿块。伴疼痛,以行走时明显。遂来瑞金医院就诊。

患者系足月顺产,出生时体重为 3.5 kg,生长发育史无特殊。反复追问病史,家长否认有毒有害物质接触史。患者有一同胞姐姐,其姐亦有足底及髋部肿块,曾行足底肿块切除,术后亦复发。父母全身未发现异位钙化灶,均体健,无自身免疫性疾病史,余家族成员无类似疾病史。反复询问是否有近亲婚配史,均否认。其母系家族成员数个早逝,但均无类似疾病表现及自身免疫性疾病史(图 37 - 1)。

体格检查

HR 90 次/min,R 24 次/min,BP 110/70 mmHg。神清,精神可,发育正常,全身皮肤黏膜无黄染,无出血点。浅表淋巴结无肿大。颈软,气管居中,甲状腺无肿大。两肺呼吸音清,未及干湿性啰音。心前

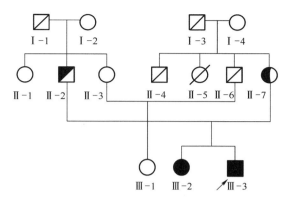

图 37-1 家族性肿瘤性钙化症家系图

区无隆起,心律齐,无杂音。腹平软,无压痛反跳痛。双下肢无水肿。神经系统(-)。

右下肢跛行,右大腿外侧髋部可及巨大软组织肿块,质硬,轻压痛,皮温不高,静脉显露,并可见手术瘢痕(图 37-2A)。双足底可见手术瘢痕。未及明显肿块。右髋关节活动好。双下肢肌力正常。

实验室检查

患者血磷明显高于正常,血清肝肾功能、血清 PTH 和血清 25-羟维生素 D_3 水平正常(表 37-1)。

表 37-1 先证者实验室检查结果

项目(参考范围)	测 得 值
血常规	正常范围
尿液分析	正常范围
肝功能	
ALT(10～64 U/L)	10 U/L
AST(10～42 U/L)	20 U/L
AKP(38～121 U/L)	127 U/L
GGT(7～64 U/L)	14 U/L

项目(参考范围)	测　得　值
IBIL(3.4~24 μmol/L)	14.6 μmol/L
DBIL(0~6.8 μmol/L)	2.1 μmol/L
ALB(32~55 g/L)	42 g/L
肾功能	
肌酐(53~115 μmol/L)	46 μmol/L
尿素氮(2.5~7.1 mmol/L)	5.2 mmol/L
血清电解质	
Na^+(130~147 mmol/L)	141 mmol/L
K^+(3.5~5.1 mmol/L)	4.28 mmol/L
Cl^-(95~108 mmol/L)	99 mmol/L
Ca^{2+}(2~2.75 mmol/L)	2.55 mmol/L
P^{3-}(0.8~1.6 mmol/L)	2.88 mmol/L
HCO_3^-(21~31 mmol/L)	27 mmol/L
血清 PTH(15~68.3 pg/ml)	15.4 pg/ml
血清 25 - OH D_3(44.7~144 nmol/L)	69.2 nmol/L

辅助检查

骨盆正位片(图 37 - 2B)：右髋部软组织肿块,肿块钙化。股骨未见骨质增生。

骨盆 MRI：右髋部软组织内钙化,考虑为肿瘤性钙化症或腱鞘巨细胞瘤。

踝关节正侧位片：双下肢未见异常,未见骨质增生。

诊断

1. **临床诊断**　高磷血症,肿瘤性钙化。

2. **病理诊断**　大体(图 37 - 2C)：肿块 16 cm×3 cm×5 cm,切面多囊,灰白色囊液流失。囊腔大小 1.5 cm×2.5 cm,囊壁厚 0.5 cm,光滑,内含石灰样物。

镜下(图 37 - 2D)：病变呈囊壁样,囊壁纤维组织增生,伴钙化及巨细胞反应。

　　诊断：符合肿瘤性钙化症(tumoral calcinosis)。

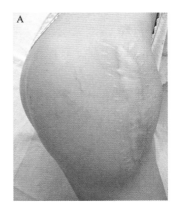
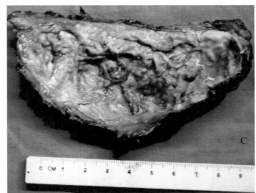
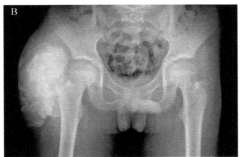
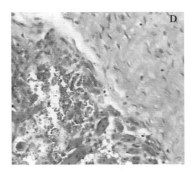

图 37－2　先证者图像资料

　　A. 患者右侧臀部可见长约 18 cm 异常肿块,肿块表面有长约 14 cm 手术瘢痕,肿块表面静脉曲张;B. 患者骨盆正位片;C. 患者手术大体标本;D. 镜下：囊壁纤维组织增生,伴钙化及巨细胞反应

　　3. 基因诊断　　我们对 *GALNT3* 基因全长外显子及 *FGF23* 基因全长外显子进行 PCR 扩增,并对产物进行测序。未发现患者 *FGF23* 基因突变。*GALNT3* 基因 2 号外显子有 2 个错义突变,均为纯合突变：539G－A 的纯合突变,导致所编码的 180 位精氨酸突变为组氨酸(R180H),以及 659T－A 的纯合突变,导致所编码的 220 位氨基酸异亮氨酸变为天冬酰胺(I220N)。

　　发现上述突变后,又采集患者三代家系家族成员的血 DNA 样本,进

行 *GALNT3* 基因 2 号外显子 2 个突变位点的筛查,发现临床上具有典型
症状的患者姐姐(Ⅲ-2)在同一基因位点有相同的纯合突变,另外无症状
的患者父母(Ⅱ-2,Ⅱ-7)该位点为杂合突变(图 37-3)。其余家族成员均
为野生型正常纯合子。患者家族成员均未发现 *FGF23* 基因突变。

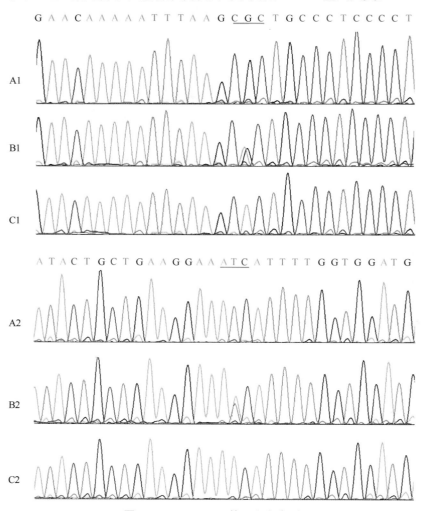

图 37-3　*GALNT3* 基因突变类型

GALNT3 基因 2 号外显子 PCR 扩增产物测序。539G-A 野生型(A1),杂合突变(B1),纯
合突变(C1)。659T-A 野生型(A2),杂合突变(B2),纯合突变(C2)

诊疗经过

患者自幼反复发生髋部及足底质硬肿块。反复详细询问患者家属，否认有毒有害物质接触史。患者血清肾功能正常，血清25-羟维生素 D_3 及血清 PTH 水平均在正常范围内，基本排除继发性疾病所致的异位钙化。结合其姐亦有类似病史，考虑遗传性家族性肿瘤性钙化症。遂对其姐亦做相应实验室及影像学检查。其姐血磷略高于正常，血清 PTH 及血清25-羟维生素 D_3 在正常范围内（表37-2）。骨盆 X 线摄片及骨盆 CT 重建提示髋部肿块严重侵犯骨盆（图37-4）。

完善检查后对患者行右髋肿块切除术。

表37-2 患者、患者姐姐、患者母亲、患者父亲主要生化检查结果

	血钙 （mmol/L）	血磷 （mmol/L）	血清 PTH （pg/ml）	血清25-羟维生素 D_3 （nmol/L）
患者	2.55	2.86	15.4	69.2
患者姐姐	2.41	1.62	48.7	37.5
患者母亲	2.36	1.17	52	41.2
患者父亲	2.28	1.23	30	52.4

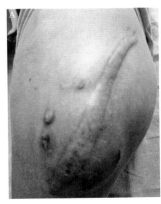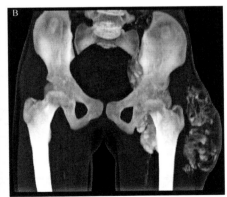

图37-4 患者姐姐图像资料

A. 患者姐姐左侧髋部可见巨大肿块，肿块表面有明显手术瘢痕；B. 患者姐姐骨盆 CT 三维重建显示：左侧髋部肿块伴钙化，已浸润骨盆

讨论

家族性肿瘤性钙化症是一种极其罕见的疾病,最突出的临床表现为关节周围异位钙化。Giard 及 Duret 最先于 1898 年及 1899 年分别描述了这个疾病。随后 Teutschlaender 对该病进行了系统的研究。Inclan 等人在 1943 年明确指出家族性肿瘤性钙化症和继发于其他疾病所致肿瘤性钙化症的区别。

家族性肿瘤性钙化症男女发病率无差别,但不同人种发病率有显著差异,以非洲裔的黑人多见,其次为中东地区的白种人居多,我国相关报道极少。患者通常在 20 岁前起病,绝大部分患者实验室检查显示血磷增高,但也有少部分患者血磷在正常范围内。所有患者血钙均正常,血清 PTH 正常,血清 $1,25 -(OH)_2 - VitD_3$ 水平可以正常或稍高于正常,肾功能正常。本病例中这两位患者血磷均高于正常,血钙均在正常范围内,实验室检查支持家族性肿瘤性钙化症的诊断。

家族性肿瘤性钙化症具有非常典型的影像学表现。X 线摄片可见软组织内有分叶状的钙化肿块,肿块有完整包膜,呈囊状,囊内常含有黏液。肿块多位于伸肌面。CT 表现同平片,亦可见软组织内分叶状钙化肿块,呈囊性分隔,外有完整包膜。MRI T1 加权为不均质低信号,T2 加权为弥漫低信号区域内可见交替出现的结节状高信号区域及无信号区域。本病例报道的两位患者均有这些典型的影像学特征,结合其临床和生化异常,为本病的诊断提供了线索。

家族性肿瘤性钙化症的钙化部位组织病理学检查结果提示,在肿块形成的早期首先是水肿,胶原变性,毛细血管增生,出血,红细胞外渗,以及内含大量结晶的泡沫样细胞和巨噬细胞的聚集,黏蛋白沉积、透明化、坏死从而导致囊壁及不规则囊腔形成。在病变的后期囊内可以观察到细胞内以及细胞外间隙大量钙质沉着。异常沉着的钙质与骨组织的成分类似,但是羟磷灰石成分更多、矿化更显著,而所含的胶原物质较少。通过对超微结构的进一步研究可以发现,细胞内外均能见到矿化结晶,单核细胞内的矿化结晶常在扩大的粗面内质网附近,在多核破骨细胞胞质内矿化结晶以大的囊泡样形式存在,偶尔在小血管管腔内亦能见到矿化结晶。在坏死区周边的细胞胞质中可以见到线粒体基质内有羟磷灰石结晶。一些研究提示线粒体内的钙化可能是肿瘤性钙化形成的最重要病理过程。本研究的先证者进行了髋部肿块切除术，切除肿块达 16 cm×3 cm×5 cm，肿块有完整囊壁，其内可见不规则囊腔，囊内含石灰样物。镜下病理示囊壁纤维组织增生，伴钙化及巨细胞反应，与文献报道的典型家族性肿瘤性钙化病症病理表现相符。

　　一般情况下，PTH、维生素 D、生长激素、饮食磷等共同作用使血磷保持基本稳定。导致高磷血症主要有两大类原因：肾磷排泄减少以及磷负荷过多。近年来磷代谢研究的热点集中在成纤维生长因子23(FGF23)，FGF23 对肾小管磷的重吸收有抑制作用。

　　FGF23 主要通过抑制肾近曲小管刷状缘 Na/P 共转运体 2a 和 2c 的表达从而抑制肾磷的重吸收。另外 FGF23 能够抑制 1α-羟化酶的表达，另一方面却增加 24α-羟化酶的表达，使 $1,25-(OH)_2-VitD_3$ 生成减少而 $24,25-(OH)_2-VitD_3$ 生成增加，肠磷吸收减少。

　　然而在家族性肿瘤性钙化症的患者中首先报道的致病基因并非 FGF23 基因，而是 GALNT3 基因。GALNT3 基因编码 UDP-N-乙酰半乳糖氨基转移酶 3(GalNAc-T3)。GALNT3 虽然广泛表达于多种组织，但仅在骨骼与小肠等少数组织有 FGF23 及 GALNT3 的共同表达，并且 GALNT3 基因突变能够导致高磷血症以及家族性肿瘤钙化症，这些均提示 FGF23 可能是 GALNT3 的潜在底物。进一步的研究发现，GALNT3 对 FGF23 的糖基化作用可能是 FGF23 发挥其正常功能以及维持其稳定性所必需的。GALNT3 的突变造成 FGF23 不能被糖基化，未被糖基化的 FGF23 极易被降解，从而导致高磷血症、家族性肿瘤性钙化症的发生。本研究家系进行基因检测发现在 GALNT3 基因第 2 号外显子上存在 2 个错义突变，推测由此导致的 FGF23 结构异常、寿命缩短和血磷增高，造成异位钙化。

　　近来 FGF23 基因突变在家族性肿瘤性钙化患者中也得到了证实。FGF23 基因突变导致其产物结构异常，结构异常的 FGF23 在高尔基体内聚集，不能分泌入血发挥作用，即使分泌入血的结构异常的 FGF23 也极易被降解为无活性的片段。本研究的家族性肿瘤性钙化

症家系同时筛查了 *FGF23* 基因,未发现该基因的突变。

家族性肿瘤性钙化症并没有特异性的治疗方法,常见的治疗手段包括低磷饮食和切除异位钙化灶,但往往效果并不理想,异位钙化极易复发。有文献报道联合应用磷酸盐结合剂司维拉姆和碳酸酐酶抑制剂乙酰唑胺治疗,患者钙化灶明显缩小。本研究的先证者切除异位钙化灶,并进行低磷饮食,但半年后又在右侧髋部发现直径 2~3 cm 的质硬肿块,影像学检查提示异位钙化复发,低磷饮食及手术切除并未取得理想的疗效。虽手术治疗容易复发,但是对于异位钙化灶仍应切除以免浸润重要脏器,导致残疾。

综上所述,家族性肿瘤性钙化症是一种少见的且严重的遗传性疾病,对于那些年轻的,没有基础疾病,但影像学检查提示异位钙化的患者,应考虑这种疾病的可能性,及早进行干预,以免钙化灶进一步发展错过手术时机。本研究的家系报道了中国人家族性肿瘤性钙化症家系,它的发生同 *GALNT3* 基因第 2 号外显子中 2 个新的错义突变(R180H 和 I220N)有关。

参考文献

[1] Sprecher E. Familial tumoral calcinosis: from characterization of a rare phenotype to the pathogenesis of ectopic calcification [J]. J Invest Dermatol, 2010, 130(3): 652 - 660.

[2] Farrow EG, Imel EA, White KE. Miscellaneous non-inflammatory musculoskeletal conditions. Hyperphosphatemic familial tumoral calcinosis (FGF23, GALNT3 and alphaKlotho)[J]. Best Pract Res Clin Rheumatol, 2011, 25(5): 735 - 747.

[3] Ichikawa S, Baujat G, Seyahi A, et al. Clinical variability of familial tumoral calcinosis caused by novel GALNT3 mutations [J]. Am J Med Genet A, 2010, 152A(4): 896 - 903.

第五章

性 腺 疾 病

病例38　男性女性化合并尿道下裂
——5α-还原酶缺陷症

张曼娜　孙首悦　刘彦玲　宁　光　李小英

病史摘要

患者社会表型女性,14岁,因"发现外生殖器异常14年"入院。

患者出生时即发现外生殖器异常,外阴似女性,两侧阴囊对裂,似女性阴唇,"阴蒂"类似小阴茎,尿道开口于会阴底部。出生后迄今,不可站立小便,无明显皮肤色素沉着,无厌食、呕吐、发热等症状。6岁时,患者曾在当地医院行左侧隐睾下降术,并经活检确定为睾丸组织,诊断为"假两性畸形",但未做针对性治疗。12岁时,在当地医院查染色体核型为"46,XY",B超检查双侧睾丸形态、位置、大小尚正常,未发现子宫和卵巢。近1年来,患者身高增长速度明显加快,声音变低沉、肌肉发达强壮,"阴蒂"变大。但胡须体毛增多不明显,无乳房发育,无月经来潮。发病以来患者一直按女性性别抚养,身高、体重、智力与同龄人无异。否认父母近亲结婚,家族中无类似患者。

体格检查

T 36.6℃,HR 80次/min,R 20次/min,BP 120/80 mmHg,神志清,精神可,对答切题,查体合作。身高160 cm,体重46 kg,缺少女性曲线体型。全身无明显色素沉着,前发际呈女性分布,后发际较低,唇上无胡须,腋毛缺如。喉结未现,甲状腺不大,双侧乳房未发育(Tanner 1期)。HR 80次/min,律齐,心音尚有力。腹软,下腹部可见陈旧性手术瘢痕,肝脾未及。外生殖器查体:阴毛稀少(Tanner 2期),

呈倒三角形分布。阴茎长约 1 cm,双侧阴囊对裂,似女性阴唇,稍有色素沉着。阴囊内触及双侧睾丸,大小一致,约为 7 ml,质软无触痛。尿道口和阴道口分隔,阴道为一盲端,长约 3 cm。

实验室检查

LH 4. 9 U/L,FSH 8. 1 U/L,P＜0. 1 ng/ml,E2 15. 0 pg/ml,T 4.5 ng/ml,DHEA‐S 95.8 μg/dl,AD 0.6 ng/ml。HCG 激发试验 72 h 血清 T 10.6 ng/ml,AD 1.22 ng/ml。

辅助检查

在获得患者及家属知情同意后对患者及其家系成员的外周血 DNA 进行 5α‐还原酶同工酶(*SRD5A2*)基因突变检测,基因检测结果显示该患者存在 G203S/722_724delT 复合杂合突变,且已证实以上两个突变分别来源于患者的母亲及父亲。

诊断与诊断依据

1. **临床诊断** 5α‐还原酶缺陷症。

2. **诊断依据**

(1) 社会表型为女性,但出生时即发现阴囊对裂,阴茎短小似小阴蒂,而在青春期出现男性化的表现如声音低沉,肌肉发育强壮。

(2) 幼时曾行左侧睾丸下降固定术,活检确定为睾丸组织。

(3) 染色体核型为"46,XY"。

(4) *SRD5A2* 基因存在 G203S/722_724delT 复合杂合突变。

诊疗经过

该患者社会表型为女性,出生时外生殖器两性畸形,而在青春期又出现男性化的表现,幼时曾行左侧睾丸下降固定术,活检确定为睾丸组织。染色体检查显示染色体核型为"46,XY",患者"46,XY 性发育障碍"的诊断基本可以确定。46,XY 性发育障碍主要由于雄激素合成缺陷或雄激素作用缺陷所致。

1. 诊断方面

(1) 可导致雄激素合成缺陷的病症

1) 17α-羟化酶缺陷症：17α-羟化酶主要催化孕烯醇酮生成 17-羟孕烯醇酮，孕酮合成 17-羟孕酮(17-OHP)。17α-羟化酶缺陷导致17-羟孕烯醇酮和 17-OHP 合成障碍，导致脱氢表雄酮(DHEA)和雄烯二酮合成减少，最终睾酮合成减少，男性表现为尿道下裂、阴毛缺如、阴茎短小。同时，底物孕酮堆积，11-去氧皮质酮(DOC)合成增多。DOC 具有较强的"保钠排钾"作用，患者表现为高血压与低血钾。

2) 17β-类固醇脱氢酶缺陷症：该酶缺陷使雄烯二酮转化成为睾酮受限，多表现为完全女性外观。由于该酶有多种同工酶在外周组织表达，青春期血清睾酮水平可一度接近正常，可出现部分雄性体征表现，伴或不伴乳腺发育。

3) 3β-类固醇脱氢酶缺陷症：3β-类固醇脱氢酶催化孕烯醇酮转化为孕酮，17-羟孕烯醇酮转化为 17-OHP，硫酸脱氢表雄酮(DHEA-S)转换为雄烯二酮(AD)。该酶缺陷可导致雄烯二酮、睾酮合成不足，患者男性化体征发育不完全，表现为不同程度的尿道下裂、小阴茎、隐睾、阴道盲端。同时，由于盐皮质激素和糖皮质激素合成障碍，可以出现不同程度的失盐与肾上腺皮质功能减退。

4) 另外还有一些更为少见的雄激素合成缺陷性疾病如类脂性肾上腺增生症，17,20-裂解酶缺陷症及 P450 氧化还原酶缺陷症。这些疾病均是由于睾酮生成障碍，导致 46,XY 核型患者外生殖器以完全女性外观更为常见，睾丸发育亦受影响。伴有肾上腺皮质轴合成缺陷，严重者可在婴幼儿时期死亡。

(2) 可导致雄激素在靶组织的作用缺陷的病症

1) 雄激素不敏感综合征(AIS)：是一组与雄激素受体缺陷有关的X 连锁隐性遗传性疾病。临床表现极不均一，可从单纯的男性乳腺发育到完全女性外观。由于睾酮的中枢和外周作用同时缺陷，LH 以及血清 T 水平均高于正常，但缺乏相应的雄性化临床表现。① 完全性雄激素不敏感综合征(CAIS)：外生殖器完全为女性，双侧隐睾，阴道短小、盲端，无子宫及输卵管。② 部分性雄激素不敏感综合征(PAIS)：

外生殖器呈两性畸形,多为男性表型,但有尿道下裂,小阴茎,隐睾,输精管、附睾发育不良。CAIS 及 PAIS 患者青春期均可有乳房发育,LH、T 明显升高,FSH 正常或轻度增高。

2) 5α-还原酶缺陷症:睾酮在靶组织转化缺陷所致,为常染色体隐性遗传病。5α-还原酶缺陷,睾酮不能转化为双氢睾酮(DHT),致尿生殖窦和前列腺等依赖 DHT 的组织发育障碍,患者出生时有不同程度的外生殖器畸形,主要为阴囊型或会阴型尿道下裂,小阴茎,阴道盲端,可有隐睾。至青春期男性化明显,如喉结显现,变声,阴茎睾丸增大,但体毛稀少,前列腺萎缩。血清 T 可在正常范围,T/DHT 比值增加,经 HCG 兴奋后比例可进一步增加,LH、FSH 正常或轻度增高。

问题与思考

男性外生殖器的发育与雄激素水平关系十分密切,任何导致雄激素合成减少与作用缺陷的因素,均可以导致 46,XY 性发育障碍,过去又称为男性假两性畸形。该例患者表现为严重的尿道下裂(会阴型),阴茎短小,睾丸未完全下降至阴囊内,阴毛稀少(Tanner 2 期);同时,染色体核型为 46,XY。患者入院前诊断"46,XY 性发育障碍"明确。然而,尚需明确是由于雄激素合成减少所致,还是雄激素作用缺陷所致,需要进一步检测血清促性腺激素和睾酮水平。为此,收住院进一步检查。

入院后患者的血清促性腺激素水平和睾酮水平正常。如果雄激素合成减少,雄激素对下丘脑的促性腺激素释放激素(GnRH)和垂体的促性腺激素的负反馈抑制作用减少,血清 LH 和 FSH 水平常常明显升高。因此,该患者不符合雄激素合成减少一类疾病。由于患者外生殖器为部分女性化,故也不符合完全性雄激素不敏感综合征(CAIS)。部分雄激素不敏感综合征(PAIS)与 5α-还原酶缺陷症的临床表现十分相似。由于 PAIS 患者常常有中枢雄激素不敏感,血清 LH 水平有不同程度的升高,该患者血清 LH 和 FSH 水平完全在正常范围,故考虑该患者为 5α-还原酶缺陷症。为明确诊断,可进一步检测血清双氢睾酮水平和前列腺超声,也可通过基因诊断确诊。该患者接受了 SRD5A2 基因的检测,结果显示该患者存在 G203S/722_724delT 复合杂合突变,且已证实以上两个突变分别来源于患者的母亲及父亲。因此该患者 5α-还原酶缺陷症诊断明确。

2. 治疗方面 5α-还原酶缺陷症的治疗首先要根据疾病的严重程度,患者及其家属的意愿选择合适的社会性别。

(1) 女性社会性别:对于十分严重的尿道下裂患者,建议选择女性。将双侧的睾丸切除,并行阴道成形术。青春期给予雌激素替代治疗。

(2) 男性社会性别:对于轻度尿道下裂,阴茎海绵体发育良好的患者,可以选择男性,行尿道下裂修补术。青春期给予雄激素替代治疗,最好使用双氢睾酮制剂,但目前仅有经皮吸收剂型。有研究报道青春期前双氢睾酮的补充治疗可有效纠正雄性化不足的状况。

经与患者及家属充分沟通后,该例患者决定选择男性社会性别,行尿道下裂修补术。

讨论

5α-还原酶缺陷症为一种常染色体隐性遗传疾病,是导致 46,XY,DSD 的重要病因之一。1961 年,Nowakowski 和 Lenz 首次描述 5α-还原酶缺陷症的临床症状及遗传学特征,确立其临床诊断。Anderssion 等于 1991 年成功克隆 SRD5A2 cDNA 片段,共含有 5 个外显子,编码 254 个氨基酸。

在人类,5α-还原酶至少存在 2 种亚型,2 型主要表达于前列腺、附睾、精囊和生殖器皮肤,在男性外生殖器分化及前列腺发育中起到重要作用。由于编码 5α-还原酶 2 型的 SRD5A2 基因缺陷导致酶活性完全或部分缺失,使睾酮不能转化成为与雄激素结合能力更强,生物活性更高的双氢睾酮。因此其临床特征以外生殖器中线融合不良,阴茎短小,前列腺发育不佳,胡须及体毛稀疏,发际无退缩等双氢睾酮作用缺失为主。

在男性胚胎第 8 周左右,该酶就已具有催化活性,促进 46,XY 胎儿尿生殖窦原基分化形成男性外生殖器(阴茎、阴囊、男性尿道等),刺激前列腺分化形成,因此多数患者出生时即可发现具有不同程度尿道下裂,如尿道和阴道分别开口在尿生殖窦内的假阴道和假会阴,前列腺发育不良。由于睾酮仍然可与雄激素受体结合发挥作用,故睾丸发育不受影响,但常伴有隐睾。附睾、输精管和精囊均存在。因阴茎短小、外生殖器性别模糊难辨,患者常以女性性别抚养。青春期时,由于促性腺激素的升高及睾酮的作用,常可出现一定程度的雄性化,如本例患者出现声音低沉,肌肉强壮等。小部分患者甚至可维持正常的第二性征。但多数仍存在雄性化程度不足,如体毛稀疏。一般无男性乳房发育现象。

　　本例患者入院后详细询问病史及体格检查,确定其为"46,XY 性发育障碍",并对其进行全面的血清性激素检测。根据雄激素及其合成通路上各个中间产物的水平,以及促性腺激素水平,判定该患者雄激素并无合成缺陷。因此进一步考虑患者为雄激素作用缺陷所致,结合患者临床表现和实验室检查结果,以及基因检测结果,明确诊断患者为 5α-还原酶缺陷症。

参考文献

[1] Imperato-McGinley JL, Guerrero L, Gautier T, et al. Steroid 5α-reductase deficiency in man: an inherited form of male pseudohermaphrodism[J]. Science, 1974, 186: 1213 – 1215.

[2] Kang HJ, Imperato-McGinley J, Zhu YS, et al. The effect of 5α - reductase - 2 deficiency on human fertility[J]. Fertil Steril, 2014, 101(2): 310 – 316.

[3] Costa EM, Domenice S, Sircili MH, et al. DSD due to 5α - reductase 2 deficiency-from diagnosis to long term outcome[J]. Semin Reprod Med, 2012, 30(5): 427 – 431.

[4] Hughes IA, Houk C, Ahmed SF, et al. Consensus statement on management of intersex disorders[J]. Archives of disease in childhood, 2007, 91: 554 – 563.

病例 39　性发育迟缓
——Swyer 综合征

刘彦玲　张曼娜　孙首悦　王　伟　贾慧英
朱　巍　王卫庆　宁　光　李小英

病史摘要

患者社会性别女性,15 岁。因"性发育迟缓"就诊。

患者足月顺产,出生后生长发育正常,至今尚未有第二性征发育及月经来潮。就诊于当地医院,B 超提示双侧乳腺发育差,子宫体积小;血清性激素: LH 15.7 U/L,FSH 43.7 U/L,P 0.27 ng/ml,T 0.51 ng/ml,E2 10.76 pg/ml。给予雌激素(炔雌醇)替代治疗,2 d 后自行停药。2011 年 12 月为进一步确诊,就诊于瑞金医院。

体格检查

T 36.8℃,HR 76 次/min,R 19 次/min,BP 110/70 mmHg。神志清,精神可,对答切题,查体合作。身高 165 cm,体重 53 kg,BMI 19.4 kg/m²。全身皮肤黏膜无出血点,头颅无畸形,巩膜无黄染。心肺腹未见异常,胸廓无畸形。胸骨、肩胛部、腰骶部压痛明显。双下肢无水肿,双足背动脉搏动存在。神经系统检查未见异常。无腋毛、阴毛生长,乳房 Tanner 1 期,外阴 Tanner 1 期。

实验室检查

血清性激素: LH 15.7 U/L(↑),FSH 43.7 U/L(↑),P 0.27 ng/ml,T 0.51 ng/ml,E2 10.76 pg/ml(↓)。

染色体核型分析: 46,XY。

辅助检查

经直肠子宫附件 B 超显示：子宫体 21 mm×13 mm×17 mm,右卵巢 15 mm×8 mm×11 mm,左卵巢 13 mm×8 mm×8 mm,轮廓清晰,边界清晰。

双侧腹股沟 B 超检查：未见有睾丸组织存在。

基因筛查：为进一步明确患者的病因,对 Y 染色体上的 SRY 基因进行了突变检测,结果显示,SRY 基因第 62 位氨基酸由精氨酸变成甘氨酸(p. R62G)(图 39 - 1)。

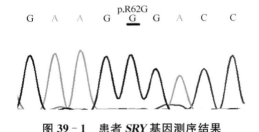

图 39 - 1　患者 SRY 基因测序结果

诊断与诊断依据

1. 临床诊断　Swyer 综合征(46,XY 性反转)。

2. 诊断依据

(1) 原发性闭经,性发育迟缓。

(2) 促性腺激素(LH、FSH)显著升高,性激素水平显著降低。

(3) 染色体核型 46,XY。

(4) 子宫附件 B 超显示幼稚子宫,未见卵巢。

(5) SRY 基因突变。

诊疗经过

患者因性发育迟缓入院,15 岁女性,未有月经来潮。结合血清雌激素水平明显降低,促性腺激素显著升高,幼稚子宫,未见卵巢,考虑为原发性性腺发育不良,导致高促性腺激素性腺功能减退症。主要考虑以下几种情况。

1. 诊断方面

(1) 染色体异常：Turner 综合征，即先天性卵巢发育不全，由于精母细胞或卵母细胞性染色体不分离所致。常见核型为 45,XO,可有多种嵌合体，如 45,X/46,XX;45,X/47,XXX 或 45,X/46,XX/47,XXX 等。也可由于性染色体结构异常，如 X 染色体长臂等臂 $Xi(Xq)$，短臂等臂 $Xi(Xp)$，长臂或短臂缺失 XXq-,XXp-,形成环形 Xxr 等所致。临床表现为身材矮小，女性外阴发育幼稚，有阴道，卵巢发育不良，子宫小或缺如。多痣，眼睑下垂，腭弓高，后发际低，颈短而宽，有颈蹼，胸廓桶状或盾形，乳头间距大，乳房及乳头均不发育，肘外翻，第 4 或第 5 掌骨或跖骨短，掌纹通贯手，下肢淋巴水肿，肾发育畸形，主动脉弓狭窄等。智力发育程度不一。

(2) 46,XX 性腺发育异常(DSD)

1) 17α-羟化酶缺陷症：17α-羟化酶缺陷导致 17-羟孕烯醇酮和 17-OHP 合成障碍，最终雄激素、雌激素及皮质醇合成不足，而前体物质孕酮堆积，并向醛固酮合成方向转化增多。雌激素的缺乏导致 46,XX 核型患者性腺发育不良，无阴毛、腋毛生长，子宫卵巢较小。皮质醇合成不足导致 ACTH 反馈性升高，患者皮肤多色素沉着明显，并伴有一系列皮质醇不足的表现，如乏力等。而醛固酮及其合成过程中的中间产物 11-去氧皮质酮具有较强的保钠排钾作用，患者多有高血压、低血钾表现。

2) XX 单纯性腺发育不良：又称真性卵巢发育不良，染色体核型为 46,XX,但卵巢发育不良，外生殖器幼稚，无畸形，女性第二性征发育差，但无身材矮小及其他 Turner 综合征的特征。

(3) 46,XY 性腺发育异常(46,XY DSD)

1) 完全性雄激素不敏感综合征(CAIS)：是一组与雄激素受体缺陷有关的 X 连锁隐性遗传疾病。临床表现极不均一,46,XY 个体可从单纯的男性乳腺发育到完全女性外观。由于睾酮作用缺陷，体内促黄体素及睾酮高于正常，但缺乏相应的雄性化临床表现。CAIS 患者外生殖器完全为女性，双侧隐睾，阴道短小、盲端，无子宫及输卵管。

2) 17α-羟化酶缺陷症:致病原因同46,XX核型的17α-羟化酶缺陷症。主要区别为患者性腺为睾丸,雄激素合成不足导致患者外生殖器为女性,双侧隐睾,阴道盲端,无子宫及输卵管。

3) 17β-类固醇脱氢酶缺陷症:较为少见,该酶缺陷使雄烯二酮转化成为睾酮受限,多表现为完全女性外观。由于该酶有多种同工酶外周表达,青春期睾酮可一度正常或正常低限,亦可出现雄性化表现,伴或不伴乳腺发育。

4) 46,XY性反转:患者染色体核型为46,XY,但有子宫、卵巢或条索状性腺,外生殖器为女性幼稚外阴,无睾丸阴茎。10%～15%患者由于性别决定基因 SRY 突变所致,其余有 X 染色体或常染色体性腺发育相关基因异常所致。

另外还有一些更为少见的雄激素合成缺陷性疾病如类脂性 CAH,17,20-裂解酶缺陷症及 P450 氧化还原酶缺陷症,这些疾病均是由于睾酮生成障碍,导致 46,XY 核型患者外生殖器以完全女性外观更为常见,睾丸发育亦受影响。

问题与思考

鉴于患者为原发性性腺发育不良,导致高促性腺激素性腺功能减退症原因诸多,因此患者入院后遂行染色体核型分析,以确定患者性腺发育异常的类型。该患者的染色体核型结果为 46,XY,子宫附件 B 超显示存在子宫、卵巢。由于该患者的染色体核型与性腺(卵巢)不一致,提示为 46,XY 性反转可能。并进一步对患者双侧腹股沟行 B 超检查,以排除男性性腺组织的存在,结果未见有睾丸组织存在。

2. 治疗方面　Swyer 综合征患者的治疗需要考虑以下几个方面。

(1) 条索状性腺:Swyer 综合征染色体核型为 46,XY,而存在子宫、卵巢/条索样性腺组织与输卵管,缺少睾丸和前列腺组织。该类患者卵巢或条索样性腺组织往往未发育成熟,几乎无功能,不能分泌维持女性特征所需的雌激素。据报道,Swyer 综合征患者有 25%～30%可出现条索样性腺组织恶变,故一经诊断,需尽快手术切除。该患者拟择期手术。

（2）第二性征发育：Swyer 综合征患者因雌激素合成不足，乳房无发育，外阴呈女性幼稚外阴，子宫体积较小，骨骺闭合延迟，终身高常常较正常同龄女性偏高。该患者女性第二性征发育差，骨龄 13 岁，目前身高 165 cm，雌激素替代治疗会加快骨骺闭合，故给予小剂量雌激素（戊酸雌二醇，半片 0.5 mg，1 次/d）替代，3 个月后增加至 1 片（1 mg，1 次/d）。待子宫发育良好后，增加孕激素行人工月经周期。

（3）生育：Swyer 综合征患者卵巢/条索状性腺无功能，不能自发排卵，因此患者几乎无自行月经来潮及生育的可能。人工月经周期过程可促进子宫的发育。尽管 Swyer 综合征患者在理论上若子宫发育良好，可考虑借助供卵，辅助生殖，但因伦理问题，生育情况国内外文献尚未有相关报道。

讨论

在哺乳动物中，性别决定通常展现在三个不同阶段：① 受精时染色体性别的确定，XX 或 XY；② 根据 Y 染色体上 SRY 基因的有无，结合染色体性别，进入适当的性别分化途径；③ 正确的第二性征发育，包括与性腺性别一致的内外生殖器表型。其中任一阶段的异常都会导致原发性性腺发育不良，反馈至下丘脑-垂体，导致 LH、FSH 不同程度的升高，从而形成高促性腺激素性腺功能减退症。

因此，性腺发育异常的患者如果发现是高促性腺激素性腺功能减退症，首先需要进行染色体核型分析，以确定为 46,XY DSD 还是 46,XX DSD，或者染色体异常性疾病，如 Turner 综合征、克莱恩费尔特综合征等。

其次，彩色超声确定性腺性别，结合染色体核型，看两者是否一致。需要注意的是彩色超声仅能进行形态学上的判定，性腺具体性质需要手术病理最终确定。46,XY 性反转患者卵巢部位的条索状性腺如在手术过程中发现存在睾丸组织，提示该患者并非为完全性反转，而是存在两种性腺组织的真两性畸形。

再次，高促性腺激素性腺功能减退症还包括性激素合成或作用缺陷,如 17α-羟化酶缺陷症、雄激素不敏感综合征等,因此性激素合成通路上的多种激素均需要检测以进行与各个疾病的鉴别诊断。

最后,可进行分子遗传学的诊断。性别决定和分化过程受多种基因调控,*SRY* 基因仅是其最初的一个重要环节。事实上,*SRY* 基因的异常可解释 10%~15% 的 Swyer 综合征患者,因此对于 *SRY* 基因正常的 Swyer 综合征患者,其病因较难确定,可能与常染色体或 X 染色体上参与性别决定的其他基因突变有关。目前已报道可导致 Swyer 综合征的基因有 *SOX9* 基因、*SF-1* 基因,*WT1* 基因,*CBX2* 基因,*DHH* 基因,*MAP3K1* 基因等。因此,如有必要,可进行已报道的其他基因的筛查。

本例患者明确为 *SRY* 基因突变的 Swyer 综合征,SRY 蛋白隶属 SOX 蛋白家族,含有一个 HMG 盒 DNA 结构域,由第 58~137 位氨基酸组成。N 端的入核信号则由第 59~72 位氨基酸及第 75~77 位氨基酸组成。该例患者所携带的 p. R62G 突变,均位于 HMG 基序及 N 端入核信号处。已有研究报道,该位点突变除可影响 SRY 蛋白与 DNA 结合的活性外,还可影响其入核过程。

参考文献

[1] Marchina E, Gambera A, Spinelli E, et al. Identification of a new mutation in the SRY gene in a 46,XY woman with Swyer syndrome[J]. Fertil Steril, 2009, 91(3): 932e7 - 932e11.

[2] Shahid M, Dhillion VS, Jain N, et al. Two new novel point mutations localized upstream and downstream of the HMG box region of the SRY gene in three Indian 46, XY females with sex reversal and gonadal tumour formation[J]. Mol Hum Reprod, 2004, 10(7): 521 - 526.

[3] Affara NA, Chalmers IJ, Ferguson-Smith MA. Analysis of the SRY gene in 22 sex-reversed XY females identifies four new point mutations in the conserved DNA binding domain[J]. Hum Mol Genet, 1993, 2(6): 785 - 789.

[4] 张曼娜,刘玥隽,孙首悦,等. 一例 46,XY 完全性性腺发育不良患者 SRY 基因新突变报道[J]. 中华内分泌代谢杂志,2011, 27: 586 - 588.

[5] Fenzl V, Duić Z, Popić-Ramac J, et al. Unexpected outcome in a treated

XY reversal syndrome patient[J]. Acta Clin Croat, 2011, 50(4): 603 - 607.

[6] Philibert P, Leprieur E, Zenaty D, et al. Steroidogenic factor - 1 (SF - 1) gene mutation as a frequent cause of primary amenorrhea in 46, XY female adolescents with low testosterone concentration [J]. Reprod Biol Endocrinol, 2010, 8: 28.

[7] Tajima T, Sasaki S, Tanaka Y, et al. 46, XY phenotypic male with focal segmental glomerulosclerosis caused by the WT1 splice site mutation[J]. Horm Res, 2003, 60(6): 302 - 305.

病例40 继发性闭经,不孕,不育患者自然受孕初探——GnRH脉冲式治疗

孙首悦 贾慧英 朱 巍 蒋毅弘 王卫庆 宁 光

病史摘要

患者女性,27岁,因月经稀发2年、闭经2年于2011年8月8日收住入院。患者为足月顺产,无色盲、嗅觉缺失、神经性耳聋、唇裂等先天发育异常。12岁月经初潮,月经规律(月经周期30 d,每次持续6 d),13岁乳房开始发育,有阴毛生长,随后乳房及阴毛如正常女性(Tanner分期为B5P5)。4年前因白带多在法国就医,予栓剂治疗(具体不详),诉之后即有月经不规律,2～3个月1次,2年前闭经。在法国行垂体MRI检查未见异常,行相关检查提示为低促性腺激素性腺功能减退(具体资料未见),予以雌激素、孕激素序贯疗法维持月经,使用药物促排卵,试行自然受孕未成功。曾行试管婴儿2次,均未能着床。回国后于温州医学院附属第二医院查雌激素偏低,垂体右侧微腺瘤,故来瑞金医院就诊。患者目前已婚未孕。既往无头颅外伤史。

体格检查

身高160 cm,体重57 kg,BMI 22.3 kg/m²,BP 105/80 mmHg。全身皮肤黏膜无明显皮疹、色素沉着等。甲状腺无明显肿大。心、肺、腹、脊柱四肢、神经系统均无异常。Tanner分期B5P5。

实验室检查

血、尿、大便常规正常,肝功能、肾功能、电解质、血脂无异常。

内分泌功能检查结果如下。

腺垂体功能：LH 0.10 U/L(2.4～6.6 U/L),FSH 1.34 U/L(3.0～8.1 U/L),PRL 21.56 ng/ml(5.18～26.53 ng/ml),E2＜10 pg/ml(21～251 pg/ml),P＜0.1 ng/ml(＜0.1～0.3 ng/ml),T 0.42 ng/ml(0.13～1.08 ng/ml),FT 1.52 pg/ml(0.29～3.18 pg/ml),SHBG 66.90 nmol/L(19.8～155.2 nmol/L),17 - OHP 0.56 ng/ml(0.15～1.1 ng/ml),AD 1.26 ng/ml(0.10～2.99 ng/ml),DHEA - S 218.8 μg/dl(56.2～511.7 μg/dl)。

甲状腺功能：FT3 4.49 pmol/L(2.62～6.49 pmol/L),FT4 15.23 pmol/L(9.01～19.04 pmol/L),sTSH 0.732 2 mU/L(0.35～4.94 mU/L),GH 0.046 ng/ml(女 0.010～3.607 ng/ml),IGF - 1 178 ng/ml(117～329 ng/ml),IGFBP3 4.9 μg/ml(3.5～7.6 μg/ml)。

肾上腺皮质功能：ACTH 13.4 pg/ml 和 32.7 pg/ml(12～78 pg/ml),血 F 节律 8 时 8.65 μg/dl(6.7～22.6 μg/dl),16 时 7.28 μg/dl,0 时 3.97 μg/dl,尿 F 98.67 μg/24 h(尿量 1.3 L,21～111 μg/24 h),ACTH 兴奋试验及 ITT 试验均示肾上腺皮质储备功能正常。

GnRH 兴奋试验,提示 LH 和 FSH 可被明显兴奋(图 40 - 1)。

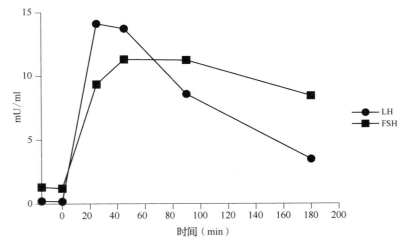

图 40 - 1 GnRH 兴奋试验结果

予 GnRH 脉冲治疗 3 d,检测 6:00、6:25、6:45、7:30、7:55、8:15、9:00 共 7 个时间点的血清 LH 和 FSH 水平,明显高于治疗前基础水平,并随着 GnRH 的脉冲输注呈现相应的波动(图 40-2)。

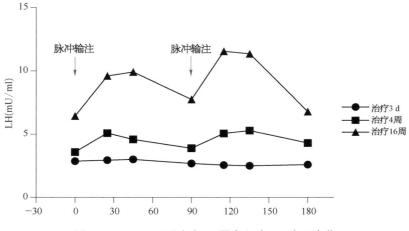

图 40-2　GnRH 泵治疗 16 周内血清 LH 水平变化

辅助检查

妇科 B 超(mm):子宫内膜双层厚度 3 mm,子宫大小 30 mm×25 mm×31 mm,内部回声均匀。右卵巢,31 mm×17 mm×21 mm,内见无回声区单切面 8 枚,直径 2～6 mm;左卵巢,23 mm×15 mm×20 mm,内见无回声区单切面 11 枚,直径 2～3 mm;双侧卵巢呈多囊结构。垂体 MRI(动态增强):未见明显异常。

染色体核型分析:46,XX。

诊断与诊断依据

1. **临床诊断**　中枢性继发性闭经,女性不孕症。

2. **诊断依据**

(1) 有自发青春期启动,第二性征的发育及月经来潮。

(2) 继发性闭经,需人工周期治疗维持月经周期。

(3) 促性腺激素(LH、FSH)及性激素(E2)明显低于正常水平,垂体-肾上腺轴,垂体-甲状腺轴功能正常。

(4) 垂体 MRI 未见异常。

(5) GnRH 兴奋实验显示 LH、FSH 可被兴奋。

诊疗经过

根据患者临床表现、实验室检查,确诊患者月经稀发及闭经是由继发性下丘脑 GnRH 分泌不足引起,认为采用垂体激素泵脉冲式分泌 GnRH 是目前最适合该患者的治疗方法。

治疗方法:戈那瑞林(LHRH)600 μg 溶于 3 ml 生理盐水中,安装于垂体激素泵(规格型号:LF－S－1－1,上海微创生命医学科技有限公司)中,通过连接导管与埋置于皮下的针管相连,设置泵从 0:00 开始,每 90 min 1 次脉冲,24 h 共 16 次脉冲,约 3 d 补充一次药物。注射部位:腹部脐周旁 2～3 cm 之外范围。每 10～14 d 更换注射部位,每次注射从上次的注射点移开 1 cm 宽的距离。安装泵的第 3 天、第 4 周、第 16 周进行访视,进行相关体格检查和实验室检查。实验室检查:从一个脉冲注射开始,测 180 min 内 7 个时间点(0 min、25 min、45 min、90 min、115 min、135 min、180 min)的血清 LH 和 FSH 水平,135 min 时加测 E2、P、T、FT、SHBG。每次随访行妇科 B 超检查。同时补充维生素 D 和钙剂,元素钙量相当于 600～1 200 mg/d;补充葡萄糖酸锌制剂,锌离子剂量相当于 40 mg/d。保持均衡饮食,摄入充足蛋白质,规律、适当的体育运动。

治疗转归:患者从 2011 年 10 月 8 日开始,治疗 8 周后(2011 年 11月 29 日)初次月经恢复,经量较少,于 2011 年 12 月 16 日、2012 年 1 月 17 日均有月经来潮,量逐渐增加。经过 16 周的治疗,血清 LH 和 FSH 水平明显升高达到有效浓度(图 40－2、图 40－3)、E2 水平明显升高 (图 40－4);妇科 B 超示子宫容积逐渐增大,内膜增厚(图 40－5)。末次月经后 14 d 复查右侧卵巢 25 mm×16 mm×31 mm,内见无回声区单切面 14 枚,直径 3～8 mm;左侧卵巢 24 mm×12 mm×22 mm,内见无回声区单切面 10 枚,直径 3～7 mm。2012 年 2 月患者月经未按时到来,经尿妊娠试验证实受孕,遂停止垂体激素泵治疗。妊娠过程平稳,胎儿发育良好,于 2012 年 11 月足月分娩健康女婴。

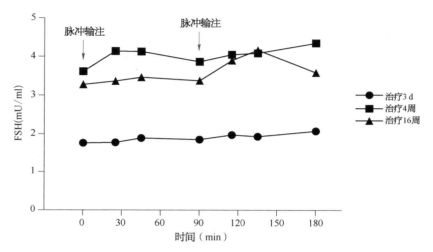

图 40‐3　GnRH 泵治疗 16 周内血清 FSH 水平变化

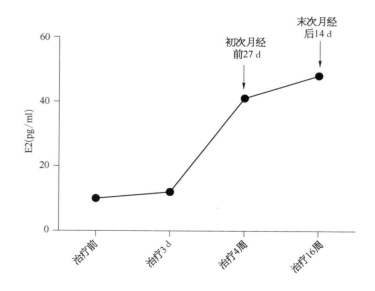

图 40‐4　GnRH 泵治疗 16 周内血清 E2 水平变化

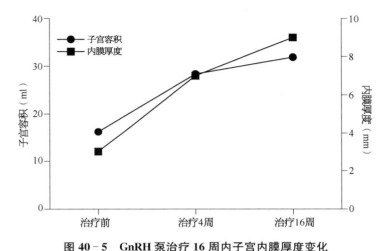

图 40-5　GnRH 泵治疗 16 周内子宫内膜厚度变化

注：子宫体积按椭球体公式，$4/3 \times \pi \times (A \times B \times C/8) \approx A \times B \times C/2$

讨论

继发性闭经是指妇女曾有规则月经来潮，但后因某种病理性原因而月经停止 3 个月以上者。继发性闭经种类繁多，其中，下丘脑性闭经无明显内分泌或系统性疾病等证据。下丘脑性闭经的特征是由于下丘脑-垂体-性腺轴功能异常引起促性腺激素分泌异常、雌激素减少，进而导致月经周期停止。下丘脑 GnRH 分泌减少可导致垂体 LH 和 FSH 水平明显降低，进而引起雌激素分泌减少，导致月经稀发甚至闭经。给予 GnRH 脉冲式治疗，模拟正常的 GnRH 分泌，是目前治疗该类疾病最理想的方法。

GnRH 是由下丘脑分泌的一种十肽，呈脉冲式分泌，$90 \sim 120$ min 脉冲分泌 1 次。GnRH 可刺激垂体 LH 和 FSH 的分泌，进一步促进第二性征发育。先天性或继发性因素引起 GnRH 分泌脉冲的改变均会引起第二性征异常。目前对于 GnRH 脉冲分泌异常所致疾病，只要持续性脉冲式输注 GnRH 恢复脉冲节律，便可模拟青春发育过程，使患者第二性征发育，并获得生育能力，为该类疾病最理想、最符合下丘脑-垂体-性腺轴生理调节机制的治疗方法。

GnRH 脉冲治疗始于 1982 年,国内外均已开展,且取得了理想疗效。目前,国外 GnRH 脉冲式治疗已应用于特发性低促性腺激素性腺发育不全(IHH)、女性继发性闭经、不孕等患者。而国内仅有关于 IHH 治疗的报道,暂无治疗继发性闭经、不孕的研究。

由于以往的脉冲泵体积大、换药烦琐、输注不稳定等缺点,不适合长期持续佩戴,使 GnRH 脉冲式治疗的应用受到很大的限制。本研究使用的"垂体激素泵"是新一代微量脉冲泵,以微电脑控制微型精密电机,带动精密丝杆推动储液器活塞,经输注管路将药液送到人体皮下,具有个体化调整输注时间和剂量、输注精准、安全,操作简洁,体积小,隐秘性高等特点,特殊设计可使患者在运动或沐浴等特殊情况下实现快速人机分离与结合,适合长期携带。戈那瑞林是人工合成的十肽 GnRH 类似物,达峰与清除时间均很短,与"垂体激素泵"配合使用,可以很好地模拟脉冲分泌模式。

既往女性继发性闭经、不孕不育患者只能依靠人工周期维持第二性征、正常性欲和子宫容积,长期的雌孕激素摄入对女性存在潜在的致病危险。有生育要求者,需人工辅助生殖技术促排卵后,或在排卵期内频繁性活动以增加受精概率,或人工提取足量卵子体外受精后试管婴儿植入。在促排卵过程中有罹患卵巢过度刺激综合征的风险,受孕成功率不高,而且费用昂贵,配偶双方在经济、体能和精神上均要承受巨大压力。本例患者第二性征发育正常,后因继发性原因引起下丘脑分泌 GnRH 异常,进而 LH 和 FSH 分泌明显减少,导致继发性闭经,行试管婴儿 2 次植入均未成功。结合患者的临床表现和实验室检查,认为 GnRH 脉冲式治疗是最理想的治疗方法。经过 16 周的治疗,患者血清 LH、FSH 和 E2 明显升高,于治疗第 8 周患者自行恢复月经,治疗 16 周后患者自然受孕。此例患者的治疗经验说明,GnRH 脉冲式治疗对继发性下丘脑 GnRH 分泌异常导致的闭经、不孕有明显疗效。

总之,垂体激素泵脉冲式分泌 GnRH 的临床应用将为原发性、继发性性腺发育不全和继发性闭经、不孕等提供更加有效的治疗。

参考文献

[1] Delemarre-Van DWH. Application of gonadotropin releasing hormone in hypogonadotropic hypogonadism — diagnostic and therapeutic aspects[J]. Eur J Endocrinol, 2004, 151 Suppl 3: U89 – U94.

[2] Han TS, Bouloux PM. What is the optimal therapy for young males with hypogonadotropic hypogonadism? [J]. Clin Endocrinol (Oxf), 2010, 72 (6): 731 – 737.

[3] Mattle V, Bilgyicildirim A, Hadziomerovic D, et al. Polycystic ovarian disease unmasked by pulsatile GnRH therapy in a subgroup of women with hypothalamic amenorrhea[J]. Fertil Steril, 2008, 89(2): 404 – 409.

[4] 狄福松,崔毓桂,贾悦,等. 脉冲式皮下注射黄体生成素释放激素治疗男性促性腺激素缺乏症(附 14 例报道)[J]. 生殖医学杂志,2004,13(1): 1 – 4.

[5] 孙首悦,王卫庆,蒋怡然,等. 微量泵脉冲输注戈那瑞林治疗特发性低促性腺激素性性腺功能低下[J]. 中华内分泌代谢杂志,2011, 27 (08): 654 – 658.

病例41 男性假两性畸形,乳房发育
——雄激素不敏感性综合征

孙首悦　张曼娜　刘彦玲　顾卫琼　洪　洁
宁　光　李小英

病史摘要

患者社会性别女性,13 岁 7 个月,因右侧乳房发育 2 年入院。患者出生时为女性生殖器外观,一直按女性抚养,身高、体重、智力与同龄人无异。11 岁时出现右侧乳房发育,但月经至今未来潮。自发病以来无头痛头晕,无瘫软乏力,无声音变粗及体毛增多。父母非近亲结婚。

体格检查

BP 110/70 mmHg,身高 152 cm。女性外观,皮肤细腻,喉结胡须未现,无阴毛腋毛,右侧乳房发育(Tanner 3 期),乳头乳晕无色素沉着,左侧乳腺未发育。外阴幼稚,阴蒂无肥大,大小阴唇无畸形。阴道尿道分别开口,双侧腹股沟可及约 3 cm×4 cm 椭圆形包块,质软无触痛,可回纳。

实验室检查

血常规、肝肾功能、电解质、血糖正常。内分泌检查:血 F(8 时)9.8 μg/dl,LH 11.67 U/L,FSH 16.36 U/L,PRL 12.24 ng/ml,17 - OHP 0.96 ng/ml,T 1.63 ng/ml,P 1.52 ng/ml,E2 9.00 pg/ml。GnRH 兴奋试验、HCG 兴奋试验均能被兴奋。

染色体检查:46,XY。

辅助检查

盆腔超声示：两侧腹股沟内有睾丸样回声，无子宫及子宫附件。

基因筛查：在获得知情同意后对患者及其家系成员的外周血DNA进行雄激素受体(*AR*)基因突变检测，雄激素受体基因第2号外显子第579位密码子点突变(S579N)(图41-1)，并证实为一新突变。

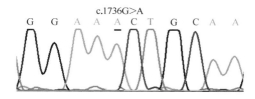

图41-1　雄激素受体基因第2号外显子第579位密码子点突变(S579N)

诊断与诊断依据

1. *临床诊断*　46, XY 性发育异常(46, XY Disorders of Sex Development, 46XY, DSD)，雄激素不敏感综合征(androgen insensitivity syndrome, AIS)。

2. *诊断依据*

(1) 患者原发性闭经，雌激素水平偏低，LH、FSH 水平偏高。

(2) 雄激素水平高于正常女性水平。

(3) 染色体核型为46, XY。

(4) 双侧腹股沟睾丸样回声。

(5) HCG 兴奋实验显示睾酮水平显著升高，提示睾丸有功能。

(6) AR 基因筛查发现突变。

诊疗经过

入院后完善检查，诊断为完全性雄激素不敏感综合征(CAIS)，充分与患者及其监护人沟通后，行睾丸切除及双疝修补成形术。病理报告为左腹股沟睾丸组织，发育欠佳。右腹股沟睾丸组织伴支持细胞结节状增生。术后给予小剂量雌激素(戊酸雌二醇,1 次/d,0.5 mg/次)替代,维持其女性特征及发育,待其满足身高要求后,雌激素剂量可适当加大。

讨论

雄激素受体(AR, androgen receptor)属于核受体超家族,位于细胞质内,与其配体睾酮或双氢睾酮结合后形成二聚体进入细胞核与靶基因(DNA)结合,进一步发挥其转录激活的功能,产生雄激素作用。若 AR 异常,则睾酮与 DHT 正常生理作用受到影响即导致雄激素不敏感(或雄激素抵抗)综合征。根据雄激素抵抗的程度不同,该症患者可有从完全女性表型,尿道下裂或小阴茎,到正常男性表型仅伴不育或乳腺发育等不同程度男性假两性畸形广泛表现。

雄激素主要由睾丸的 Leydig 细胞合成,它对胚胎期男性的性分化起着至关重要的作用,如促进 Wollfian 管分化为附睾、输精管。雄激素还参与男性第二性征的发育如骨骼成熟、胡须体毛生长、精子生成等,而以上的所有作用均需要 AR 的参与。

AIS 仅为引起男性假两性畸形的一种病因,常需要与其他疾病鉴别,例如:① LH 或 HCG 受体突变,表现为 LH、HCG 升高明显,而外周性激素水平低于正常,且不被 HCG 兴奋。② 雄激素合成障碍:先天性肾上腺皮质增生症包括 17α-羟化酶/17,20-裂解酶缺陷症及 3β-HSD 缺陷症,临床表现除男性假两性畸形外,还可存在肾上腺皮质功能不足以及肾上腺增生的影像学表现;而 17β-HSD3 型也是重要的睾酮合成酶之一,可合并男性乳腺发育,睾酮与 AD 比值显著低于正常,HCG 兴奋亦不能纠正。③ 雄激素作用缺陷:除了 AIS 外,5α-还原酶缺陷症在临床上与 PAIS 较难鉴别,常需基因诊断予以明确。④ 染色体疾病及某些转录因子的功能异常如 SOX9、SF1 基因突变,常有多系统受累。本例患者 LH、FSH 水平并未明显增高,GmRH、HCG 激发实验正常,临床诊断仍然考虑 AIS 可能性大。青春期乳房发育可能为睾丸代偿产生雄激素增多,导致雄激素在外周组织转化为雌激素(E2)增多,使 E2 与 T 的比值增高,促进了乳腺发育。

　　AIS 患者的治疗应考虑到社会心理性别、内分泌情况、外生殖器矫形的可能性来综合决定。CAIS 患者被作为女孩抚养,其社会性别和心理性别为女性,异位的睾丸尤其是存在于腹腔内者由于长期受到体内相对较高体温的作用可能发生癌变,原因可能与 Y 染色体上的 Y - Q 抗原在长期相对高温的作用下发生变异有关。早期的睾丸切除可预防癌变的发生。性腺切除后应给予雌激素替代治疗以维持女性第二性征。PAIS 的治疗方案应根据患者的心理性别及外生殖器的畸形程度而制订。外阴接近女性的患者应作为女性抚养,其治疗方案同 CAIS,外生殖器畸形较轻(仅有小阴茎、尿道下裂或阴囊发育欠佳)接近男性者应作为男性抚养,校正外阴畸形并用大剂量雄激素替代治疗以促进阴茎的生长和维持正常的性功能。

参考文献

[1] Galani A, Kitsiou-Tzeli S, Sofokleous C, et al. Androgen insensitivity syndrome: clinical features and molecular defects[J]. Hormones (Athens), 2008, 7(3): 217 - 229.

[2] Zouboulis CC, Chen WC, Thornton MJ, et al. Sexual hormones in human skin[J]. Horm Metab Res, 2007, 39: 85 - 95.

[3] Grumbach MM, Hughes IA, Conte FA. Disorders of sex differentiation. In: Larsen PR, Kronenberg HM, Melmed S, et al, eds. Williams Textbook of Endocrinology[M]. 10th ed. Philadelphia, PA: WB Saunders, 2003: 842 - 1002.

第六章

多发性内分泌腺瘤病

病例 42　闭经泌乳,反复溃疡,阵发性意识障碍
——多发性内分泌腺瘤病 1 型

姜晓华　陆洁莉　洪　洁　李小英　宁　光　雷诺庆
金晓龙　赵咏桔　李宏为　张圣道　陈家伦

病史摘要

患者女性,43 岁,因垂体瘤、胃多发溃疡,右甲状旁腺腺瘤术后,反复意识障碍 6 年入院。

患者 17 年前出现泌乳、闭经,多次查血 PRL 升高,最高达 200 ng/ml,诊断为催乳素瘤,予溴隐亭、赛庚啶治疗,效果不佳。14 年前某日干农活后突感腹痛,之前无胃部不适,当地医院诊断"胃穿孔",行"毕 Ⅱ 式手术",术中探查发现后腹膜 2 个肿块(肿块大小、与邻近组织关系不清楚),切除后病理示:化学感受器瘤。12 年前出现头晕、头痛、视物模糊。头颅 CT:垂体低密度灶。遂在全麻下行"经蝶垂体腺瘤切除术(肿瘤大小 0.8 cm×1.0 cm)",术后病理:垂体腺瘤(嗜酸、嫌色细胞混合)。术后月经来潮,但欠规则,血 PRL 降至 20～50 ng/ml。6 年前开始患者时有上腹部疼痛不适,某日午饭后突感左上腹剧烈疼痛,遂到当地医院就诊,拟诊为"吻合口溃疡穿孔",即行"修补术"。术后半月出现进食后呕吐,术后 2 个月拟诊"吻合口不全梗阻",遂行"松解手术"。术后腹痛、进食后呕吐症状仍未缓解。查血胃泌素正常(具体值不详),B超示肝脏多处占位灶,胰腺未见病灶。后行"全胃切除＋Ronx-y 食管空肠吻合术",术中探查见右侧卵巢有一肿块,大小 3.5 cm×3.5 cm×4 cm,一并切除。术后病理示:胃肠吻合口慢性溃疡,右侧卵巢成熟性囊性畸胎瘤。患者还先后于 2001 年 6 月 15 日和 9 月 3 日两次行肝动脉栓塞介入治疗,每次注入 20 ml 碘油,40 mg 吡柔比星(pirarubicin),

300 mg 卡铂(carboplatin),介入治疗后肝内肿瘤大小无明显变化。入院前 6 年起无明显诱因下反复出现头晕、乏力、心慌、出冷汗、视力模糊,严重时出现神志不清,多于清晨空腹发作,进食或静注高渗葡萄糖后缓解。病情逐渐加重,发作次数渐频繁,发作间隔时间渐缩短。4 年前发作时血糖 0.6 mmol/L,胰岛素 23.69 μU/ml,C 肽 3.03 ng/ml,外院予以泼尼松 10～20 mg/d 长期口服,近来患者每隔 1 h 必须进食方可预防发作。患者自诉 6 年来记忆力明显减退,体重增加近 20 kg。3 年前 CT 检查发现右侧甲状旁腺腺瘤,血 PTH 150 pg/ml,血钙、磷正常,行"右甲状旁腺腺瘤切除术",术后病理示:右甲状旁腺腺瘤。

家族史:育有一女,时有胃痛发作,家系中其他成员无相关病史。家系图见图 42-1。

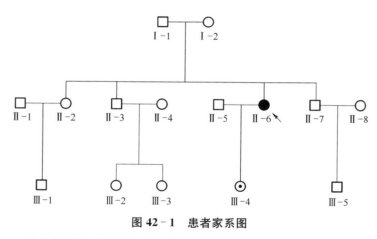

图 42-1 患者家系图

方块代表男性,圆圈代表女性,箭头所指为先证者,涂黑代表患者,中央黑点代表无症状基因携带者

体格检查

T 37℃, P 85 次/min, R 20 次/min, BP 130/85 mmHg,身高 155 cm,体重 73 kg,BMI 30.4 kg/m²。发育正常,步入病房,自主体位,查体合作,均匀性肥胖。全身皮肤黏膜巩膜无黄染,全身浅表淋巴结未及肿大。眼睑无水肿,双眼球不突出,咽无充血,扁桃体不大。

颈部可见一手术瘢痕,颈软,气管居中,甲状腺无肿大,无压痛。未扪及甲状旁腺。胸廓对称,双肺呼吸音清,未闻及干湿性啰音。心律齐,各瓣膜听诊区无明显杂音。腹平软,可见两条纵形手术瘢痕,肝脾肋下未及,双肾区无叩痛,双下肢无水肿,生理反射存在,病理反射未引出。

问题与思考

　　患者存在以下情况。① 催乳素瘤:泌乳、闭经史,当时血清催乳素水平显著升高,垂体瘤切除术后症状好转,催乳素水平恢复正常;② 甲状旁腺腺瘤:血清甲状旁腺素水平升高,有甲状旁腺腺瘤切除手术史;③ 反复发作的难治性胃溃疡,胃泌素瘤待排;④ 空腹低血糖伴血清胰岛素水平不恰当升高,胰岛细胞瘤待排。因而多内分泌腺瘤病1型(MEN1)临床诊断确立。本次住院目的:① 评估垂体及甲状旁腺术后内分泌功能,评估治疗效果;② 明确反复发作的胃溃疡及低血糖的病因并进行治疗;③ 明确肝脏占位的性质;④ 基因诊断。

实验室检查

　　血、尿常规,肝肾功能正常。

　　发作时血糖 1.46 mmol/L,血胰岛素 39.4 μU/ml(参考范围 2.1～30.8 μU/ml),胰岛素原 83 pmol/L(参考范围 1～14 pmol/L)。HbA_{1c} 3.7%(参考范围 4.7%～6.4%)。

　　血胃泌素>1 000 pg/ml(参考范围<108 pg/ml)。

　　PTH 118.4 pg/ml(参考范围 13.0～53.0 pg/ml),血钙、磷正常。

　　血 PRL 正常,垂体前叶激素正常。

辅助检查

　　^{99m}Tc - MIBI 甲状旁腺显像未见明显异常。

　　腹部 CT 平扫+增强:胃切除术后改变;胰腺钩突右旁及胰腺钩突下部低密度占位性病灶(恶性胰岛细胞瘤可能),伴肝脏多发转移;肝左叶局灶介入治疗后改变;胆囊多发结石。

^{99m}Tc 标记奥曲肽显像:胰腺钩突病灶,肝脏内多发恶性病变。

肝穿刺活检病理报告:转移性胃泌素瘤。免疫组织化学标记:Gastrin,AE1/AE3,EMA,CEA,CK18,NSE,CHG,SYN 均为阳性(+);Somatostatin(-/+);Insulin,ACTH,CK19,CA199,CD34,PTH,CK8,CK7,P53 均为阴性(-)。

基因检查:该患者及其女儿存在 *MEN1* 基因的突变,为第 2 号外显子上存在 2 个碱基缺失的杂合突变(427delAT)(图 42 - 2)。

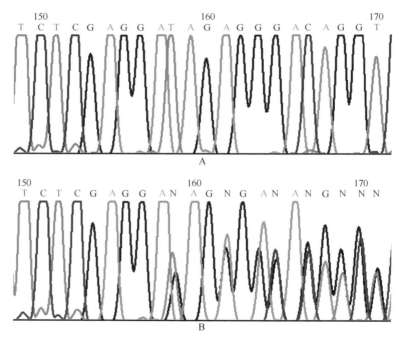

图 42 - 2 外周血 DNA *MEN1* 基因测序结果

A. 正常对照;B. 患者 426delTA

问题与思考

患者 PRL 及垂体前叶激素正常,虽然血清 PTH 升高,但甲状旁腺^{99m}Tc - MIBI 显像未见明显异常,无需进一步处理。

　　患者血清胃泌素显著升高,^{99m}Tc‑奥曲肽显像显示肝内多发转移灶及胰腺钩突部占位病变显影,而肝穿刺活检病理证实为转移性胃泌素瘤,胃泌素瘤诊断成立。

　　患者低血糖发作时胰岛素释放指数 1.5,胰岛素瘤定性诊断明确,腹部 CT 发现胰腺钩突右旁及胰腺钩突下部低密度占位性病灶,进一步行手术治疗。

诊断

　　多发性内分泌腺瘤病 1 型。

诊疗经过

　　患者行全麻下胰头钩突部肿瘤摘除术,十二指肠肿瘤切除术,肝脏肿瘤部分切除术和胆囊切除术。因术前长期口服泼尼松 10 mg/d,手术当日予氢化可的松 100 mg,1 次/8 h 静脉滴注,术后第 1～2 天50 mg,1 次/6 h,第 3～4 天 50 mg,1 次/8 h,第 5～6 天 100 mg,1 次/d,第 7 天50 mg,1 次/d,静脉滴注。之后口服泼尼松 5 mg/d,1 周后改为2.5 mg/d。术后第 1 天血糖 10～14 mmol/L,第 6 天出现第一次低血糖3 mmol/L。之后每天出现低血糖,仍需每小时服一杯糖水,否则会出现出汗、乏力等低血糖表现,夜间尤为明显。术后免疫组化:胰岛素 Insulin(－),胃泌素 Gastrin(＋),病理诊断为胃泌素瘤。术后患者低血糖症状未改善,说明体内仍存在分泌胰岛素的病变。

　　为进一步明确胰岛素瘤定位,患者进一步行动脉刺激静脉取血(arterial stimulation venous sampling, ASVS),提示肠系膜上动脉胰岛素水平显著升高(表 42‑1)。患者于 2004 年 10 月 20 日全麻下再次行胰腺钩突肿瘤切除术。术中 B 超探测肿瘤,进行血糖、胰岛素监测:肿瘤探查时及切除后 0 min、15 min、30 min、60 min 血糖分别为5.2 mmol/L、4.6 mmol/L、5.2 mmol/L、6.6 mmol/L、8.7 mmol/L,胰岛素分别为 62.78 μU/ml、14.66 μU/ml、3.23 μU/ml、2.23 μU/ml、1.58 μU/ml。术后 2 h 血糖升至 17 mmol/L,予正规胰岛素(RI)静滴。

表 42 - 1　ASVS 胰岛素测定结果(单位: μU/ml)

时间 (min)	脾动脉 (A)近端	脾 A 远端	肝固 有 A	胃十二 指肠 A	肠系膜 上 A	外周血
0	61.0	59.6	79	60.8	53.8	63.4
30	65.0	71.6	47.0	224	716	
60	60.8	73.6	81.0	164	1 196	
90	74	116.4	81.0	124	760	
120	62	78	114	93.0	722	
150	63.6	74.4	75.0	79.4	314	
180	62.0	82.4	85.4	74.8	234	

术后病理:肿块 2.5 cm×1.5 cm×1 cm,切面灰红色,镜下胰腺肿瘤中单个结节,结节周围纤维组织增生,分界清楚,结节内肿瘤细胞形态大小较一致,片状、巢状、梁状排列,血窦分隔。免疫组化:Insulin(＋),NSE(＋),CHG(＋),SYN(＋),生长抑素 somatostatin(－/＋),其余 Gastrin,AE1/AE3,EMA,CEA,CK8 均(－)。病理诊断:胰腺钩突胰岛素瘤。胰岛细胞瘤在镜下多呈圆或椭圆形,核染色质细,核仁明显,排列呈小梁状、脑回状、弥漫或混合,纤维血管间质中有淀粉样变,刚果红染色阳性。

术后 1 周,停用正规胰岛素,空腹血糖维持在 8～10 mmol/L,胰岛素 16.8～23.8 μU/ml,术后 2 周出院,门诊随访。

讨论

MEN1 是一种遗传性的内分泌肿瘤综合征,具有外显率(出现症状和体征的比例)高和临床表现多样化的特点。典型的临床表现有甲状旁腺肿瘤(＞87％)、肠胰内分泌肿瘤[胃泌素瘤(54％)、胰岛素瘤(21％)、无功能瘤(＜5％)]、垂体瘤[无功能瘤(＜45％)、生长激素瘤(15％)、催乳素瘤(15％)、ACTH 瘤(5％)]、类癌(＜5％)、肾上腺皮质腺瘤(20％～40％)与甲状腺腺瘤(5％)等不典型内分泌肿瘤,以及非内分泌肿瘤的表现,如脂肪瘤(5％)、皮肤血管瘤(88％)和纤维瘤(72％)

等。拥有上述三个最常见的内分泌肿瘤(甲状旁腺腺瘤、肠胰内分泌肿瘤、垂体肿瘤)中的两个即可临床诊断为 MEN1。如 MEN1 一级亲属中有一人患有一个或一个以上上述肿瘤可诊断为 MEN1 家系。该患者累及垂体、胰腺、甲状旁腺三个器官,MEN1 诊断明确。

因为 MEN1 的胰腺神经内分泌肿瘤具有多灶性,除定性诊断外,术前更为重要的是进行全面的定位检查。B 超定位由于存在腹壁、腹腔器官尤其是肠腔内气体的影响准确率较低,文献报道为 13%～35%。CT 对胰岛素瘤检出的敏感性为 20%～40%。高速螺旋 CT 增强扫描虽能提高检出率,但对 2 cm 以下的肿瘤分辨率仍不高。^{99m}Tc 标记的生长抑素类似物受体显像,是胰腺内分泌肿瘤比较敏感的定位诊断方法,对胃泌素瘤的检出率为 70%,胰岛素瘤的诊断敏感性 14%～46%。动脉刺激静脉取血与超声内镜可以提供更多的定位信息,尤其对于常规影像方法无法定位的胰岛细胞瘤。

MEN1 的致病基因为位于染色体 11q13 的 *MEN1* 基因,编码 Menin 蛋白,具有抑癌功能。大多数 MEN1 患者都会出现 *MEN1* 抑癌基因的胚系杂合失活突变,而肿瘤组织中由于"二次打击"(如杂合缺失)使得 *MEN1* 基因功能缺失。我们对这例患者及其一级亲属进行了外周血 DNA 直接测序,证实该患者及其女儿存在 *MEN1* 基因的突变,为第 2 号外显子上存在 2 个碱基缺失的杂合突变(427delAT),其女儿为无症状携带者。此外,我们对该患者外周血、肿瘤组织和瘤旁组织 DNA 进行了杂合丢失(LOH)研究(图 42 - 3),发现三者均存在 *MEN1* 基因的杂合缺失,但外周血基因组和瘤旁组织中保留了 *MEN1* 基因另一条野生型的染色体片断,而在肿瘤组织中该野生型染色体片断丢失,证实了 *MEN1* 基因杂合缺失的"两次打击"("Two hit")发病假说。

Maria 等在 MEN1 的诊疗指南中指出,对于 MEN1 的先证者及其未受累的亲属,都应当进行 MEN1 的筛查,所有的 MEN1 家系成员都有可能发生 *MEN1* 基因突变。对于基因筛查发现的 MEN1 携带者,应当定期进行生化和影像检查,监测肿瘤的发生。MEN1 携带者中 5 岁以下外显率接近 0%,20 岁时外显率达 50%,40 岁时高于 95%。由

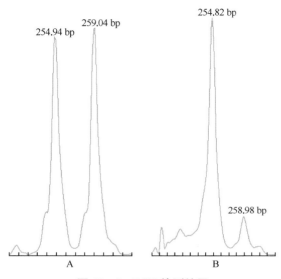

图 42-3 LOH 检测结果

A. 外周血；B. 胰岛素瘤组织

于 MEN1 可能累及多种腺体，筛查相对比较困难，费用昂贵。一般推荐生化筛查每年进行 1 次，影像学检查每 3～5 年进行 1 次。目前报道发生最早的肿瘤是一例 5 岁儿童发生的垂体大腺瘤。因此，筛查应从儿童早期开始，并终身进行。此例患者的女儿虽暂无明显临床症状和生化异常，但我们通过基因检测证实其为一无症状的基因突变携带者。虽然目前尚无法依据基因突变类型来预测可能的病变部位，但对基因突变携带者进行定期筛查以早期检出病变具有重要的临床指导价值。

对于 MEN1 患者，手术治疗是首选的方案，尤其是原发性甲旁亢出现高钙危象，垂体瘤致进行性视野缺损及严重视力下降时，均应尽早采取外科手术治疗。MEN1 的垂体和甲状旁腺病变通常为良性，但甲状旁腺可为腺瘤或弥漫性增生，且以增生为多见，故术后复发率较高，手术原则为甲状旁腺全切或者 3.5 个腺体切除，考虑原位或前臂种植，同时切除胸腺，不推荐微创手术。

MEN1 的胰腺内分泌肿瘤的治疗目标是手术治愈有症状的功能性肿瘤。对于＞1 cm 或者生长迅速的无功能肿瘤可行手术治疗。因为肿瘤具有多灶性的特征,并常有转移,潜在恶性风险,因而术前应进行全面的定位检查,充分评估手术范围。非转移性胃泌素瘤可以考虑手术治疗,转移性肿瘤建议内科治疗或者局部手术,不建议 Whipple 胰十二指肠切除。内科治疗包括离子泵抑制剂以及定期内镜监测。对多发胰岛素瘤患者,在肿瘤切除过程中应监测血糖并进行快速胰岛素测定,若摘除肿瘤后血糖升高,胰岛素下降,则提示手术成功。除了术中应对整个胰腺、局部淋巴结、肝脏等部位进行仔细探查外,还应对切除的肿瘤进行仔细的病理及内分泌学检查。术后对患者进行定期复查,除影像学检查外,测定有关激素水平对早期发现复发病例亦很重要。

参考文献

[1] Thakker RV, Newey PJ, Walls GV, et al. 2012 Clinical practice guidelines for multiple endocrine neoplasia type 1 (MEN1) [J]. J Clin Endocrinol Metab, 97: 2990 - 3011.

[2] Jiang XH, Lu JL, Cui B, et al. 2007 MEN1 mutation analysis in Chinese patients with multiple endocrine neoplasia type 1[J]. Endocr Relat Cancer, 14: 1073 - 1079.

病例 43 腹泻便秘交替，甲状腺肿块，发作性血压升高
——多发性内分泌腺瘤病 2A 型

姜晓华　蔡　洁　赵咏桔　洪　洁　祝　宇
王卫庆　宁　光

病史摘要

　　患者女性，41 岁，汉族，因"甲状腺髓样癌术后 1 年伴胸闷乏力"入院。

　　患者于 1999 年开始间断出现腹泻与便秘相交替，后因黑便入院检查时发现 CEA 升高，查胃镜、肠镜提示慢性炎症改变，对症治疗后症状好转，但 CEA 水平仍高。2000 年 7 月因"乏力、咽部不适伴哽噎感"于当地医院就诊，发现双侧甲状腺肿块，2000 年 11 月行甲状腺全切术，术后病理示：甲状腺髓样癌（medullary thyroid cancer, MTC）。1 个月后再次行右颈部淋巴结清扫术。术前未测降钙素（CT），术后服用左旋甲状腺素钠片 100 μg，1 次/天替代治疗。2001 年 11 月首次来瑞金医院内分泌科就诊。

问题与思考

　　本例患者有甲状腺占位的局部表现"咽部不适伴哽噎感"，类癌综合征的表现"腹泻与便秘相交替"，以及血清 CEA 升高，虽然术前未测血清降钙素，术后病理复核后确认甲状腺髓样癌，降钙素染色阳性，患者甲状腺髓样癌诊断成立。因为 25% 的甲状腺髓样癌（MTC）为遗传性疾病，主要疾病表型为甲状腺髓样癌、嗜铬细胞瘤和甲状旁腺功能亢进，因而对甲状腺髓样癌患者应该进行详细的家系调查，重点调查上述三种疾病及其并发症，如甲状腺结节、高血压、心血管意外以及结石、骨折等。

详细询问患者家族史,并绘制家系图(图 43 - 1)。其父(Ⅰ-2)在家系调查前死于脑梗死,家人代诉死前 40 余年有"甲状腺腺瘤"手术史,具体肿瘤类型不详。其父前妻体健,育有一子一女(Ⅱ-1 和Ⅱ-2),均体健。其姐姐(Ⅱ-4),于 2000 年 10 月行甲状腺次全切除术,病理证实为 MTC,3 个月后行残甲切除术并颈淋巴结清扫术,术后规律随访。其母前夫(Ⅰ-4)死于非 MEN2A 相关疾病,其兄(Ⅱ-6)2000 年 7 月诊断胃癌肝转移,术后 3 个月死亡,无甲状腺及肾上腺检查记录。

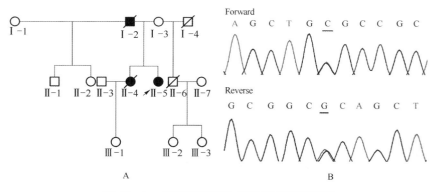

图 43 - 1　患者家系图及 RET 基因测序结果

A. 家系图,方框表示男性,圆圈表示女性,涂黑表示患病,斜线表示死亡,箭头表示先证者;B. RET 基因测序结果提示 634 密码子存在 Cys(TGC)634Arg(CGC)突变

问题与思考

患者存在甲状腺髓样癌及高血压的家族史,而术后患者出现胸闷乏力的表现,同时患者未评估 MTC 的转移情况,因此入院的主要目的如下:① 明确胸闷乏力的原因,如甲状腺激素替代不足、嗜铬细胞瘤导致的高血压等;② 评估甲状腺髓样癌的临床分期;③ 评估多发性内分泌肿瘤 2 型的肿瘤组分;④ 基因诊断。

体格检查

T 36.1℃,P 64 次/min,R 12 次/min,BP 135/90 mmHg,身高

164 cm,体重 77 kg。神志清,体格正常,营养中等,口唇黏膜未见明显异常改变,颈部可见陈旧性手术瘢痕,甲状腺未触及,颈背部可见小片状色素沉着,略高出皮面,腹部未触及肿块。

实验室检查

电解质、甲状腺、甲状旁腺以及肾上腺髓质相关激素均未见异常。

辅助检查

甲状腺影像学检查未见异常。

腹部 CT 发现左侧肾上腺占位(图 43-2)。

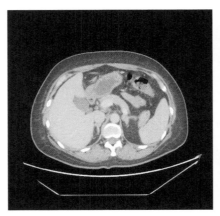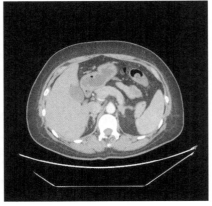

图 43-2　2010 年 6 月 17 日患者肾上腺 CT 提示双侧肾上腺结节样增生,左侧肾上腺可见直径约 1.5 cm 占位,边缘光整,密度较低,可见强化影

基因检测: RET 原癌基因测序发现该患者存在胚系 p. C634R (TGC＞CGC)突变,家系成员除其姐姐存在相同突变外,其余 5 人 RET 基因检测均未发现存在突变。

诊断

多发性内分泌腺瘤病 2A 型。

诊疗经过

住院期间监测血压,发现最高血压 135/100 mmHg,考虑患者血压基本在正常范围内,无发作性头痛、心悸、出汗,尿肾上腺素、去甲肾上腺素、多巴胺及香草扁桃酸在正常范围内,考虑肾上腺占位为非功能性,暂不行手术治疗,监测血压,定期随访。

随访

2002 年患者出现发作性胸闷、胸痛,胸痛时有濒死感,发作时血压最高达 140/100 mmHg。2003 年 4 月[131]I‑MIBG 检查显示双侧肾上腺显影,左侧肾上腺明显浓聚,肾上腺 CT 示左侧肾上腺占位增大(16.7 mm×12.8 mm),尿儿茶酚胺正常范围内(表 43‑1)。此后定期随访,期间肾上腺髓质激素水平在正常范围内。

2010 年患者自觉左乳疼痛伴胸闷,乳腺超声发现左乳多发实质占位,PET/CT 见双乳占位,左乳肿块代谢增高,左侧肾上腺结节状密度增高影,直径 1.5 cm,伴代谢增高。于当地医院行左乳癌改良根治术及右乳部分切除术,术前甲磺酸多沙唑嗪(可多华)准备 4 周,术中血压平稳。术后病理:左乳浸润性导管癌Ⅰ级,右乳为乳腺腺病。

2010 年 6 月,肾上腺 CT 示双侧肾上腺结节样增生,左侧肾上腺体部见直径 1.5 cm 结节影,境界较清,于 2014 年 6 月 21 日行后腹腔镜下左肾上腺肿瘤切除术,术后病理结果为肾上腺嗜铬细胞瘤。

目前患者一般情况良好,血压在(105~125)/(70~80)mmHg。至 2013 年 8 月,该患者随访时间为 10 年 4 个月。其姐姐 2003 年 4 月因颈部淋巴结肿大行第三次颈部手术,术后降钙素下降不明显,住院期间发现肝脏多发占位。2003 年 8 月行肝脏肿块切除术,病理证实为 MTC 肝转移,术后行介入化疗。2004 年 2 月死于恶病质。

讨论

MTC 主要的临床表现为甲状腺无痛性硬实结节,肿块生长可压迫气管、食管,进而出现胸闷、哽噎感,侵犯喉返神经可出现声音嘶哑。

表 43 - 1 患者历年 MTC 及 PHEO 随访情况

项　目	2002年10月	2003年4月	2004年3月	2006年8月	2007年4月	2008年1月	2008年9月	2009年9月	2010年8月	2011年1月	2012年7月	2013年8月
Ct(pg/ml)	54	90.15	19.83	74.38	25.14	29.58	108.53	44	28.88	28.9	42.27	25
CEA(ng/ml)	9	7	1.61	1.5	1.61	1.59	1.47	1.85	1.62	2.35	3.77	3.69
PTH(pg/ml)		62.3	11.27	150.8	54.07	70.3	42.75	54.19	78.2	78.2	80.2	85.3
尿游离 E(μg/24 h)	13.8	13.6									6.07	
尿游离 NE(μg/24 h)	49.6	53.7									51.02	
尿游离 DA(μg/24 h)	248.3	146.6									321.3	
VMA(mg/d)		5.17										
MN(pg/ml)						63.1			43.5			
NMN(pg/ml)						83.1			79.6	79.6		

参考范围: Ct: 2001~2003 年为 40~100 pg/ml,2004 年开始为 0.1~10 pg/ml;CEA: 2001~2002 为<15 ng/ml,2003 年开始为<5 ng/ml;PTH: 参考值 15.0~68.3 pg/ml,VMA: 1.8~6.7 mg/d;E: 0~22 μg/24 h;NE: 7~65 μg/24 h;DA: 75~440 μg/24 h;MN: 14~90 pg/ml,NMN: 19~121 pg/ml。

缩写: Ct,降钙素;CEA,癌胚抗原;PTH,甲状旁腺激素;E,肾上腺素;NE,去甲肾上腺素;DA,多巴胺;VMA:香草扁桃酸;MN,血变肾上腺素;NMN,血去甲变肾上腺素。

由于癌细胞可分泌产生 5 -羟色胺和降钙素等,故可出现腹泻、心悸、脸面潮红等类癌综合征表现。血清降钙素是诊断 MTC 的敏感指标,其升高水平与患者预后和肿瘤分级分期有关。除降钙素外,MTC 肿瘤细胞可分泌癌胚抗原(CEA)、嗜铬粒蛋白 A(CgA)、ACTH、生长抑素、血清素等,少部分患者 CEA 水平升高早于降钙素水平的升高。在本中心术前同时进行过降钙素和 CEA 检测的患者共 86 例,降钙素和 CEA 同步升高者 63 例(73.3%),仅降钙素升高,CEA 在正常范围内者 2 例(2.3%),无 CEA 升高先于降钙素升高者。本例患者以 CEA 升高、胃肠道症状为首要表现,之后出现颈部不适,超声检查示甲状腺结节,术前无同步降钙素水平的检测记录,提示伴有 CEA 升高的甲状腺结节患者,应同时检测降钙素水平,排除 MTC。

影像学检查对于确定 MTC 原位肿瘤生长及转移情况具有十分重要的意义,颈部超声是检出甲状腺肿块和转移淋巴结的敏感方法。MTC 远处转移常累及的部位为肝脏、骨、肺等,脑部和皮肤转移者常伴随多器官疾病,且生存时间往往在 1 年以内。增强 CT 是诊断肝脏、肺部和颈部转移淋巴结的敏感方法。CT 在肺和肝脏转移灶的检出要比 FDG - PET 更加敏感,MRI 在骨髓和盆腔转移灶的检出比 FDG - PET 更加敏感。本例患者甲状腺超声检查示双侧甲状腺占位,右侧颈部可疑肿大淋巴结,颈部 CT 提示双侧甲状腺多发性实质肿块。颈、胸、腹部 CT 未见异常转移灶。

25% 的 MTC 为遗传性,包括多发性内分泌腺瘤病 2A 型(MEN2A)、多发性内分泌腺瘤病 2B 型(MEN2B)和家族性甲状腺髓样癌(FMTC)。几乎所有的 MEN2 患者均存在甲状腺髓样癌,嗜铬细胞瘤的发生率是 50%,而甲旁亢的发生率只有 10%～20%。瑞金医院135 例 MEN2 患者的资料显示 62.2% 患者以甲状腺髓样癌为首发,35.8% 患者以嗜铬细胞瘤为首发;最终 98% 发生甲状腺髓样癌,69.8% 患者并发甲状腺髓样癌与嗜铬细胞瘤,9.6% 患者发生甲状旁腺功能亢进,后者均为 MEN2A 患者。RET 基因胚系突变是导致发病的原因。RET 基因检测可以早期确诊疾病,并预测肿瘤发生。本例患者RET 基因突变位点为 634 位点,预计嗜铬细胞瘤的发生概率为 50%,

甲旁亢的发生概率为 10％～20％,应该定期随访以早期发现并诊断。除此以外,因为 *RET* 基因不同的突变类型与疾病表型和恶性程度密切相关,指南推荐根据 *RET* 基因突变的不同危险等级,及早进行甲状腺的预防性切除手术。

由于 MTC 发病年龄较轻,易复发、易转移,预后较差,是 MEN2 患者最主要的死亡原因,因此加强 MTC 的诊断和治疗显得尤为重要。MTC 的治疗主要以根治性外科手术为首选。对于无淋巴结转移且 CT＜400 pg/ml 者,行甲状腺切除术及Ⅵ区淋巴结清除;对于有局部淋巴结转移且 CT＞400 pg/ml 者,若无远处转移或仅微小的远处转移,行甲状腺切除术及Ⅵ区淋巴结清除,影像学或活检阳性的颈区行该侧颈区清扫。若出现严重的远处转移,对影响呼吸或为解除局部疼痛可行姑息性颈部手术治疗,转移灶可行手术、放疗、经皮介入及肝血管栓塞治疗。最近,美国 FDA 批准了两种酪氨酸激酶抑制剂——范德他尼(vandetanib)和卡博替尼(cabozantinib)用于晚期髓样癌的一线治疗。术后应行 TNM 分期评估,并估算血清降钙素和癌胚抗原的倍增时间以协助判断患者预后。本例患者在甲状腺全切及颈部淋巴结清扫后未发现降钙素、癌胚抗原水平升高,颈部 B 超未发现可疑病灶,推测患者 MTC 预后良好。

对于首发甲状腺髓样癌的 MEN2 患者,应该每年测定血尿间甲肾上腺素类物质(MNs)以排除嗜铬细胞瘤,每年测定血钙及甲状旁腺激素以排除甲状旁腺功能亢进。对于 MEN2 嗜铬细胞瘤的治疗方式同散发嗜铬细胞瘤,术前需要 α 肾上腺素能阻滞剂控制血压。需要强调的是如果嗜铬细胞瘤和甲状腺髓样癌并发,应该首先治疗嗜铬细胞瘤。

参考文献

[1] Zhou Y, Zhao Y, Cui B, et al. RET proto-oncogene mutations are restricted to codons 634 and 918 in mainland Chinese families with MEN2A and MEN2B[J]. Clin Endocrinol (Oxf), 2007, 67: 570 - 576.

[2] American Thyroid Association Guidelines Task Force, Kloos RT, Eng C, et al. Medullary thyroid cancer: management guidelines of the American Thyroid Association[J]. Thyroid, 2009, 19: 565 - 612.

[3] Waguespack SG, Rich TA, Perrier ND, et al. Management of medullary thyroid carcinoma and MEN2 syndromes in childhood[J]. Nat Rev Endocrinol, 2011, 7: 596 - 607.

[4] 姜晓华,蔡洁,叶蕾,等. 甲状腺髓样癌的临床应对[J]. 中华内分泌代谢杂志,2012,28: 433 - 438.

[5] Wells SA Jr, Asa SL, Dralle H, et al. Revised american thyroid association guidelines for the management of medullary thyroid carcinoma[J]. Thyroid, 2015, 25: 567 - 610.

病例 44 颈部包块，双唇增厚，血清癌胚抗原明显增加
——多发性内分泌腺瘤病 2B 型

张翼飞　洪　洁　陈钦达　顾卫琼　宁　光

病史摘要

患者男性，15 周岁，学生，出生于上海，因颈部包块 6 年收治入院。

患者 6 年前无意中触诊发现颈部 2 枚花生米大小包块，但无自觉症状。后包块渐增大，伴颈部不适，吞咽时有异物感，无触痛，并有多食，多饮，多汗，易激动，大小便次数增加。近 3 年来，患者逐渐出现每天清晨颜面潮红，重时累及全身，同时伴心悸，多汗，每次发作持续数分钟至半小时不等，能自动缓解。追问病史发现患者自幼双唇肥厚，近 6 年来逐渐出现唇缘及舌尖部粟粒状结节，且数量逐年增加，无疼痛。

家族史：家族中无类似疾病史。

体格检查

BP 105/75 mmHg。神清，精神可，身高 150 cm，体重 35 kg。体型消瘦，自主体位，查体合作，对答切题。皮肤无黄染和紫纹。浅表淋巴结未及肿大。双眼无突出，巩膜无黄染，上下眼睑轻度肥厚伴外翻，双唇肥大外翻，表面不平，舌尖及双唇可及大小不等粟粒状结节(图 44 - 1)。颈软，器官居中，甲状腺右侧扪及 6 cm×5 cm 包块，左侧扪及 5 cm×4 cm 大小包块(图 44 - 2)，质地中等，局部皮肤无红肿，无触痛，两侧包块边界清楚，随吞咽活动，甲状腺上极未闻及血管杂音。两肺呼吸音清，未闻及干湿性啰音。心律齐，未闻及病理性杂音。腹平软，无压痛，

未及包块。肝肋下两指,质中。移动性浊音(一),肠鸣音正常。四肢细长,双下肢无水肿,足背动脉搏动正常。神经系统(一)。

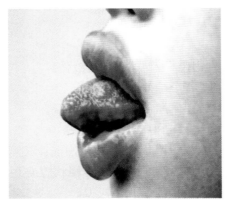 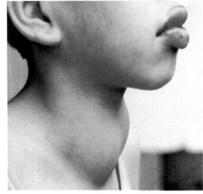

图 44-1 患者双唇舌尖粟粒状结节 **图 44-2 患者甲状腺肿大伴双唇外翻**

实验室检查

甲状腺功能正常,两次血清降钙素放射免疫测定＞860 pg/ml(正常值 23～71 pg/ml),血癌胚抗原放射免疫测定为 73 μg/L(正常值＜15 μg/L)。

> **问题与思考**
>
> 患者同时存在甲状腺结节,血清降钙素及癌胚抗原水平升高,提示甲状腺髓样癌(MTC)。结合患者双唇肥大,舌尖及双唇大小不等粟粒状结节,四肢细长等症状,考虑遗传性 MTC 存在。进一步的检查除了评估 MTC 的临床分期以及明确粟粒样结节的性质以外,需要排除综合征的其他肿瘤组分。另外,遗传性 MTC 患者均存在胚系 *RET* 基因突变,因而本例患者还需要进行 *RET* 基因突变检测。

进一步实验室检查:空腹血糖 5.31 mmol/L,血 Ca^{2+} 2.37 mmol/L,血 P^{3-} 1.4 mmol/L。血肌酶全套正常。发作 3 h 尿液儿茶酚胺测

定(以肾上腺素作为标准)：1.6 μg/3 h 尿。尿液儿茶酚胺测定：19 μg/24 h 尿(正常值：13～42 μg/24 h 尿)。血 PTH 放射免疫测定：26.4 ng/L(13～53 ng/L)。

辅助检查

甲状腺 B 超：双侧甲状腺实质性占位，右侧伴钙化及液化。

病理活检：下唇、舌尖黏膜神经瘤病(图 44-3)。

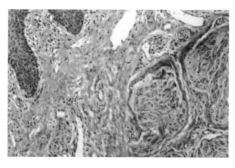

肌电图：正常。

胸片未见异常。

甲状腺同位素扫描：双侧甲状腺"冷"结节。甲状腺 CT：甲状腺多发性腺瘤。

肾上腺 B 超：未见明显占位。肾上腺 CT：双侧肾上腺增生。

钡剂灌肠：结肠炎改变。

腹部 B 超：胆囊内胆固醇结晶。

图 44-3 下唇黏膜神经瘤(HE,×100)

基因测序结果：在患者肿瘤组织 DNA 及其外周血 DNA 中均检测到 RET 原癌基因 16 号外显子 918 位密码子处基因点突变，即 p. M918T(ATG＞ACG)。在患者父母外周血 DNA 样本中均未发现上述 RET 原癌基因点突变。

问题与思考

结合甲状腺髓样癌与黏膜神经瘤，以及 RET 基因的突变情况，该患者诊断为多发性内分泌腺瘤病 2 型(multiple endocrine neoplasia type 2B，MEN2B)。因为患者血压正常，尿儿茶酚胺激素正常，双侧肾上腺未见明显占位，嗜铬细胞瘤暂时可以排除。

诊断

多发性内分泌腺瘤病 2B 型。

诊疗经过

患者于 2001 年 7 月 2 日上午在全麻下行双侧甲状腺肿瘤切除术，即右甲状腺全切＋右颈淋巴结清扫，左甲状腺次全切＋左淋巴结清扫。手术顺利。术后病理报告：双侧甲状腺髓样癌(图 44‐4)。术后 1 周起予以口服甲状腺片 40 mg/d。血清降钙素放射免疫测定术前＞860 pg/ml，在术后降至 59.84 pg/ml(正常值：23~71 pg/ml)。

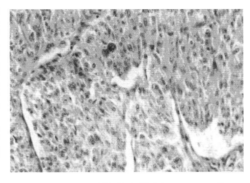

图 44‐4 甲状腺髓样癌(HE，×240)

讨论

多发性内分泌腺瘤病 2 型(MEN2)主要包括 2A 型(MEN2A)、2B 型(MEN2B)和家族性甲状腺髓样癌(FMTC)，其中 MEN2B 发病率最低。MEN2B 的临床表现为甲状腺髓样癌或 C 细胞增生，嗜铬细胞瘤，多发性黏膜神经瘤以及类马方体型。MEN2B 患者的甲状腺髓样癌恶性程度最高，报道最小的髓样癌发病年龄为 2 个月，最小的转移年龄为 3 个月，均为 MEN2B。黏膜神经瘤多发生于口腔，通常在最初 10 年甚至在出生时即存在，但也可位于眼睑、结膜、角膜和胃肠道，后者往往可引起间歇性肠梗阻、肠胀气、腹泻等。

MEN2 的临床表型与 *RET* 基因突变的基因型具有显著的相关性，目前发现的 MEN2B 突变位点均位于 *RET* 基因的 15 和 16 号外显子，绝大多数(约 95%)的 MEN2B 患者的突变位点为 RET 第 16 号外显子 p. M918T，少数(2%~3%)为 15 号外显子 p. A883F 突变。突变后 RET 受体胞内区所含的酪氨酸残基在无受体与配体结合时，便发生自身磷酸化，从而激活下游信号通路，促进肿瘤发生及发展。由于胚系 *RET* 基因检测的高度准确性，美国甲状腺协会 2009 年及 2015 年发布的髓样癌诊疗指南建议对于所有 C 细胞增生、甲状腺髓样癌、MEN2 病史的患者,所有 MEN2/FMTC 家族史的患者,所有胚系 *RET* 基因突变患者的一级亲均应行胚系 *RET* 基因检测。检测时机应该在临床筛查之前,MEN2B 患者应该在出生后立即进行,MEN2A 患者应该在 5 岁之前进行。该患者存在 *RET* 基因 p. M918T 突变,而患者父母外周血基因组 DNA 中均未检测到相应突变,同时结合临床试验结果(父母血清降钙素基础及激发试验结果均阴性),可排除其父母罹患此病可能。

  遗传性 MTC 发病年龄较轻,易复发、易转移,预后较差,是影响 MEN2 患者生存率的主要因素。治疗上遗传 MTC 与散发肿瘤类似,仍以手术治疗为主,放疗及其他辅助治疗。除近年 FDA 刚批准的范德他尼及卡博替尼外,目前缺乏针对性的晚期 MTC 治疗手段,因而早期手术治疗是关键。MEN2B 患者甲状腺髓样癌的恶性程度最高,因而应该采取更为早期及积极的手术治疗,以及更为密切的术后随访。同时,建议根据 *RET* 基因突变危险度分级进行预防性手术切除治疗。

参考文献

[1] Zhou Y, Zhao Y, Cui B, et al. RET proto-oncogene mutations are restricted to codons 634 and 918 in mainland Chinese families with MEN2A and MEN2B[J]. Clin Endocrinol (Oxf), 2007, 67: 570 - 576.

[2] American Thyroid Association Guidelines Task Force, Kloos RT, Eng C, et al. Medullary thyroid cancer: management guidelines of the American Thyroid Association[J]. Thyroid, 2009, 19: 565 - 612.

[3] Waguespack SG, Rich TA, Perrier ND, et al. Management of medullary thyroid carcinoma and MEN2 syndromes in childhood [J]. Nat Rev Endocrinol, 2011, 7: 596 - 607.

[4] 姜晓华,蔡洁,叶蕾,等. 甲状腺髓样癌的临床应对[J]. 中华内分泌代谢杂志,2012,28: 433 - 438.

[5] Wells SA Jr, Asa SL, Dralle H, et al. Revised american thyroid association guidelines for the management of medullary thyroid carcinoma[J]. Thyroid, 2015, 25: 567 - 610.

第七章

糖　尿　病

病例 45 自体造血干细胞移植(AHSCT)治疗 1 型糖尿病

顾卫琼　胡　炯　孙首悦　唐　玮　卫静淑
朱莉萍　王卫庆　宁　光

病史摘要

患者女性,23 岁,因"多尿、多饮、口渴 2 个月"入院。

患者于入院前 4 个月在无明显诱因下出现口干伴多饮(3 000 ml/d)、多尿(尿量 2 000~3 000 ml/d),未予重视。入院前 2 个月因症状进行性加重,于外院测随机血糖 21.9 mmol/L,数日后再次复查空腹血糖 12.0 mmol/L,餐后 2 h 血糖 21.1 mmol/L,诊断为"糖尿病",予胰岛素控制降血糖治疗后转至瑞金医院就诊。急查尿酮(＋＋＋＋),尿糖(＋＋),以"糖尿病,糖尿病酮症"收治入院诊治。

体格检查

BP 100/60 mmHg,P 76 次/min;身高 157 cm,体重 48 kg;BMI 18.43 kg/m^2;无明显脱水貌,心肺(一),病理反射(一)。

实验室检查

血常规: WBC 6.6×10^9/L,N% 51.2%,L% 36.4%,Hb 132 g/L,PLT 380×10^9/L。

尿常规:尿酮体(＋＋＋＋),尿糖(＋＋＋＋),余未见异常。

血气分析: pH 7.36。

肝肾功能、电解质、血脂未见异常。

免疫指标: ESR 31 mm/h,高敏感 C 反应蛋白(hs－CRP)41.6,补

体 C3 93 mg/dl,补体 C4 12 mg/dl,补体 C50 36.6 U/ml,循环免疫复合物(CIC): 0.025 mg/L。

入院行 OGTT 和 C 肽释放试验以评估胰岛功能,结果如表 45-1 所示。

表 45-1 患者口服糖耐量(OGTT)和 C 肽释放结果

时 间	OGTT 葡萄糖(mmol/L)	C 肽(ng/ml)
0 min	3.7	0.27
30 min	3.8	0.34
60 min	6.6	0.66
120 min	11.2	1.43
180 min	10.9	1.65

HbA$_{1c}$ 12.7%,谷氨酸脱羧酶抗体 GAD-Ab(酶免法) 11.6 U/ml(0~7.5 U/ml),抗胰岛素抗体 IAA(放免法) 3.3%(<5%),抗胰岛细胞抗体 ICA(酶免法)阴性。

甲状腺功能: FT3 4.32 pmol/L,FT4 10.31 pmol/L,sTSH 0.904 mU/L,TRAb(一),TPOAb(一)。

辅助检查

妇科 B 超: 双侧多囊结构,双侧卵泡数各 10 个。
甲状腺超声未见明显异常。
颈动脉多普勒及心超未见明显异常。
眼底及神经传导速度检查未见异常。

诊断与诊断依据

1. **临床诊断** 1A 型糖尿病。
2. **诊断依据**
(1)患者为一年轻女性,酮症起病,伴典型的三多一少症状,随机血糖显著升高。

（2）OGTT 示空腹血糖（FPG）≥7. 0 mmol/L,糖负荷后 2 h 血糖（2h－PG）≥11. 1 mmol/L。C 肽释放试验提示 C 肽水平低下。

（3）胰岛自身抗体（GAD）阳性。

诊疗经过

患者入院后予以糖尿病饮食、健康宣教、规律毛细血糖监测,予以胰岛素强化治疗（皮下胰岛素泵）。积极行各项常规检查,行 OGTT 试验评估胰岛功能及检测自身免疫状态、病毒抗体。遵循临床研究方案（非清髓自体造血干细胞移植治疗 1A 型糖尿病,NCT00807651）,在患者知情同意后开始移植治疗。应用环磷酰胺和粒细胞集落刺激因子动员外周造血干细胞,至外周血 CD34$^+$计数＞10/μl 时采集造血干细胞并冷冻保存。同时予以环磷酰胺和兔抗人胸腺球蛋白：分次在－5 d,－4 d,－3 d,－2 d,－1 d 静脉给药以获取免疫抑制,并于 0 d 行干细胞回输进行免疫重建。免疫重建期间予以抗生素和抗病毒治疗抗感染。治疗顺利,术后监测血糖、血清 C 肽、HbA$_{1c}$、谷氨酸脱羧酶抗体（GAD－Ab）和记录不良事件。

术后患者恢复良好,术后 1 个月 GAD 转阴（＜7. 5 U/ml）,C 肽功能有所恢复（术后 1 个月：空腹 C 肽 1. 03 ng/ml,糖负荷后 2 h C 肽 5. 88 ng/ml,HbA$_{1c}$ 5. 4％）,遂逐步停用胰岛素,改用口服阿卡波糖（拜糖平）药物治疗（每日三餐时各 1 片口服）,血糖控制良好,期间规律复查。术后随访 30 个月间,空腹 C 肽水平波动在 1. 0～1. 23 μg/ml,糖负荷后 C 肽峰值波动在 4 ～ 6 μg/ml;空腹血糖波动在 5. 7～7. 6 mmol/L,餐后 2 h 血糖波动在 5. 1～10. 6 mmol/L,HbA$_{1c}$波动在 6％～7％。GAD 持续阴性。无肝肾功能不全发生,甲状腺等内分泌腺体功能正常,月经周期规则,无不良事件发生。术后随访 GAD 和 HbA$_{1c}$水平见图 45－1。

讨论

1. **治疗方案**　1 型糖尿病（T1D）是一种致病因素和临床表现有着高度异质性的器官特异性自身免疫性疾病。目前有关 1 型糖尿病治疗

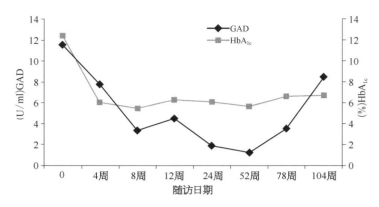

图 45 - 1　患者术后 GAD 和 HbA₁c 水平变化

的研究方向有两大类：使用免疫干预治疗改善胰岛炎症反应和使用干细胞移植修复或替代受损的胰岛细胞。就任何一种免疫干预治疗而言，其疗效远低于预期；而干细胞治疗受来源和体外加工制备等限制，无法在临床上大规模使用。如何在现有的治疗方式上扬长避短，兼顾保护和修复胰岛，已成为目前 1 型糖尿病治疗领域的研究重心。由此，结合免疫干预抑制治疗和造血干细胞移植的自体外周血造血干细胞移植显示了更好的应用前景。造血干细胞移植治疗 1 型糖尿病的原理是先用大剂量的免疫抑制剂治疗，最大限度地清除患者体内异常 T 细胞克隆，由此来阻断胰岛 β 细胞被继续破坏，保护残存的胰岛 β 细胞；再将预先采集的造血干细胞移植到患者体内，利用造血干细胞的多向分化潜能，重建造血和免疫系统。在 2007 年 4 月的 *JAMA* 杂志上，Voltarelli 等报道治疗了 15 例初诊 1 型糖尿病患者，至 2007 年 4 月，共有 14 例患者停用胰岛素，最长停用时间已达 35 个月。13 名患者术后胰岛素、C 肽水平平均明显改善，所有患者谷氨酸脱羧酶抗体滴度明显降低，HbA₁c 平均在 7％以下。

　　2. 临床新技术　1 型糖尿病是由于免疫介导的炎性细胞(CD4⁺ T 细胞、CD8⁺ T 细胞、B 细胞、树突状细胞、巨噬细胞等)特异性浸润胰岛细胞，致其发生炎症而遭进行性破坏最终导致胰岛功能丧失，胰岛素分泌不足而产生的糖代谢调节异常疾病。在遗传易感因素方面如人白细胞抗原(HLA)-DQ/DR、胰岛素基因的可变串联重复序列(INS-VNTR)和细胞毒性 T 淋巴细胞抗原(CTLA-4)等,与环境因素(如病毒感染、饮食成分及化学毒素等)相互作用,致使免疫调节失衡,如辅助性 T 细胞 Th1 功能亢进, Th2 功能减弱等,胰岛 β 细胞的免疫耐受性丧失遭受免疫攻击而发病。自身免疫性疾病尚无确切的根治手段。对于 T1D 来说,尽管胰岛素的早期使用可以延缓病程,但长期、稳定的胰岛素治疗仍无法完全避免长期糖尿病并发症的发生。根据研究显示,有一部分(20%)的 1 型糖尿病患者在诊断初期(<5 年)仍有少量的胰岛素分泌能力;在这段时间里进行免疫干预治疗不但可减轻胰岛炎症,达到保护胰岛 β 细胞功能,降低对外源胰岛素的依赖的目的,而且可加强代谢控制进而减少低血糖和糖尿病的远期并发症的危害。另外环境因素在 1 型糖尿病中起着重要作用。一种说法是环境因素可以触发自身免疫而导致 1 型糖尿病,季节性发病率的变化和流行现象以及回顾性的研究都提示了某种特定的病毒感染(风疹病毒、肠病毒、轮状病毒、麻疹病毒、腮腺炎病毒等)和早期的饮食方式(亚硝酸类、亚硝胺类)都有可能与 1 型糖尿病的发病相关。而来自 DAISY 的研究报道显示早期使用谷类和麸质食物可能会增加 1 型糖尿病的发病风险。原因尚不完全清楚,有可能是肠道对谷类抗原产生错误的免疫应答所致。

　　从该患者的临床数据看,患者起病年龄轻,伴有明显的高糖症状,以糖尿病酮症起病,糖耐量试验提示 C 肽释放曲线低平,体内存在自身抗体(GAD 抗体阳性),故 1A 型糖尿病诊断明确。目前,非清髓自体造血干细胞移植治疗自身免疫性糖尿病属临床新技术范畴。许多临床试验已经证明免疫抑制剂可以通过抑制自身免疫应答来延缓残存胰岛细胞功能丧失。作为已获准用于移植手术的主要治疗药物,免疫抑制剂现已被开发用于治疗新发糖尿病以及在高危人群中的 1 型糖尿病预防治疗,如钙调蛋白抑制剂环孢素、抗 CD3 单克隆抗体、甲氨蝶呤,以及抗胸腺细胞球蛋白等。这些免疫抑制剂显示出不同程度的减少胰岛素注射量的作用。然而,由此引发的药物不良反应往往抵消了其治疗价值。免疫抑制剂的使用容易引发发热、胃肠道反应、机会性感染、骨髓抑制、肾毒性等不良事件。因而,新的靶向性更好、更显效的相关药物还有待研发和验证。

相对于免疫抑制治疗的副作用,结合造血干细胞移植的自体外周血造血干细胞移植显示了更好的应用前景。其治疗方案大致可分成三大步骤:① 干细胞动员:利用环磷酰胺和粒细胞集落刺激因子促进外周造血干细胞产生,细胞分离仪采集后冷冻保存待用。② 实施非清髓性预处理方案,通过环磷酰胺和抗胸腺球蛋白获取免疫抑制。③ 给药结束后进行干细胞回输。造血干细胞移植治疗 1A 型糖尿病的基本原理是通过对患者进行大剂量化疗或结合全身放疗进行预处理以最大限度地清除患者体内异常 T 细胞克隆,由此阻断胰岛 β 细胞被继续破坏,保护残存的胰岛 β 细胞;再将预先采集的造血干细胞移植到患者体内,利用造血干细胞的多向分化潜能,重建造血和免疫系统。由于造血干细胞可能发育成非抗自身抗原的淋巴细胞,会诱导对自身抗原的免疫耐受,将不再对自身抗原进行应答,进而保存胰岛分泌功能。

与此同时,造血干细胞移植后,多种免疫细胞、免疫调节因子、抗体、补体等发生改变,$CD4^+ CD25^+$ 叉头蛋白 3(FoxP3)调节性 T 细胞功能增强,这些对重建新的免疫平衡均具有重要作用。其次,造血干细胞具有多向分化潜能,可通过在体内分化为胰岛内皮细胞等间接促进内源性胰岛细胞再生而改善胰岛细胞功能。不过,限于有限的临床试验病例和较短的临床观察时限,该项技术的常规临床应用尚待时日。

参考文献

[1] Couri CE, Oliveira MC, Stracieri AB, et al. C-peptide levels and insulin independence following autologous nonmyeloablative hematopoietic stem cell transplantation in newly diagnosed type 1 diabetes mellitus[J]. JAMA, 2009, 301(15): 1573 - 1579.

[2] 顾卫琼,孙首悦,胡炯,等. 自体造血干细胞移植治疗 1 型糖尿病的疗效和安全性评价[J]. 中华内分泌代谢杂志,2010,26(12): 1023 - 1026.

[3] Couri CE, Voltarelli JC. Stem cell-based therapies and immunomodulatory approaches in newly diagnosed type 1 diabetes[J]. Curr Stem Cell Res Ther, 2011, 6(1): 10 - 15.

[4] 顾卫琼. 造血干细胞移植治疗 1 型糖尿病[J]. 内科理论与实践,2011,6(4): 19 - 22.

[5] Gu W, Hu J, Wang W, et al. Diabetic Ketoacidosis at Diagnosis Influences Complete Remission after Treatment by Hematopoietic Stem Cell Transplantation in Adolescents with Type 1 Diabetes[J]. Diabetes Care, 2012, 35(7): 1413 - 1419.

病例 46　体重进行性增加伴月经紊乱
——代谢性手术治疗肥胖伴 2 型糖尿病

洪　洁　陈颖超　顾卫琼　张翼飞　王卫庆　宁　光

病史摘要

患者女性,25 岁,因"体重进行性增加 15 年,伴月经紊乱 7 年"入院。

患者 15 年前无明显诱因下出现体重进行性增加,约 20 kg,体重最重为 110 kg,伴有面部变圆、肩背部增宽及腹围增加。2004 年开始,患者出现月经紊乱,经期及月经量不定。2005 年出现上唇细小胡须。平素食欲好,无头痛,无视野缺损,无听力下降,无意识及精神障碍,无怕热、多汗,无活动后气促,无阵发性胸闷、气急、出冷汗、面色苍白。2006 年 11 月于我院门诊就诊,查 B 超示:双侧卵巢呈多囊结构。给予口服达英-35、马来酸罗格列酮(文迪雅)、二甲双胍(格华止)治疗,数月后,月经恢复正常。2007 年初发现血压升高,最高达 150/90 mmHg。遂于我院住院检查,口服葡萄糖耐量试验(OGTT)示血糖正常范围,Bergman 微小模型技术结合静脉糖耐量试验结果[胰岛素敏感性指数 S_I: $1.45 \times 10^{-4}/(mU \cdot L \cdot min)$],葡萄糖负荷后的急性相胰岛素分泌反应 AIRg: $982.4/(mU \cdot L \cdot min)$,提示胰岛素敏感性降低。B 超提示脂肪肝。行血脂、肝肾功能、血及尿皮质醇、甲状腺功能、性激素检查均未见异常,继续予口服格华止,并嘱控制饮食,增加运动。患者体重曾一度减至 85 kg。2009 年育 1 子,妊娠期合并高血压,孕期血压 160/90~100 mmHg,尿蛋白(＋~＋＋＋＋),产后血压降至正常,无蛋白尿。产后患者饮食控制不佳,运动量减少,体重反弹至 110 kg,

并再次出现月经紊乱。此次为进一步诊治病情而于 2010 年 11 月收住入院。

病程中,患者精神状况可,睡眠可,食欲旺盛,大小便正常,体重增加约 20 kg。

体格检查

T 36.6℃, P 68 次/min, R 20 次/min, BP 165/92 mmHg。身高 158 cm,体重 109.7 kg,BMI 43.94 kg/m²,腰围 125 cm,臀围 117.5 cm,颈围 44 cm。发育正常,神清,精神可,自主体位,步入病房,智力正常,对答切题,查体合作。体型肥胖,毛发分布正常,四肢皮肤无紫纹、无明显色素沉着,全身皮肤黏膜无黄染、皮疹、出血点,腋毛、阴毛正常,全身浅表淋巴结无肿大。头颅无畸形,双瞳孔等大等圆,口腔黏膜无溃破,伸舌居中。颈软,气管居中,双侧甲状腺未及肿大。两肺呼吸音清。心界叩诊不大,心率 68 次/分,律齐,各瓣膜区未闻及病理性杂音。腹平软,腹部可见陈旧性手术瘢痕,肝脾未及肿大,无移动性浊音。脊柱、四肢无畸形,脊柱无压痛、叩击痛。肛门、外生殖器未见异常。四肢肌力、肌张力正常,双下肢无水肿。双侧生理反射正常,病理反射未引出。

实验室检查

患者入院后完善各相关检查,查肝功能提示谷丙转氨酶 294 U/L(↑),谷草转氨酶 135 U/L(↑),谷胺酰转肽酶 67 U/L(↑)。血脂示三酰甘油 2.05 mmol/L(↑)。OGTT 及胰岛素释放试验:空腹血糖 11.0 mmol/L(↑),2 h 血糖 16.6 mmol/L(↑),空腹胰岛素 25.96 μU/mL(↑),2 h 胰岛素 70.02 μU/mL,HbA$_{1c}$ 9.4%(↑)。尿微量白蛋白 258.0 mg/dl(↑),尿微量白蛋白比肌酐 373.91 mg/mmol(↑),尿蛋白 4 754 mg/24 h(↑)。性激素:游离睾酮 3.16 pg/ml(参考范围 0.29~3.18 pg/ml),余指标正常。甲状腺功能、24 小时尿皮质醇及血皮质醇昼夜节律正常,1 mg 地塞米松抑制试验皮质醇可以被抑制。

辅助检查

腹部 B 超:脂肪肝。妇科 B 超:多囊卵巢。动态血压:血压轻度升高,昼夜节律消失。睡眠呼吸监测结果提示呼吸紊乱指数(RDI)为 26.6 次/h,夜间最低氧饱和度为 76%,提示中度睡眠呼吸暂停低通气综合征伴中度低氧血症。

诊断与诊断依据

1. **临床诊断**　① 肥胖(重度);② 2 型糖尿病;③ 多囊卵巢综合征;④ 脂肪肝;⑤ 高血压病;⑥ 阻塞性睡眠呼吸暂停低通气综合征(中度)。

2. **诊断依据**　患者入院后完善各相关检查,排除库欣综合征、甲状腺功能减退等疾病所致的继发性肥胖,并评估各项代谢指标,根据 OGTT、同步胰岛素释放试验和 HbA_{1c} 结果,2 型糖尿病诊断确立。肝功能提示肝酶指标升高,腹部 B 超提示脂肪肝。尿微量白蛋白与尿肌酐比值及 24 h 尿蛋白定量明显高于正常范围。妇科 B 超示多囊卵巢,性激素示游离睾酮偏高,结合患者存在月经不规则,多囊卵巢综合征诊断成立。动态血压提示血压轻度升高,昼夜节律消失。睡眠呼吸监测提示中度睡眠呼吸暂停低通气综合征伴中度低氧血症。

诊疗经过

予口服二甲双胍(格华止)每日 2 次,每次 850 mg 降糖治疗,口服舒肝祛脂胶囊、易善复保护肝功能,口服厄贝沙坦(安博维)每日 1 次、每次 150 mg 控制血压。观察 3 个月后,发现口服药物治疗降糖、减重效果不理想。

患者系重度肥胖合并 2 型糖尿病,经药物治疗效果不佳,存在代谢性手术指征,与患者沟通病情后,2011 年 5 月于全麻腹腔镜下行袖状胃切除术,术后即停用所有口服药物。术后 2 个月,患者体重降至 89.4 kg,BMI 35.8 kg/m²,多余体重减除率(EWL%)为 42.12%,腰围

108 cm，臀围 110 cm，颈围 40 cm，BP 125/80 mmHg，空腹血糖 5.7 mmol/L，HbA$_{1c}$ 6.1%，肝功能、血脂也都恢复正常，尿微量白蛋白/尿肌酐 107.7 mg/mmol，月经来潮规则。术后 4 个月，体重降至 82.9 kg，BMI 33.2 kg/m²，腰围 100 cm，臀围 103 cm，颈围 39.5 cm，BP 127/85 mmHg，空腹血糖 5.3 mmol/L，2 h 血糖 5.0 mmol/L，HbA$_{1c}$ 5.2%。睡眠呼吸监测提示 RDI 4.9 次/h，夜间最低氧饱和度为 90%，提示各项睡眠呼吸相关指标均在大致正常范围。术后 6 个月，体重降至 82.1 kg，BMI 32.9 kg/m²，腰围 97 cm，臀围 103 cm，颈围 38.5 cm，BP 115/72 mmHg。术后第 2 年患者自然受孕。术后第 4 年，体重维持于 83 kg，EWL% 56.71%，空腹血糖 4.9 mmol/L，2 h 血糖 4.41 mmol/L。空腹胰岛素 10.53 μU/mL，2 h 胰岛素 13.94 μU/mL，HbA$_{1c}$ 5.7%。

讨论

随着全球经济快速发展，肥胖已成为危害人类健康的世界性问题。肥胖在全球的急剧蔓延之势使得减重问题刻不容缓。目前治疗肥胖症的主要方法是诸如饮食控制、增加运动、口服药物治疗的非侵入性联合疗法。然而，对于重度病态肥胖患者，上述治疗方案疗效不佳。越来越多的研究发现手术是治疗严重肥胖症的有效方法。随着腹腔镜技术的不断发展，微创手术方法治疗肥胖症已被快速推广。在微创手术治疗肥胖病的同时，人们发现很多患者的 2 型糖尿病也被同时治愈或好转。

有证据表明，减肥手术对 2 型糖尿病具有明确的预防和长期缓解作用。2011 年 3 月，IDF 正式发表了关于减肥手术治疗糖尿病的立场声明，承认减肥手术是治疗某些肥胖 T2DM 患者的合适选择。不久后，CDS 与中华医学会外科学分会联合发布了《手术治疗糖尿病专家共识》，明确提出了减肥手术治疗糖尿病的适应证：① 体质指数（BMI）≥35 kg/m² 的有或无并发症的 T2DM 亚裔人群中，可考虑行减肥手术。② BMI 30～35 kg/m² 且有 T2DM 的亚裔人群中，生活方式干预和药物治疗难以控制血糖或并发症时，尤其具有心血管风险因素时,减肥手术应是治疗选择之一。③ BMI 28.0~29.9 kg/m² 的亚裔人群中,如果其合并 T2DM,并有向心性肥胖(女性腰围＞85 cm,男性＞90 cm)且至少额外地符合 2 条代谢综合征标准:高甘油三酯血症、高密度脂蛋白-胆固醇水平降低、高血压。对上述患者减肥手术也可考虑为治疗选择之一。④ 对于 BMI≥40 kg/m² 或≥35 kg/m² 伴有严重并发症,且年龄≥15 岁,骨骼发育成熟,按 Tanner 发育分级处于 4 或 5 级的青少年,在患者知情同意情况下,减肥手术也可考虑为治疗选择之一。⑤ 对于 BMI 25.0~27.9 kg/m² 的 T2DM 患者,应在患者知情同意的情况下进行手术,严格按研究方案进行。但是这些手术的性质应该只作为伦理委员会事先批准的试验研究的一部分,而不应广泛推广。⑥ 年龄＜60 岁或身体一般状况较好,手术风险较低的 T2DM 患者。此外,该共识也详细阐述了减肥手术治疗的禁忌证、手术死亡风险、并发症、术前术后管理等,并且强调了饮食指导的重要性。

　　本例患者因食欲佳,体重进行性增加,BMI 已达 43.94 kg/m²,诊断为重度肥胖伴 2 型糖尿病、多囊卵巢综合征、脂肪肝、OSAHS,应用饮食运动控制及二甲双胍干预后疗效不明显,行袖状胃切除术治疗后,体重下降明显,食欲下降,血糖、血脂、肝功能恢复正常,2 个月内睡眠呼吸紊乱指数 RDI 由术前的 26.6 次/h 下降至 4.9 次/h。袖状胃切除术不仅限制了食物的摄入,减轻患者体重,更由于切除了胃底,改变了胃肠道激素,并改善 β 细胞功能,血糖也恢复至正常范围,同时患者术后 2 个月即月经规则,术后第 2 年自然受孕,多囊卵巢综合征亦有缓解。对于该患者,手术后 5 年内效果极佳,但仍需终生随访观察。

　　减重手术分为限制型手术(如胃可调节束带术、垂直胃成形术、袖状胃切除术等),吸收不良型手术(如胆胰转流术)以及混合型手术(如 Roux-en-Y 胃旁路术)。腹腔镜袖状胃切除术顺着胃大弯的方向切除了大部分的胃底,使剩余的残胃呈袖管状,容积在 60~100 ml,为限制性减重手术的一种。该术式最早旨在降低高危病态肥胖患者死亡率,近年来逐渐发展成为一种单纯性减重的术式。2012 年美国代谢与减重手术协会主席表示,腹腔镜袖状胃切除术是病态肥胖患者安全、有效的选择,并且这一手术应被视为减肥及治疗肥胖相关疾病的首要手术方法。一项纳入了 241 例接受袖状胃切除术的中至重度肥胖患者的研究,在对患者为期 24 个月的随访过程中发现,手术 6 个月后 EWL% 为 48.1%,12 个月时 EWL% 为 54.2%,24 个月时 EWL% 为 57.7%,减轻体重的效果良好。其治疗 2 型糖尿病的主要机制尚未完全明确,可能在于以下几点:① 热量摄入减少:一方面该术式缩小了胃容积,限制患者的进食量;另一方面,减少了胃底体积,从而降低了胃底部内分泌细胞分泌的胃饥饿素(ghrelin)水平,ghrelin 能促进食欲,抑制胰岛素释放、升高血糖。研究显示,袖状胃切除术后 ghrelin 水平显著下降,且胰岛素敏感性、胰岛素储备功能均有显著改善;② 后肠假说:尚未被完全消化的食物快速流至远端小肠,刺激 L 细胞分泌胰高血糖素样肽-1(GLP-1)快速大量分泌,GLP-1 是肠促胰素的一种,能刺激胰岛素分泌、抑制胰岛 β 细胞凋亡。一项前瞻性研究显示,LSG 术后半年及一年,患者的餐后 GLP-1 水平较术前显著升高;③ 胆汁酸:动物研究证实,SG 术后小鼠在体重、血糖改善的同时,胆汁酸水平亦显著上升,且胆汁酸通过与法尼醇 X 受体(*Farsenoid-X* Receptor,FXR)结合发挥调节代谢的作用;④ 肠道菌群:越来越多的学者都在关注减重手术后肠道菌群的变化及其对人体代谢改善及体重减轻的影响。有学者发现,LSG 术后人体肠道中的拟杆菌门增多,厚壁菌门减少,从而降低了肠道菌群的发酵活性,减少能量摄取。袖状胃切除术相较于胃旁路术及胆胰转流术,更为安全简便,并发症相对少。

该类手术术后需要熟悉本领域的减重手术医生和内科医生及营养师团队对患者进行终身随访。饮食指导是保证手术治疗效果、避免术后远期并发症、改善患者术后各种不适的至关重要的一环,其目的是形成新的饮食习惯来促进并维持糖代谢的改善,同时又能补充必需的营养,避免患者的不适。措施是饮用足量的液体、进食足够的蛋白质、补充必需的维生素和矿物质。方法如下:① 低糖、低脂饮食;② 避免过度进食;③ 缓慢进食,每餐 20~30 min;④ 细嚼慢咽,避免过于坚硬或

大块的食物;⑤ 首先进食富含蛋白质的食物,避免高热量的食物;
⑥ 根据手术方式不同,有些需每日补充必需的维生素,根据指导补充
矿物质;⑦ 保证每日足量液体的摄入,避免碳酸饮料。

　　此外,尚需要进行大规模的临床研究来对各种内外科疗法进行评
估和对照,及长期随访,通过循证医学的证据,帮助我们制订更合理的
方案,使内外科治疗能更好地协同起来,共同合理有效治疗肥胖及糖
尿病。

参考文献

[1] Sott M, Grund Y. Obesity, metabolic syndrome, and cardiovascular disease
[J]. J Clin Endocrinol Metab, 2004, 89(6): 2595 - 2600.

[2] Lee WJ, Wang W. Bariatric surgery: asia-pacific perspective[J]. Obes
Surg, 2005, 15(6): 751 - 757.

[3] Payne JH, DeWind LT. Surgical treatment of obesity[J]. Am J Surg,
1969, 118(2): 141 - 147.

[4] Scott H W Jr, Dean R, et al. Considerations in the use of Jejunoileal bypass
in patients with morbid obesity [J]. Ann Surg, 1973, 177(6): 323 - 335.

[5] Schirmer B, Watts SH. Laparoscopic bariatric surgery[J]. Surg Endosc,
2003, 17(12): 1875 - 1878.

[6] Buchwald H, Avidor Y, Braunwald E, et al. Bariatric surgery: a systematic
review and recta-analysis[J]. JAMA, 2004, 292(14): 1724 - 1737.

[7]　Patriti A, Facehiano E, Sanna A, et al. The enteroinsular axis and the
recovery from type 2 diabetes after bariatric surgery[J]. Obes Surg, 2004,
14(6): 840 - 848.

[8] Lamounier RN, Pareja JC, Tambascia A, et al. Ineretins: clinical physiology
and hariatric surgery-collelating the entero-endocrine system and a potentially
anti-dysmetabolic procedure[J]. Obes Surg, 2007, 17(5): 569 - 576.

[9] Rubino F, Forgione A, Cummings D, et al. The mechanism of diabetes
control after gastrointestinal bypass reveals a role of proximal small
intestine in the pathophysiology of type 2 diabetes[J]. Ann Surg, 2006,
244(5): 741 - 749.

[10]　Rubino F, Kaplan LM, Schauer PR, et al. The Diabetes Surgery Summit
Consensus Conference: Recommendations for the evaluation and use of
gastrointestinal surgery to treat type 2 diabetes mellitus[J]. Ann Surg,

第七章 糖 尿 病 357

2010, 251(3): 399 - 405.

[11] Villamizar N, Pryor AD. Safety, effectiveness, and cost effectiveness of metabolic surgery in the treatment of type 2 diabetes mellitus[J]. J Obes, 2010, Nov 14.

[12] 中华医学会糖尿病学分会,中华医学会外科学分会. 手术治疗糖尿病专家共识[J]. 中华糖尿病学杂志,2011,3(3): 205 - 208.

[13] Jeffrey I, Mechanick, Adrienne Youdim, et al. Clinical practice guidelines for the perioperative nutritional, metabolic, and nonsurgical support of the bariatric surgery patient - 2013 update: cosponsored by American Association of Clinical Endocrinologists, The Obesity Society, and American Society for Metabolic& Bariatric Surgery [J]. Endocr Pract. 2013,19(No. 2): el - e36.

[14] Abbatini F, Rizzello M, Casella G, et al. Long-term effects of laparoscopic sleeve gastrectomy, gastric bypass, and adjustable gastric banding on type 2 diabetes. Surg Endosc, 2010, 24: 1005 - 10.

[15] Dimitriadis E, Daskalakis M, Kampa M, et al. Alterations in gut hormones after laparoscopic sleeve gastrectomy: a prospective clinical and laboratory investigational study. Ann Surg, 2013, 257(4): 647 - 54.

[16] Damms-Machado A, Mitra S, Schollenberger AE, et al. Effects of surgical and dietary weight loss therapy for obesity on gut microbiota composition and nutrient absorption. Biomed Res Int, 2015: 806248.

病例 47 清创后伸趾肌腱裸露悬空的糖尿病足溃疡
——足溃疡处理过程中肌腱的保护

何　泱　顾俊义　叶　军　周云飞　刘　宏
顾雪明　汤正义

病史摘要

患者男性,64 岁,因多饮多尿 20 年,左足背溃烂 5 d 入院。患者 20 年前无明显诱因下出现多饮多尿,至当地医院就诊,查血糖升高,诊为"2 型糖尿病"。口服降糖药控制血糖,平时血糖控制情况不佳。近五六年来感四肢麻木,近 2 年口服"阿卡波糖(拜唐平)50 mg,2 次/d,格列吡嗪缓释片 5 mg,1 次/d",空腹血糖控制在 8~9 mmol/L,餐后血糖在 15~16 mmol/L。10 多天前左足背无明显诱因下出现片状红疹,局部皮温高,伴疼痛,5 d 前肿痛加剧,并破溃,有脓性分泌物渗出。在社区卫生服务中心输液治疗(青霉素钠),效果不佳,破溃面进一步扩大,周围皮肤坏死,伴恶臭,来瑞金医院就诊,拟"2 型糖尿病、糖尿病足"收入病房。患者本次发病以来食欲尚可,无畏寒发热,无头昏头痛,大便干结,日解 1 次,夜间小便次数增多,未见泡沫尿。既往有高血压病史 10 余年。否认糖尿病家族史。

体格检查

T 37.2℃,BP 145/70 mmHg,神清,精神可。患肢及全身浅表淋巴结未及肿大,全身皮肤未见黄染。HR 96 次/min,律齐,各瓣膜未闻及病理性杂音。两肺呼吸音清,未闻及干湿性啰音。腹平、软,无压痛,肝脾肋下未及。双下肢无水肿,双足背动脉搏动未及,足及小腿针刺感觉减退。左足背外侧可见 4 cm×3 cm 皮肤坏疽,周围皮肤红肿,有波动感,压痛明显,按之有脓液从创口流出,有腥臭味。

实验室检查

血常规:WBC 9. 1×10⁹/L, N 74. 1%, RBC 3. 8×10¹²/L, Hb 116. 6 g/L,PLT 245×10⁹/L。尿、大便常规正常,尿酮体阴性。肝功能:ALT 20 U/L,TBIL 11. 4 μmol/L,DBIL 3. 4 μmol/L,AKP 47 U/L,谷酰转肽酶 21 U/L,TP 59. 7 g/L,ALB 30. 7 g/L。肾功能:尿素氮 3. 70 mmol/L,肌酐 57 μmol/L。HbA₁c 9. 4%,24 h 尿微量白蛋白 91. 20 mg,24 h 尿蛋白 465 mg。凝血功能:APTT 33. 8 s,PT 12. 4 s,TT 18. 4 s,Fg 3. 9 g/L,D-二聚体定量 0. 11 μg/ml,纤维蛋白降解产物 0. 5 μg/ml,INR 1. 05。甲状腺功能:T3 0. 85 nmol/L,余正常。胰岛功能评估见表 47-1。

表 47-1　OGTT+IRT+CRT 结果

时　间	血糖(mmol/L)	胰岛素(μU/ml)	C肽(ng/ml)
空腹	12. 0	6. 37	1. 62
30 min	17. 7	8. 32	1. 80
60 min	21. 1	10. 13	1. 99
120 min	22. 1	29. 75	2. 47
180 min	15. 8	64. 23	2. 18

足部分泌物培养示"克氏枸橼酸杆菌",对氨苄西林耐药,对美罗培南、亚胺培南、头孢呋辛、头孢吡肟、环丙沙星、哌拉西林/他唑巴坦(特治星)等药物敏感。

辅助检查

心电图:T 波变化(V5、V6 低平)。

左足正斜位摄片:诸骨未见异常。

颈动脉超声：双侧颈动脉斑块形成。

双下肢血管彩超：左侧股动脉、腘动脉粥样斑块形成，右侧下肢动脉粥样斑块形成，左侧胫后动脉血管弹性下降，血供差，双侧足背动脉硬化闭塞症。

心超：左室舒张功能减退。

动态心电图：窦性心律，房性期前收缩 135 次，室性期前收缩 510 次，CH1，CH2，ST 段水平呈低压。

四肢神经传导速度：(感觉神经)正中神经，正常；腓肠神经，减慢。(运动神经)正中神经，正常；尺神经，正常；右胫神经，减慢。

TCD：椎基底动脉轻度硬化，基底动脉狭窄。

动态血压监测：收缩压轻度升高，昼夜节律消失。

诊断

① 糖尿病性足病，Wagner 2 级。② 2 型糖尿病合并多并发症：糖尿病神经病变，下肢血管病变。

诊疗经过

入院后给予抗感染(莫西沙星、头孢呋辛、奥硝唑)，改善微循环(前列地尔、银杏叶提取物、低分子肝素)，胰岛素控制血糖(甘舒霖 30R)治疗。当天行左足背溃疡扩大清创术，术后创面情况：创面大小约 50 cm²，深达肌腱，第二至第五趾长伸肌腱及趾短伸肌腱完全暴露，部分肌腱呈暗黄色，光泽暗淡，并部分趾长伸肌腱鞘感染，关节及骨质未暴露。期间多次行创面分泌物细菌培养及药敏试验，调整抗生素治疗，并经逐步清创，创面持续负压吸引，保湿敷料换药，及全身营养支持治疗，患者足部创面肉芽组织生长较快，逐渐将暴露肌腱覆盖。表皮匍匐生长期间结合外用表皮生长因子喷剂换药，之后门诊随访换药，7 个月时，患足创面完全愈合，患足功能得以保全。治疗过程中血常规和生化指标逐步改善，见表 47 - 2；足溃疡就诊时情况、清创与愈合过程见图 47 - 1。

表 47 – 2 治疗期间一些常规生化指标的变化

时 间	白细胞 (×10⁹/L)	中性粒 细胞(%)	红细胞 (×10¹²/L)	血红蛋 白(g/L)	白蛋白 (g/L)	空腹血糖 (mmol/L)	糖化血 红蛋白 (%)	尿素氮 (mmol/L)	肌酐 (μmol/L)	PT(s)	APTT(s)	FG(g/L)
2010年3月	9.1	74.1	3.8	116.6	30.7	12.2	9.40	3.70	57	12.4	33.8	3.9
2010年4月	7.2	71.2	3.6	112.6	30.1	7.8		5.89	53	13.6	42.9	5.0
2010年5月	4.3	48.9	4.03	126.4	36.7	8.4		8.34	61			
2010年6月	4.5	47.5	3.95	121.5	37.3	7.9		8.8	78			
2010年8月	5.5	59.8	4.32	143.1	36	7.0	8.9	4.83	66			
2010年10月	5.7	56.2	4.11	125	37.7	5.8		5.47	79			

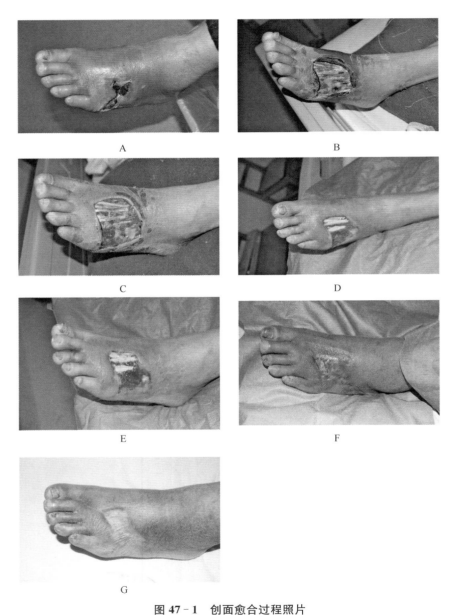

图 47 - 1　创面愈合过程照片

A. 入院时；B. 清创术后 2 周；C. 再次清创；D. 7 周后；E. 12 周后；F. 24 周后；G. 28 周后

讨论

1. **诊治经验** 患者病情特点：① 男性，65 岁，有 2 型糖尿病史 20 年，平时服降糖药治疗，血糖控制差。② 左足背破溃流脓伴周围组织红肿热痛 5 d。③ 体格检查及辅助检查提示有糖尿病大血管病变及周围神经病变，并存在轻度贫血及低蛋白血症。该患者诊断明确：糖尿病性足病；2 型糖尿病，糖尿病性周围血管病变，糖尿病性周围神经病变。对于出现严重并发症的糖尿病患者，常规给予胰岛素降糖，并针对血管及神经并发症，给予扩血管、活血、抗凝治疗，改善下肢及患足血供，其中抗凝治疗期间定期监测凝血功能并相应调整治疗方案，抗感染治疗的抗生素选择依据患者创面分泌物细菌培养及药敏报告提示。在首次足部溃疡扩大清创术后，足背多根肌腱完全暴露，肌腱色泽及形态呈部分缺血、坏死，部分腱鞘感染受累，创面进一步处理较困难。

患者足部表浅动脉搏动检查及血管超声检查提示足背动脉闭塞，虽然并没有进一步做下肢血管造影等检查，考虑糖尿病足溃疡患者的血管病变普遍存在微循环病变的特点，故在长达数月的治疗中，寄希望于通过扩血管、活血治疗及中长期的下肢及患足的非负荷运动，促进下肢及缺血部位侧支循环的建立和改善。

患者左足创面深、大，肌腱完全暴露，虽然并未影响关节及骨质，但局部感染严重，足部血供较差，创面情况严峻。既往的经验，这类创面在感染控制和血供改善后需要给予创面植皮或行皮瓣转移手术，甚至小截肢（半掌截除术）治疗。之所以未采用以上方法是考虑到患足创面肌腱暴露，早期无植皮可能性；患足血供较差，创面周围无法提供良好血供的皮瓣，转移皮瓣成活难度大，如皮瓣不能成活，势必造成创面进一步扩大；半掌截除术能彻底去除坏死组织，包括暴露的肌腱，结合皮瓣成形术，患足创面能在较快时间内愈合，但考虑患者年纪较轻，术后将明显影响左足功能，影响患者生活质量，故以上方案均未被采用。最终，我们采用全身综合治疗，在控制血糖，强有力的抗感染及扩血管、活血、抗凝改善患足血供的同时，加强营养支持以纠正患者低蛋白血症、纠正贫血；结合局部创面逐步多次清创，逐步清除坏死组织，尽量保留存活组织及暴露肌腱,创面持续负压吸引,湿性敷料换药及表皮生长因子等应用,使患足得以完全愈合。虽然整个治疗过程较长,但成功保留了足部功能。

2. 小结 糖尿病足溃疡虽人为定义为发生在下肢和足部,但侵犯的部位、深度、范围和侵犯的性质如不同的细菌、坏死坏疽等,使得不同的患者,即使病情相似,溃疡的发生发展和治疗的愈合情况也不同,甚至同一患者不同部位、不同时间的溃疡,也存在差别。糖尿病足溃疡治疗原则基本一致,但具体到每个溃疡,也有其特殊性。肌腱受累处理更加困难,肌腱滑动致周围肉芽生长困难;肌腱暴露易致肌腱脱水,肌腱纤维的变性坏死至一定程度即难以逆转,而致相应的运动功能障碍。

这是一例经典的以急性起病,软组织感染为主的糖尿病足溃疡。其发病就诊和全身局部处理有一定的代表意义:在发病的初期就能得到专业的治疗,即使局部感染比较严重,对保护足部组织和功能也都至关重要;在清除坏死失活组织时,尽量保留肌腱,即使肌腱周围组织感染,肌腱也有感染,除非肌腱明确坏死,否则均应保守处理。

参考文献

[1] 张杉杉,顾雪明,刘宏,等. DFU 病情严重性与全身情况和甲状腺功能状态的关系[J]. 中华内分泌代谢杂志,2009,25(6): 604 - 607.

[2] 许蕾,钱鸿洁,张杉杉,等. 不同程度感染的糖尿病足溃疡患者临床特点及预后分析[J]. 中华内分泌代谢杂志,2013, 29(2): 116 - 119.

[3] Clayton WJ, Elasy TA. A review of the pathophysiology,classification,and treatment of foot ulcers in diabetic patients[J]. Clin Diabetes, 2009, 27(2): 52 - 58.

[4] Gershater MA, Löndahl M, Nyberg P, et al. Complexity of factors related to outcome of neuropathic and neuroischaemic/ischaemic diabetic foot ulcers: a cohort study[J]. Diabetologia, 2009,52(3): 398 - 407.

[5] Prompers L, Apelqvist J, Schaper N, et al. Prediction of outcome in individuals with diabetic foot ulcers: focus on the differences between individuals with and without peripheral arterial disease: The EURODIALE Study[J]. Diabetologia, 2008, 51(5): 747 - 755.

[6] Weigelt C, Rose B, Poschen U, et al. Immune Mediators in Patients With

Acute Diabetic Foot Syndrome[J]. Diabetes Care, 2009,32(8): 1491 – 1496.

[7] Frykberg RG. Diabetic foot ulcers: pathogenesis and management[J]. Am Fam physician, 2002, 66(9): 1655 – 1662.

[8] Lavery LA, Armstrong DG, Murdoch DP, et al. Validation of the Infectious Diseases Society of America's diabetic foot infection classification system [J]. Clin Infect Dis, 2007, 44(4): 562 – 565.

[9] Lipsky BA, Sheehan P, Armstrong DG, et al. Clinical predictors of treatment failure for diabetic foot infections: data from a prospective trial[J]. Int Wound J, 2007, 4(1): 30 – 38.

[10] Richard JL, Lavigne JP, Got I, et al. Management of patients hospitalized for diabetic foot infection: results of the French OPIDIA study[J]. Diabetes Metab, 2011, 37(3): 208 – 215.

[11] Winkley K, Stahl D, Chalder T, et al. Quality of Life in People with Their First Diabetic Foot Ulcer[J]. J Am Podiatr Med Assoc, 2009, 99(5): 406 – 414.

[12] Adam K, Mahmoud S, Mahadi S, et al. Extended leg infection of diabetic foot ulcers: risk factors and outcome[J]. J wound care, 2011, 20(9): 440 – 444.

病例 48 双侧胫前巨大溃疡 4 年不愈合
——糖尿病足

施建元 何 泱 钱泓洁 顾雪明 周云飞
刘 宏 汤正义

病史摘要

患者男性,61 岁,因"血糖升高 7 年,双下肢瘙痒伴破溃 4 年"入院。患者 7 年前因多饮、多尿、体重下降,在当地医院就诊,当时测血糖高达 20 mmol/L 以上,后诊断为"2 型糖尿病"。当时即开始注射胰岛素(具体剂量不详),期间血糖控制不佳,波动大。患者于 4 年前反复出现全身皮肤瘙痒(背部、双上肢及双下肢),以双下肢为甚,强迫抓挠,皮肤抓破后自觉瘙痒减轻。后至当地医院就诊(具体诊治情况不详),背部及双上肢瘙痒减轻,但双下肢症状无好转,且双下肢胫前皮肤颜色逐渐加深并出现破溃,破溃面日渐扩大,创面无疼痛、流脓。今来瑞金医院门诊就诊,拟"糖尿病足、2 型糖尿病"收住入院。

体格检查

T 37℃,P 100 次/min,R 18 次/min,BP 140/80 mmHg。神志清,精神萎。重度贫血貌,全身浅表淋巴结未及肿大,全身皮肤未见黄染。HR 100 次/min,律齐,各瓣膜听诊区未闻及病理性杂音。两肺呼吸音清,未闻及干湿性啰音。腹平、软,无压痛,肝脾肋下未及。双下肢胫前皮肤色素沉着,针刺感觉减退。双下肢未见明显曲张静脉。右下肢胫前皮肤见一 20 cm×6 cm 的破溃面,左下肢胫前皮肤见 16 cm×5 cm 的破溃面,左膝关节外侧见 1 cm×2 cm 破溃面,破溃面皮肤缺损,缺损皮肤边缘光整不规则,缺损处可见浅粉色陈旧肉芽组织,上有少量灰白色糊状渗出,无脓性分泌物渗出。双下肢轻度水肿,双侧足背动脉搏动减弱。入院时双下肢胫前溃疡表现见图 48－1。

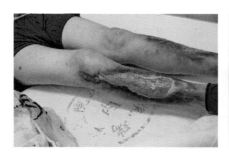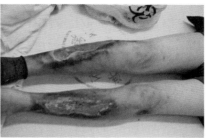

图 48－1 入院时双下肢胫前溃疡表现

实验室检查

血常规：RBC 2.58×10^{12}/L, Hb 48 g/L, WBC 5.9×10^{9}/L, N 64.2%,PLT 425×10^{9}/L。

尿常规：正常。

肝功能：GPT 14 U/L, AKP 55 U/L, GGT 12 U/L, 总胆红素 5.5 μmol/L,直接胆红素 1.6 μmol/L,ALB 25.4 g/L。

肾功能：尿素氮 6.9 mmol/L,肌酐 66 μmol/L,尿酸 285 μmol/L。

血电解质：K^+ 4.1 mmol/L,Na^+ 139 mmol/L,Cl^- 103 mmol/L, Ca^{2+} 1.2 mmol/L,磷 1.14 mmol/L。空腹血糖 13.9 mmol/L。

血脂：总胆固醇 2.93 mmol/L,三酰甘油 0.3 mmol/L,HDL 1.1 mmol/L,LDL 1.3 mmol/L。

心肌酶谱：AST 18 U/L,乳酸脱氢酶 43 U/L,肌酸激酶 198 U/L,肌酸激酶同工酶(CK－MB)19 U/L。

HbA_{1c}：6.8%。

糖耐量试验：0 min 13.6 mmol/L,30 min 14.2 mmol/L,60 min 16.7 mmol/L,120 min 18.0 mmol/L,180 min 17.2 mmol/L。

胰岛素释放试验：0 min 2.84 μU/ml,30 min 2.64 μU/ml,60 min 3.08 μU/ml,120 min 11.05 μU/ml,180 min 11.54 μU/ml。

C肽释放试验: 0 min 1.21 ng/ml, 30 min 1.18 ng/ml, 60 min 1.35 ng/ml, 120 min 1.41 ng/ml, 180 min 1.3 ng/ml。

甲状腺功能: T3 0.57 ng/L, T4 48.68 nmol/L, FT3 1.89 pmol/L, FT4 10.97 pmol/L, sTSH 3.738 mU/L, TGAB 10.63 U/ml, rT3 15.57 ng/dl, TG 3.41 ng/ml, TRAb 0.8 U/L, TPOAb 0.89 U/ml。

分泌物培养＋药敏: 金黄色葡萄球菌, 对庆大霉素、头孢唑啉、左氧氟沙星、万古霉素、磷霉素、替考拉宁、利奈唑胺等敏感。

尿白蛋白/肌酐: 尿肌酐 5.3 mmol/L, 尿微量白蛋白 25.3 mg/dl, 尿白蛋白/肌酐 47.74。

24 h尿蛋白定量: 24 h尿蛋白 1 629 mg, 24 h尿量 1.7 L。

尿五联白: (24 h尿量 1 700 ml) 尿免疫球蛋白 G 17.8 mg/dl, 尿转铁蛋白 4.47 mg/dl, 尿微量白蛋白 32.9 mg/dl, 尿 α1 微球蛋白 6.06 mg/dl。NAG活性 20.3 U/L, 尿 A1 微球蛋白 103.02 mg/24 h, 尿微量白蛋白 559.3 mg/24 h, 尿转铁蛋白 75.99 mg/24 h, 尿免疫球蛋白 302.6 mg/24 h。

辅助检查

B超: 胰、脾、双肾、输尿管未见明显异常, 血吸虫肝病可能, 门静脉扩张, 胆囊显示不清。前列腺增生, 双侧甲状腺低回声结节。

颈动脉彩超: 双侧颈动脉血流通畅。

双下肢血管彩超: 双侧股动脉点状斑块形成, 腘动脉外包扎, 未检测。

心超: 二尖瓣关闭不全。

神经传导: (感觉神经) 正中神经, 正常。(运动神经) 正中神经, 临界; 尺神经, 临界; 胫神经, 减慢。

动态心电图: ① 窦性心律。② 室性期前收缩 296 次, 有 1 次成对室性期前收缩。③ 房性期前收缩共 44 次。

TCD: 椎基底动脉痉挛, 右侧大脑前中后动脉痉挛, 椎基底动脉、脑动脉流阻增高。

胸片: 两肺未见明显特殊, 心影横径增大。

诊断

2 型糖尿病伴多并发症：糖尿病性足病,糖尿病神经病变,糖尿病肾病。

诊疗经过

患者入院后予以胰岛素降血糖,前列地尔改善微循环,银杏叶制剂活血化瘀,根据细菌培养及药敏检查结果使用头孢吡肟、左氧氟沙星抗感染,定期溃疡清创换药,维铁缓释片改善贫血,人血白蛋白纠正低蛋白血症等对症支持治疗。

溃疡清创换药方式：该患者双侧胫前溃疡清创换药采用刮匙刮除表面分泌物及坏死组织,直至刮至陈旧肉芽出现少量出血,然后用聚维酮碘(碘伏)消毒创面后再覆以凡士林纱布,外覆聚维酮碘纱布,换药频率为每天或隔天换药。

该患者自 2010 年 5 月 14 日起住瑞金医院共治疗 4 周,住院期间共静脉补充白蛋白 87.5 g,输红细胞悬液 2 U(400 ml),曾有一过性ALT升高,经保肝治疗后恢复。出院后继续门诊随访换药,换药方式与住院期间相同。

创面愈合过程如图 48 - 2～图 48 - 5。

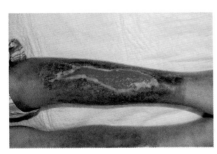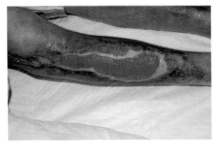

图 48 - 2　治疗 1 周时愈合情况

治疗期间复查项目如下。

(2010 年 5 月 21 日)血常规：RBC $3.19 \times 10^{12}/L$, Hb 71.5 g/L,

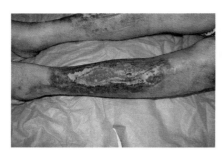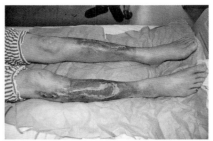

图 48-3 治疗 4 周时愈合情况

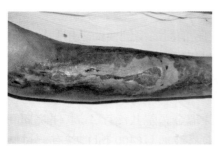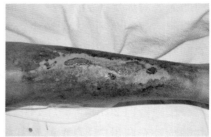

图 48-4 治疗 6 周时愈合情况

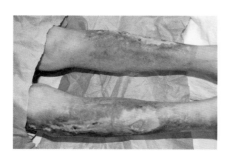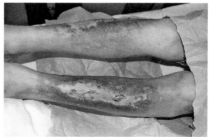

图 48-5 治疗 8 周时愈合情况

WBC 4.6×10⁹/L,N 55.5%,PLT 308×10⁹/L。肝功能: GPT 53 U/L,AKP 74 U/L,GGT 16 U/L,总胆红素 8.1 μmol/L,直接胆红素 2.1 μmol/L, ALB 27.2 g/L。

(2010 年 6 月 2 日)血常规: RBC 3.62×10¹²/L, Hb 94.5 g/L,

WBC 3. 8 × 10^9/L, N 55. 5％, PLT 176 × 10^9/L。肝功能：GPT 204 U/L，AKP 146 U/L，GGT 77 U/L，ALB 29. 9 g/L。

（2010 年 6 月 11 日）血常规：RBC 4.08×10^{12}/L，Hb 109. 1 g/L，WBC 4.2×10^9/L，N 55.5％，PLT 162×10^9/L。肝功能：GPT 59 U/L，AKP 121 U/L，GGT 73 U/L，总胆红素 8. 8 μmol/L，直接胆红素 2. 2 μmol/L，ALB 30. 8 g/L。

（2010 年 6 月 23 日）血常规：RBC 4.28×10^{12}/L，Hb 117. 1 g/L，WBC 4. 8 × 10^9/L，N 52. 8％，PLT 130 × 10^9/L。肝功能：GPT 178 U/L，AKP 165 U/L，GGT 109 U/L，总胆红素 9 μmol/L，直接胆红素 2. 4 μmol/L，ALB 30. 9 g/L。

（2010 年 7 月 15 日）血常规：RBC 4.02×10^{12}/L，Hb 114. 6 g/L，WBC 3.8×10^9/L，N 42. 1％，PLT 123×10^9/L。

讨论

下肢溃疡有多种原因,那些由于血管神经慢性损伤引起的,如静脉曲张、深静脉栓塞、淋巴管炎、长期化疗药物治疗后以及糖尿病等,治疗效果不佳,往往经年不愈。治疗原则上是改善原发病,但由于局部解剖结构的特殊性,溃疡修复治疗本身也具有很大的挑战性。糖尿病患者下肢多伴瘙痒,这时合并血管神经病变,就可能导致局部被抓破同时又没有得到很好的处理,导致患者下肢存在反复性的小溃疡。这时如果注意控制血糖和局部消毒,溃疡都能愈合,但处理不当,溃疡不仅不愈合,还将不断扩大。

本病例介绍的是一例反复不愈的双侧胫前巨大溃疡经有效的综合性治疗后获得愈合。糖尿病小腿部位的溃疡,也是糖尿病足(diabetic foot ulcers, DFU)的一部分,从该病例的诊治过程中我们总结出以下经验。

(1) 常规的 DFU 治疗包括控制血糖、改善血供、抗感染及溃疡清创换药。改善下肢血供是目前比较公认的 DFU 治疗中的重要方面,我们在改善血供上以前列地尔(10 μg＋生理盐水 20 ml,静推,2 次/d)为主,辅以中成药活血化瘀及其他抗凝、抗血小板聚集治疗,患者下肢血供的改善对于溃疡愈合起着至关重要的作用。溃疡的清创换药对创面局部感染控制及肉芽生长意义重大,清创是否彻底关系到创面能否愈合。如本病例中患者胫前溃疡的清创采用刮匙刮除表面分泌物及坏死组织,直至刮至陈旧肉芽出现少量出血,然后用聚维酮碘消毒创面后再覆以凡士林纱布,外覆聚维酮碘纱布。凡士林纱布有隔离创面,保持创面一定湿润度,促进肉芽生长作用,聚维酮碘纱布又能阻止细菌生长,因此恰当的清创换药方式的选择是临床医生制定治疗方案的关键。

(2) 除常规的治疗以外,临床中尚存在一些容易被忽略的问题。如本病例中患者入院时存在严重低蛋白血症、贫血,全身营养状况差,溃疡创面愈合难度大,因此患者在住院期间共静脉补充 ALB 87.5 g,输红细胞悬液 2 U,营养状况改善后溃疡愈合才有可能性。根据我们的临床经验,营养状况不佳的情况在 DFU 患者中普遍存在,导致低蛋白血症的原因主要有以下三方面:一是患者罹患糖尿病后害怕血糖升高,所以采取节食的办法来控制血糖,长此以往造成蛋白质等营养物质严重摄入不足,甚至导致严重的低蛋白血症;二是有部分患者存在严重的糖尿病肾病,每天从肾脏漏出的蛋白质达 1 g 以上,有的甚至 3.5 g 以上,达到肾病综合征的程度,机体处于严重的负氮平衡;三是患者创面比较大,每日创面渗液量大,从创面丢失蛋白质等营养物质的量较多,可能造成营养不良。另外营养不良及糖尿病肾病又会引起贫血,严重的贫血导致红细胞总的携氧量不足,各器官及创面组织存在长期缺氧,即使创面周围组织血管微循环正常,但血液供给仍存在不足,这对创面的愈合影响巨大。因此在 DFU 治疗中,患者的全身营养状况是不容忽视的一个方面,应当引起临床医生的重视。

(3) 对于 DFU 患者的健康教育看似与诊疗关系不大,但实际上对患者的帮助是巨大的,健康教育做得好且患者能很好遵循配合,则能大大延缓并发症的发生,有些并发症甚至可以终身不发。如在治疗期间嘱患者多卧床休息,每餐后轻量运动 15~30 min,日间在床上可进行非负重双下肢腾空蹬车运动,1 000~2 000 下/d,分 4~5 次完成,此项运动对 DFU 患者尤其适合,帮助平稳控制血糖的同时也可改善双下肢血循环。如果本例患者在瘙痒阶段,就注意营养和血糖合理搭配,同

　　时局部得到正确的处理,患者完全可以避免发展到就诊时的严重状态。

　　综上所述,DFU 的治疗离不开平稳的血糖控制、良好的血供改善、有效的抗感染以及彻底的溃疡清创换药,同时应重视患者全身营养状况的改善,鼓励其规律进食,保证每日足够营养的摄入,必要时对症处理。若能在药物治疗基础上辅以适量的非负重性下肢运动,对于 DFU 患者溃疡的愈合将会有事半功倍的效果。

参考文献

[1] Khanolkar MP, Bain SC, Stephens JW. The diabetic foot[J]. QJM, 2008, 101(9): 685 - 695.

[2] Singh N, Armstrong DG, Lipsky BA. Preventing foot ulcers in patients with Diabetes[J]. JAMA, 2005, 293(2): 217 - 228.

[3] 张杉杉,顾雪明,刘宏,等. DFU 病情严重性与全身情况和甲状腺功能状态的关系[J]. 中华内分泌代谢杂志, 2009, 25(6): 604 - 607.

[4] Weigelt JA. Diabetic Foot Infections: Diagnosis and Management[J]. Surg Infect(Larchmt), 2010, 11(3): 295 - 298.

[5] Tamir E. Treating the Diabetic Ulcer: Practical Approach and General Concepts[J]. Isr Med Assoc J, 2007, 9(8): 610 - 615.

[6] 冯玉欣,逄力男,张奕,等. 脂化前列腺素 E1 治疗糖尿病足疗效观察[J]. 中华糖尿病杂志, 2004, 12(5): 317 - 320.

[7] Lebrun E, Tomic-Canic M, Kirsner RS. The role of surgical debridement in healing of diabetic foot ulcers[J]. Wound Repair Regen, 2010, 18(5): 433 - 438.

[8] Zhang SS, Tang ZY, Fang P, et al. Nutritional status deteriorates as the severity of diabetic foot ulcers increases and independently associates with prognosis[J]. Exp Ther Med, 2013, 5(1): 215 - 222.

[9] Xu L, Qian H, Gu J, et al. Heart failure in hospitalized patients with diabetic foot ulcers: Clinical characteristics and their relationship with prognosis[J]. J Diabetes, 2013, 5(4): 429 - 438.

第八章

其他遗传性内分泌疾病和代谢性疾病

病例 49 皮肤进行性变黑，脑梗死，男性乳房发育
——POEMS 综合征

陈 瑛 洪 洁 赵红燕 姜晓华 宁 光

病史摘要

患者男性，33 岁。4 个月前因"皮肤进行性变黑，乏力 1 年余，伴右侧肢体无力 1 个月余，一过性黑矇 1 周"入住外院神经外科。其全身皮肤均匀性变黑，暴露处更明显，牙龈黏膜无色素沉着，无陈旧手术瘢痕色素沉着。乏力以双下肢为重。出现逐渐加重的性功能障碍，性功能减退甚至消失，伴左侧乳房发育及胀痛。5 个月前出现短暂的言语含糊，及右侧肢体无力加重，当时未行相关诊治。入外院前 1 周，患者无诱因下出现左眼一过性黑矇，持续约 1 min 后自行好转。入院期间血管彩色超声示左颈内动脉絮状低回声区，左颈动脉分叉处斑块形成；单光子发射计算机断层成像术（SPECT）示大脑左枕叶梗死，左颞叶缺血性改变；头颅 CT：左侧侧脑室旁及半卵圆中心多发腔隙性脑梗死，软化灶。眼眶 CT 未见异常，双筛窦及上颌窦炎；数字减影血管造影（DSA）检查示左颈内动脉闭塞。请内分泌科会诊以明确性功能障碍及左侧乳房发育及胀痛的原因，化验结果显示血 F 昼夜节律：381.69 nmol/L（8 时）（参考范围 240～618 nmol/L），276.87 nmol/L（16 时），103.86 nmol/L（0 时）；ACTH 163 pg/ml（8 时）（参考范围 0～46 pg/ml），63 pg/ml（16 时），35.3 pg/ml（0 时）。ACTH 刺激试验：血 F，第 1 天，刺激前 353.10 nmol/L，刺激后 689.11 nmol/L；第 2 天，刺激前 480.49 nmol/L，刺激后 827.43 nmol/L；尿 F，刺激前 91.7 μg/24 h，刺激后 100.06 μg/24 h。FSH 5.9 U/L，LH 5.42 U/L，E2 286 pmol/L，孕酮

（P）1.04 nmol/L，T 9.49 nmol/L，PRL 31.52 μg/L。肾上腺 CT 示左肾上腺形态饱满，增生可能性大，后腹膜多发淋巴结影；B 超示左乳男性乳房发育；睾丸 B 超示右睾丸 42 mm×24 mm×20 mm，体积 14.1 ml，左睾丸大小 37 mm×24 mm×14 mm，体积 8.7 ml，左侧睾丸外形偏小。眼科查眼底：眼底动脉硬化Ⅱ。拟诊为原发性慢性肾上腺皮质功能减退。予 11-睾酮丸 1 粒口服，1 次/d，共 6 d，泼尼松 5 mg 口服，1 次/d，共约 4 个月，于入瑞金医院前 1 周停用。入院前 3 个月逐渐出现前胸、颈部为主的血管瘤，大小为 2～10 mm。入院前服中药治疗 30 d，治疗后患者皮肤颜色较前略变浅，性功能障碍无改善，乳房发育由左侧变为双侧，乳晕颜色变深。为明确诊断收入瑞金医院。

体格检查

T 36.5℃，P 80 次/min，R 20 次/min，BP 120/80 mmHg。神志清楚，发育正常，查体合作。毛发分布基本正常，无毛发脱落，皮肤无紫纹和瘀斑。面部、四肢及躯干皮肤色素沉着，乳晕、腋下明显。躯干皮肤可见散在血管瘤，直径 2～10 mm，黑褐色，无瘙痒疼痛。腋毛及阴毛无颜色减退，全身浅表淋巴结未及肿大。头颅外形正常，眼睑无水肿，球结膜有充血，巩膜无黄染，双瞳孔等大等圆，光反射存在。颈软，气管居中，甲状腺无肿大。胸廓外形正常，无胸骨压痛，无皮下气肿，两肺呼吸音清，未闻及干湿性啰音。HR 80 次/min，心律齐，心音低钝，各瓣膜听诊区未闻及杂音。腹软，肝、脾肋下未及，右下腹轻压痛，无反跳痛，移动性浊音阴性，双侧肾区无叩痛，肝区叩痛阳性。四肢肌张力、肌力正常，双下肢无水肿。双足背动脉波动存在。神经反射正常。

实验室检查

血常规：RBC 5.64×10¹²/L，Hb 164.00 g/L，WBC 7.1×10⁹/L，PLT 469×10⁹/L；纤维蛋白原（FIB）5.32 g/L。

前清蛋白 187 mg/L，ALT 7 U/L，尿酸 529 μmol/L。

铁代谢：血清铁 7.6 μmol/L，铁饱和度 16.5%，总铁结合力 46.0 μmol/L，铁蛋白 93.3 ng/ml；ESR 5.0 mm/h；C 反应蛋白（CRP）6.60 mg/L；尿本周蛋白定性为阴性。内分泌检查：空腹血糖 4.90 mmol/L，餐后 2 h 血糖 10.20 mmol/L。甲状腺功能：T3 1.10 nmol/L，T4 77.75 nmol/L，FT3 3.20 pmol/L，FT4 11.76 pmol/L，高敏促甲状腺激素（sTSH）5.410 μU/ml，降钙素 1.73 ng/L。性激素全套：LH 6.47 U/L，FSH 5.54 U/L，PRL 31.56 ng/ml，E2 58.00 pg/ml，P 0.32 nmol/ml，T 87.10 nmol/L，FT 22.21 pmol/L，血浆 17-羟孕酮（17-OHP）0.95 ng/ml，雄烯二酮（AD$_2$）1.23 ng/ml，脱氢表雄酮硫酸盐（DHEA-S）175.50 μg/dl。血 F：245.64 nmol/L（8 时），160.08 nmol/L（16 时），182.16 nmol/L（12 时）；尿 F：80.60 μg/24 h。ACTH：167.90 pg/ml；ACTH 兴奋试验：血 F，滴注前 483 nmol/L，滴注后 361.56 nmol/L。

免疫检查：癌抗原 CA125 19.70 μ/ml，CA199 2.68 μ/ml，癌胚抗原（CEA）0.78 μg/L，甲胎蛋白（AFP）3.64 μg/L，神经元特异性烯醇化酶（NSE）16.19 μg/L，总前列腺特异抗原（t-PSA）0.154 μg/L，游离前列腺特异抗原（f-PSA）0.104 μg/L，f-PSA/t-PSA 0.68；IgG 13.1 g/L，IgA 2 980 mg/L，IgM 1 050 mg/L，总 IgE 54.70 KU/L，补体 C3 1.2 g/L，补体 C4 0.31 g/L；透明质酸 407.8 ng/ml，层黏蛋白 38.1 ng/ml，Ⅳ型胶原 149.4 ng/ml，Ⅲ型前胶原 9.8 ng/ml。

血清学检查：血清 IgG 11.5 g/L，IgA 2.1 g/L，IgM 0.89 g/L，轻链 κ 2.68 g/L，轻链 λ 1.94 g/L，κ/λ 1.38，IgE 62.10 U/L。

血 M 蛋白：r 区有一 M 峰，属于 λ 型游离轻链。

尿免疫固定电泳：轻链 κ 19.30 mg/L，轻链 λ 5.13 mg/L，κ/λ 3.762 2。

抗中性粒细胞胞质抗体（ANCA）间接免疫荧光（IIF）法阴性，ANCA 靶抗原人蛋白酶 3（PR3）-ANCA 0，髓过氧化物酶（MPO）-ANCA 0，ANCA 胞质型（c-ANCA）-1；抗核抗体（ANA）阴性，抗可溶性抗原（ENA）阴性。

骨髓涂片结果显示未见浆细胞异常增生表现。

辅助检查

肌电图示周围神经变性,运动和感觉神经传导速度均减慢。B超示胆囊壁胆固醇结晶,脾稍大,男性乳腺发育,肝脏、胰体、肾脏、双侧甲状腺、双侧甲状旁腺区未见明显异常,双侧腋窝、双侧颈部淋巴结显示。双侧乳腺X线摄片示双乳内团片影考虑男性乳腺发育,拟乳腺影像报告和数据系统(BI-RADS)2类。腰椎磁共振(MR)示椎体多发斑点及片状高密度影,成骨性转移待排。鞍区 MR 平扫加增强示左侧基底节陈旧性梗死,垂体柄略右偏(图 49-1)。双肾上腺 CT 平扫加增强示左侧肾上腺体部形态稍饱满,后腹膜多发淋巴结肿大(图 49-2)。头颅 MR 血管造影(MRA)示右侧颈内动脉发出右侧大脑后动脉,先天变异;左侧颈内动脉未见显示,左侧大脑中动脉及大脑后动脉发至基底动脉,先天变异可能,左侧颈内动脉闭塞。

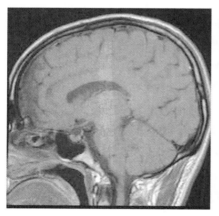

图 49-1 鞍区 MR 平扫＋增强示左侧基底节陈旧性梗死,垂体柄略右偏

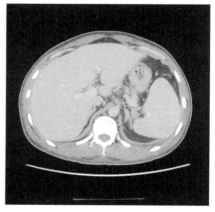

图 49-2 双肾上腺 CT 平扫加增强示左侧肾上腺体部形态稍饱满,后腹膜多发淋巴结肿大

诊断与诊断依据

1. 临床诊断　POEMS 综合征。

2. **诊断依据** 本患者根据最新诊断标准,符合的如下。

(1)主要标准:① 神经病变:肌电图,周围神经变性。神经传导,感觉运动神经传导减慢。② 单克隆浆细胞病:M蛋白阳性,提示单克隆浆细胞病。③ 骨硬化表现:CT提示椎体多发斑点及片状高密度影,MR提示成骨改变。

(2)次要标准:① 脏器肿大:B超示脾大及淋巴结肿大。② 内分泌表现:肾上腺皮质功能减退,亚临床甲减,糖耐量减低,性功能减退,男性乳房发育。③ 皮肤改变:皮肤进行性变黑伴消瘦,血管瘤。④ 血液系统:血小板增多。

诊疗经过

患者肌电图示周围神经变性,神经传导示感觉运动神经传导减慢,提示神经病变。B超示脾大及后腹膜淋巴结肿大。内分泌病变:肾上腺皮质功能减退,亚临床甲状腺功能减退,糖耐量减低,性功能减退,男性乳房发育。皮肤改变:全身皮肤变黑,皮肤血管瘤。CT示椎体多发斑点及片状高密度影,MR示成骨改变,提示骨硬化。血液系统:血小板增多,血清蛋白电泳示M蛋白阳性,提示单克隆浆细胞病。诊断POEMS综合征,伴脑梗死。经瑞金医院血液科会诊,科内病例讨论,建议患者行药物化学治疗或骨髓干细胞自体移植治疗。随后该患者采用MP方案3个疗程,化疗后乳房胀痛好转,双下肢酸软乏力无明显改善。考虑化疗疗效不理想,即行自体外周造血干细胞移植术,乏力、下肢酸软消失。自体移植后随访1年,血常规、骨髓象正常,内分泌功能恢复正常,M蛋白消失,肌电图、影像学检查无明显改变。

讨论

POEMS综合征是一种与浆细胞恶性增生有关的多系统损害疾病。临床以多发性周围神经病(polyneuropathy)、脏器肿大(organomegaly)、内分泌障碍(endocrinopathy)、M蛋白(M-protein)血症和皮肤病变(skin change)为主要特征,是伴有神经、血液、内分泌、肾脏、消化、皮肤等多系统损害的病症。在我们之前报道的人群中,

85％的患者临床上被误诊为慢性肾上腺皮质功能减退症（又称Addison病）、多发性周围神经炎、肺结核、慢性肾小球肾炎、心力衰竭等疾病。

2007 年 Dispenzieri 等修订的诊断标准,确认了高血清血管内皮生长因子(VEGF)水平的价值。新的诊断标准包括 2 个必备主要标准：① 多发性神经病变;② 单克隆浆细胞增殖性异常。3 个主要标准：① 巨大淋巴结增生症(Castleman 病);② 硬化性骨病变;③ 高血清或血浆 VEGF 水平。6 个次要标准：① 脏器肿大(肝大、脾大或淋巴结肿大);② 水肿(外周性水肿、胸腔积液或腹水);③ 内分泌病变(肾上腺、甲状腺、垂体、性腺、甲状旁腺及胰腺病变);④ 皮肤改变(色素沉着、多毛、血管瘤、指甲苍白、多血症);⑤ 视神经乳头水肿;⑥ 血小板增多症或红细胞增多症。符合 2 条必备主要标准和至少 1 条主要标准及 1 条次要标准可诊断为 POEMS 综合征。

本病例符合该诊断标准。以全身皮肤进行性变黑,下肢乏力,性功能障碍及男性乳腺发育等症状慢性起病,因出现急性脑梗死症状言语含糊,右侧肢体无力加重,左眼一过性黑矇而就诊。POEMS 综合征合并脑梗死临床上极少见,1996 年 Lesprit 等报道了 4 例 POEMS 综合征合并急性大动脉闭塞,2007 年 Garcia 等报道了 2 例反复脑梗死的POEMS 综合征患者。本病例入院血液检查中发现 RBC、Hb、FIB、血黏度明显增高,血、尿蛋白电泳阳性。SPECT 和头颅 CT 示脑部多处急性脑梗死,软化灶。DSA 示左颈内动脉闭塞。但该患者无心、脑血管疾病的家族史,也没有引起动脉硬化的危险因素。

我们研究该病例,并复习相关文献,关于 POEMS 综合征患者动脉血栓形成的机制众说纷纭。随着对 VEGF 研究的不断深入,其引起血管闭塞的假说成为主流。目前研究显示这一特异细胞因子是 VEGF,在肿瘤细胞(浆细胞)、巨核细胞、血小板、巨噬细胞及成骨细胞中特异表达和分泌,靶向针对血管内皮细胞,主要功能是参与血管形成过程,引起血管内皮增殖效应,改变血管结构,引起凝血途径异常,使凝血相关因子血清水平升高而抑制纤维蛋白溶解相关因子。Dupont 等在梅奥诊所(Mayo clinic)数据库中选择了 9 例 POEMS 综合征合并脑梗死病例,研究发现骨髓浆细胞增生和血清血小板计数增加会提升患者脑梗死的发生风险。由此得出 VEGF 和血小板是动脉闭塞的重要成因。Lesprit 等报道了 4 例 POEMS 综合征合并急性大动脉闭塞,这些病例都没找到引起动脉硬化或导致脑血管病发生的危险因素,均有不同程度血小板增高[(400～2 000)×10⁹/L]。本例患者血小板明显增高,导致血小板聚集,中性粒细胞聚集和释放,产生大量活性氧、白三烯等炎性介质,这些在缺血性脑血管疾病的发生中起一定作用。Kang 等2003 年报道的 3 例 POEMS 综合征合并急性脑梗死的病例 FIB 明显增高,FIB 是脑血管疾病的独立危险因素,本病例在瑞金医院测 FIB 明显增高,因此发生脑梗死风险增加。POEMS 综合征异常增生的浆细胞产生大量具备抗体作用的球蛋白,在体内产生交叉免疫反应,引起广泛血管病变,造成血管内皮的损伤。本例患者有 M 蛋白血症,浆细胞异常增生产生大量球蛋白。另外,血浆中大量单克隆或多克隆球蛋白形成的大分子成分势必可能造成血液黏稠度明显增高,这种血流动力学变化也可能是导致血管病变乃至动脉闭塞的原因之一。

综上所述,POEMS 综合征与脑梗死发生的相关机制仍有待进一步研究,推测其可能通过血流动力学改变及血管损害,从而引起血管狭窄、闭塞,最终导致脑梗死发生。特别是具有骨髓浆细胞增生和(或)血小板增多的证据时,应积极控制血管事件的高危因素,对无禁忌证的患者,早期给予抗血小板治疗,而针对综合征本身的有效治疗,无疑是减少大血管事件风险的最佳策略。

参考文献

[1]　Li J, Zhou DB. New advances in the diagnosis and treatment of POEMS syndrome[J]. Haematology, 2013, 161, 303 - 315.

[2]　Dispenzieri A. POEMS syndrome [J]. Blood Review, 2007, 21 (6): 285 - 299.

[3]　Lesprit P, Authier FJ, Gherardi R, et al. Acute arterial obliteration: a new feature of the POEMS syndrome[J]. Medicine (Baltimore), 1996, 75(4): 226 - 232.

[4]　Tracey Garcia, Rima Dafer, Sara Hocker, et al. Recurrent Strokes in Two

Patients With POEMS Syndrome and Castleman's Disease [J]. Stroke Cerebrovasc Dis,2007,16(6): 278 - 284.

[5] D'Souza A, Hayman SR, Buadi F, et al. The utility of plasma vascular endothelial growth factor levels in the diagnosis and follow-up of patients with POEMS syndrome[J]. Blood,2011,118(17): 4663 - 4665.

[6] Dupont SA, Dispenzieri A, Mauermann ML,et al. Cerebral   infarction in POEMS syndrome: incidence, risk factors, and imaging characteristics[J]. Neurology, 2009,73(16): 1308 - 1312.

[7] Kang K,Chu K,Kim DE,et al. POEMS syndrome associated with ischemic stroke[J]. Arch Neurol,2003,60: 745 - 749.

病例 50 反复发作性大汗、昏迷
——自身免疫性低血糖

姜晓华 洪洁 伍贻新 宁光

病史摘要

患者入院前 2 周出现咳嗽、咽痛伴头晕等不适,用感冒颗粒、吡硫醇等药后咳嗽、咽痛症状好转,但常有头晕,无头痛,无跌倒,患者未予重视。入院前 11 d 患者(1 月 2 日)参加亲友喜筵曾饮白酒 100 g(患者平素酒量可,一次可饮白酒 250 g 以上而不醉),期间正常进食,自觉无不适,回家睡眠后不省人事(患者为独居老人)。次日(1 月 3 日)下午因其闭门不出,邻居入室后发现患者神志不清,呼叫、拍击均无反应,遂急送当地镇医院,当时呈全身软瘫,浑身冷汗,口腔分泌物多,无牙关紧闭、肌张力增高、胡言乱语等,查血糖提示"低血糖"(患者无法提供镇医院就诊资料),给予静脉推注、滴注葡萄糖后患者神志转清回家。1 月 4 日上午患者儿子闻讯前来探视时,发现其再次不省人事后即送县人民医院(路途中花费 2 h),当时伴有口吐白沫、浑身冷汗,心肺听诊无特殊,急查血糖 2.4 mmol/L,立即予以吸氧、静脉补糖等对症处理,患者意识恢复清醒。但当天晚上又一次发生低血糖昏迷,次日转至省立医院就诊,住院期间又发作低血糖伴意识蒙眬 1 次。此后每晚给予患者加餐 2 次(0 时、4 时),每次进食饼干若干、糖水 1 杯后,未再发生昏迷,但血糖监测提示仍有低血糖发作。患者为进一步诊治就诊于瑞金医院,门诊以"低血糖待查"收入病房。

患者起病以来,神清,精神可,一般情况可,睡眠如前述,胃纳好,加餐情况如上述,二便正常,近期体重略有减轻。

既往史：患者长期于安徽老家务农,有农药接触史。约 10 岁时曾因患病影响听力(具体不详),目前听力重度下降,语言表达不受影响。平素很少检查身体。否认手术、输血史。否认药物过敏史。既往否认心脏病、呼吸系统疾病、消化道疾病等,否认肝炎、结核等传染病史,预防接种史不详。近 2 周发现血压升高。饮白酒 40 年,1 次/d,100～150 g/次;吸烟少。

体格检查

T 36.8℃,P 70 次/min,R 16 次/min,BP 150/100 mmHg。神志清,精神可,听力严重障碍,大声说话方能勉强听清,查体能合作。面容略红,无水肿,无毛发脱落。全身皮肤黏膜无黄染,无色素沉着,无蜘蛛痣、肝掌。浅表淋巴结未及肿大。睑结膜无苍白,双瞳孔等大等圆,对光反射灵敏。颈软,气管居中,甲状腺外观无异常,触诊无肿大。两肺呼吸音清,未闻及明显干湿性啰音。心界不大,HR 70 次/min,律齐,各瓣膜区未闻及病理性杂音。腹平软,腹部无压痛、反跳痛,未及包块,肝脾肋下未及,肾区无叩痛,移动性浊音(－)。双下肢不肿,双足背动脉搏动正常,生理反射存在,病理征未引出。

实验室检查

HbA$_{1c}$(高压液相分析) 6.60%(↑,参考值 4.7%～6.4%)。

口服糖耐量试验＋胰岛素释放试验＋C 肽释放试验(OGTT＋IRT＋CRT)详见表 50-1。

表 50-1　口服糖耐量试验＋胰岛素释放试验＋C 肽释放试验结果

时间(min)	血糖(mmol/L)	胰岛素(μU/ml)	C 肽(ng/ml)
0	1.20	>1 000.00	13.70
30	5.10	>1 000.00	14.85
60	7.40	>1 000.00	16.40
120	6.60	>1 000.00	15.85
180	1.90	>1 000.00	14.49

谷氨酸脱羧酶抗体 GAD-Ab 0.10 U/ml(参考值 0.00～7.50 U/ml)。

血清胰岛细胞抗体 ICA 0.70[参考值：阴性＜0.95；弱阳性 0.95～1.05(建议随访)；阳性＞1.05]

抗胰岛素抗体 IAA 73.13%(↑,参考值≤5%)

低血糖发作时：血糖 2.1 mmol/L,抗胰岛素抗体 74.63%(↑),生长激素 18.30 ng/ml(↑,参考值 0.1～10.0 ng/ml),皮质醇 19.60 μg/dl。

患者血清标本经聚乙二醇(polyethylene glycol,PEG)处理后的胰岛素水平见表 50-2。

表 50-2　患者血清标本经聚乙二醇处理后的胰岛素水平

时间 (min)	基线胰岛素 (μU/ml)	稀释后胰岛素 (μU/ml)	PEG 处理后胰岛素(μU/ml)	PEG 处理后/基线(%)
0	＞1 000.00	9 680	1013.76	10.47
30	＞1 000.00	10 480	1182.6	11.28
60	＞1 000.00	10 160	992.4	9.77
120	＞1 000.00	9 700	1 029.24	10.61
180	＞1 000.00	10 060	1 131.12	11.24

肝肾功能：前清蛋白 273 mg/L(参考值 200～400 mg/L),ALT 100 U/L(↑,参考值 10～64 U/L),AST 80 U/L(↑,参考值 10～42 U/L),AKP 118 U/L(参考值 38～121 U/L),γ-谷酰胺转肽酶 79 U/L(↑,参考值 7～64 U/L),总胆红素 10.4 μmol/L(参考值3.4～24.0 μmol/L),直接胆红素 0.9 μmol/L(参考值 0～6.8 μmol/L),总蛋白 54 g/L(↓,参考值 60～83 g/L),白蛋白 27 g/L(↓,参考值 32～55 g/L),白球比例 1.00(↓,参考值 1.25～2.50),胆汁酸 9.6 μmol/L(参考值 1.0～10.0 μmol/L),尿素 5.0 mmol/L(参考值 2.5～7.1 mmol/L),肌酐 67.0 μmol/L(参考值 53.0～115.0 μmol/L),尿酸 273 μmol/L(参考值 160～430 μmol/L)。

肝炎病毒：HBV 全套,乙肝病毒核心抗体(Abbott)0.07S/CO(－)(参考值＜1S/CO),乙肝病毒核心抗体 IgM(Abbott)0.11S/CO(－)(参考值＜1S/CO),乙肝病毒表面抗原(Abbott)0 U/ml(－)(参

考值<0.05 U/ml),乙肝病毒表面抗体(Abbott) 0 U/ml(-)(参考值<10 mU/ml),乙肝病毒 e 抗原(Abbott) 0.35S/CO(-)(参考值<1S/CO),乙肝病毒 e 抗体(Abbott) 1.99S/CO(-)(参考值>1S/CO)。

HBV-DNA 定量:乙肝病毒核酸定量(PCR)<1×10³ 拷贝/ml(参考值最低检测量 1×10³ 拷贝/ml)。

丙肝病毒:丙肝病毒抗体(HCV)阴性(-)。

内分泌激素:甲状腺功能,T3 1.82 nmol/L(参考值 0.89~2.44 nmol/L),T4 94.17 nmol/L(参考值 62.67~150.84 nmol/L),FT3 4.58 pmol/L(参考值 2.62~6.49 pmol/L),FT4 13.12 pmol/L(参考值 9.01~19.04 pmol/L),sTSH 1.660 μU/ml(参考值 0.35~4.94 μU/ml),TGAb 0.52 U/ml(参考值 0~4.110 U/ml),TG 18.24 ng/ml(参考值<21 ng/ml),TRAb 2.5 U/L(参考值<5.0 U/L),TPOAb 0.15 U/ml(参考值<40 U/ml),降钙素 3.93 pg/ml(参考值 0.1~10.0 pg/ml)。

肾上腺-垂体,促肾上腺皮质激素 22.40 pg/ml(参考值 12.0~78.0 pg/ml),皮质醇(血)(早晨 8 时) 15.70 μg/dl,皮质醇(血)(16 时) 8.50 μg/dl,皮质醇(血)(24 时) 3.90 μg/dl,皮质醇(尿):79.50 μg/24 h(参考值 20~90 μg/24 h。尿量 1 280 ml)。

生长激素:基础 1.04 ng/ml(参考值 0.1~10.0 ng/ml)。OGTT-3h 低血糖发作 22.20 ng/ml(↑,参考值 0.1~10.0 ng/ml)。

胰岛素样生长因子相关:IGF-Ⅰ 136.00,IGF BP-3 4.22。

辅助检查

动态血糖监测:呈现高血糖与低血糖相交替。

胸部高分辨率 CT 平扫:右肺中叶、左肺下叶斑片拟慢性炎症,两肺野纹理增多伴条索影,两下肺胸膜增厚,请结合临床及其他检查。

胰腺薄层动态增强 CT:未见胰腺占位。

诊断与诊断依据

1. **临床诊断** 胰岛素自身免疫综合征。

2. 诊断依据

(1) 反复发作性意识不清伴大汗 10 d。

(2) 发作时血糖低于 2.8 mmol/L。

(3) 动态血糖监测呈现高血糖与低血糖相交替。

(4) 低血糖发作时血清胰岛素水平显著升高(>1 000 μU/ml),经免疫沉淀处理后测定的血清胰岛素水平显著下降。

(5) 抗胰岛素抗体 73.13%(↑)。

(6) 发病前有含巯基药物使用史。

(7) 经糖皮质激素治疗后症状改善,低血糖未再发作。

诊疗经过

患者以"反复发作性低血糖 2 周"入院,住院期间屡次发生冷汗、心悸、神志恍惚等低血糖症状,症状发作于夜间或餐前,症状发作时查血糖为 1.7~2.6 mmol/L,给予静脉输注葡萄糖后症状能迅速缓解。动态血糖监测发现血糖波动大,低血糖及高血糖(>11.1 mmol/L)交替出现。发作时血清胰岛素水平>1 000 μU/ml,血清胰岛素抗体>74%,考虑自身免疫性低血糖,给予甲泼尼龙 4 mg/次,3 次/d 口服治疗,并给予奥美拉唑保护胃黏膜,低血糖发作频率明显减少,予出院继续随访。出院 1 个月后随访,无低血糖发作,甲泼尼龙减量为 4 mg/次,2 次/d,2 个月后减为 4 mg,1 次/d,3 个月后停用甲泼尼龙,未再次出现低血糖发作。

讨论

1. 低血糖病因诊断思路　血糖水平取决于葡萄糖的供给和利用两个环节。血糖的平衡依赖于激素、神经和肝脏三者对于上述两个环节的精确调节。低血糖症是指血糖低到足以引起临床症状和体征的综合征。尽管关于低血糖症时的血糖水平尚有不同意见,但 Whipple 提出的三联征已被广为认可,2.8 mmol/L 这一切点也沿用至今。供给不足、利用过多或者调节机制故障即可引起低血糖。低血糖的病因诊断思路可以从葡萄糖的供给和消耗两个环节和三个调节机制着手去寻找。

该患者发病前无饥饿史,外源性来源不足可以首先排除;但即使在增加进餐次数和静脉输糖的情况下,该患者的低血糖仍反复发生。动态血糖监测显示:总体处于低血糖水平,但进餐后血糖能快速升高,约在 2 h 内保持在正常范围内,随后又跌至低血糖范围。

禁食状态下的血糖维持,初期主要依赖肝糖原分解,之后则靠糖异生维持稳定的葡萄糖输出。该患者禁食状态下的低血糖伴随着餐后的高血糖,因此推测糖原合成、分解或者是糖异生环节应该出了问题。但又是什么导致了这些问题呢?

2. 与病例相关的低血糖原因

(1)酒? 患者在发病前有饮酒史:白酒 100 g。酒能抑制糖异生,酒被氧化为乙醛和乙酸时使还原型 NADH 增加,分别使肝肾氧化乳酸和谷氨酸氧化为丙酮酸和 α 酮戊二酸的能力降低;酒可使糖异生前体物质的摄取减少;还能使对抗调节激素的反应降低,从而导致低血糖发生。但该患者有饮酒史 40 年,为何之前从无类似症状发生? 而且 2 周以来患者已滴酒不沾,为何低血糖仍反复发作? 因此将酒作为低血糖的元凶依据不很充分。当然长期饮酒还可引起酒精性肝病和肝硬化,从而导致低血糖的发生。这就引出了第 2 个可疑原因——肝。

(2)肝? 肝是调节血糖的主要器官,肝脏的实质广泛性破坏,如晚期肝硬化、肝癌、重症肝炎均可发生低血糖,如合并肾衰竭则更易发生。该患者既往并无肝炎病史,查肝肾功能提示轻度肝功能受损,肾功能正常。肝功能受损的原因是什么? 查肝炎病毒全套均阴性,基本排除慢性病毒性肝炎。但患者有长期饮酒史,是否为酒精性肝硬化? 患者临床上并无肝硬化的症状和体征,结合腹部超声和 CT 也未见肝脾肾异常。可见患者的肝损虽然存在,长期饮酒导致的也不能除外,但总体很轻微,肝硬化诊断依据不足。足以导致低血糖发生的肝脏实质广泛性损伤并未发现,且肾功能良好,因此肝肾衰竭导致的低血糖可基本排除。另外因该患者为老年人,起病才 2 周,先天性代谢酶缺乏性疾病可以排除(糖生成酶、糖原分解酶、糖异生酶缺乏)。

(3)升糖激素不足? 升糖激素分为急性和慢性两类,前者有胰升糖素和儿茶酚胺,后者有生长激素和皮质醇。各激素的升糖机制不尽相同,急性的主要作用于肝糖原分解,慢性的主要作用于对抗胰岛素、刺激糖异生、减少周围组织对糖的利用。该患者为老年人,病程超过 2 周,既往无糖尿病史、无内分泌腺体手术史、无激素替代史,查体有血压升高,既无皮肤色素沉着,也未见皮肤苍白。查垂体-肾上腺皮质激素轴、生长激素、甲状腺功能均正常,可以排除升糖激素不足导致的低血糖。

(4) 降糖激素过多? 胰岛素是生理状态下唯一的降糖激素,通过以下机制使血糖降低:① 抑制肝糖输出;② 抑制肝、肾糖异生;③ 增加肝对糖的摄取并合成肝糖原;④ 增加周围胰岛素敏感组织对糖的摄取和利用;⑤ 增加葡萄糖转运蛋白的表达。低血糖时,胰岛素的分泌即减少;血糖降至 1.6 mmol/L 时,胰岛素的释放接近于零。该患者 OGTT＋IRT＋CRT 结果提示在低血糖状态下,血中胰岛素和 C 肽水平显著升高。内源性胰岛素升高,可见于胰岛素瘤、胰岛增生、胰岛素自身免疫综合征。由于这三种情况的治疗方法和预后迥然不同,因此鉴别诊断尤其重要。

3. 内源性高胰岛素血症的鉴别诊断

(1) 胰岛素瘤:是胰岛 β 细胞肿瘤,可分泌大量胰岛素,临床出现低血糖症状。良性居多,占功能性胰腺内分泌肿瘤的 70%;90% 为单发,80% 直径在 2 cm 以下。测定空腹或低血糖发作时免疫反应性胰岛素和血糖比值 IRI/G＞0.3 则具有较大的诊断价值;若在 0.3 左右,则需要进一步明确,饥饿试验是最简单可靠的诊断试验。临床上不少病例即使能定性为胰岛素瘤,但在长达数年的时间里,虽经反复多次影像检查,仍不能明确定位诊断。对于这样的病例,术前 ASVS 的重要性就十分突出了。不仅是最有效的术前定位手段,而且能直接指导手术范围、预测手术效果。术前 ASVS＋术中超声＋有经验的外科医生是胰岛素瘤病例取得理想手术效果的保障。

(2) 胰岛增生:总的来说,这是罕见的情况,Mayo 曾报道 300 例临床诊断为胰岛素瘤的病例中有 9 例成人为增生。部分迟迟做不出定位诊断的胰岛素瘤病例可能就是这种情况,的确很难在术前做出诊断,而且因是广泛的增生,切除的范围很难把握,直接影响了手术的效果;

当然明确的诊断需要依靠病理。还有种很特殊的病例是胰岛增生基础上的胰岛素瘤形成,如 MEN1,起病年龄早,有家族史,同时伴有甲旁亢、垂体肿瘤等线索可以帮助诊断,明确依赖基因诊断。

(3) 胰岛素自身免疫综合征:是与胰岛素自身抗体(IAA)或胰岛素受体抗体相关的自身免疫性疾病,患者体内存在 IAA 或胰岛素受体抗体。因胰岛素和 IAA 结合,使之和肝脏及外周组织的胰岛素受体的结合下降,从而不能发挥生理作用,造成高血糖,后者可进一步刺激胰岛 β 细胞分泌胰岛素;同时,胰岛素和 IAA 结合后自身降解被阻止,半衰期显著延长,扩大了血浆胰岛"储存池",使血浆总免疫反应性胰岛素(IRI)显著升高。当胰岛素和 IAA 解离就形成大量游离胰岛素,迅速发挥作用而又造成低血糖。因胰岛素和 IAA 的结合和解离并不受血糖水平调控,从而可造成反复高血糖和低血糖并存。因而,自身免疫性低血糖患者在反复低血糖发作的同时常可伴有糖耐量减低(IGT)或糖尿病(DM)。

4. 胰岛素自身免疫综合征临床特点　　自身免疫性低血糖患者的血清胰岛素和 C 肽测定有其特点:总 C 肽水平相对高浓度的胰岛素测定值明显低,呈 C 肽和胰岛素的分离状态。一般认为,除自身免疫性低血糖外,其余原因所致低血糖的血胰岛素浓度均不会超过正常的 10 倍,故血胰岛素水平>1 000 mU/L 时需高度怀疑自身免疫性低血糖。

该患者因反复低血糖 2 周入院,但入院后的 HbA_{1c} 6.60%(↑)竟符合糖尿病标准,说明该患者近期除了低血糖状态,也同时存在高血糖状态,因此反映近 2~3 个月平均血糖水平的 HbA_{1c} 才会升高。且多点胰岛素水平>1 000 mU/L,C 肽水平虽也升高,但程度远不如胰岛素显著,与胰岛素呈分离状态。进一步测定抗胰岛素抗体显著升高,因此高度怀疑该患者为自身免疫性低血糖。而其他诊断虽然依据不足,但并未能明确排除,此时我们需要更强有力的依据进一步明确胰岛素自身免疫综合征的诊断。我们设计了一个实验:患者 OGTT(3 h)整个检查过程中血清胰岛素水平均>1 000 μU/ml,因超过检测的线性范围,将血清胰岛素稀释 20 倍后再次测定,测定值回落到线性检测范围内(484~524 μU/ml),提示各点未稀释状态血清胰岛素水平约 10 000 μU/

ml;遂将血清标本经聚乙二醇沉淀免疫复合物后取上清液再次测定,胰岛素水平较未处理前显著下降,约为基础状态的 1/10。证明在患者的血清中存在大量胰岛素抗原抗体免疫复合物,胰岛素自身免疫综合征的诊断可以成立。

5. **胰岛素自身免疫综合征病因分析**　目前认为,自身免疫性低血糖是在遗传免疫缺陷基础上加某种诱因而起病。自身免疫性低血糖有一定的遗传易感性。不同的种族人群相关的 HLA 类型和胰岛素抗体克隆性有所不同。IAA 有单克隆性和多克隆性两种,多数为多克隆性自身抗体。自身抗体的类型与特定的 HLA 亚型有关。某些自身免疫性疾病如 Graves 病、系统性红斑狼疮、黑棘皮病等也可伴发自身免疫性低血糖,提示自身免疫性低血糖发病还与机体的自身免疫缺陷有一定关系。某些药物,如甲巯咪唑、谷胱甘肽、卡托普利、肼屈嗪、青霉胺、青霉素 G、亚胺培南、异烟肼等可诱发自身免疫性低血糖。上述药物多含有巯基,可与胰岛素分子二硫键相互作用,使内源性胰岛素发生变构,从而改变了胰岛素分子的免疫原性,触发免疫反应而产生 IAA。

该患者本次发病前因上呼吸道感染、头晕而有药物使用史,筛查他所用药物,我们发现了吡硫醇这个可疑药物。该药为脑代谢改善药,能促进脑内葡萄糖及氨基酸代谢,主要用于颅外伤、精神障碍和痴呆、卒中、脑动脉硬化症或脑血管意外所致的记忆和思维功能减退的治疗。该药为二硫化物,经还原后可产生巯基,可与胰岛素的二硫键互相作用,使分子产生变构,诱发自身免疫反应。但既往并无该药引起自身免疫性低血糖的相关报道,我们对该病例分析后提出吡硫醇或许是诱发该患者自身免疫性低血糖的病因。

6. **胰岛素自身免疫综合征治疗**　去除诱因后,大多数胰岛素自身免疫综合征患者低血糖发作会逐渐减少、减轻,最终消失。严重的反复低血糖昏迷病例则需应用糖皮质激素、免疫抑制剂,必要时血浆置换治疗。自身免疫性低血糖对糖皮质激素反应敏感,仅少量使用即可控制病情、加速缓解。可以说,自身免疫性低血糖是预后良好的疾病。该病例在停用吡硫醇 2 周后仍有反复的夜间低血糖,遂给予甲泼尼龙 4 mg/次,3 次/d 口服治疗,低血糖发作频率明显减少。出院 1 个月后减量为 4 mg/次,2 次/d,2 个月后减为 4 mg,1 次/d,3 个月后停用甲泼尼龙,未再次出现低血糖发作。

参考文献

[1] Hirata Y, Ishizu H, Ouchi N, et al. Insulin autoimmunity in a case with spontaneous hypoglycaemia[J]. J Jpn Diabetes Soc, 1970, 13: 312 - 320.

[2] 向大振,陈家伦,许曼音,等. 胰岛素自身免疫综合征——胰岛素自身抗体所致低血糖[J]. 中华内分泌代谢杂志,1985,2: 94 - 97.

[3] 周吉,苏颋为,刘建民,等.胰岛素自身免疫综合征一例[J]. 中华内分泌代谢杂志,2007.23(2): 182 - 183.

[4] Lupsa BC, Chong AY, Cochran EK, et al. Autoimmune forms of hypoglycemia [J]. Medicine (Baltimore), 2009, 88(3): 141 - 153.

病例51　发作性低血糖伴血清胰岛素明显降低 ——胸膜孤立性纤维瘤引起的低血糖

陆洁莉　张　炜　王卫庆　刘建民　赵咏桔
罗邦尧　陈中元　金晓龙　宁　光

病史摘要

患者男性,60岁,因3个月发作性低血糖6次,拟诊"胰岛素瘤可能"收治入院。

患者3个月前无明显诱因下突感头晕、胸闷、出汗,随后出现意识不清、躁动、谵妄、胡言乱语,持续约20 min后自行清醒,无恶心、呕吐,无四肢抽搐,此后每隔6~8 d发作1次,多在凌晨1~2时,每次持续20 min至1 h不等,曾尿失禁2次。后往当地医院检查,测发作时血糖1.5 mmol/L,诊断为"低血糖"。此后如每晚睡前喝1杯糖水,则症状可延至每日凌晨4时出现,胸闷、心悸、全身出冷汗等症状持续约30 min后自行缓解。患者自起病以来,食欲差,记忆力下降,无发热、咳嗽,无水肿,无明显消瘦,二便正常。追问病史,患者在20年前献血体检时,曾发现有胸腔内肿块,但无不适感,故未予特殊处理,也未重视。

否认高血压、糖尿病史。否认家族类似疾病史。

体格检查

T 37.5℃,P 82次/min,R 20次/min,BP 130/80 mmHg。神清,精神差,发育正常,营养中下等,消瘦体型,全身浅表淋巴结未扪及,皮肤黏膜无黄染,头型正常,巩膜无黄染,球结膜无充血,鼻旁窦无压痛,外耳道无异常分泌物,乳突部无压痛,咽部无充血。颈软,气管居中,双侧甲状腺无肿大,胸廓无畸形,两侧呼吸运动相等,右肺呼吸音低,无干湿性啰音。心界无扩大,HR 80 次/min,律齐,未闻及病理性杂音。腹软,无压痛,肝脾肋下未及,腹水征(一),双下肢无水肿,双侧足背动脉搏动正常,生理反射存在,病理反射(一)。

问题与思考

该病例的初步印象与诊断思路:该患者病史特点为老年男性,发作性头晕出汗,伴意识不清为主要表现,发作时测定血糖值明显降低,服糖后症状可缓解;符合典型的惠普尔三联征(Whipple 三联征)表现,初步诊断为低血糖症。

低血糖的临床表现没有特异性,不能单凭 1 次血糖浓度即诊断低血糖,而且这也有可能是人为假象。因此,应当通过惠普尔三联征来确定低血糖的诊断,即低血糖临床症状、发作时血糖低于 50 mg/dl(2.8 mmol/L)、摄入葡萄糖症状可缓解。临床上遇到疑似低血糖患者时,应仔细询问病史,详细的病史记录对于诊断十分关键,尤其是有无惠普尔三联征;其他内容包括患者的年龄、低血糖发作时间、频率、临床表现类型,有无发病诱因(药物、情绪等)、酗酒史、家族史、既往史(糖尿病史)、服药后症状能否缓解等。在出现交感神经过度兴奋症状(面色苍白、心慌、出冷汗、颤抖)和神经低血糖症状(注意力不集中、复视、人格改变、口周麻刺感、判断力障碍、意识错乱、运动不协调、癫痫发作及昏迷)时需考虑低血糖症的存在。测定血浆或毛细血管的葡萄糖浓度,以明确血糖水平。

下一步为寻找低血糖病因:首先要测定低血糖发作时,胰岛素、C肽水平,胰岛素原水平。停用已知可引起低血糖症的药物和乙醇,可减少不必要的检查。如有条件可测定胰岛素促泌剂的血药浓度,以排除误服药物的可能性。如果低血糖发作不频繁,或入院期间无自发性的低血糖发作,可采用饥饿试验诱发低血糖,并观察胰岛素及 C 肽分泌是否受抑制,从而评判有无内源性高胰岛素血症的存在。

实验室检查

2002 年 6 月 3 日、6 月 5 日 2 次空腹血糖分别为 1.98 mmol/L、

1.51 mmol/L。低血糖发作时血糖 2.01 mmol/L,胰岛素<0.1 μU/ml(正常值 0.56~3.73 μU/ml)。

2002 年 6 月 6 日口服 75 g 葡萄糖耐量+胰岛素释放试验:血糖 0 min 2.06 mmol/L,30 min 6.99 mmol/L,60 min 7.25 mmol/L,120 min 6.46 mmol/L,180 min 2.29 mmol/L,240 min 2.20 mmol/L;胰岛素 0 min 1.0 μU/ml,30 min 5.5 μU/ml,60 min 7.9 μU/ml,120 min 4.3 μU/ml,180 min 1.8 μU/ml,240 min 1.0 μU/ml。

2002 年 6 月 7 日肝功能检查结果正常。

2002 年 6 月 7 日放射免疫测定血 CA125 16 U/ml(正常值<34 U/ml),血 CA199 5 U/ml(正常值<30 U/ml),血 CEA 8 ng/ml(正常值<15 ng/ml),血 AFP<10 ng/ml(正常值<10 ng/ml)。

2002 年 6 月 8 日空腹 C 肽 0.09 pg/ml(正常值 2.1~30.8 pg/ml),餐后 2 h C 肽 2.33 pg/ml。

辅助检查

2002 年 6 月 4 日胸片:右侧胸腔内巨大肿块(图 51-1)。

2002 年 6 月 20 日胸腹部 CT(平扫+增强):右胸巨大肿块 9.0 cm × 12.5 cm × 13 cm,密度不均,增强后 CT 值 25~64 Hu,局部胸膜增厚,右侧胸腔少量积液,余肺野未见异常密度影,两肺门区未见异常,所示气管支气管影正常,纵隔内未见增大的淋巴结。纵隔内血管影正常。肝脏右叶可疑小片状密度影,胰腺形态大小正常,未见异常密度影(图 51-2)。

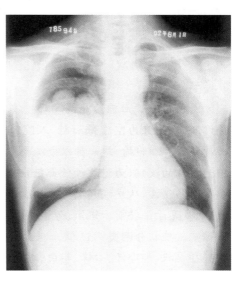

图 51-1 胸片:右侧胸腔内巨大肿块

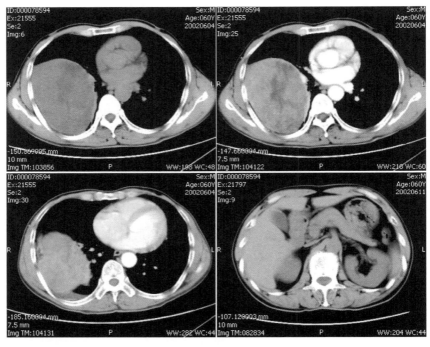

图 51－2　胸腹部 CT(平扫＋增强)

问题与思考

　　如何进行低血糖的病因诊断？该患者有典型的惠普尔三联征,低血糖诊断明确,且为空腹低血糖,入院时考虑胰岛素瘤可能大。胰岛素瘤又称胰岛 β 细胞瘤,是一种以分泌大量胰岛素而引起发作性低血糖症候群为特征的疾病,为器质性低血糖症中较常见的病因。胰岛素瘤因症状多样而易误诊,从发病到确诊平均需 2 年。主要表现为反复发作的低血糖,大多见于早餐前。饥饿、劳累、精神刺激、饮酒、月经来潮等可诱发低血糖症。症状分两类:① 低血糖致大量儿茶酚胺释放所引起的交感神经兴奋症状,如冷汗、心悸、苍白、四肢冰凉、手颤、饥饿无力等,约 65％ 患者有此类症状。② 神经系统低血糖症状,如头痛、头晕、视物模糊、焦虑、激动、性格改变、行为异常、迟钝、恍惚、意识不清、昏迷、癫痫样发作等,

80％患者有此类症状,约半数患者两者兼而有之。如低血糖长期反复发作可引起神经系统不可逆损伤。有些患者认识到适时加餐可预防发作,故经常加餐而导致肥胖,胰岛素瘤患者体重超过正常者占40％。

对于疑似胰岛素瘤的定性诊断关键在于评判低血糖发作时,体内是否存在内源性的高胰岛素血症。因此,测定低血糖发作时的胰岛素、C肽水平最为关键,计算胰岛素释放指数,胰岛素(I,μU/ml)与同时测定的血糖(G,mg/dl)之比值I/G,如>0.3则为异常。如患者入院期间无自发低血糖,可行72 h饥饿试验,该试验是诊断内源性高胰岛素血症的重要方法。试验以末次摄食为禁食起点,停服一切非必需药物。禁食期间可饮无热量亦无咖啡因的饮料,保证非睡眠时间的活动。每2 h测定毛细血糖,每6 h测定血浆葡萄糖、胰岛素、C肽、胰岛素原、β羟丁酸1次(由同一份静脉血样测定);至血浆葡萄糖≤3.3 mmol/L后,改为每1~2 h测定1次毛细血糖。如血浆葡萄糖≤2.5 mmol/L,伴有低血糖症状或体征出现(或者72 h内未出现低血糖症状)时,终止试验。此外,如此前有已记录的惠普尔三联征病史,血浆葡萄糖<3.0 mmol/L,亦终止试验。

禁食结束时,测定血浆葡萄糖、胰岛素、C肽、胰岛素原、β羟丁酸和口服降糖药浓度(由同一份静脉血样测定);再静脉注射1 mg胰高血糖素,于10 min、20 min、30 min分别测定血浆葡萄糖1次,此后患者即可进食。诊断标准如下:如出现低血糖症状及(或)体征,血浆葡萄糖<3.0 mmol/L(54 mg/dl),血浆胰岛素≥3.0 μU/ml(18 pmol/L),血浆C肽≥0.6 ng/ml(0.2 nmol/L),血浆胰岛素原≥5.0 pmol/L,血浆β羟丁酸≤2.7 mmol/L,胰岛素释放指数(IRI/G)>0.3,注射1 mg胰高血糖素后30 min血糖升高1.4 mmol/L(25 mg/dl),可提示内源性高胰岛素血症;如72 h内无低血糖发作,可排除胰岛素瘤诊断。

该患者低血糖发作时,体内自身胰岛素分泌被完全抑制,不存在内源性高胰岛素血症,因此胰岛素瘤诊断可排除。

诊断

非胰岛细胞肿瘤源性低血糖(non-islet cell tumour hypoglycaemia,

NICTH)(胸膜孤立性纤维瘤所致)。

鉴别诊断

1. **功能性低血糖** 多见于中年女性,情绪激动时易发作,发作症状较轻,少有恶化,早餐前不发作,典型发作时间为餐后 2～4 h,延迟进食或禁食一餐不发作。一般空腹血糖正常或偏低,口服葡萄糖后 2～4 h 血糖急剧下降,有刺激性血糖过低症。该患者主要为空腹低血糖,OGTT 试验结果示空腹低血糖,胰岛素分泌曲线低平,无分泌延迟。可排除功能性低血糖。

2. **自身免疫性低血糖** 胰岛素自身免疫综合征(IAS)是由血中非外源性胰岛素诱导的胰岛素自身抗体和高浓度免疫活性胰岛素引起的自发性低血糖症。临床特征为未使用外源性胰岛素的情况下,出现反复发作性严重低血糖,胰岛素自身抗体滴度明显升高,胰岛素水平升高。IAS 的发生一般与使用巯基类药物有关,常见含巯基类药物有青霉素、青霉胺、亚胺培南、卡托普利、甲巯咪唑、丙硫氧嘧啶等,还有硫辛酸、硫普罗宁、谷胱甘肽等。含巯基类药物可还原胰岛素双硫键使其裂解,使内源性胰岛素结构发生改变,自身抗原暴露而触发免疫反应,导致IAA 生成。此外,外源性胰岛素诱发的自身免疫性低血糖亦有文献报道。该患者既往无甲亢等自身免疫性疾病,详细询问病史无巯基类药物使用史,低血糖发作时,体内未检测到高胰岛素血症,可排除 IAS。

3. **肝源性低血糖** 病因较多,各种肝脏疾病引起的肝脏损害程度存在差别,起病有急有缓,病程长短不一。发作的共同特点:① 多见于空腹;② 神经精神症状较肾上腺素增多的症状明显;③ 有肝脏疾病的症状和体征;④ 随肝脏疾病的进展,低血糖症发作程度和频率可增加;⑤ 肝脏疾病好转,低血糖症可减轻或消失。该患者既往无肝功能异常疾病史。

4. **酒精性低血糖** 多发生在饮酒后 3～8 h,低血糖症的反应程度严重,常引起中枢神经系统损害和功能障碍,出现一系列神经系统症状。

5. **非胰岛细胞肿瘤性低血糖(NICTH)** 多见于胸腹部发源于间质细胞的肿瘤引起的低血糖,包括纤维肉瘤、横纹肌肉瘤、间质细胞瘤等。这些肿瘤恶性程度低、生长慢、大小差异明显,早期症状多不是由于肿瘤而是由于低血糖引起的大脑功能迟钝。这些患者发生低血糖时,血浆胰岛素水平一般降低,胰岛素样生长因子-Ⅱ(IGF-Ⅱ)水平升高。结合该患者的病史和实验室检查,符合实验室定性诊断。经过详细的病史询问,患者在 20 年前体检曾发现胸腔内有肿块,同时胸部 CT 提示胸腔内巨大占位,应行进一步检查明确诊断。

诊疗经过

患者于 2002 年 6 月 27 日 CT 定位下胸腔穿刺病理:肺内纤维性间皮瘤。免疫组化:I550 肿瘤细胞,HBME-1(-),CD34(+),Calretinine(-),TTF-1(-),CD57(-),Vimentin(+),NSE(-),S-100(+/-),EMA(-),AE1/AE3(-),SYN(-),CHG(-),Insulin(-),Gastrin(-),Glucagon(-),CK7(-),CK8(-),MSA(-),MyoD1(-)。术前诊断为肺内纤维性间皮瘤。于 2002 年 7 月 7 日上午在全麻下行右全肺切除术,手术顺利。术后病理:右胸腔胸膜孤立性纤维瘤,部分区域细胞丰富,生长活跃(图 51-3)。免疫组化(图 51-4):I624 肿瘤细胞,Vimentin(+),CD34(+),P53(+<3%),MIB-1(+<1%),Insulin(+/-),omatostatin(+),S-100(+),MIC-2(+/-),HBME-1(-),Calrtin(-),EMA(-),AE1/AE3(-),Cam5.2(-),CK8(-),NSE(-),CHG(-),Syn(-)(图 51-4~图 51-6)。

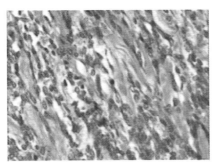

图 51-3　患者肿瘤病灶病理学检查,孤立性纤维瘤,部分区域细胞丰富,生长活跃(HE×100)

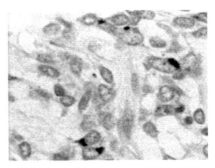

图 51-4　患者肿瘤病灶病理学检查,免疫组化:I624 肿瘤细胞 vimentin(+)(×400)

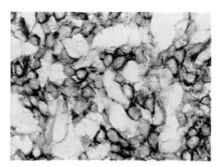

图 51‑5 患者肿瘤病灶病理学检查,免疫组化: I624 肿瘤细胞 CD34 (＋)(×400)

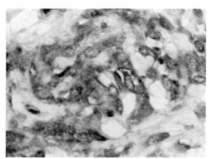

图 51‑6 患者肿瘤病灶病理学检查,免疫组化: I624 肿瘤细胞 somatoasatin (＋)(×400)

2002 年 7 月 10 日术后第 3 天空腹血糖 5.42 mmol/L,空腹胰岛素 2.1 μU/ml,餐后 2 h 血糖 8.17 mmol/L,胰岛素 15.9 μU/ml。

随访

2002 年 9 月 20 日术后 2 个月口服糖耐量＋胰岛素释放试验(75 g 葡萄糖):血糖 0 min 4.50 mmol/L,30 min 8.00 mmol/L, 60 min 9.70 mmol/L,120 min 7.50 mmol/L,180 min 5.00 mmol/L, 240 min 4.1 mmol/L;胰岛素 0 min 2.3 μU/ml,30 min 11.2 μU/ml, 60 min 24.1 μU/ml,120 min 17.7 μU/ml,180 min 5.6 μU/ml, 240 min 4.1 μU/ml。

2004 年 9 月,术后 2 年,未见低血糖发生。

患者术后低血糖症状完全缓解,复查 OGTT 及胰岛素释放试验,提示胰岛素分泌曲线恢复正常(图 51‑7)。

讨论

胸膜孤立性纤维瘤(solitary fibrous tumor of the pleura, SFTP)是一种少见的梭形细胞肿瘤,大多出现于脏层胸膜,临床表现与病理特点多种多样。一般为良性,但也有部分呈恶性,尤其是在肿瘤体积逐渐增大时。关于肿瘤的间皮或非间皮来源存在争论,目前大多数学者倾

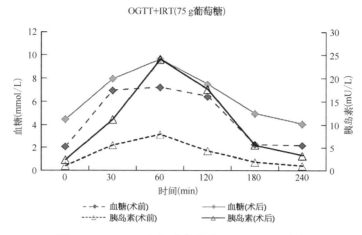

OGTT＋IRT(75 g葡萄糖)

图 51-7   SFTP 患者手术前后 OGTT＋IRT 改变

向于非间皮来源。超微结构研究也发现,这些肿瘤大多起源于间皮下结缔组织细胞,而不是间皮细胞。SFTP 的发病机制与接触石棉无关。

SFTP 主要见于成人,发病年龄一般在 60～70 岁,发病率男女基本相同。低血糖的发生频率女性为男性的 3 倍。这些肿瘤通常在胸部 X 线检查时意外发现。常见症状包括咳嗽、胸痛、呼吸困难和发热。SFTP 的胸外表现多与肿瘤体积过大有关,包括骨关节病、低血糖、杵状指等。Briselli 等证实 4% 的孤立性纤维瘤与低血糖有关,多见于体积大,生长缓慢,有丝分裂速度较快的肿瘤。低血糖与胸腔内孤立性纤维瘤相关时,被称为 Doege-Potter 综合征。

目前已知,能引起低血糖的胰外肿瘤的细胞组成及发生部位是多种多样的,就肿瘤起源组织及临床特点而言,大致分为间质组织肿瘤和上皮组织肿瘤。胸腹部巨大的发源于间质细胞的肿瘤占半数(42%),肿瘤体积大,恶性程度低,生长慢,多见于老年人。上皮组织肿瘤引起的低血糖多见于癌肿晚期,包括肝细胞癌(约占 22%)、肾上腺皮质癌(9%)、胰及胆管肿瘤(10%),其他如肺支气管癌、卵巢癌、消化道类癌、血管外皮细胞瘤(17%)。

NICTH 导致低血糖的发生机制已被广泛研究,一般认为包括以下几点:① 自主神经受到机械性压迫,迷走神经极度兴奋;② 肿瘤引起的葡萄糖消耗增加;③ 糖异生抑制;④ 肿瘤分泌胰岛素样物质,即胰岛素样生长因子-Ⅰ和Ⅱ起着重要作用。IGF-Ⅰ和 IGF-Ⅱ属于胰岛素样生长因子家族成员,与胰岛素具有结构同源性,在许多组织中具有类似胰岛素的生物学功能。其中血 IGF-Ⅰ水平一般正常,甚至偏低。肿瘤可过度分泌 IGF-Ⅱ及其大分子前体(大 IGF-Ⅱ)。

近年来,越来越多的研究表明,NICTH 的发生主要是由于肿瘤组织分泌大量胰岛素样物质,即 IGF-Ⅱ造成的。IGF-Ⅱ属于胰岛素样生长因子家族成员,结构上与胰岛素原具有同源性。IGF-Ⅱ在循环中的浓度约 100 nmol/L,为胰岛素水平的 1 000 倍,是一种强有力的胰岛素受体激动剂,可与胰岛素受体、IGF-Ⅰ受体、IGF-Ⅱ受体结合,发挥内源性胰岛素样效应。IGF-Ⅰ过度升高直接刺激肿瘤组织和肌肉、脂肪等组织对葡萄糖的利用增加,抑制肝糖生成和胰腺 B 细胞的胰岛素分泌。还可抑制垂体 GH 的分泌,从而抑制肝脏 IGF-Ⅰ、IGFBP-3 的合成与释放,导致 IGF-Ⅰ-IGFBP-酸不稳定亚单位(ALs)三元复合物形成障碍。正常情况下,血清中 70%~80% 的 IGF-Ⅰ以三元复合物存在,三元复合物的形成可以阻止 IGFs 穿过血管壁,阻断 IGFs 的内源性胰岛素样作用。在 NICTH 患者,三元复合物的形成下降,导致大量 IGF-Ⅱ以游离形式存在,容易穿过血管内皮,进入组织间隙,引起严重低血糖。此外,GH 水平的抑制造成机体对低血糖的拮抗能力下降。手术切除肿瘤后 GH 的恢复提示是肿瘤引起了 IGF-Ⅱ介导的反馈性垂体 GH 分泌抑制。因此,血糖调节激素的功能紊乱在肿瘤性低血糖的病理变化中起到了重要的作用。

由于部分患者 IGF-Ⅱ水平可为正常或轻度升高,给 NICTH 的生化诊断带来一定困难。Teale 等由此提出 IGF-Ⅱ/IGF-Ⅰ(摩尔数之比)在 NICTH 诊断中具有更高诊断价值,正常人血清总 IGF-Ⅱ/IGF-Ⅰ约为 3∶1,而 NICTH 患者血清 IGF-Ⅰ水平显著下降,IGF-Ⅱ/IGF-Ⅰ多>10∶1。我们随后进一步评估了该患者手术前后的循环 GH-IGF 轴,结果显示:该患者术前 IGF-Ⅱ/IGF-Ⅰ比值为 16.8,显著高于正常对照组。术后 2 个月,IGF-Ⅱ/IGF-Ⅰ比值降为 4.1(表51-1)。再次证实了 IGF-Ⅱ/IGF-Ⅰ在 NICTH 诊断中的重要价值。

表 51 - 1 NICTH 患者循环 GH - IGF 轴水平

	年龄（岁）		血糖（mmol/L）	GH（μg/L）	INS（mU/L）	PI（pg/ml）	IGF - I（μg/L）	IGF - II（μg/L）	IGFBP - 3（μg/L）	IGF - II/IGF - I
病例 1	60	术前	2.01	1.2	<0.1	1	53.9	907.1	2 552.5	16.8
		术后	5.42	1.3	2.1	5.2	145.8	593.7	4 758.9	4.1
正常对照（n=18）	60.66± 7.32		4.68± 0.68	3.4± 2.5	6.5± 3.9	12.70± 8.06	153.7± 49.3	633.08± 112.50	4 152.0± 497.0	4.2±2.3
胰岛素瘤（n=18）	61.25± 5.82		2.55± 1.10	2.77± 1.95	29.45± 23.96	123.3± 99.2	252.9± 100.8	671.09± 215.84	4 882.9± 1 337.4	2.6±2.1

NICTH 的治疗原则是尽可能完整地切除肿瘤,尤其是在肿瘤体积巨大,有恶性倾向时,因为能否完全切除肿瘤是影响预后的关键因素。长期随访发现,单纯手术切除可治愈所有的良性肿瘤与 45% 的恶性肿瘤。对于上皮来源的肿瘤如肝癌患者,在明确诊断时往往已失去手术时机,内科治疗的疗效差,这类患者预后很差。

低血糖的诊断思路:根据典型的低血糖症状及实验室检测,临床不难做出低血糖症的诊断,但必须充分认识低血糖症状的多样性,尤其是神经精神症状,也需要同其他疾病鉴别。如低血糖症诊断明确,进一步行低血糖病因诊断(图 51-8)。

凡考虑到低血糖可能的患者应详细询问病史,根据病史(包括任何药物的使用)、体格检查和实验室检验结果进行考虑。这些资料通常可为低血糖的病因提供线索,或排除因已知药物、严重疾病、激素缺乏引起的低血糖。NICTH 的诊治要点:① 反复发作的空腹低血糖;② 胰岛素水平正常,甚至降低,胰岛素分泌刺激不敏感;③ 胸腹腔内巨大肿瘤。

该患者有典型的惠普尔三联征,且为空腹低血糖,入院时考虑胰岛素瘤可能大。胰岛素瘤为低血糖的常见病因。但患者空腹及发作时血浆胰岛素水平均显著降低,葡萄糖耐量试验提示胰岛素对葡萄糖刺激的反应差,胰岛素分泌曲线低平,高峰消失,胰岛素分泌模式与正常人群存在显著差异,这表明该患者的低血糖发生与胰岛素分泌无关;进一步研究发现该患者的胰岛素原水平同样显著降低,对葡萄糖刺激的反应差,这表明其胰岛细胞功能是被显著抑制的,提示患者血清中存在其他高活性的降糖物质,即 IGF-II。

过去国内对 NICTH 的认识不足,加上缺乏较为可靠的 NICTH 定性诊断的实验室指标,诊断确实存在较大困难,因此 NICTH 在国内鲜有报道。近年来,有关 NICTH 的研究已日益受到国内外临床和实验室工作人员的重视。目前已知 NICTH 可能与 2.1%~7.8% 的原因不明的空腹低血糖发作有关。相对而言,NICTH 可能是一种并不少见而又容易被广大医务工作者忽视的低血糖症,有必要提高临床医师对本病的认识,因为早期诊断和肿瘤的完整切除是影响预后的关键因素。

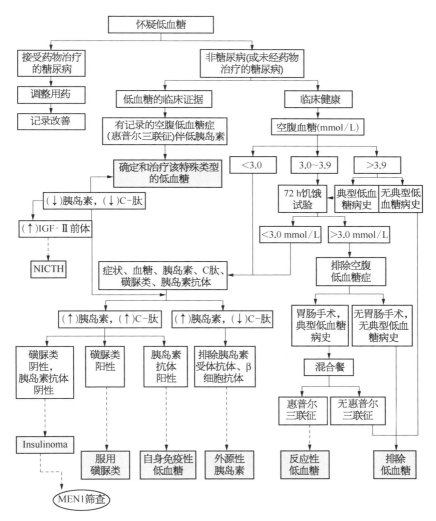

图 51 - 8　怀疑低血糖的诊断流程

参考文献

[1] Kojima G, Terada KY, Miki N, et al. Non-Islet Cell Tumor Hypoglycemia Associated with Recurrent Carcinosarcoma of the Ovary[J]. Endocrine Practice, 2013, 19(4): e83 - e87.

[2] 陆洁莉,赵咏桔,唐金凤,等.胰岛素样生长因子-Ⅱ过度分泌引起的非胰岛 细胞肿瘤性低血糖——2 例报告与文献复习[J].中华内分泌代谢杂志, 2004,20(3):234-235.

病例52　月经不调伴关节肿痛
——糖原累积症

顾卫琼　孙首悦　陈钦达　赵咏桔　宁　光

病史摘要

患者女性,25岁。因月经不调6年,双踝关节、右手掌指关节肿痛2年收治入院。

患者19岁初潮,之后月经周期一直不规则,未予重视。7年前查有高脂血症,未用任何药物治疗。2年前无明显诱因下出现双踝关节、右手掌指关节肿痛,伴不规则发热,体温38℃左右,可自行缓解。后诊为痛风,高尿酸血症(尿酸高达701 μmol/L)。予青霉素、别嘌醇等药物治疗,症状有所缓解。之后服药不规则,以上症状时好时发。

既往史中为早产儿,出生体重1 730 g。生长发育一直略迟于正常同龄儿。文化程度初中。父母非近亲,无特殊家族史。家系图谱(图52-1)。

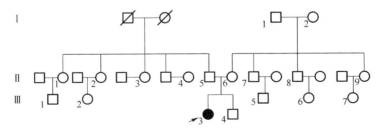

图52-1　患者家系图

体格检查

现身高146 cm,体重40 kg。T 36.9℃,P 96次/min,R 20次/

min,BP 120/80 mmHg。神清,营养中等,自主体位,查体合作,对答切题。阴毛、腋毛稀少。皮肤无黄染和紫纹。浅表淋巴结未及肿大。颈软,甲状腺未扪及肿大。两肺呼吸音清,未闻及干湿性啰音。心律齐,未闻及病理性杂音。腹平软,无压痛,未及包块。肝肋下两指,质中。移动性浊音(-),肠鸣音正常。双下肢无水肿,足背动脉搏动正常。双踝关节、右手示指掌指关节肿胀明显,伴压痛。神经系统(-)。

实验室检查

免疫球蛋白:IgE 113.62 mg/dl(↑),余正常;类风湿因子<20,补体C4 36.7(↑)。

血清蛋白电泳:白蛋白 34.9%(↓),α1 带 5.1%(↑),α2 带 18%(↑),β 带 16.5%(↑),γ 带 25.5%(↑);抗 ENA(-),ANA(-)。血常规:WBC 7.7×10^9/L,N 50.6%,淋巴细胞 41.7%(↑),RBC 3.1×10^{12}/L,Hb 92 g/L(↓);ESR 94 mm/1 h(↑)。尿常规(-)。24 h 蛋白定量 0.93 g/L。

肝功能:SGPT 59(↑);γ - GT 132(↑);尿酸 782 μmol/L(↑)。

OGTT 和胰岛素释放试验:0 min 血糖 3.49 mmol/L,胰岛素 1.1 μU/ml;30 min 血糖 11.68 mmol/L,胰岛素 34.6 μU/ml;60 min 血糖 12.17 mmol/L,胰岛素 40.9 μU/ml;120 min 血糖 8.88 mmol/L,胰岛素 37.5 μU/ml;180 min 血糖 4.49 mmol/L,胰岛素 12.6 μU/ml。血脂:三酰甘油 2.30 mmol/L(↑),总胆固醇 8.79 mmol/L(↑),HDL 1.57 mmol/L,LDL 1.83 mmol/L,Apo(A) 2.23 mmol/L(↑),Apo(B) 1.83 mmol/L(↑),Lp(a) 0.12 g/L。

血 F:正常范围,昼夜节律存在。甲状腺功能:正常范围。性腺激素:FSH 4.8 mU/ml,LH 14.5 mU/ml,PRL 15.9 ng/ml,E2 17 pg/ml,P 0.6 ng/ml,T 0.1 ng/ml,绒毛膜促性腺激素(β - HCG)0.35 mU/ml。尿可滴定酸:pH 5.49,HCO_3^- 7.28 mEq/L(0.64~13.6 mEq/L),TA 12.42 mEq/L(9.15~30.7 mEq/L),NH_4^+ 30.996 mEq/L。

胰高糖素试验:0 min 血糖 2.98 mmol/L,血乳酸 4.39 mmol/L;30 min 血糖 3.54 mmol/L,血乳酸 7.96 mmol/L;60 min 血糖 4.13 mmol/

L,血乳酸 8.54 mmol/L；90 min 血糖 4.35 mmol/L,血乳酸 7.02 mmol/L；120 min 血糖 3.87 mmol/L,血乳酸 4.69 mmol/L。

辅助检查

肌电检测：左趾短伸肌较多正相波,属界限性肌电改变。左腓神经传导速度相对于右侧略延迟。

肝活检病理诊断："肝脏穿刺"糖原核可符合糖原沉积症,PAS(＋),网状(－)(图 52-2)。

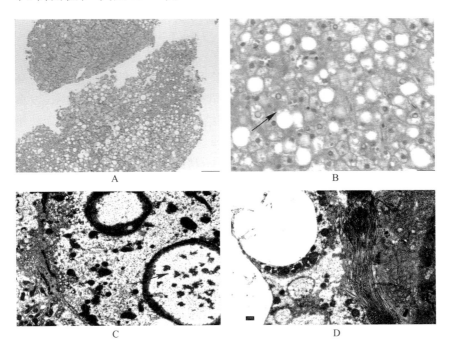

图 52-2　肝活检标本的光镜和电镜照片,箭头所指之处为核内沉积的糖原
A. (×40)照片；B. (×400)照片；C. (×5 800)照片；D. (×7 400)照片

B超：肝肋下 50 mm,肝内脂肪浸润；海绵肾？右肾结石。

双手 X 线(－)；双足 X 线：双足软组织肿胀,右侧较明显,右侧腓骨下端骨性膨大,胫骨下端骨缘模糊,右踝关节间隙较窄。

双踝关节 MRI：双踝关节周围异常信号,右侧较明显,考虑痛风性滑膜炎。

诊断与诊断依据

1. **临床诊断** 糖原累积症Ⅰa型。
2. **基因诊断** G6p c.727 G>T。
3. **诊断依据** 患者以高尿酸血症为临床首发症状,且严重程度与其年龄不符。在排除家族性高尿酸血症的可能后,同时发现了脂血症和高乳酸血症的存在,以及不典型的低血糖。结合肝穿刺的病理诊断和分子生物学依据,诊为糖原累积症Ⅰa型。

诊疗经过

患者为一位25岁的年轻女性,除月经失调外,伴有中至重度的高尿酸血症和脂血症。既往病史中有早产和低体重儿的病史,生长发育迟缓,但无智力障碍。父母否认近亲结婚史。体检发现有肝大,无法用已确诊的高尿酸血症和脂血症来解释。本次入院是想查明月经失调的病因。结合现有的病史,入院后进行了常规生化检查和相关内分泌激素测定。

生化检查提示患者同时存在糖、脂和尿酸代谢异常。常见的病因如伴有胰岛素抵抗的代谢综合征可同时解释上述代谢异常,但该患者不存在肥胖和高胰岛素血症,故需寻找其他致病的可能性。由于其空腹血糖水平相对较低,身材矮小但智力正常,伴有肝大,家族史中未能提供任何阳性线索,初步考虑为一代谢性疾病。从分析"高尿酸血症"着手,在基本排除了造成尿酸排泄减少及尿酸生成增多等其他原发和继发性病因后,结合上述临床表现,高度怀疑"糖原累积症"可能。并进一步做了胰高糖素试验,结果又发现了高乳酸血症的存在。在胰高糖素试验中,该患者表现为血糖上升不明显,但乳酸上升5 mmol/L。肝穿刺活检提示肝细胞核内有大量糖原沉积。

进一步通过患者及其家族成员的DNA测序,在分子生物学水平进行了检测。对先证者及其父母、兄的葡萄糖-6-磷酸酶(G6P)基因的第1、2、3、4、5外显子进行PCR扩增。对其他10例家系成员进行第

5 外显子测序。家系成员情况见图 52-1,箭头所指处为先证者。第 5 外显子测序结果显示患者(Ⅲ-3)葡萄糖-6-磷酸酶基因核苷酸序列 727 位点存在 g/t 的纯化突变(G6p c.727 G＞T)。其父母(Ⅱ-5,Ⅱ-6)则存在该位点的杂合突变。其兄不存在这一突变。另第 1、2、3、4 外显子测序未见突变。家系分析显示Ⅰ、Ⅱ、Ⅲ三代中均有突变基因携带者。

讨论

1. **糖原累积症简介**　糖原累积症是由于糖原合成和分解所需要的酶有遗传性缺陷引起的一种临床上比较少见的遗传性疾病。不同酶的缺陷引起不同类型的病,其中以Ⅰ型最常见。此型患者由于葡萄糖-6-磷酸酶缺陷,使葡萄糖不能进行磷酸化,既不能合成肝糖原和肌糖原,糖异生通路也被阻断,故此型患者在糖原累积症中是最严重的一型,估计发病率为 1/200 000。最新报道的一项中国南方人群的回顾性研究观察了 1997～2010 年的遗传性代谢性疾病发病情况。其中,GSD1 型位于第 8 位,估算的发病率为 1/150 000。此型有两亚型,Ⅰa 型系缺乏葡萄糖-6-磷酸酶活力所致;Ⅰb 型由于葡萄糖-6-磷酸微粒体转移酶缺乏导致葡萄糖-6-磷酸向肝微粒体内转运障碍,葡萄糖-6-磷酸酶本身活力正常。临床上有下列特征:① 患儿出生后即出现低血糖(因肝糖输出减少),长期频发低血糖症后脑细胞发育受损,以致智力低下,生长迟缓,往往于 2 岁前夭折。② 肝大。③ 脂血症:长期低血糖促使脂肪分解增多,脂肪酸在肝脏中形成,三酰甘油升高。④ 脂肪酸分解加速,易引起酮症。同时当葡萄糖-6-磷酸不能转化为葡萄糖时,糖酵解相应旺盛,使乳酸生成过多,造成乳酸性酸中毒。⑤ 大量乳酸及酮酸经肾排出而抑制了尿酸排出,以至引起高尿酸血症。在发病后的 20～30 年,22％～75％患者可出现肝细胞腺瘤(HCA),并由此发展为肝癌。Ⅰb 型患者临床表现与Ⅰa 型相同,不同的是此型患者有中性粒细胞减少和功能不全,易反复发生感染,如炎症性肠病等。

2. **病例临床和遗传特征**　该患者起病隐匿,即出生至今无典型低血糖症状。前来就诊时以多种代谢异常为主要表现:高脂血症、高尿酸血症、高乳酸血症和较低的空腹血糖水平。根据该患者没有中性粒细胞减少和功能不全的临床表现,临床诊断为"糖原累积症Ⅰa型"。进一步通过患者及其家族成员的 DNA 测序,在分子生物学水平进行了检测。

由葡萄糖-6-磷酸酶缺陷引起的糖原累积症Ⅰa型又名 von Gierke 病,是一种常染色体隐性遗传性疾病。该酶仅由肝、肾和肠黏膜分泌。自 1993 年人和鼠的 G6Pase cDNA 被克隆后,已知人 *G6Pase* 基因位于 17 号染色体长臂端,全长 12.5 kb。含有 5 个外显子,长度分别为 309 bp、110 bp、106 bp、116 bp、509 bp。在已报道的 78 个突变位点中,无义或错义突变 58 种,剪切改变 4 种,小片断碱基缺失 10 种,小片断插入 4 种,小片断插入缺失 1 种,碱基重排(包括逆转)有 2 种。有文献报道,R83C 和 Q347X 突变型在高加索人中最为常见,130X 和 R83C 突变型在西班牙裔人中最常见,R83H 型在中国人中最常见。最近在国内首次报道了 p. Ala274Val, p. Phe80Ile 和 p. Gly118Asp 这三个新发现的错义突变。R83H,P178S, G188S,CEPQ245,248WRAA,G270V 和 L345R 突变使 G6Pase 活性丧失,而 W236R 突变仅使 G6Pase 活性减低。

该先证者在 *G6Pase* 基因第 5 外显子核苷酸序列 727 位点的 g/t 突变,虽使第 216 密码子由 CTG 变成 CTT,但未造成氨基酸的编码改变。该突变类型与 Kajihara 等报道结果一致。研究已证实由此突变转录的 mRNA 在外显子 5′端的下游处增加了一个新的剪切位点,由于核苷酸 642~732 位点之间的 91 bp 缺失,引起阅读框移位而在密码子 202 处提前中断。这个突变的 G6Pase 在羧基末端合成的氨基酸多肽比正常(311 个)少 146 个氨基酸,且已丧失 G6Pase 活性。该突变型占日本人糖原累积症Ⅰa型的 88%~91%不等,并在中国台湾和香港及内地亦见报道。故 g727t 突变很可能是中国乃至亚洲人群糖原累积症Ⅰa型较常见的突变类型。家系基因型分析可以清晰显示该突变位点的传递情况。突变基因来源于先证者的外祖母和祖母(或祖父,因去世不明),除先证者因纯合突变而发病外,其家系成员均为正常基因型或杂合基因型,伴有正常临床表现和生化水平,故该病发生完全符合常染色体隐性遗传规律。

　　3. 肝穿刺活检和 DNA 检测作为疾病诊断手段的优劣点　　最新的一项在比利时进行的横断面研究,共采集了 21 例平均年龄在 10 岁的 GSD Ⅰa 型患者的临床资料。在有家族史的情况下,最小诊断年龄为 1 个月(通过家族史和低血糖的临床表现)。无家族史情况下,因为低血糖、肝大等临床表现就诊而诊断的最小年龄为 4 个月。共有 19 例患者采用了肝穿刺活检确诊,包括上述出生 4 个月确诊的患者。糖原累积症Ⅰa 型的诊断建立在肝穿刺的酶学检测上。但由于组织活检的有创性,使之很难得到开展。在该例患者中,先后进行了 2 次肝活检,但均因组织的纤维化和断裂,导致无法得到充足的组织量进行检测。因而在临床上,我们充分体会到肝活检不宜作为该病的必要检测手段。我们认为,作为一种致病基因已明确的遗传性疾病,DNA 检测完全可作为临床诊断的必要补充,并可能为该疾病的早期诊断和临床干预提供依据。

　　4. 小结　　该病遗传机制已明确,即便如此,该病例仍有许多值得探究之处:该患者的一些不典型症状如血糖不是很低,在未有任何饮食等治疗情况下生存至成年,没有出现肝微腺瘤、肾脏损害等并发症,是否完全可用酶活性的部分丧失来解释? 该患者为什么会出现糖负荷后的血糖升高,达到糖调节受损水平? 这是个很有意义的病例,且糖原累积症并发症的发病机制尚有许多不明确之处。这些问题将成为我们下一步研究的重点。

参考文献

[1]　Shieh JJ, Terzioglu M, Hiraiwa H, et al. The Molecular basis of glycogen storage disease type Ia[J]. J Bio Chem, 2002, 227: 5047 - 5053.

[2]　Hui J, Tang NL, Li CK, et al. Inherited metabolic diseases in the Southern Chinese population: spectrum of diseases and estimated incidence from recurrent mutations[J]. Pathology, 2014, 46(5): 375 - 382.

[3]　Kanamori H, Nakade Y, Yamamoto T, et al. Case of cholangiocellular carcinoma in a patient with glycogen storage disease type Ia[J]. Hepatol Res, 2014, Jun 6. doi: 10. 1111/hepr. 12366[Epub ahead of print].

[4]　Akanuma J, Nishigaki T, Fujii K, et al. Glycogen storage disease type Ia:

Molecular diagnosis of 51 Japanese patients and characterization of splicing mutations by analysis of ectopically transcribed mRNA from lymphoblastoid cells[J]. Am J Med Genet, 2000, 91: 107 - 112.

[5] Lei KJ, Shelly LL, Pan CJ, et al. Mutations in the glucose - 6 - phosphatase gene that cause glycogen storage disease type Ia[J]. Science, 1993, 262 (22): 580 - 583.

[6] Lei KJ, Chen YT, Chen H, et al. Genetic basis of glycogen storage disease type Ia: Prevalent mutations at the glucose - 6 - phosphatase locus[J]. Am J Hum Genet, 1995,57: 766 - 771.

[7] WJ Lee, HM Lee, CS Chi, et al. Genetic analysis of the glucose - 6 - phosphatase mutation of type Ia glycogen storage disease in a Chinese family[J]. Clin Genet, 1996, 50: 206 - 211.

[8] Zheng BX, Lin Q, Li M, et al. Three novel mutations of the G6PC gene identified in Chinese patients with glycogen storage disease type Ia[J]. Eur J Pediatr, 2015, 174: 59 - 63.

[9] Santos BL, de Souza CF, Schuler-Faccini L, et al. Glycogen storage disease type I: clinical and laboratory profile[J]. J Pediatr (Rio J), 2014, 90: 572 - 579.

病例 53　Rabson-Mendenhall 综合征

蒋怡然　王卫庆　崔　斌　宁　光

病史摘要

患者女性,6 岁,因"皮肤粗糙、体毛增多 6 年,发现胰岛素升高 1 年"入院。患者足月顺产,出生时体重 2 900 g,身长 50 cm。自幼皮肤粗糙,毛发卷曲、浓密,体毛多,3 岁时发现腋下及颈部皮肤变黑,4 岁半开始换牙,牙列不齐。5 岁时外院就诊,查甲状腺功能正常,口服葡萄糖耐量及同步胰岛素释放试验提示血清胰岛素水平升高及空腹血糖偏低,予口服二甲双胍 2 次/d,0.25 g/次治疗。染色体核型正常。患儿 1 岁时因"肠套叠"手术治疗。父母体健,非近亲结婚,无类似症状,随机血糖正常。外婆有糖尿病史,否认其他家族遗传病史。母亲怀孕 5 个月时曾"服用黄体酮及其他保胎药"。

体格检查

T 36.4℃,HR 92 次/min,R 18 次/min,BP 100/60 mmHg,身高 117.5 cm,体重 18 kg(生长曲线见图 53 - 1),BMI 13.04 kg/m²。全身皮肤干燥、粗糙,皮肤弹性差,皮下脂肪较少。颈部及腋下皮肤见明显黑棘皮征。面容特殊:毛发粗黑卷曲,眉毛密,发际低,眼距略宽,下颌稍突出,牙列不齐伴广泛龋齿。体毛多,分布以四肢及背部、腰骶部为著,腋毛阴毛未现。双侧乳头增大,阴蒂肥大。腹软,右下腹见一陈旧性手术瘢痕,腹膨隆,肝脾肋下未及。指、趾粗短,指甲稍厚(临床特征见图 53 - 2)。

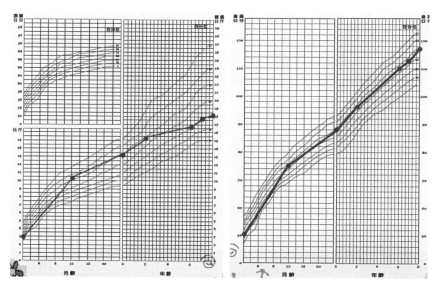

图 53 - 1　患者生长曲线图

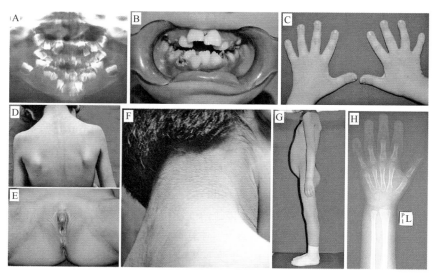

图 53 - 2　患者临床特征

A、B. 牙列不齐伴龋齿；C. 指甲肥厚；D. 多毛；E. 阴蒂肥大；F. 多毛、黑棘皮；G. 腹部膨隆；H. 骨龄延迟

实验室检查

血常规：WBC 6.2×10^9/L，RBC 4.98×10^{12}/L，Hb 140 g/L，PLT 400×10^9/L。

尿常规：葡萄糖（＋＋＋＋）；酮体（＋）。

肝功能 ALT 20 U/L，AST 26 U/L；ALB 40 g/L。

肾功能：尿素氮 4.2 mmol/L，血肌酐 27.0 μmol/L，尿酸 131 μmol/L。

血电解质：Na^+ 142.0 mmol/L，K^+ 4.66 mmol/L，Ca^{2+} 2.42 mmol/L，P^{3-} 1.69 mmol/L。

患者及其父母口服葡萄糖耐量试验结果见表53-1。

表 53-1　患者及其父母口服糖耐量试验及同步胰岛素释放试验结果

	试　　验	0 min	30 min	60 min	120 min	180 min
患者	OGTT(mmol/L)	3.4	10.7	9.3	7.3	5.9
	IRT(μU/ml)	129	558	483	472	469
父亲	OGTT(mmol/L)	5	9.1	8.6	5.5	4.7
	IRT(μU/ml)	3.6	105	131	85.1	26
母亲	OGTT(mmol/L)	4.8	8	7.4	4.6	3.3
	IRT(μU/ml)	6.7	125	74	73.1	53.1

注：OGTT 为口服糖耐量试验，IRT 为同步胰岛素释放试验。

患者父母高胰岛素-正葡萄糖钳夹试验结果见表53-2。

表 53-2　患者父母高胰岛素-正葡萄糖钳夹试验结果

参　　数	父　亲	母　亲	正常对照组
身高(cm)	170	163	164.6 ± 6.9
体重(kg)	73	55	53.4 ± 5.4
BMI(kg/m²)	25.4	20.7	19.9 ± 1.2
年龄(y)	31	31	26.7 ± 2.2
空腹血糖(mmol/L)	5	4.8	4.5 ± 0.3

参　　　数	父　亲	母　亲	正常对照组
餐后 2 h 血糖(mmol/L)	5.5	4.6	4.4±1.1
空腹胰岛素(μU/ml)	3.6	6.7	4.9±1.6
餐后 2 h 胰岛素(μU/ml)	85.1	73.1	16.8±7.6
葡萄糖利用率[mg/(kg・min)]	5.9	6.4	10.6±1.0

糖化血红蛋白(HbA_{1c})：5.8%(4.7%～6.4%)。

抗胰岛细胞抗体及抗胰岛素抗体阴性。

血 F 昼夜节律：8 时 26.1 μg/dl,16 时 10.8 μg/dl,0 时 1.2 μg/dl。尿游离 F(UFC) 56.00 μg/24 h。ACTH 2 次分别为 18.10 pg/ml 和 46.00 pg/ml。

性激素全套：LH<0.07 mU/ml,FSH 0.76 mU/ml,PRL 27.41 ng/ml,E2<10 pg/ml,P<0.1 ng/ml,T<0.08 ng/ml,17 - OHP 1.51 ng/ml(0.07～1.53 ng/ml),DHEAS 17.35 μg/dl(19～63 μg/dl)。

甲状腺功能：FT3 5.56 pmol/L, FT4 18.05 pmol/L, sTSH 2.567 mU/L。

GH 3.57 ng/ml(0.1～10 ng/ml),胰岛素样生长因子- 1(IGF - 1) 29.3 ng/ml(52～294 ng/ml),胰岛素生长因子结合蛋白- 3(IGFBP - 3) 0.99 μg/ml(1.3～5.6 μg/ml)。

尿微量白蛋白：40.81 mg/24 h(<21.15 mg/24 h)。

辅助检查

眼底照相：双眼眼底未见明显异常改变。

神经传导速度：未见明显异常。

B 超：肝、胆、胰、脾、子宫、附件未见明显异常,右肾大小 101 mm×45 mm×56 mm,左肾大小 110 mm×45 mm×56 mm,双肾盂轻度分离。双侧颈动脉、双侧下肢动脉血流参数未见明显异常。

头颅 MRI：未见明显异常。

骨龄评估：3 岁左右，小于实际年龄。

口腔科会诊：提早替牙、广泛龋损、牙列拥挤、骨性反颌倾向、再残留（残根）。

基因检测：对患者及其父母胰岛素受体（*INSR*）基因全部 22 个外显子进行基因测序筛查，发现患者和父亲同时存在 *INSR* 第 6 号外显子 ATG→ACG 错义突变，导致 Met469Thr 改变，而其母亲并未发现任何异常。对胰岛素受体底物-1（*IRS-1*）基因测序检测中发现患者和其母亲 *IRS-1* 基因 1 号外显子存在 CCG→CTG 突变，导致 Pro569Leu 改变，而其父 *IRS-1* 基因未发现任何异常（图 53-3）。我们又对 100 例正常人进行了此 2 个位点的 PCR 扩增测序，结果均未发现突变。

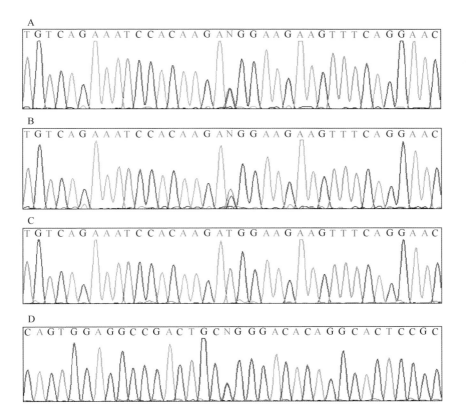

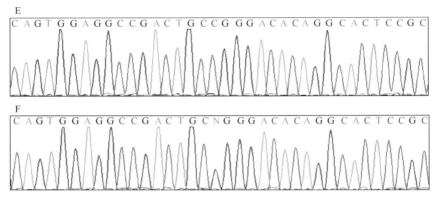

图 53 - 3　患儿及其父母基因测序结果

　　A. 患者 INSR 第 6 号外显子 ATG→ACG 的错义突变,导致 Met469Thr 的改变;B. 患者父亲 *INSR* 基因的杂合突变;C. 患者母亲 INSR 的正常序列;D. 患者 *IRS - 1* 基因第 1 号外显子CCG→CTG 的突变,导致 Pro569Leu 的改变;E. 患者父亲 *IRS - 1* 基因的正常序列;F. 患者母亲 *IRS - 1* 基因杂合突变

诊断与诊断依据

　　1. **临床诊断**　Rabson-Mendenhall 综合征。

　　2. **诊断依据**

　　(1) 体征：① 体表测量：体型消瘦,皮下脂肪少(BMI 13.04 kg/m²);② 皮肤及体毛：颈部及腋下皮肤见明显黑棘皮征,体毛多,分布以四肢及背部、腰骶部为著;③ 特殊面容：发际低、眼距略宽、下颌稍突出、牙列不齐伴广泛龋齿;④ 生殖器特征：双侧乳头增大,阴蒂肥大。

　　(2) OGTT 及 IRT 提示空腹血糖降低及明显胰岛素抵抗。

　　(3) 基因检测：患者 *INSR* 第 6 号外显子上存在 Met469Thr 改变,由父亲遗传;*IRS - 1* 第 1 号外显子存在 Pro569Leu 改变,为母亲遗传。

讨论

　　Rabson-Mendenhall 综合征由 Rabson 和 Mendenhall 在 1956 年首次发现并命名,主要以严重的胰岛素抵抗为特征,伴有多毛、黑棘皮、牙发育异常、松果体增生、指甲肥厚、生殖器肥大、腹部膨隆等。Rabson-Mendenhall 综合征临床极为罕见，其中以复合杂合突变居多，纯合突变较少。

　　本研究报道了一例 Rabson-Mendenhall 病例，分析总结了患者的临床资料，并对患者及其父母进行了分子生物学研究，发现患者 *INSR* 第 6 号外显子上存在 Met469Thr 改变，由父亲遗传所致；*IRS-1* 基因 1 号外显子存在 Pro569Leu 改变，为母亲遗传；此为 Rabson-Mendenhall 综合征一个新的突变类型。同时，高胰岛素-正葡萄糖钳夹试验证实虽然患者父母只携带一个杂合突变位点，但均存在不同程度的胰岛素抵抗。

　　1. **遗传性胰岛素抵抗综合征分型**　　目前，与胰岛素受体基因突变有关的遗传性胰岛素抵抗综合征主要包括矮妖综合征、Rabson-Mendenhall 综合征及 A 型胰岛素抵抗等。矮妖综合征是遗传性胰岛素抵抗中最严重的一种表型，患儿常有严重的宫内发育迟缓、小妖精面容，多在 2 岁前由于胰岛 β 细胞功能衰竭，导致酮症酸中毒和各种并发症而死亡。A 型胰岛素抵抗多见于青年女性，以严重的胰岛素抵抗、黑棘皮及高雄激素血症为特点，糖尿病一般不重，可存活至成年后。Rabson-Mendenhall 综合征（简称 RMS）临床表型的严重程度常介于矮妖综合征和 A 型胰岛素抵抗之间，在发病初期，由于胰岛素无法与胰岛素受体结合发挥正常的生理作用，β 细胞代偿性分泌亢进，血胰岛素水平升高，患儿常出现空腹低血糖，随着病程的进展，血胰岛素水平逐渐下降，最终导致持续的血糖升高，多在青春期死于严重的酮症酸中毒和反复并发的感染，从病程上看有点类似 2 型糖尿病的发展过程，但其胰岛 β 细胞功能的衰退仅需短短的几年时间。Longo N 对一位 RMS 患者进行了回顾性研究，将其病情的发展分为 3 个阶段：0～1 岁时较高胰岛素水平足以抑制肝糖原输出，但胰岛素刺激的外周组织对葡萄糖的利用明显受阻，患儿主要表现为空腹低血糖和餐后高血糖；3～4 岁时由于胰岛素水平下降，肝糖原输出抑制作用逐渐被解除，患儿开始表现为持续血糖升高；6 岁后随着胰岛素浓度下降，其对脂肪酸氧化抑制能力减弱，最终发展为糖尿病酮症酸中毒。该患者为 6 岁女性,以黑棘皮病、体毛增多、牙列不齐为主要临床表现,同时以高胰岛素血症为主要实验室特征,OGTT 结果提示有空腹血糖降低及严重的胰岛素抵抗,目前 HbA$_{1c}$ 仍在正常范围(5.8%),推测患儿可能处于疾病发展的早期阶段,胰岛 β 细胞功能代偿性增加,大量胰岛素足以抑制肝糖原输出;另一方面由于患儿长期服用二甲双胍,增加了外周组织对葡萄糖的利用,所以尚未出现餐后高血糖状态。

2. 胰岛素受体基因突变对受体功能的影响 胰岛素信号转导途径的任何一个环节受损均可导致胰岛素抵抗,其中最为重要的一个环节就是胰岛素受体。人胰岛素受体基因位于染色体 19p13.2～13.3,全长超过 120 kb,包含了 22 个外显子,21 个内含子,其中 1～11 号外显子编码 α 亚基,12～22 号外显子编码 β 亚基。胰岛素与细胞表面特异的受体 α 亚基结合后,受体酪氨酸残基自身磷酸化,酪胺酸激酶催化域被激活,催化域催化含酪胺酸残基的胰岛素受体底物-1(IRS-1)并使其磷酸化,被激活的 IRS-1 引起磷酸化级联反应,激活细胞内的信号传导通路。目前发现的胰岛素受体基因突变约有 90 余种不同的位点,包括错义、无义突变,插入、缺失突变及复合重排等,Taylor 等将胰岛素受体基因突变对受体功能的不同影响分为五类:① 胰岛素受体的生物合成减少;② 受体转运至细胞膜表面发生障碍;③ 受体与胰岛素的亲和力降低;④ 酪氨酸激酶活性下调;⑤ 胰岛素受体降解加速。自 1990 年 Kadowaki T 等发现了与 Rabson-Mendenhall 综合征相关的胰岛素受体基因突变位点后(N15K,R1000X),目前已报道了 20 余个不同位点。Longo N 等对 3 例 RMS 综合征患者进行了分析,结果发现 3 例 RMS 患者至少有一个错义突变发生在胰岛素受体的细胞内结构域,保留了一定的与胰岛素受体结合的能力,由此推测残存的受体结合能力与患者生存期的长短有关。Thiel CT 等报道了一位 13 岁的复合杂合突变患者,该患者的突变位点分别位于 2 号外显子 R159F 和 3 号外显子 R229C,但受体与胰岛素结合能力并未受损,对患者成纤维细胞进行免疫荧光检测发现胰岛素受体基因的 α 和 β 亚单位在细胞核周围存在分布异常,同时三维结构模型也提示这两个突变位点可能与受体前加工及受体转运至细胞膜表面发生障碍有关。

在获得知情同意后对患者及其父母的外周血 DNA 进行 *INSR* 基因突变检测,发现患者只存在 *INSR* 基因第 6 号外显子 Met469Thr 突变,其父在该等位基因发现与患者相同的突变,其母在该等位基因未发现任何异常。这与 Fowlkes JL 报道的一例 Rabson-Mendenhall 综合征,基因检测只是发现一个来自母亲的杂合突变(S635L)以及 Longon N 等报道 Rabson-Mendenhall 综合征患者只存在 R1174W 的改变情况基本相同。*INSR* 基因第 6 号外显子- Met469Thr 突变位于胰岛素受体 α 亚单位的 L2 功能域(359～472),此功能域是与胰岛素及其他生长因子结合的中心部位,为此我们对不同物种 *INSR* 基因进行了比对,发现在生物进化过程中第 469 位甲硫氨酸位于高度保守区域,推测该结构域中氨基酸的改变可导致胰岛素与胰岛素受体的结合力受损。

3. **胰岛素受体及胰岛素受体底物基因 1 协同作用导致胰岛素抵抗发生**　Brüning JC 等研究发现 INSR 杂合突变鼠(INSR＋/－)、IRS - 1 杂合突变鼠(IRS - 1＋/－)及 INSR/IRS - 1 双杂合突变鼠(INSR/IRS - 1＋/－)出生后 2 个月的胰岛素水平分别为野生型的 1.3 倍、1.9 倍及 2.6 倍,但血糖水平和野生型相比并无显著差异;出生后 6 个月,IRS - 1 杂合突变鼠(IRS - 1＋/－)的胰岛素水平变化不大,但 INSR 杂合突变鼠(INSR＋/－)及 INSR/IRS - 1 双杂合突变鼠(INSR/IRS - 1＋/－)的胰岛素水平明显上升,分别为野生型的 5 倍及 13 倍,其中 10％的 INSR 杂合突变鼠(INSR＋/－)出现了糖尿病,而 40％的 INSR/IRS - 1 双杂合突变鼠(INSR/IRS - 1＋/－)出现了较严重的糖尿病。这个试验提示突变的 INSR(INSR＋/－)及 IRS - 1(IRS - 1＋/－)通过协同作用影响了胰岛素信号的传递过程以致出现较严重的临床表型。于是我们对患者及其父母胰岛素受体底物- 1(*IRS - 1*)基因的基因序列进行检测后,发现患者和其母亲 *IRS - 1* 基因 1 号外显子存在 Pro569Leu 的改变,而其父 *IRS - 1* 基因未发现任何异常。*IRS - 1* 基因位于染色体 2q36 - 37,包括完整的 5′非翻译区,编码区和 3′非翻译区。胰岛素受体底物- 1(IRS - 1)是一种信号传导蛋白,广泛分布于胰岛素敏感组织细胞质内。磷酸化的 IRS 与磷脂酰肌醇 3 激酶(PI3K)的 P85 调节亚单位结合,催化 p110 而激活 PI3K,引起 PI3K 的活性增强,进一步使 PKB(蛋白激酶 B)的丝氨酸残基磷酸化,导致葡萄糖转运蛋白 4(GLUT4)从胞内易位至胞膜而促进葡萄糖的利用。IRS-1 包括 21 个潜在的酪氨酸磷酸化位点,其中有 6 个 YMXM 单位和 3 个 YXXM 单位,IRS-1 还包括至少 30 个丝氨酸/苏氨酸磷酸化位点,能被多种酶识别,IRS-1 蛋白表达的降低及 IRS-1 结构和功能的变化都会影响胰岛素信号传导通路。本例患者 *IRS-1* 基因 Pro569Leu 的突变主要位于 YXXM(551~554)附近,同时基因比对结果也提示第 569 位脯氨酸在生物进化中处于相对保守区域内,提示该结构域中的氨基酸改变可能影响了 IRS-1 酪氨酸磷酸化,但这需要进一步的功能实验以明确。

4. 高胰岛素-正葡萄糖钳夹试验证实父母存在胰岛素抵抗 OGTT 及 IRT 试验提示患者存在空腹低血糖及严重的胰岛素抵抗,其父母虽然血糖正常,但胰岛素高峰为基础胰岛素的 20~30 倍,同时父亲 *INSR* 基因第 6 号外显子存在 Met469Thr 突变,母亲 *IRS-1* 基因 1 号外显子存在 Pro569Leu 突变,于是我们对患者父母进行了高胰岛素-正葡萄糖钳夹试验。高胰岛素-正葡萄糖钳夹技术能在胰岛素-葡萄糖代谢平衡状态下精确测定组织对胰岛素的敏感性,是评价机体胰岛素对葡萄糖作用的"金标准",但由于其为有创性检查,并且花费较高,目前尚未在临床上推广应用。由于患儿年龄较小,不适宜进行此项有创检查,并且目前国际上也无相应的参考指标来说明儿童胰岛素抵抗的情况,因此只对其父母进行了高胰岛素-正葡萄糖钳夹技术。结果患者父亲葡萄糖利用率为 5.9 mg/(kg·min),较正常对照组下降 44.3%;患者母亲葡萄糖利用率为 6.4 mg/(kg·min),较正常对照组下降 39.6%。此试验证实虽然患者父母只携带一个杂合突变位点,但均存在不同程度的胰岛素抵抗。

通常认为 Rabson-Mendenhall 综合征是一类与胰岛素受体基因突变有关的疾病,但本研究发现除了胰岛素受体之外,*IRS-1* 基因也参与了此病的发生,突变的 *INSR* 及 *IRS-1* 基因通过协同作用影响了胰岛素信号的传递过程,以致患者出现较为严重的临床表现;而其父母由于只有 1 个杂合突变,只表现为轻度的胰岛素抵抗。

参考文献

[1] Rabosn SM, Mendenhall EN. Familial hypertrophy of pineal body, hyperplasia of adrenal cortex and diabetes mellitus; report of 3 cases[J]. Am J Clin Pathol, 1956, 26(3): 283 - 290.

[2] 万慧,贾伟平. 胰岛素受体基因突变与 Rabson-Mendenhall 综合征[J]. 中华内分泌代谢杂志,2007,23: 88 - 91.

[3] Whitehead JP, Soos MA, Jackson R, et al. Multiple molecular mechanisms of insulin receptor dysfunction in a patient with Donohue syndrome[J]. Diabetes, 1998, 47(8): 1362 - 1364.

[4] Musso C, Cochran E, Moran SA, et al. Clinical course of genetic diseases of the insulin receptor (type A and Rabson-Mendenhall syndromes): a 30 - year prospective[J]. Medicine (Baltimore), 2004, 83(4): 209 - 222.

[5] Longo N, Wang Y, Pasquali M, et al. Progressive decline in insulin levels in Rabson-Mendenhall syndrome[J]. J Clin Endocrinol Metab, 1999, 84 (8): 2623 - 2629.

[6] Seino S, Seino M, Nishi S, et al. Structure of the human insulin receptor gene and characterization of its promoter[J]. Proc Natl Acad Sci USA, 1989, 86(1): 114 - 118.

[7] Taylor SI, Cama A, Accili D, et al. Genetic basis of endocrine disease. 1 Molecular genetics of insulin resistant diabetes mellitus [J]. J Clin Endocrinol Metab, 1991, 73(6): 1158 - 1163.

[8] Kadowaki T, Kadowaki H, Accili D, et al. Substitution of lysine for asparagine at position 15 in the alpha-subunit of the human insulin receptor. A mutation that impairs transport of receptors to the cell surface and decreases the affinity of insulin binding[J]. J Biol Chem, 1990, 265(31): 19143 - 19150.

[9] Longo N, Wang Y, Smith SA, et al. Genotype-phenotype correlation in inherited severe insulin resistance[J]. Hum Mol Genet, 2002, 11(12): 1465 - 1475.

[10] Thiel CT, Knebel B, Knerr I, et al. Two novel mutations in the insulin binding subunit of the insulin receptor gene without insulin binding impairment in a patient with Rabson-Mendenhall syndrome[J]. Mol Genet Metab, 2008, 94(3): 356 - 362.

[11] Fowlkes JL, Bunn RC, Coleman HN, et al. Severe deficiencies of IGF - Ⅰ, IGF - Ⅱ, IGFBP - 3, ALS and paradoxically high-normal bone mass in a child with insulin-resistance syndrome (Rabson-Mendenhall type) [J].

Growth Horm IGF Res, 2007, 17(5): 399 – 407.

[12] Brüning JC, Winnay J, Bonner-Weir S, et al. Development of a novel polygenic model of NIDDM in mice heterozygous for IR and IRS1 null alleles[J]. Cell, 1997, 88(4): 561 – 572.

[13] Nishiyama M, azawa J, Ariyama T, et al. The human insulin receptor substrate –1 gene (IRS1) is localized on 2q36[J]. Genomics, 1994, 20(1): 139 – 141.

[14] Tanti JF, Grémeaux T, Grillo S, et al. Overexpression of a constitutively active form of phosphatidylinositol 3 – kinase is sufficient to promote Glut 4 translocation in adipocytes[J]. J Biol Chem, 1996, 271(41): 25227 – 25232.

[15] Sun XJ, Rothenberg P, Kahn CR, et al. Structure of the insulin receptor substrate IRS – 1 defines a unique signal transduction protein[J]. Nature, 1991, 352(6330): 73 – 77.

[16] White MF, Kahn CR. The insulin signaling system[J]. J Biol Chem, 1994, 269(1): 1 – 4.

病例 54 烦渴、多饮、多尿、多食伴视物模糊、听力下降
——Wolfram 综合征

张豫文　洪　洁　张惠杰　贾慧英　崔　斌
王卫庆　李小英　宁　光

病史摘要

患儿女性,13 岁,因"烦渴、多饮、多尿、多食 8 年,伴视物模糊、听力下降 5 年"入院。

患儿 8 年前无明显诱因出现烦渴、多饮、多尿、多食,日进水量约 3～4 L,日进食主食量约 0.5 kg,辅食亦有增加,且伴体重明显下降。遂于当地医院就诊,诊断为"糖尿病"。予以胰岛素治疗后,症状稍缓解,之后未复查血糖。5 年前,患儿在无明显诱因下出现排尿不畅,并逐渐发展为小便不能自解,同期出现视物模糊,同时身高、体重不再增长。再次于当地医院就诊,查空腹血糖 10.2 mmol/L,空腹血清 C 肽 0.17 ng/ml,糖化血红蛋白 11%,听觉电生理提示听力下降,视觉电生理提示视力减退,诊断为"1 型糖尿病,Wolfram 综合征"。之后一直给予胰岛素治疗至今。追问病史,患儿足月顺产,母乳喂养,5 岁前生长发育如同龄儿,现尚无月经来潮。患儿父母体健,否认近亲婚配,有一姐,现 18 岁,生长发育如同龄人,体健。

患者自发病以来精神可,胃纳可,小便如上述,大便正常,体重减轻约 5 kg。

体格检查

T 36.7℃,P 82 次/min,R 18 次/min,BP 105/60 mmHg,身高

115 cm,体重 21 kg,神清,精神可,营养中等,无脱水貌,查体合作。乳房未发育,阴毛腋毛无生长,左眼视力 4.0,右眼视力 4.4。全身皮肤、黏膜无黄染及出血点,浅表淋巴结未触及。咽部无充血。颈软,气管居中,甲状腺无肿大。双肺呼吸音清,未闻及干湿性啰音。心率 80 次/min,律齐,未闻及杂音。腹软,无压痛及反跳痛,肝、脾未触及。双下肢无水肿,足背动脉搏动正常。

实验室检查

患者入院后查血常规、粪常规、血清肝功能、肾功能、血脂、电解质、甲状腺功能等正常。尿常规提示尿比重 1.005。性激素六项提示 E2、T、FSH 正常,LH、P 偏低。戈那瑞林兴奋试验提示 FSH、LH 可以被兴奋,精氨酸激发试验提示 GH 可被激发。空腹血糖 11.2 mmol/L,餐后 2 h 血糖 16.2 mmol/L,空腹 C 肽 0.512 ng/ml,餐后 2 h C 肽 0.572 ng/ml。糖尿病相关抗体检查提示谷氨酸脱羧酶抗体(GAD)(一),抗胰岛素抗体(IAA)(一)。

辅助检查

眼底小瞳孔成像:双侧视乳头萎缩(图 54 - 1)。视觉电生理检查:频率低于正常,色觉及感光能力低于正常。电测听:8 000 Hz,右耳 65 dB(sl),左耳 55 dB(sl),提示双耳高频听力下降,高音频神经性耳聋,低中频听力正常。B 超:双肾积水,双输尿管扩张。骨龄摄片:骨龄约 10 岁,小于实际年龄(实际年龄 13 岁),提示骨骼发育有延迟(图 54 - 2)。头颅 MRI(平扫＋增强):垂体后叶正常高信号消失,垂体后叶轻度萎缩,视神经萎缩,海马处脑回消失(图 54 - 3)。禁水加压试验结果提示中枢性尿崩症。

参阅相关文献后,我们对该患儿及其家族成员进行了基因检测(图 54 - 4):先证者(Ⅲ - 2)的 WFS1 基因 8 号外显子第 434 位氨基酸发生缺失突变(V434del),第 666 位氨基酸发生无义突变(W666X)(图 54 - 5),故先证者(Ⅲ - 2)为这两个位点的复合突变的杂合子,其父(Ⅱ - 5)为 V434del 突变的杂合子,其母(Ⅱ - 6)为 W666X 突变的杂

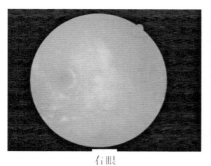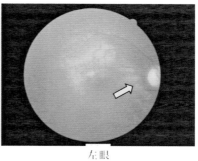

右眼　　　　　　　　　　　左眼

图 54-1　眼底小瞳孔成像提示双侧视神经乳头萎缩

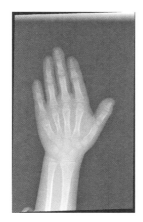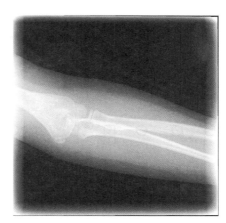

图 54-2　骨龄摄片(左腕关节及肘关节)提示骨骼发育有延迟

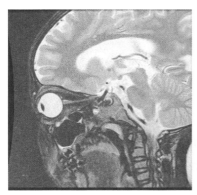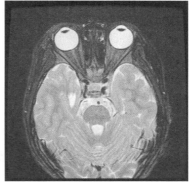

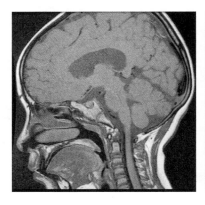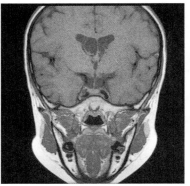

图 54 - 3　头颅 MRI 提示垂体后叶正常高信号消失,垂体后叶轻度萎缩,视神经萎缩,海马处脑回消失

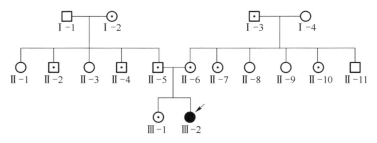

图 54 - 4　*WFS1* 基因突变家系图

合子。此外,先证者的奶奶及两个叔叔(I- 2,Ⅱ- 2,Ⅱ- 4)是 V434del 突变的杂合子,其外公、两个阿姨及姐姐(I- 3, Ⅱ- 7, Ⅱ- 10, Ⅲ- 1)是 W666X 突变的杂合子(图 54 - 4)。

诊断与诊断依据

1. **临床诊断**　Wolfram 综合征。

2. **诊断依据**　患儿,女,13 岁,因"烦渴、多饮、多尿、多食 8 年,伴视物模糊、听力下降 5 年"入院。5 年前于外院诊断为 1 型糖尿病。此次入院后各相关检查,结果证实该患儿具备 Wolfram 综合征的 4 个主要症状,即 1 型糖尿病、神经性耳聋、视神经萎缩、中枢性尿崩症。基因

A

A A G C C G G T G A T G<u>A</u>C A GC C A GC T CC G A GC A GGGG AT G

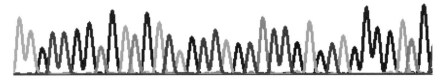

B

A GC C G G T G A T A GCC A GC TCC G A GC A GGG G A T GC A GT

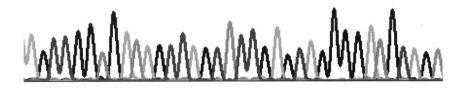

C

A CT CC A C A CT G A CC T GG C A GC A G T A T G G T GC GC T GT GC

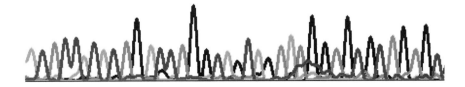

D

A CT CC A C A CT G A CC T N G<u>C</u>A GC A GT A T G GT GC GC T GT GC

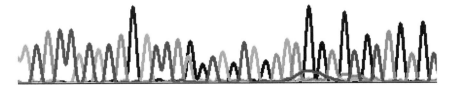

图 54 - 5　WFS1 基因突变测序图
A、B：亚克隆处理后的 V434del 突变；D：W666X 突变；C：图 D 的对照

检测发现患儿为 *WFS1* 基因 8 号外显子第 434 位氨基酸发生缺失突变(V434del),第 666 位氨基酸发生无义突变(W666X)的复合杂合突变。

诊疗经过

对于本例患儿,我们给予胰岛素调整血糖,醋酸去氨加压素(弥凝)治疗尿崩症。经治疗,患者血糖控制可,多饮多尿症状也有明显改善。

讨论

Wolfram 综合征又名 DIDMOAD 综合征,属常染色体隐性遗传性神经变性的疾病。其发病年龄多<20 岁,但亦有 40 岁后发病者。Wolfram 综合征有 4 个主要症状:① 1 型糖尿病(DM):常是首发疾病,多在儿童期发病,为胰岛素依赖型糖尿病。② 眼部症状:多在 6~7 岁开始出现视力减退,98%伴有视神经萎缩(OA),常在 1 型糖尿病诊断后 2~3 年出现,部分可伴有视野缺损、色盲、色素性视网膜炎、眼球震颤等,个别还发生白内障。③ 耳聋:以高频段为主,提示为神经性耳聋(HL),其发生率约为 70%。④ 尿崩症(DI):为中枢性,发生率约为 32%。此外尚有肾盂积水、输尿管积水、低张力性膀胱等。还可有其他神经及精神系统表现:共济失调,肌痉挛,神经性膀胱,躁狂,抑郁,器质性脑病综合征等。内分泌系统症状可有垂体性侏儒症、甲状腺功能减退、性发育迟缓等。消化系统症状可有腹泻或便秘等。本综合征的诊断以临床表现为主,临床上若 4 种主要表现均有为完全型,不全有者为不完全型,以后者多见。本例患儿具有 4 种主症,故完全型 Wolfram 综合征诊断成立。

Wolfram 综合征发病机制未明,目前认为可能是多基因突变所致。以往认为该病是由于线粒体基因缺陷所致,其中最常见的是 tRNA$^{leu(UUB)}$ nt3243A→G 点突变,后来人们发现许多 Wolfram 综合征患者并未检测出线粒体基因突变。1998 年发现了该病的异常基因-*WFS1*,它位于第 4 号染色体的短臂(4pl6.1),编码转运膜糖蛋白

Wolframin。近年应用家系连锁分析,多数学者证实在染色体 4p 16.1 的 D4S432 及 D4S431 位点间的区域与 Wolfram 综合征呈高度连锁,但亦见与该区 DNA 位点无连锁的家系,存在一定的遗传异质性。*WFS1* 基因含有 8 个外显子,编码 890 个氨基酸组成的蛋白质 Wolframin。该蛋白表达广泛,在心、脑及胰腺有较高的表达,它的功能作用尚不明确,目前认为是一个跨膜蛋白,主要存在于内质网,与膜运输、蛋白加工和胰岛 B 细胞的抑制凋亡机制有关。有研究指出:90%的 Wolfram 综合征患者可检测出一种 *WFS1* 变异,故 *WFS1* 变异可作为 Wolflam 综合征诊断标准之一,患者为突变纯合子或复合突变杂合子,前者多有近亲通婚。但该病的诊断仍主要依靠临床指标。染色体基因缺陷和(或)线粒体基因缺陷均可引起 Wolfram 综合征,部分患者只有 WFS1 或线粒体基因缺陷,有的既有 *WFS1* 变异,又有线粒体基因缺陷,但目前未发现 *WFS1* 变异与线粒体基因缺陷之间有何关联。

　　由于 Wolfram 综合征属遗传性疾病,目前尚无有效治疗措施,临床主要是对症处理包括胰岛素控制血糖、醋酸去氨加压素改善多尿、配戴助听器改善耳聋等。对于本例患儿,我们给予胰岛素调整血糖,醋酸去氨加压素(弥凝)治疗尿崩症。经治疗,患者血糖控制可,多饮多尿症状也有明显改善。目前该综合征患者平均生存年龄为 35 岁,而进行性不可逆性的各系统器官的并发症是导致患者死亡的主要原因。

参考文献

[1]　Wolfram D, Wagener HP. Diabetes mellitus and simple optic atrophy among siblings: report of four cases[J]. Mayo Clin Proc, 1938, 13: 715 - 718.

[2]　Barrett TG, Bundey SE, Macleod AF. Neurodegeneration and diabetes: UK nationwide study of Wolfram (DIDMOAD) syndrome[J]. Lancet, 1995, 345: 1458 - 1463.

[3]　Kinsley BT, Swift M, Dumont RH, et al. Morbidity and mortality in the Wolfram syndrome[J]. Diabetes Care, 1995, 18: 1566 - 1570.

[4]　Strom TM, Hortnagel K, Hofmann S, et al. Diabetes insipidus, diabetes mellitus, optic atrophy and deafness (DIDMOAD) caused by mutations in a

novel gene (wolframin) coding for a predicted transmembrane protein[J]. Hum Mol Genet, 1998, 7: 2021 - 2028.

[5]   Inoue H, Tanizawa Y, Wasson J, et al. A gene encoding a transmembrane protein is mutated in patients with diabetes mellitus and optic (Wolfram syndrome) [J]. Nature Genet, 1998, 20: 143 - 148.

[6]   Scolding NJ, Kellar-Wood, H F, Shaw. C, et al. Wolfram syndrome: hereditary diabetes mellitus with brainstem and optic atrophy[J]. Ann Neurol, 1996, 39: 352 - 360.

[7]   PEDKN N R, GRY J D, JUNG R T. Wolfram syndrome: a complex long-term problem in management[J]. QJ Med, 1986, 58(226): 167 - 180.

[8]   项坤三. Wolfram 综合征的遗传方式[J]. 中华内分泌代谢杂志, 1998, 14: 342.

[9]   Gerbitz KD. Reflexions on a newly discovered diabetogenic gene, wolframin (*WFS1*) [J]. Diabetologia, 1999, 42: 627 - 630.

[10]   Minton JA, Rainbow La, Ricketts C, et al. Wolfram syndrome[J]. Rev Endocr Metab Disord, 2003, 4: 53 - 59.

[11]   Hardy C, Khanim F, Tortes R, et al. Clinical and molecular genetic analysis of 19 Wolfram syndrome kindreds demonstrating a wide spectrum of mutation in *WFS1*[J]. Am J Hum Genet, 1999, 65: 1279 - 1290.

[12]   Domenech E, Gomez-Zaera M, Nunes V. Study of the *WFS1* gene and mitochondrial DNA in Spanish Wolfram syndrome families[J]. Clin Genet, 2004, 65: 463 - 469.

病例 55　肥胖,月经缺如,性幼稚
——Prader-Willi 综合征

沈春芳　洪　洁　叶　蕾　徐　敏　李小英

王卫庆　宁　光

病史摘要

患者女性(图 55 - 1A),15 岁。因"体重进行性增加 13 年,无月经来潮"入院。

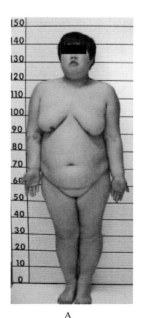
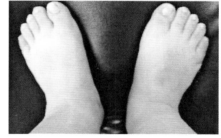
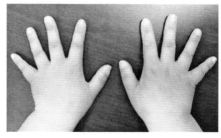

图 55 - 1　患者照片及小手、小脚畸形

A. 患者照片　B. 小手、小脚畸形

患者为足月顺产儿,出生时体重 2.6 kg,出生时曾有抢救史。出生后即发现患儿手足无力,吸吮力差,生后少哭,哭声低,人工喂养,未用鼻饲。2 岁起逐渐肥胖,食欲佳,喜食零食,少运动,智力发育差,4 岁会坐,5 岁会行走及说话。6 岁时因肥胖、智力低下而行染色体检查,常规染色体核型分析为 46,XX。曾予芬氟拉明治疗肥胖,疗效不明显。患者就诊时 15 岁,会简单计数及认字,生活寝居不能自理。本次因肥胖,无月经来潮而入院行进一步检查。

追问病史,患者母亲孕期无用药及感染史,父母非近亲婚配,患者出生时父母均为 33 岁,父亲身高 164 cm,体重 67 kg,母亲身高151 cm,体重 56 kg。否认家族中类似疾病患者,有一姐,23 岁,体格及智力发育正常。

体格检查

T 36.6℃,P 96 次/min,R 18 次/min,BP 110/75 mmHg,身高 144 cm,体重 69.1 kg,BMI 33.3 kg/m²,体型矮胖,全身皮肤黏膜无黄染、皮疹。后颈部轻度黑棘皮表现,下腹部见细小紫纹。全身毛发无增多,腋下及双乳房脂肪堆积明显,未触及乳核。无腋毛阴毛生长,外生殖器呈女性幼稚型。手脚较小(图 55-1B),四肢肌力及肌张力正常。

实验室检查

患者入院后查甲状腺功能、血 F、血促肾上腺皮质激素均在正常范围。GH 1.02 ng/ml,为正常低限,两次性激素检查都提示 FSH、LH 水平低下,FSH 分别为 0.72 mU/ml(↓)、0.46 mU/ml(↓),LH 分别为 0.2 mU/ml(↓)、1.36 mU/ml(↓)。口服糖耐量及胰岛素释放检查结果(表 55-1)提示高胰岛素血症。肝功能示 ALT 65 U/L(↑),AST 46 U/L(↑)。

表 55-1　口服糖耐量及胰岛素释放检查结果

	0 min	30 min	60 min	120 min	180 min
OGTT(mmol/L)	3.8	8.9	8.8	6.8	2.9
IRT(μU/ml)	14.1	51.7	96.4	168	15.3

辅助检查

　　腹部 B 超示：肝脂肪浸润，胆结石。妇科 B 超示：子宫及附件发育不良，始基子宫表现，大小 35 mm×25 mm×30 mm，左卵巢 17 mm×10 mm，右卵巢 15 mm×13 mm。乳房 B 超：双乳房发育不全(腺体厚约 4 mm)。骨龄评估与实际年龄大致相符。

　　为进一步明确诊断，我们进行了更为精确的重硫酸盐测序的方法。PCR 扩增 15q11 - q13 印记中心 *SNRPN* 基因 alpha 外显子－72～＋65，分析其间 10 个 CpG 位点的甲基化情况，结果显示患者 DNA 呈 C 单峰信号(图 55 - 2A)，CpG 位点完全甲基化，提示其父源等位基因甲基化异常或者母源等位基因单亲二倍体；而其临床表现正常的父母均呈 C/T 杂合信号(图 55 - 2B)，提示两条等位基因具有不同的甲基化状态(图 55 - 3)，从而确诊 Prader-Willi 综合征。

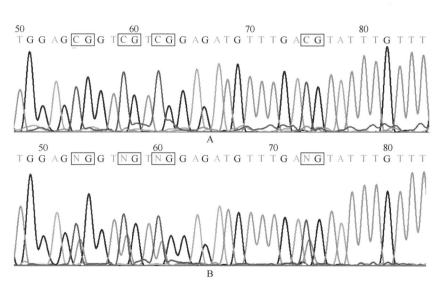

图 55 - 2　患者及其父母 DNA 经重硫酸盐修饰后 PCR 产物测序结果

　　A. 患者测序结果显示所有 CpG 位点均呈 C 单峰信号，提示完全甲基化；B. 患者父母均呈 C/T 杂合信号

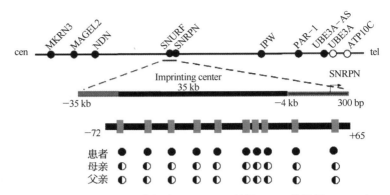

图 55 - 3　15q11 - q13 印记中心 *SNRPN* 基因 alpha 外显子－72～＋65 之间 10 个 CpG 位点的甲基化情况

黑色圆圈代表完全甲基化的 CpG 位点,半黑圆圈代表半甲基化位点

诊断与诊断依据

1. **临床诊断**　Prader-Willi 综合征,高胰岛素血症。

2. **诊断依据**　该患者病史特点为 15 岁青少年女性,主要表现为肥胖、性幼稚、智力低下,内分泌一些常见的疾病如肥胖-生殖无能综合征、Turner 综合征、Noonan 综合征等虽然可有上述临床表现,但以上疾病常伴有程度不同的各种畸形,如颈蹼、后发际低、盾胸、肘外翻等,而从患者的体征来看并不符合上述疾病。纵观患者的生长发育过程,从出生后的手足无力、吸吮力差、生后少哭、哭声低,到幼年开始的肥胖、智力低下,以及步入青春期后第二性征不发育。基因检测方面,患者 *SNRPN* 基因 alpha 外显子－72～＋65 DNA 甲基化异常。

根据 Holm 及 Cassidy 等人于 1993 年所提出的诊断标准,共包括 8 项主要诊断标准和 11 项次要诊断标准,年龄＞3 岁总评分超过 8 分,主要诊断标准超过 5 项可诊断 Prader-Willi 综合征。本例患者总评分 8 分,主要诊断标准 6 项,故可确诊。

诊疗经过

目前患者虽尚未发生糖尿病,但已有高胰岛素血症,食欲旺盛,我们采用了比较保守的方案：口服二甲双胍 3 次/d，500 mg/次。服药 1 个月后，家属反映患者的食欲较前减少，体重无上升趋势。

讨论

Prader-Willi 综合征（PWS）最早由 Prader，Willi 及 Labhart 于 1956 年发现，是一种遗传性的肥胖综合征，临床以多食，肥胖，智力低下，性腺功能低下和生长激素缺乏为特征。常因多食、肥胖而伴发糖尿病，多死于糖尿病、心力衰竭。PWS 综合征的分子基础是 15q11-q13 位点父源染色体上的候选基因表达缺失，其中 75％ 是父源等位基因缺失，22％ 是母源的单亲二体型，3％ 是印记中心的甲基化异常。目前检测 PWS 的方法有高分辨染色体分析，荧光原位杂交，微卫星分析，印迹杂交以及甲基化分析。

本例患者临床症状、实验室检查及影像学检查都与该病相符，但甲基化特异 PCR 的结果却显示患者的 PCR 产物电泳条带与其父母的 PCR 产物电泳条带一致，似乎患者的 15 号染色体并无异常。根据 Holm 等在 1993 年提出的 PWS 诊断标准，该患者存在出生时手足无力，吸吮力差；喂养困难；2 岁起逐渐肥胖；生殖系统发育低下；智力发育迟缓；食欲佳；身高低于同年龄正常对照；手脚相对于其身高和年龄较小。临床评分 7 分，高度疑诊 Prader-Willi 综合征。有关文献中提到甲基化特异 PCR 也有假阳性或假阴性的可能，这主要和 PCR 引物的大小及比例有关。国外另有报道临床症状与 PWS 完全相符，但致病基因却在 6 号染色体。为进一步明确诊断，我们进行了更为精确的重硫酸盐测序的方法。结果显示患者 DNA 呈 C 单峰信号（图 55-2A），CpG 位点完全甲基化，提示其父源等位基因甲基化异常或者母源等位基因单亲二倍体；而其临床表现正常的父母均呈 C/T 杂合信号（图 55-2B），提示两条等位基因具有不同的甲基化状态（图 55-3），从而确诊 Prader-Willi 综合征。

Prader-Willi 综合征临床表现随年龄而变化：胎儿期及新生儿期以胎动少，婴儿肌张力低下，哭声弱，喂养困难为主要表现；婴幼儿期患儿生长发育不良，运动语言发育差；儿童期因多食导致肥胖，呈矮胖外观,认知功能损害参差不齐;青春期以肥胖,性腺发育不良,学习困难为特征。根据 Holm 及 Cassidy 等人于 1993 年所提出的诊断标准,临床评分 7 分,分子遗传诊断 1 分,总评分 8 分,主要诊断标准符合 6 项,确诊 PWS。

目前对于该病尚无根治方法,主要为对症处理。在婴儿期,PWS患婴常见呼吸及喂养问题,故此阶段的治疗着重呼吸方面及营养支持。儿童期及日后的治疗,着重饮食节制及避免肥胖,行为指导及控制因肥胖所发生的心脑血管疾病或糖尿病。近年虽有报道生长激素治疗能促进患者身高,减轻体重,改善脂肪积聚,但亦有出现死亡的报道,所以生长激素治疗有待评估。考虑患者目前年龄较小,过早使用雌孕激素会加速骨骺愈合,不利于患者身高。

该病例给我们最深的体会是诊断标准的掌握和运用。在婴幼儿期,对于不明原因的低肌张力者,PWS 应考虑在内,进行筛查。在日常门诊中,对于那些肥胖伴智力障碍的患者,应仔细询问病史及查体,牢牢把握诊断及鉴别诊断要点,才不会导致漏诊和误诊。

参考文献

[1] Goldstone AP. Prader-Willi syndrome: advances in genetics, pathophysiology and treatment[J]. Trends Endocrinol Metab, 2004,15: 12 - 20.

[2] Kubo ta T, Sutcliffe JS, A radbya S, et al. Validation studies of SNRPN methylation as a diagnostic test for Prader-Willi syndrome[J]. Am J Med Genet, 1996,66: 77 - 80.

[3] Lei Ye, Xiaoying Li, Xiangyin Kong, et al. Hypomethylation in the promoter region of POMC gene correlates with ectopic overexpression in thymic carcinoids[J]. Journal of Endocrinology, 2005, 185: 337 - 343.

[4] Prader A, Labhart A, Willi H. Ein syndrome von Adipositas, Kleinwuchs, Kryptorchismus und Oligophrenie nach myotonieartigem Zustand in Neugeborenenalter[J]. Schweiz Med Wochenschr, 1956,86: 1260 - 1261.

[5] Hall BD, Smith DW. Prader-Willi syndrome. A resume of 32 cases including an instance of affected first cousins, one of whom is of normal stature and intelligence[J]. J Pediatr, 1972, 81: 286 - 293.

病例 56　双侧肘、膝关节及臀部黄色瘤
——家族性高胆固醇血症黄色瘤

周瑜琳　赵咏桔　崔　斌　罗邦尧　李小英
王卫庆　王　曙　宁　光

病史摘要

患者女性,17岁,因"双侧肘、膝关节及臀部黄色瘤10年"入院。

患者7岁时发现肘关节伸侧出现黄色皮疹,如米粒至绿豆大小,无痛痒感。13岁起皮疹逐渐增多、增大,并相继出现于臀部及膝关节伸侧,伴阵发性头晕。2年前于当地医院检查发现血脂升高,同时行臀部皮肤活检,病理诊断(图56-1)为(臀部)脂质代谢性病变,首先考虑黄脂瘤,予以脂必妥、辛伐他汀治疗,1年后自觉无好转而停服,为进一步诊治收入瑞金医院。个人史:无特殊。家族史:其母血脂偏高,其父已去世。父母非近亲结婚,家族中无类似疾病患者。家系图见图56-2。

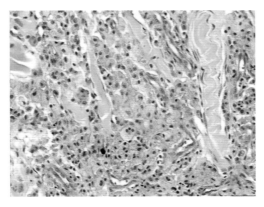

图 56-1　病理检查:显微镜下示真皮内成堆泡沫细胞和淋巴细胞浸润(×100 倍)

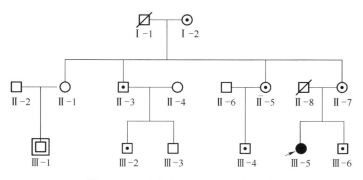

图 56 - 2　患者家系图, Ⅲ - 5 为患者

体格检查

BP 120/70 mmHg,精神可,全身皮肤黏膜无黄染及出血点,双侧肘(图 56 - 3)、膝关节及臀部可见片状黄色丘疹,高出皮面,无脱屑及红肿热痛。臀部接近尾骨处可见一长 4 cm 手术瘢痕,无色素沉着。全身浅表

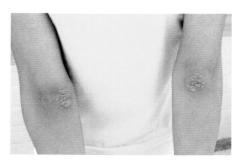

图 56 - 3　患者肘部黄色瘤表现

淋巴结未及肿大。眼睑无水肿,双侧瞳孔对称,对光反射存在。颈软,气管居中,颈部未扪及甲状腺肿大。两肺呼吸音清,未闻及干湿性啰音。HR 80 次/min,律齐。腹平软,肝脾肋下未及,全腹无压痛、反跳痛,肝肾区无叩痛,无移动性浊音。双下肢无水肿,双足背动脉搏动存在。

实验室检查

血脂检查:总胆固醇(TC)9.41 mmol/L(↑,正常范围 2.33～5.70 mmol/L),三酰甘油正常。

辅助检查

心超及眼底检查均未见明显异常。

患者 *LDLR* 基因中的第 12 外显子第 1747 位单核苷酸 C 被 T 取代,与 Gene Bank 对照,编码第 583 位密码子发生 CAC→TAC(H583Y)的错义突变,即组氨酸被酪氨酸取代(图 56－4),在 1773 位密码子处有 SNP 改变。对先证者母亲及弟弟的 *LDLR* 基因相同片段测序,未发现先证者家族中 12 外显子有 H583Y 位点的突变;在 1773 位密码子处有与先证者相同的 SNP 改变。

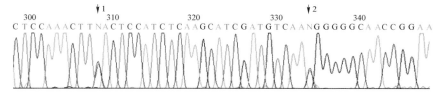

图 56－4　患儿 *LDLR* 基因第 12 外显子 DNA 序列结果:箭头 1 所指发生 C＞T 碱基置换,正常人为 C,患儿杂合为 C 和 T;箭头 2 所指发生 T＞C 碱基置换,为 SNP 位点

诊断

家族性高胆固醇血症黄色瘤。

诊疗经过

患者病史特点:年轻女性,幼年起发现肘关节伸侧黄色皮疹,后皮疹逐渐增多、增大,并相继出现于臀部及膝关节伸侧。当地医院臀部皮肤活检示脂质代谢性病变,首先考虑黄脂瘤。血脂检查:TC 9.41 mmol/L(↑),三酰甘油正常。心超及眼底检查均未见明显异常。其母亲及弟弟有高胆固醇血症。

问题与思考

家族性高胆固醇血症(familial hyper-cholesterolemia,FH)是低密度脂蛋白受体(low-density lipoprotein receptor,LDLR)基因突变导致的常染色体显性遗传性疾病,临床特征为血浆胆固醇明显升高、皮肤黄色瘤和早发冠心病。FH 可分为杂合子型和纯合子型,前者的发病率为 1/500,后者约为 1/100 万[1/500(父)×1/500(母)×1/4(可能性)]。

FH 临床诊断标准:成人血清 TC>7.8 mmol/L,16 岁以下儿童 TC>6.7 mmol/L 或成人低密度脂蛋白(low-density lipoprotein cholesterol, LDL‐C)>4.4 mmol/L,患者或亲属有腱黄瘤者诊断为纯合子 FH,未达纯合子标准者诊断为杂合子 FH。根据临床症状该患者可诊断为纯合子 FH。

入院后予以辛伐他汀片 20 mg,1 次/d。对其 12 名家系成员也进行血脂生化检测,结果见表 56‐1。同时对患者及其家族成员进行基因检测,结果提示患儿及其母亲均未见 ApoB100 基因 Q3500R 突变(图 56‐5)。但患者 LDLR 基因中的第 12 外显子第 1747 位单核苷酸 C 被 T 取代,与 Gene Bank 对照,编码第 583 位密码子发生 CAC→TAC(H583Y)的错义突变,即组氨酸被酪氨酸取代(图 56‐4),在 1773 位密码子处有 SNP 改变。对先证者母亲及弟弟的 LDLR 基因相同片段测序,未发现先证者家族中 12 外显子有 H583Y 位点的突变;在 1773 位密码子处有与先证者相同的 SNP 改变。

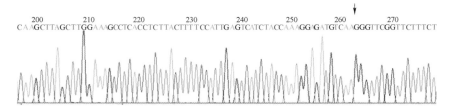

图 56‐5 ApoB100 基因 Q3500R 突变检测结果:箭头所指处为患儿 ApoB100 的第 3500 个密码子处,未见突变

表 56‐1   13 名家系成员血脂各项测定结果

成员 (No.)	年龄 (岁)	TC (mmol/L)	TG (mmol/L)	HDL (mmol/L)	LDL (mmol/L)	apoA (g/L)	apoB (g/L)	Lp-a (g/L)
I‐2	75	10.51	0.85	2.06	7.82	2.40	1.99	0.20
II‐1	49	4.32	1.1	1.7	2.05	1.66	0.67	0.27

续　表

成员 (No.)	年龄 (岁)	TC (mmol/L)	TG (mmol/L)	HDL (mmol/L)	LDL (mmol/L)	apoA (g/L)	apoB (g/L)	Lp-a (g/L)
Ⅱ-2	51	4.84	0.84	1.90	2.31	2.02	0.57	0.26
Ⅱ-3	47	8.14	1.48	1.43	6.33	1.36	1.74	0.41
Ⅱ-4	44	4.67	1.25	1.60	2.54	1.80	0.49	0.13
Ⅱ-5	45	8.6	1.7	1.8	5.88	1.60	1.56	0.39
Ⅱ-7	40	8.31	1.79	1.77	6.41	1.71	1.61	0.49
Ⅲ-1	22	5.29	1.48	1.50	3.35	1.83	1.03	0.30
Ⅲ-2	21	8.62	0.91	1.60	6.70	1.94	2.11	0.46
Ⅲ-3	19	2.33	0.55	0.70	1.07	0.96	0.28	0.16
Ⅲ-4	20	6.36	1.28	1.60	4.63	1.67	1.31	0.13
Ⅲ-5	17	9.41	0.66	1.50	7.23	1.24	1.67	0.54
Ⅲ-6	10	6.27	0.65	1.66	4.60	2.00	1.17	0.35
正常值		2.33～ 5.70	0.56～ 1.70	0.80～ 1.80	1.30～ 4.30	1.04～ 2.04	0.45～ 1.40	0～ 0.3

注：其中Ⅲ-5为患者。

问题与思考

　　由于 LDLR 介导途径是 LDL 代谢最主要的途径,血中 LDL 的水平很大程度上依赖于 LDL 配体和受体功能正常。LDLR 或其配体 ApoB100 功能缺陷时,均可导致血浆胆固醇升高。当 *ApoB100* 基因 Q3500R 突变时,LDL 与 LDLR 亲和力降低,LDLC 清除障碍导致血浆胆固醇升高,其临床症状与 FH 相似。对患者及其家族成员进行基因检测的结果提示患儿及其母亲均未见 ApoB100Q3500R 突变,从而排除家族性载脂蛋白 B100 缺陷症(familial defective apolipoprotein B100,FDB)。

　　考虑患者血脂异常增高并有黄色瘤,提示其 LDLR 分子存在严重缺陷。大量研究表明,FH 的发病机制是由于 *LDLR* 基因突变引起细胞膜表面的 LDLR 缺如或结构功能异常,导致体内 LDL 代谢紊乱,并引起的一组临床综合征。*LDLR* 基因位于人类第 19 号染色体短臂末端(19p13.2),全长 45 kb,编码由 860 个氨基酸组成的受体前体蛋白,由 18 个外显子和 17 个内含子组成。自 *LDLR* 基因与 FH 间的关系明确以来,各国发现其存在大量突变。对不同种族 FH 患者 *LDLR* 基因进行研究的结果发现,突变可波及整个基因,变化范围很大,可为大片段缺失或插入,也可仅仅因一个碱基改变,导致形成错误或终止密码,从而严重影响其功能。这其中按照突变类型分析 87% 为 1~24 bp 片段的重排,59% 为错义突变,仅 6% 为剪接位点突变且广泛分布于 *LDLR* 基因外显子与内含子交界处的 34 个剪接位点处。我们逐个扩增 *LDLR* 基因启动子和全部 18 个外显子片段并分别克隆测序,检测出此患者在 LDLR 的第 12 外显子有 H583Y 的杂合错义突变。

但 DNA 测序结果发现,这个患者的 1 条等位基因上携带有杂合错义突变,而其母亲的等位基因上无此突变。推测此患儿的杂合错义突变可能来自其父亲,该患儿为复合型杂合子,即患儿的 2 条等位基因上携带 2 种不同的 LDL 受体基因突变,分别来自母亲和父亲。而我们在 LDLR 的 18 个外显上未发现其他任何致病突变,说明另一种致病的突变可能发生在 LDLR 的非外显子区域。患儿母亲及弟弟临床上都表现为胆固醇升高的家族史,而三酰甘油均正常,未见黄色瘤,可考虑为 FH 杂合子型。通常纯合突变出现在近亲婚配或相对隔离、封闭的群体中,本例患儿父母无血缘关系,患儿难以遗传获得 2 个相同突变的等位基因而出现纯合子,提示非近亲婚配或开放的群体临床诊断为纯合子的患者其基因型有可能为复合杂合,亦值得我们重视。

有报道 FH 在基因突变上有高度异质性,突变筛查发现在等位基因的不同位点缺失对治疗反应有差别,因此有学者推荐 FH 患者应在基因分析基础上进行处理。

讨论

流行病学调查表明,中国 FH 杂合子的临床表现要比西方 FH 杂合子轻得多,这可能与传统的低脂饮食及一些"调脂"基因有关。这一特点也可见于我们收集的家系中。我们所收集的杂合子患者血浆总胆固醇都不超过正常的2倍,明显低于西方国家FH杂合子患者的水平。FH对人类的主要危害是导致严重的心血管疾病。有研究表明,未经治疗的FH杂合子患者35岁后患心肌梗死的危险性明显升高,到了50岁左右80％会患冠心病,纯合子发病年龄更早。目前主要的治疗为他汀类药物。早期诊断,早期治疗,可明显延缓病情的发展,对预后有很大帮助。

参考文献

［1］　Goldstein JL, Brown MS. Molecular medicine: The cholesterol quartet[J]. Science, 2001, 292(5520): 1310 - 1312.

［2］　Heath KE, Gahan M, Whittall RA, et al. Low-density lipoprotein receptor gene (LDLR) world-wide web site in hypercholesterolaemia: update, new features and mutation analysis[J]. Atherosclerosis, 2001, 154(1): 243 - 246.

［3］　Civeira F. Guidelines for the diagnosis and management of heterozygous familial hypercholesterolemia[J]. Atherosclerosis, 2004, 173(1): 55 - 68.

病例 57　拒甜食，反复心慌、乏力、四肢麻木
——遗传性果糖不耐受症

迟贞旎　洪　洁　张惠杰　杨　军　戴　蒙

李小英　王卫庆　宁　光

病史摘要

患者女性，34 岁，因"拒甜食 34 年，反复心慌、乏力、四肢麻木 4 年"入院。

患者系足月顺产，母乳喂养 2 个月，否认期间有异常情况出现，后行人工喂养，喂食加糖米粉后即出现呕吐、哭闹、拒食，未出现黄疸，改喂加盐米粉后无不良反应。食用水果、偏甜菜肴等同样会出现恶心、呕吐、头晕、心慌、出冷汗等症状，因此常年拒吃甜食。生长发育、性征发育自幼与同龄人无异，自觉体力较同龄人差，读书较费力，成绩尚可。近 4 年患者自觉心慌、乏力反复发作，同时伴有四肢麻木，病情时轻时重。本次为进一步明确诊断收治入院。

追问病史，患者父母为表兄妹婚配，母亲无不良妊娠及分娩史，患者另有 2 个哥哥和 1 个弟弟，大哥与患者有类似拒甜食症状，家族中其他成员体健。

月经史：11y 5/28 d，量、色正常，无痛经。

婚育史：已婚已育，1998 年行剖宫产育有一子，配偶及儿子均体健。

体格检查

T 36.5℃，P 90 次/min，R 20 次/min，BP 105/80 mmHg，身高 156 cm，体重 59 kg，BMI 24.2 kg/m^2。发育正常，营养中等，神志清，精神尚可，体形正常，搀扶入病房，自主体位，查体合作。全身毛发分布

均匀,皮肤黏膜湿润,无黄染、皮疹及出血点,全身浅表淋巴结不大。头颅五官端正,颈软,气管居中,两肺呼吸音清,未闻及干湿性啰音。心界不大,HR 90 次/min,律齐,各瓣膜区未闻及杂音。腹平软,肝脾肋下未及,全腹无压痛、反跳痛,肝、肾区无叩痛,无移动性浊音。脊柱四肢无畸形,四肢肌力、肌张力正常,足背动脉搏动存在,皮温正常,生理反射存在,病理反射未引出。

实验室检查

血常规、尿常规、大便常规、肝肾功能均正常。两次血电解质检查均提示血磷偏低,分别为 0.62 mmol/L 和 0.43 mmol/L(正常范围 0.80~1.60 mmol/L)。血脂:三酰甘油 2.83 mmol/L(正常范围 0.56~1.70 mmol/L),胆固醇 3.44 mmol/L(正常范围 2.33~5.70 mmol/L),高密度脂蛋白 0.82 mmol/L(正常范围 0.80~1.80 mmol/L),低密度脂蛋白 1.89 mmol/L(正常范围 1.30~4.30 mmol/L),载脂蛋白 A 1.06 g/L(正常范围 1.04~2.04 g/L),载脂蛋白 B 0.76 g/L(正常范围 0.45~1.40 g/L),脂蛋白(a) 0.10 g/L(正常范围 0~0.3 g/L)。尿电解质:尿量 1.45 L/24 h,尿 K^+ 33.35 mmol/24 h(正常范围 36~90 mmol/24 h),尿 Na^+ 101.5 mmol/24 h(正常范围 137~257 mmol/24 h),尿 Cl^- 107.3 mmol/24 h(正常范围 170~250 mmol/24 h),尿 Ca^{2+} 8.79 mmol/24 h(正常范围 2.5~7.5 mmol/24 h),尿 P^{3-} 11.75 mmol/24 h(正常范围 16.15~42 mmol/24 h)。尿可滴定酸:pH 5.27(正常范围 5.1~6.5),HCO_3^- 5.66 mEg/L(正常范围 0.64~13.6 mEg/L),TA 23.74 mEg/L(正常范围 9.15~30.7 mEg/L),NH_4^+ 52.92 mEg/L(正常范围 28.8~60.2 mEg/L)。同步血气分析:pH 7.41(正常范围 7.35~7.45),PCO_2 4.95 kPa(正常范围 4.67~6.00 kPa),PO_2 6.42 kPa(正常范围 10.67~13.33 kPa),BE -1.3 mmol/L(正常范围 -3.0~3.0 mmol/L),HCO_3^- 23.3 ml/L(正常范围 22.0~27.0 ml/L),SaO_2 86.3%(正常范围 91.9%~99.0%)。患者口服糖耐量及胰岛素释放检查结果(表 57-1)提示糖耐量减退,甲状腺功能正常。尿液氨基酸分析测试:天冬氨酸184.72 nmol/ml(正常范围 31.2±11.6 nmol/ml),丝

氨酸 450.72 nmol/ml（正常范围 163.2±60.8 nmol/ml），谷氨酸 361.60 nmol/ml（正常范围 35.1±17.6 nmol/ml），脯氨酸 21.70 nmol/ml（正常范围 76.9±32.6 nmol/ml），丙氨酸 1 651.16 nmol/ml（正常范围 306.8±106.5 nmol/ml），胱氨酸 439.16 nmol/ml（正常范围 94.5±10.4 nmol/ml），缬氨酸 143.00 nmol/ml（正常范围 96.3±46.1 nmol/ml），蛋氨酸 29.90 nmol/ml（正常范围 24.6±10.5 nmol/ml），异亮氨酸 11.46 nmol/ml（正常范围 59.2±21.2 nmol/ml），亮氨酸 5.20 nmol/ml（正常范围 39.8±28.5 nmol/ml），酪氨酸 109.10 nmol/ml（正常范围 57.4±22.4 nmol/ml），苯丙氨酸 62.06 nmol/ml（正常范围 47.6±26.2 nmol/ml），赖氨酸 287.10 nmol/ml（正常范围 107.4±40.8 nmol/ml），组氨酸 1 223.72 nmol/ml（正常范围 398.3±157.2 nmol/ml），精氨酸 53.56 nmol/ml（正常范围 47.2±19.4 nmol/ml），色氨酸 42.28 nmol/ml（正常范围 36.0±14.0 nmol/ml）。

表 57-1　口服糖耐量及胰岛素释放检查结果

	0 min	30 min	60 min	120 min	180 min
OGTT (mmol/L)	4.2	8.0	9.3	9.4	6.5
IRT (μU/ml)	11.7	83.5	108.0	116.0	74.6

为进一步明确诊断，对该患者进行了静脉果糖耐受性试验：3 min 内通过静脉给予 10% 的果糖溶液 145 ml（250 mg/kg 体重），试验前和试验后 10 min、20 min、30 min、40 min、50 min、60 min 各取血 1 次，同时密切监测患者的一般生命体征。结果如表 57-2，患者表现为低血糖、高乳酸、高尿酸及低血磷，果糖诱导呈阳性反应。

表 57-2　患者静脉果糖耐受性试验结果

项　目	0 min	10 min	20 min	30 min	40 min	50 min	60 min
血糖（mmol/L，正常范围 3.9～6.1 mmol/L）	4.5	3.8	3.3	2.7	2.3	2.1	1.9

项　　目	0 min	10 min	20 min	30 min	40 min	50 min	60 min
血乳酸(mmol/L,正常范围0.50~2.00 mmol/L)	2.71	4.71	5.61	5.38	6.21	6.14	5.79
血尿酸(μmol/L,正常范围160~430 μmol/L)	293	406	463	495	505	509	497
血磷(mmol/L,正常范围0.80~1.60 mmol/L)	0.93	0.31	0.33	0.27	0.30	0.33	0.41

辅助检查

心电图正常。胸片提示两肺纹理增多,右肺第1~2前肋间可见一条状高密度影,请结合临床。甲状腺B超未见明显异常。腹部B超提示左肾囊肿可能(直径12 mm),双肾上腺区未见明显异常,肝脏内部回声细密模糊,血管纹理欠清,胰尾显示不清,胆、脾(-)。

参阅相关文献后,对该患者及其父亲进行了相关的遗传及基因检测。结果发现在患者醛缩酶 B 基因的第 4 号外显子中有 4 个碱基的缺失,且测序结果呈单峰信号,即 ALDO B Δ4(4bp del) in exon 4,提示为纯合子。

诊断与诊断依据

1. **临床诊断**　遗传性果糖不耐受症,糖耐量减退。

2. **诊断依据**

(1)患者女性,34 岁;拒甜食,反复心慌、乏力、四肢麻木;患者父母为表兄妹婚配,患者大哥与患者有类似拒甜食症状,实验室检查示有选择性氨基酸尿,以上提示患者为遗传性果糖不耐受症。口服糖耐量试验结果提示患者糖耐量减退。

(2)静脉果糖耐受性试验中,患者表现为低血糖、高乳酸、高尿酸及低血磷,果糖诱导呈阳性反应,提示患者为果糖不耐受。

(3)基因检测发现在患者醛缩酶 B 基因的第 4 号外显子中有 4 个

碱基的缺失,且测序结果呈单峰信号,即 ALDO B Δ4(4bp del) in exon 4,提示为纯合子。

诊疗经过

患者为 34 岁的女性,自出生后即表现为对甜食的不耐受,进食甜食后会出现恶心、呕吐、心慌、乏力、出冷汗等低血糖表现。患者父母为表兄妹婚配,且家族中另有一成员(患者大哥)与其有类似症状。结合患者的病史及临床表现,考虑为遗传性果糖不耐受症。确诊后,嘱患者严格限制一切含果糖、蔗糖和山梨醇的食物,饮食方式以少食多餐为主,适量补充 B 族维生素改善肢体麻木状况,同时口服二甲双胍 2 次/d,250 mg/次以治疗糖耐量异常。

讨论

遗传性果糖不耐受症为一种果糖代谢病,为常染色体隐性遗传疾病,发病率为 1/22 000。其特征是摄取果糖、蔗糖或山梨醇后发生严重的低血糖、腹痛及呕吐。受累个体的最危险时期是婴儿断奶期,严重的代谢紊乱足以导致死亡(伴有代谢酸中毒、低血糖和肝病)。大部分患者可以度过该危险期,发展为对甜食和水果厌恶,但整个成年期都可能出现诸症状。遗传性果糖不耐受症的分子基础是醛缩酶 B 基因突变导致 B 型醛缩酶的活性缺陷,醛缩酶 B 的编码基因位于 9 号染色体长臂上,其长约 14 kb,由 9 个外显子组成,其中的第 1 个外显子不转译,目前已知有 43 种醛缩酶 B 基因突变。虽然国外对于遗传性果糖不耐受症发病的相关基因突变已有较深入的研究,但由于该病极为罕见,故此病在国内报道较少,更缺乏相关的遗传学检测。鉴于此,我们又对该患者及其父亲进行了相关的遗传及基因检测。结果发现在患者醛缩酶 B 基因的第 4 号外显子中有 4 个碱基的缺失,且测序结果呈单峰信号,即 ALDO B Δ4(4bp del) in exon 4,提示为纯合子。而临床表现正常的父亲则呈杂合信号,从而确诊遗传性果糖不耐受症(hereditary fructose intolerance)。

目前对于该病尚无根治方法,主要为对症处理。该病一旦发现,严格限制饮食中的糖,严格控制饮食,限制一切含果糖、蔗糖和山梨醇的食物,患者表型可恢复正常。对急性肝功能衰竭患儿应予以积极支持治疗,纠正低血糖和电解质紊乱,有出血倾向者可给予成分输血。

参考文献

[1] Dazzo C, Tolan DR. Molecular evidence for compound heterozygosity in hereditary fructose intolerance[J]. Am J Hum Genet, 1990,46(6): 1194 - 1199.

[2] Ali M, Rellos P, Cox TM. Hereditary fructose intolerance[J]. J Med Genet, 1998,35(5): 353 - 365.

[3] Tolan DR. Molecular basis of hereditary fructose intolerance: mutations and polymorphisms in the human aldolase B gene[J]. Hum Mutat, 1995,6 (3): 210 - 208.

[4] Santer R, Rischewski J, von Weihe M, et al. The spectrum of aldolase B (ALDOB) mutations and the prevalence of hereditary fructose intolerance in Central Europe[J]. Hum Mutat, 2005,25(6): 594.

病例 58　高血压、高血钾伴肾脏功能正常
——假性醛固酮减少症 Ⅱ 型

汤正义　龚　慧　杨　洋　孙立昊　王卫庆
崔　斌　宁　光

病史摘要

　　患者男性,17 岁,因"发现血压升高 2 年,血钾升高 1 周"收住院。患者 2 年前在家中偶测血压,发现血压为 140/90 mmHg,当时未予重视、未曾诊治,后多次测血压波动于(140～150)/(80～100)mmHg。1 年前于当地医院就诊,先后服用美托洛尔、硝苯地平、赖诺普利治疗,但血压控制仍不理想,3 个月前自行停药。病程中,患者无发作性头痛、头晕,无胸闷、心悸,无发热、消瘦,无怕热、多汗,无多饮、多食、多尿。1 周前于外院查血 K^+ 6.7 mmol/L,无发作性四肢无力、抽搐,二便无殊,查心电图无异常,血肌酐正常,未经治疗。现为明确诊断收住瑞金医院。患者足月顺产,生长发育、智力与同龄人较无异常。父母非近亲婚配,否认家族中类似疾病史。

体格检查

　　T 36.8℃,P 80 次/min,R 20 次/min,BP 145/95 mmHg,身高 162 cm,体重 66 kg,BMI 25.14 kg/m^2。神清,精神可,发育正常,体型均匀性肥胖,全身皮肤黏膜无黄染及出血点,无满月脸,无多血质貌,未及紫纹。颈软,气管居中,两肺呼吸音清,HR 80 次/min,律齐,各瓣膜区未及病理性杂音。腹平软,无压痛,肝脾肋下未及,未闻及血管杂音,肠鸣音 3 次/min,无亢进。脊柱四肢无畸形及活动障碍。外生殖器发育正常。生理反射存在,病理反射未引出。四肢肌力、肌张力正常。

实验室检查

入院后测定患者相关生化指标,并对部分项目进行重复检测(表58-1)。

表 58-1　患者血尿生化检查结果

检查项目	入院第1天	入院第9天	正常参考值
血生化			
K^+(mmol/L)	5.14	5.30	3.50~5.10
Cl^-(mmol/L)	109.9	110.9	95.0~108.0
CO_2-CP(mmol/L)	19.7	20.2	22.0~27.0
Na^+(mmol/L)	138.9	135.6	130.0~147.0
Ca^{2+}(mmol/L)	2.37	2.22	2.0~2.75
P^{3-}(mmol/L)	1.89	1.85	0.8~1.6
血尿素氮(μmol/L)	4.5		2.5~7.1
血肌酐(μmol/L)	75		53~115
动脉血气分析			
pH	7.30	7.31	7.35~7.45
氢离子浓度(nmol/L)	49.7	49.9	35.0~45.0
标准 HCO_3^-(mmol/L)	19.7	20.1	22.0~27.0
BE(mmol/L)	-5.8	-4.8	-3.0~3.0
尿可滴定酸			
HCO_3^-(mEg/L)	5.61		0.64~13.6
TA(mEg/L)	21.42		9.15~30.7
NH_4^+(mEg/L)	30.29		28.8~60.2
pH(mEg/L)	5.37		5.1~6.5
24 h 尿蛋白定量(mg/24 h)	73		24~150

血、尿、大便常规正常。

肾功能评价:血肌酐及尿微量白蛋白水平正常,尿红细胞阴性(表58-1)。

尿可滴定酸、同步血气分析结果见表 58 - 1。

血浆肾素活性(PRA) 0.26 ng/(ml·h)[正常范围 0.10~5.50 ng/(ml·h)],血醛固酮 74.9 pg/ml(正常范围 29.4~161.5 pg/ml)。

血 F 昼夜节律：8 时 15.50 μg/dl(正常范围 7~22 μg/dl),16 时 5.20 μg/dl,24 时 2.3 μg/dl,24 h 尿 F 156.2 μg/24 h。

血变肾上腺素 21.6 pg/ml(正常范围 19.0~121.0 pg/ml),血去甲变肾上腺素 63.6 pg/ml(正常范围 14.0~90.0 pg/ml)。

尿游离肾上腺素 10.30 μg/24 h(正常范围<22.00 μg/24 h),尿游离去甲肾上腺素 22.56 μg/24 h(正常范围 7.00~65.00 μg/24 h),尿游离多巴胺 409.76 μg/24 h(正常范围 75.00~440.00 μg/24 h)。

辅助检查

心电图：正常心电图。

B 超：双肾大小形态正常,输尿管、膀胱残余尿未及异常。

同位素肾图、肾血流图正常。

Technetium $-^{99m}$ DTPA 肾动态显像：左肾 GFR 47.68 ml/min,右肾 GFR 51.27 ml/min,提示双肾 GFR 正常。

肾上腺 CT：双侧肾上腺未见异常。

诊断与诊断依据

综合分析患者的临床特征,高血压、高血钾、高血氯、代谢性酸中毒,且不存在肾功能障碍,与假性醛固酮减少症 II 型[pseudohypoaldosteromism type2, PHA II,又称 Gordon 综合征,家族性高血钾高血压(familial hyperkalem and hypertension, FHH)]的临床特征相符,临床诊断基本明确。

临床上,合并高血压和高血钾的情况比较少。部分见于既往有高血压病史的患者,在服用 ACEI 或 ARB 类降压药物后,血管紧张素 II 对醛固酮的促分泌作用被抑制,使得体内醛固酮作用相对减弱,极少数可能出现高血钾,但这些患者病史明确,鉴别诊断相对容易;另一部分则见于严重肾功能不全的患者;另外,临床应用保钾利尿剂导致高血钾的情况也很少,因为这些利尿剂的利尿作用弱,多与排钾利尿剂一起使用。

鉴于 PHA Ⅱ是常染色体显性遗传病,在获得知情同意后,我们进行了家系调查,对患者及其亲属的外周血 DNA 进行丝氨酸/苏氨酸蛋白激酶基因[with-no-lysine(K)]*WNK1* 和 *WNK4* 的突变检测。该患者 *WNK4* 基因第 7 号外显子存在错义突变 pro561leu(图 58-1);*WNK1* 基因 Southern blotting 结果显示,与正常人样本比较,患者 *WNK1* 基因 1 号内含子无杂交差异。而患者的父母、祖父母、外祖父母都不伴有慢性高钾血症,且不存在 *WNK4* 相同类型的基因突变。另外,100 名非亲缘正常人外周血 DNA 样本中均未发现上述突变。

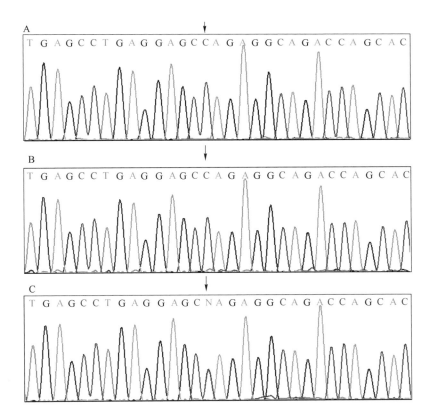

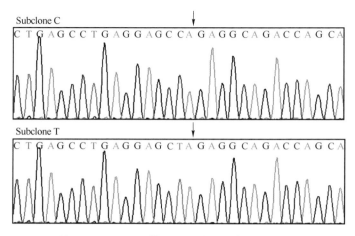

图 58-1　WNK4 基因 7 号外显子直接及亚克隆测序结果

　　A 为患者母亲,B 为患者父亲,C 为患者。箭头所指为 7 号外显子 561 位密码子第 2 个碱基,在患者母亲(A)和患者父亲(B)为核苷酸 C,而患者本人(C)为杂合突变 C>T,这一突变使脯氨酸转变为亮氨酸。Subclone C 和 Subclone T 为亚克隆处理后的 C>T 突变

　　该 17 岁男性患者具有典型的临床表型,结合基因检测结果证实为一 PHA Ⅱ 散发病例,报道的相关突变类型 WNK4(P561L)在国内外尚属首例。

　　最终诊断:假性醛固酮减少症 Ⅱ 型,丝氨酸/苏氨酸蛋白激酶基因[with-no-lysine(K)]WNK4(P561L)突变。

诊疗经过

　　予以氢氯噻嗪 25 mg,2 次/d 口服。1 周后复查结果提示,患者的高血压和代谢异常(高血钾、高血氯、代谢性酸中毒)均被完全纠正,建议患者在定期随访前提下,终身服药治疗。

讨论

　　假性醛固酮减少症 Ⅱ 型是一种常染色体显性遗传病,患者的主要临床特征包括高血钾、高血压、高血氯、代谢性酸中毒,同时肾小球滤过率正常,另外小剂量噻嗪类利尿剂治疗即可很好地纠正相关代谢异常。

PHAⅡ发病极为罕见,确切的发病率尚不清楚。1964 年 Paver 和 Pauline 首次报道了 1 个散发病例,到目前为止,文献中报道过的家系仅仅约 20 个,散发病例 10 余个。1997 年 Mansfield 等对 PHAⅡ发病的遗传学机制进行研究,分析 8 个家系,明确了 2 个相关基因座位,其后 Disse-Nicodeme 等又测定出第 3 个,由此将 PHAⅡ分为三型,PHAⅡA(Chr. 1q31 - q42)、PHAⅡB(Chr. 17p11 - q21)和 PHAⅡC (Chr. 12p13)。2001 年 Wilson 等人经定位克隆证实后提出,PHAⅡ的发病与 *WNK1* 和 *WNK4* 基因的突变有关。迄今明确基因突变类型的家系仅 7 个,各自具有不同的突变类型。*WNK1* 基因定位于 Chr. 12p13. 3,*WNK1* 基因的突变是一号内含子内大片段碱基的缺失,在 2 个 PHAⅡ家系中分别发现 *WNK1* 基因 1 号内含子内 22 kb 和 41 kb 大片段的缺失,前者的缺失包含在后者的序列中。*WNK4* 基因定位于 Chr. 17p11 - q21,在 5 个家系中分别明确不同的突变类型,其中 4 种(Glu562Lys,Asp564His,Asp564Ala,Gln565Glu)和我们新发现的一种 Pro561Leu 都位于一个包含 10 个氨基酸的 WNKs 蛋白激酶的酸性保守序列(EPEEPEADQH)中,这个序列位于 WNKs 蛋白激酶第 1 个螺旋区的远端;另一种突变(Arg1185Cys)位于 WNKs 蛋白激酶第 2 个螺旋区的远端。后来许多相关功能研究试图揭开其发病机制,结果提示 *WNK1* 和 *WNK4* 基因突变可导致 WNK1 或 WNK4 活性改变,进而引起肾小管上皮多种转运蛋白功能紊乱,使得 Na^+ 和 Cl^- 重吸收增加、泌 K^+ 减少,由此产生 PHAⅡ的一系列临床表现包括高血钾、高血氯、水钠潴留、血容量扩张,前 2 项进一步导致代谢性酸中毒。

由于 PHAⅡ的肾小管重吸收 Na^+ 和 Cl^- 增加、泌 K^+ 障碍,患者存在不同程度的慢性高血钾、高血氯和容量依赖性高血压。长期处于高血钾状态,患者可以不表现明显的症状、阳性体征和心电活动异常,部分患者以肌肉痛性痉挛和高血钾性周期麻痹起病。与高血钾不同的是,高血压易被察觉,成为患者就诊的主要原因,而高血压发病的时间有较大的个体差异。在已报道的家系中,所有患者都存在明显的高血钾,而大多数在青少年时期并没有高血压,该现象可能和机体的代偿机制及环境因素有关,随着年龄增长,血管弹性变差,代偿能力下降,导致高血压发病并逐渐加重。

在内分泌激素检查方面,因为患者是容量依赖性高血压,表现为低或正常肾素活性;而醛固酮水平一般正常或略高于正常,原因可能是高血钾促使醛固酮分泌增多。

另外,在一个 WNK4 基因 Q565E 突变的家系中的患者还表现为高尿钙,血钙正常,骨密度降低,身材矮小,牙釉质发育异常;而在 WNK1 基因 1 号内含子大片段缺失和 WNK4 基因 D564H 突变的家系中,均没有发现尿钙异常。因此,PHA II 基因型和表现型之间的关系尚不明确,这些不同的临床表现目前也还没有确切的解释。

PHA II 的临床表现有上述特殊性,除了必备的高血钾,再结合高血氯、代谢性酸中毒、高血压,同时肾功能正常,临床上基本能够明确诊断。单独或几项以上临床表现并不具有特征性,很多疾病可以表现部分的症状和体征,因此需要排除其他一些疾病,如慢性肾衰竭、IV 型肾小管酸中毒、原发性高血压药物影响等,临床鉴别中主要观察肾功能和血容量改变。

本病的病因是遗传基因异常,呈常染色体显性遗传,对疑似患者必须进行家系调查,分析临床资料,明确其遗传方式,探查基因缺陷,实现在分子水平上的诊断。这些工作不仅可以进一步帮助明确诊断,还为患者生育健康后代提供选择的机会。

PHA II 的发病率可能比目前所知要高一些。有些 PHA II 患者的临床表现不典型,血钾并没有超过正常上限,或有可能是目前血钾的上限不一定恰当,使得一部分患者偏高的数值被认为是正常而忽视;另一方面,噻嗪类利尿剂在原发性高血压中应用比较广泛,从而使 PHA II 的病情被掩盖,增加了诊断的难度,这些问题可能都会导致 PHA II 临床诊断率低。结合以上研究结果,在诊断原发性高血压和处方治疗前,特别是针对年轻的高血压患者,有必要进行血电解质的筛查。

对 PHA II 认识的初期,虽然病因和发病机制不清,由于患者有高血压和高血钾而给予小剂量噻嗪类利尿剂治疗,结果发现患者的代谢异常(包括高血钾、高血氯、高尿钙、代谢性酸中毒)被很好地纠正,血压也恢复到正常水平。有研究指出,经噻嗪类利尿剂(如氢氯噻嗪 25～100 mg,1 次/d)约 1 周的治疗即可达到上述疗效。鉴于该病存在遗传缺陷,PHA Ⅱ患者需要终身服用小剂量噻嗪类利尿剂,包括氢氯噻嗪、环戊噻嗪、苄氟噻嗪。从噻嗪类利尿剂治疗效果看,PHA Ⅱ若早期得到诊断和合理治疗,患者的水电解质代谢异常早期就能纠正,预后良好。

小结:针对 PHA Ⅱ这一罕见的单基因病的分子基础研究揭示了一些肾脏调节水盐代谢的机制,具有非常重要的意义,为治疗原发性高血压药物的开发提供了新的靶点;目前发现的 PHA Ⅱ家系较少,已知家系中,还有一些家系的致病基因尚未明确;不同突变造成的表现型存在细微差别,表现型和基因型之间的关系尚不清楚;WNK4 突变主要集中在一个酸性结构域,该区域主要发挥怎样的功能,如何发挥功能至今仍是未知,这些都值得进一步研究。在临床工作中,应重视高血钾、高血压的鉴别诊断,需要提高对 PHA Ⅱ的认识,以早期诊断和治疗,对患者的预后和优生优育有重要意义。

参考文献

[1] Mayan H, Vered I, Mouallem M, et al. Pseudohypoaldosteronism type Ⅱ: marked sensitivity to thiazides, hypercalciuria, normomagnesemia, and low bone mineral density[J]. J Clin Endocrinol Metab, 2002, 87(7): 3248 - 3254.

[2] Gordon RD. Gordon Syndrome of hypertension and hyperkalemia with normal glomerular filtration rate[J]. Hypertension, 1986, 8(1): 93 - 102.

[3] Mansfield TA, Simon DB, Farfel Z, et al. Multilocus linkage of familial hyperkalemia and hypertension, pseudohypoaldosteronism type Ⅱ, to 1q31 - 42 and 17p11 - q21[J]. Nat Genet,1997, 16(2): 202 - 205.

[4] Disse-Nicodeme S, Achard JM, Desitter I, et al. A new locus on chromosome 12p13. 3 for pseudohypoaldosteronism type Ⅱ, an autosomal dominant form of hypertension[J]. Am J Hum Genet, 2000, 67(2): 302 - 310.

[5] Wilson F, Disse-Nicodeme S, Choate K, et al. Human hypertension caused by mutations in WNK kinases[J]. Science, 2001, 293 (5532): 1107 - 1112.

[6] Golbang AP, Murthy M, Hamad A, et al. A New Kindred With

Pseudohypoaldosteronism Type II and a Novel Mutation (564D>H) in the Acidic Motif of the WNK4 Gene[J]. Hypertension, 2005, 46(2): 295 – 300.

[7] Wilson FH, Kahle KT, Sabath E, et al. Molecular pathogenesis of inherited hypertension with hyperkalemia: the Na-Cl cotransporter is inhibited by wild-type but not mutant WNK4[J]. Proc Natl Acad Sci USA, 2003, 100(2): 680 – 684.

[8] Kahle KT, Wilson FH, Leng Q, et al. WNK4 regulates the balance between renal NaCl reabsorption and K^+ secretion[J]. Nat Genet, 2003, 35(4): 372 – 376.

[9] Ring AM, Cheng SX, Leng Q, et al. WNK4 regulates activity of the epithelial Na^+ channel in vitro and in vivo[J]. Proc Natl Acad Sci USA, 2007, 104(10): 4020 – 4024.

[10] Xie J, Craig L, Cobb MH, et al. Role of with-no-lysine[K] kinases in the pathogenesis of Gordon's syndrome[J]. Pediatr Nephrol, 2006, 21(9): 1231 – 1236.

[11] Healy JK. Pseudohypoaldosteronism type II: history, arguments, answers, and still some questions[J]. Hypertension, 2014, 63(4): 648 – 654.

[12] Gong H, Tang Z, Yang Y, et al. A patient with pseudohypoaldosteronism type II caused by a novel mutation in WNK4 gene[J]. Endocrine, 2008, 33 (3): 230 – 234.

病例 59　高血压,反复双下肢无力
——Liddle 综合征

周薇薇　王卫庆　姜　蕾　叶　蕾　崔　斌
苏颋为　王继光　李小英　宁　光

病史摘要

　　患者男性,23 岁。因"反复双下肢无力伴血压升高 1 年余"入院。

　　患者(Ⅲ-8)(图 59-1)1 年余前体检发现血压升高,偶有头晕发作。11 个月前无明显诱因出现双下肢乏力,抬腿困难,可自行缓解,无呼吸困难,无头痛头晕、胸闷心悸,无呕吐腹泻,无夜尿增多。7 个月前再次出现双下肢无力,至当地医院测血钾 1.8 mmol/L,肌力Ⅳ级,BP 160/100 mmHg,口服氯化钾片 6.0 g/d,数日后症状缓解。外院曾给予丹参、美托洛尔(倍他乐克)和卡托普利降压治疗,效果欠佳,BP 仍维持在 150/100 mmHg 左右。为进一步明确诊断而转入瑞金医院。追问病史,患者自发病以来食欲胃纳可,无头痛头晕、头晕、心悸等,无体重明显减轻。患者平素体健,无吸烟饮酒史。

　　家族成员(图 59-1)中二舅(Ⅱ-3)有高血压史 8 年,多发脑梗死 2 次(分别为 59 岁和 65 岁时),59 岁时有低血钾肌麻痹发作 1 次,测血钾为 2.1 mmol/L,表现为乏力、四肢活动不利,口服氯化钾片后症状缓解自行停药。三姐(Ⅲ-7)有低血钾肌麻痹发作史 2 次,分别在 17 岁和 20 岁时,无诱因下出现行走无力,下蹲站起时困难,曾测血钾为 2.5 mmol/L,静脉补钾后乏力好转。否认呕吐腹泻史,否认高血压史、卒中史。对其家系成员进行电解质测定,发现患者母亲(Ⅱ-5)血钾为 2.3 mmol/L,自诉平素有口周及手足麻木,未引起重视;大姐(Ⅲ-5)血钾为 2.1 mmol/L,无自觉症状及临床体征;二舅(Ⅱ-3)和三姐(Ⅲ-7)

血钾分别为2.5 mmol/L 和2.2 mmol/L,无自觉症状。

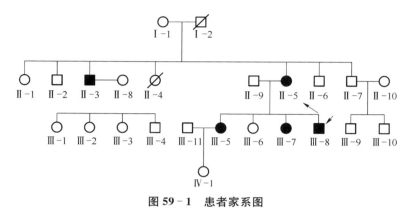

图 59 - 1　患者家系图

图中黑色图例代表高血压,白色图例代表非高血压,斜杠代表死亡,箭头所指即为先证者

体格检查

BP 160/110 mmHg,一般情况良好,神志清,精神好,全身皮肤和黏膜无黄染及出血点,无紫纹和色素沉着,无贫血貌,浅表淋巴结未触及。头颅五官无畸形,眼睑无水肿,双眼无突出。颈软无抵抗,气管居中,甲状腺无肿大,胸廓对称无畸形,双肺呼吸音清,未闻及啰音,HR 74 次/min,律齐,各瓣膜区未闻及病理性杂音。腹平软,无压痛,全腹未及包块,肝脾肋下未及,肠鸣音正常。脊柱四肢无畸形,活动自如,双下肢无水肿,足背动脉搏动正常。生理反射存在,病理反射未引出,四肢肌力Ⅳ级,肌张力正常。

实验室检查

血、尿、大便常规正常,血糖、肝肾功能、血脂正常。入院后多次测血钾波动于 2.28～2.73 mmol/L,尿钾为 68.75 mmol/24 h。尿蛋白为 276 mg/24 h。血醛固酮清晨卧位 127.1 pmol/L,尿醛固酮 2.18 μg/24 h。血浆肾素活性基础值 0.01 μg/(L・h),激发值 0.01 μg/(L・h)。血管紧张素Ⅱ基础值25 ng/L,激发值 47 ng/L。血气分析: pH 7.434,PCO₂ 5.67 kPa,PO₂ 13.50 kPa,BE 3.6 mmol/L,

HCO_3^- 27.6 mmol/L。尿可滴定酸分别为：pH 6.69，HCO_3^- 12.036 mEq/L，TA 8.16 mEq/L，NH_4^+ 41.820 mEq/L。

辅助检查

24 h 动态血压监测示血压重度升高，昼夜节律消失。心电图示左心室高电压，轻度 T 波变化。胸片腹部 B 超示双肾结构改变、右肾囊肿，双肾上腺区未见明显占位性病变。双肾上腺 CT 加增强示左肾上腺小结节，两肾多发囊肿。

诊断

Liddle 综合征。

诊疗经过

该患者病史特点：青年男性，发病年龄早，以高血压、低血钾为主要表现；查体 BP 160/110 mmHg，四肢肌力Ⅳ级，肌张力正常；入院提示低钾血症，尿钾排出增加，低醛固酮分泌，伴低血浆肾素活性；低钠饮食结合氨苯蝶啶治疗有效。

患者住院期间给予低钠饮食（摄钠量＜90 mmol/d），血压波动在（140～175）/（80～105）mmHg。完善相关检查，如血尿电解质、血气分析、尿可滴定酸、血尿醛固酮等。虽然该患者主要表现为高血压、低血钾，但是血醛固酮处于正常低限，尿醛固酮低于正常，影像学 CT 定位无充分证据，不符合原发性醛固酮增多症诊断。患者血钾低，最低达到 2.28 mmol/L，尿钾为 68.75 mmol/24 h，明显排出增多。且血浆肾素活性基础值 0.01 μg/(L·h)、激发值 0.01 μg/(L·h)均降低。由于患者有低血钾及高血压的家族史，高度怀疑 Liddle 综合征。予限钠饮食，服氨苯蝶啶 400 mg/d、氯化钾控释片（补达秀）1.5 g/d、贝那普利 10 mg/d 治疗 1 个月后，观察血钾和血压变化，血压控制在 130/75 mmHg，复查血钾为 3.66 mmol/L，均有不同程度的恢复，说明治疗有效，临床上考虑 Liddle 综合征的诊断。

问题与思考

1963 年首次由 Liddle 及其同仁描述了一种以严重高血压、低血钾和代谢性碱中毒为表现的家族性疾病,称为 Liddle 综合征。它是一种常染色体显性遗传病,又称遗传性假性醛固酮增多症,临床上多以早期严重高血压伴低钾性碱中毒、低血浆肾素活性和醛固酮分泌受抑制为特点。临床研究发现,与原发性醛固酮增多症不同的是,受累患者有低醛固酮分泌、肾素分泌减少,对限钠饮食及上皮钠通道抑制剂如氨苯蝶啶和阿米洛利敏感,而对醛固酮受体抑制剂如螺内酯不敏感。

该患者血偏碱,酸性尿不典型,5 个月后再次复查生化,血钾维持在 2.73~4.07 mmol/L,先后予盐酸可乐定和硝苯地平控释片控制血压在(120~150)/(85~110)mmHg。后因出现尿素及肌酐进行性升高而停用。对该患者及家族中其他 15 名成员外周血 DNA 的基因检测发现,先证者(Ⅲ-8)、先证者母亲(Ⅱ-5)、二舅(Ⅱ-3)、大姐(Ⅲ-5)及三姐(Ⅲ-7)上皮细胞钠通道 β 亚单位的编码基因 SCNN1B 第 616 号密码子发生 CCC-CAC 杂合错义突变,使编码的氨基酸由原来的脯氨酸(Pro)变为组氨酸(His)。

问题与思考

家系研究发现 Liddle 综合征致病的主要原因是肾脏上皮细胞钠通道 β 及 γ 亚单位(βENaC, γENaC)的编码基因存在着遗传学改变。上皮细胞钠通道由 3 个同源亚单位组成,分别为 α、β 和 γ 亚单位,其活性受醛固酮和后叶加压素的调节,在容量减少、盐消耗和高血钾时做出反应,对于维持 Na^+ 的动态平衡和血压调节非常重要。其主要分布于远端肾小管、集合管等上皮细胞极化膜,对人类钠重吸收有限速作用。当对阿米洛利敏感的远端肾小管上皮细胞钠通道被过度激活,远端肾单位 Na^+ 不适当重吸收,引起低血浆肾素性高血压。

低血钾在临床上是一种常见症状。对于一个出现高血压、低血钾来就诊的患者,首先要明确是否有致低血钾药物的使用及肠道失钾。

其次是否有尿路失钾,排除关于钾离子分布障碍性疾病,如甲状腺功能亢进、低钾性周期性麻痹和嗜铬细胞瘤。如有尿路失钾,要进行肾小管及肾素-血管紧张素系统的检测。如肾小管发生病变,要考虑肾小管酸中毒、Batter 综合征和范可尼综合征。如肾素-血管紧张素系统异常,应根据醛固酮和肾素水平做出相应判断。如醛固酮水平降低,且肾素水平也低要高度怀疑有否 Liddle 综合征。由于在临床上诊断 Liddle 综合征存在一定难度,且需要排除与高血压、低血钾相关的一系列疾病,因此基因水平的筛查不失为一个准确辅助诊断的好方法。该先证者有 2 次低血钾发作史,最低 1.8 mmol/L,表现为双下肢乏力,补钾后症状可缓解。发作无明显诱因,无呕吐腹泻,与进食、剧烈运动无关,无甲状腺功能亢进病史及利尿剂应用史。血压中度升高,一般降压药物效果不佳。多次生化检查示血钾低,有尿路失钾,低血浆肾素活性,醛固酮分泌不高,尿可滴定酸检查尿液偏碱性。应用氨苯蝶啶结合低钠饮食治疗后,血压、血钾和其他生化指标均趋于正常值,排除与高血压低血钾相关的其他疾病。临床上除尿液偏碱性外其他临床表现、生化检查结果均符合 Liddle 综合征诊断。经基因检测证实为一 Liddle 综合征患者。

最早报道 Liddle 综合征家系中的先证者血压控制不佳,肾功能不断恶化,在 25 年后发展为肾衰竭,在进行肾移植后疾病得到缓解。该患者是家族中唯一发展为肾衰竭的,原因不明。本先证者应用氨苯蝶啶 5 个月后出现尿肌酐升高,停药后肌酐恢复正常。对于肾脏损害是否会进一步进展,有必要进一步严密随访,在有效控制血压、维持正常血钾水平同时,注意监测肾功能。Liddle 综合征患者多有不同程度高血压且起病较早,不同个体其低血钾外显率不一。Liddle 综合征的表型包括高血压、尿醛固酮分泌减少。不同高血压严重程度及发病年龄提示编码上皮细胞钠通道的基因的外显率存在变异。Liddle 综合征患者高血压的起病年龄早,多在青少年。低血钾并非家族中所有患病者的共同表现。本家系中,先证者的母亲(Ⅱ-5)、三姐(Ⅲ-7)、二舅(Ⅱ-3)均有明显高血压、低血钾,大姐(Ⅲ-5)有低血钾无高血压,且无任何自觉症状。故对家系中其他成员应予长期随访,嘱低钠饮食,低血钾时适当补钾,经常复查血压、血电解质,必要时还可行基因检测寻找突变位点,这对疾病的预防及治疗有着重要的临床意义。

参考文献

[1] Volk KA, Husted RF, Sigmund RD, et al. Overexpression of the epithelial Na$^+$ channel gamma subunit in collecting duct cells: interactions of Liddle's mutations and steroids on expression and function[J]. J Biol Chem, 2005, 10. 1074/jbc. M413689200.

[2] Tamura H, Schild L, Enomoto N, et al. Liddle Disease Caused by a Missense Mutation of β Subunit of the Epithelial Sodium Channel Gene[J]. J Clin Invest, 1996, 97: 1780 - 1784.

[3] Furuhashi M, Kitamura K, Adachi M, et al. Liddle's Syndrome Caused by a Novel Mutation in the Proline-Rich PY Motif of the Epithelial Sodium Channel β - Subunit[J]. J Clin Endocrinol Metab, 2005, 90: 340 - 344.

[4] Botero-Velez M, Curtis JJ, Warnock DG. Liddle's Syndrome Revisited — A Disorder of Sodium Reabsorption in the Distal Tubule[J]. N Engl J Med, 1994, 330: 178 - 181.

[5] Findling JW, Raff H, Hansson JH, et al. Liddle's Syndrome: Prospective Genetic Screening and Suppressed Aldosterone Secretion in an Extended Kindred[J]. J Clin Endocrinol Metab, 1997, 82: 1071 - 1074.

病例 60　严重胰岛素抵抗，生长迟缓
——矮妖综合征

姜　蕾　刘　超　王卫庆　叶　蕾　朱　娜
周薇薇　苏颋为　李小英　宁　光

病史摘要

患者女性，17岁，因"发现血糖升高5年，双眼视力下降1年"入院。

患者5年前偶然检查发现血糖升高，尿酮体阳性，诊为糖尿病，予诺和灵30R治疗（10～20 U/d），血糖无明显下降，2个月后自行停药，改为格列本脲（优降糖）及二甲双胍治疗5个月（3～8片/d），后因胃肠道不适而停服。10个月前因腹痛至外院就诊，发现血糖升高，抗感染治疗同时恢复胰岛素使用（剂量由12 U/d渐增至54 U/d），空腹血糖波动于13～17 mmol/L。后改为常规胰岛素（早34 U，中20 U，晚24 U，三餐前）及长效胰岛素16 U治疗，空腹血糖仍维持于13 mmol/L。遂予调整餐前胰岛素剂量（早62 U，中58 U，晚46 U），并联合二甲双胍1粒，3次/d，罗格列酮1粒，1次/d治疗，餐后2 h血糖波动于15～25 mmol/L。期间曾因考虑存在胰岛素抵抗予激素治疗，但血糖无明显变化。

追问病史：自诉2岁时曾发现尿糖（＋）；4岁时出现口渴、多饮、多尿及外阴瘙痒，当时未重视。10岁时生长发育停止，无第二性征发育，至今无月经来潮。1年前出现左眼视物模糊，4个月前左眼视物出现黑影。视野检查示：左眼鼻侧视野缺损。眼底检查示左眼玻璃体混浊，鼻侧视网膜呈灰白色隆起，并见一裂孔，下方有出血，右眼视网膜乳头旁见新生血管形成。发病以来未有低血糖发生。

个人史：父母非近亲婚配。为妊娠 32 周早产儿,顺产,出生低体重(1.5 kg),6 个月后体重恢复正常,人工喂养。出生时皮肤黑,尤以颈部、腋下、外阴明显,毛发多、卷。幼年感冒、发热多,自行服药后可缓解。入院前 2 年曾行腿部、胸部多发性疖肿切除术。

家族史：父母及其妹妹均体健,无类似症状。

体格检查

神清,精神好,步入病房,自主体位,口齿清楚,对答切题,体型消瘦,皮下脂肪菲薄,生长发育差(身高 132 cm,体重 27 kg,BMI 15.5 kg/m^2)。面容特殊：眼距宽、高腭弓、厚唇、塌鼻；毛发增多,发际低(图 60-1)。双瞳对称,左眼结膜充血。全身皮肤粗糙,角质增生(图 60-2),双侧腋窝黑棘皮样改变(皮肤活检证实),下肢见鱼鳞癣样改变。肘外翻,手指、脚趾关节远端向桡侧弯曲。颈软,气管居中,甲状腺未及肿大,血管杂音(一)。胸廓对称无畸形,两肺呼吸音清,未闻及干湿性啰音。HR 80 次/min,律齐,各瓣膜区未闻及杂音。腹隆,无压痛,肝脾肋下未及,肝肾区无叩痛,无移动性浊音。输尿管无压痛。双足背动脉搏动弱。神经系统检查未见异常,四肢肌力 V 级,肌张力正常。无第二性征发育,幼稚型外生殖器。

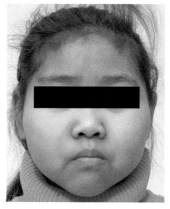

图 60-1　患者面容特殊,
发际低,多毛

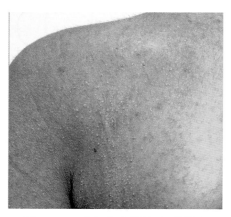

图 60-2　全身皮肤粗糙,角质增生

实验室检查

血常规、肝肾功能、电解质正常。空腹血糖 13.4 mmol/L，胰岛素 104 μU/ml，C 肽 2.92 ng/ml；HbA$_{1c}$ 12%。尿常规：酮体(＋)～(＋＋)。IGF - I 32.752 ng/ml。糖尿病相关自身抗体检查：GAD 抗体强阳性，ICA 阴性，IAA 3.88%。糖尿病并发症评估：尿微量白蛋白正常；神经传导速度减慢；眼底检查示左眼视网膜脱落，眼底无法看清；右眼眼底大量出血，视神经乳头水肿无法看清。血管超声示双下肢动脉粥样硬化闭塞性狭窄，供血极差，膝关节以下更明显，颈动脉分叉处斑块形成。停用胰岛素 1 周后行精氨酸刺激试验，结果见表 60 - 1。睾酮 0.27 ng/ml(正常值 0.1～0.96 ng/ml)。

表 60 - 1　精氨酸刺激试验结果(停用胰岛素 1 周后测定)

	0 min	2 min	4 min	6 min
血糖(mmol/L)	12.5	12.7	13.0	13.1
C 肽(ng/ml)	2.14	4.88	5.51	5.32

辅助检查

另行泌尿生殖系统 B 超示：① 子宫发育不良(右卵巢 34 mm× 14 mm，左卵巢 28 mm×16 mm，子宫 20 mm×13 mm×15 mm)。② 膀胱小梁小房形成。电测听示高频听力轻度下降。

诊断与诊断依据

1. **临床诊断**　矮妖综合征。

2. **基因诊断**　临床诊断明确后，进一步完善基因诊断。采集患者及其家人(父母和妹妹)外周全血行基因突变筛查，发现患者胰岛素受体编码基因 INSR 第 2084 位核苷酸 T＞C 及第 3269 位核苷酸 G＞A 的改变。而其父只存在第 2084 位核苷酸 T＞C 突变，其母只存在第 3269 位核苷酸 G＞A 突变，其妹的测序结果正常，无突变。

3. 诊断依据

(1) 患者 17 岁女性,出生低体重早产儿。

(2) 4 岁时即出现口干、多饮、多尿、外阴瘙痒,长期降糖治疗效不佳(胰岛素>150 U/d)。

(3) 特殊面容,全身多处严重黑棘皮病改变,皮下脂肪萎缩,生长发育迟缓。

(4) 精氨酸刺激试验提示尚存部分胰岛 β 细胞功能。

诊疗经过

入院后完善相关检查,在监测血糖及酮体的情况下,停用胰岛素治疗 1 周,而后进行血糖、胰岛素、自身抗体、糖尿病并发症等各项检查,并行精氨酸刺激试验及减半糖耐量加 C 肽释放试验等评价其胰岛 β 细胞功能。确诊矮妖综合征后即予格列美脲(6 mg/d)治疗,4 d 后维持格列美脲剂量不变,并联合使用胰岛素治疗(150 U/d)。不同治疗前后均行减半糖耐量及 C 肽释放试验以评价不同治疗方法的疗效,结果如表 60-2、表 60-3 所示。

表 60-2　不同治疗期间减半糖耐量试验结果

时　　间	0 min	30 min	60 min	120 min	180 min
用药前(mmol/L)	15.8	21.4	25.5	30.3	29.3
用格列美脲后 4 d(mmol/L)	15.1	19.5	26.5	32.6	27.5
加用胰岛素后 4 d(mmol/L)	12.3	16.8	22.7	26.4	21.8
治疗 2 个月后(mmol/L)	8.6	12.6	19.6	21.2	16.3

表 60-3　不同治疗期间 C 肽释放试验结果

时　　间	0 min	30 min	60 min	120 min	180 min
用药前(ng/ml)	2.8	5.16	5.67	4.38	3.83
用格列美脲后 4 d(ng/ml)	7.37	11.41	11.85	11.22	9.37
加用胰岛素后 4 d(ng/ml)	3.69	6.17	6.28	5.84	5.16
治疗 2 个月后(ng/ml)	0.64	1.98	2.18	1.74	1.37

讨论

矮妖综合征于 1954 年由 Donohue 首先报道,又称为 Donohue 综合征。患者常有明显的宫内及出生后发育迟缓,类似小妖精的特殊面容如眼距宽、低位耳、厚唇、塌鼻等,同时还伴有糖调节受损、高胰岛素血症、消瘦、皮下脂肪菲薄、多毛、乳房和阴蒂肥大等内分泌代谢紊乱,典型病例诊断一般并不困难。由于胰岛素分泌过多,而外周组织对胰岛素的利用能力下降,循环中胰岛素的清除减慢、半衰期延长,最终可导致空腹胰岛素水平的不恰当升高,因此部分患者早期可出现空腹低血糖和餐后高血糖。随着病情的发展,患者胰岛 β 细胞功能逐渐衰竭,外周对胰岛素的利用进一步减低,而最终出现酮症酸中毒或各种并发症导致死亡。本研究中此例患者起病以糖尿病为主要表现,病程中似乎并无空腹低血糖发生,但由于该患者起病相对较晚,平素缺乏对血糖的系统监测,因此并不能完全排除婴幼儿时期曾发生一过性低血糖的可能。

众所周知,胰岛素需与其特异受体相结合才能发挥其生物学效应。胰岛素受体是一种跨膜蛋白,由 2 个 α 亚单位和 2 个 β 亚单位组成。其编码基因 INSR 位于第 19 号染色体,共 22 个外显子,其中 1～11 号外显子编码 α 亚单位,12～22 号外显子编码 β 亚单位。α 亚单位是与胰岛素相结合的部位,位于细胞外;β 亚单位镶嵌于细胞膜上,具有酪氨酸激酶的活性。只有成熟的胰岛素受体才能发挥作用。当胰岛素与 α 亚单位结合,刺激 β 亚单位发生自身磷酸化,激活酪氨酸激酶,从而启动一系列的级联反应,通过信号传导通路调节其在脂代谢和生长发育中的作用。无论是 α 亚单位还是 β 亚单位异常均可影响其功能。目前已知,矮妖综合征的发病与胰岛素受体功能缺陷有关,患者 INSR 基因发生突变,而使受体结构和功能出现异常。本例患者的基因突变分别位于第 9 号和第 17 号外显子,同时引起 α 和 β 亚单位编码氨基酸改变,推测可能同时存在胰岛素及其受体结合受损,以及受体酪氨酸激酶功能异常。

作为一种常染色体隐性遗传病,矮妖综合征的发病也有其特点。

只有当患者具有一个纯合突变或是同时具有 2 个杂合突变时才会发病。只有 1 个杂合突变的患者通常只表现为糖尿病或糖耐量异常,部分患者甚至可无糖代谢受损的表现。本例患者的父亲只存在胰岛素受体基因第 3269 位核苷酸 G＞A 的突变,引起第 17 号外显子 V1054M 的改变,母亲只有第 2084 位核苷酸 T＞C 的突变,引起第 9 号外显子 W659R 的改变,2 人均无发病;而只有患者因同时存在 W659R 和 V1054M 的突变而发病。

　　与 Rabson-Mendenhall 综合征和 A 型胰岛素抵抗相比,矮妖综合征的发生率更低,且常导致婴幼儿死亡(约 90％ 的患者于 2 岁内夭折)。迄今为止,极少数患者存活超过 20 岁。有研究表明虽然在不同家系中患者临床表现的严重程度各异,但在同一家族中,各人表现型的差异却很小,提示其基因型和临床表型之间的密切关系。与 Rabson-Mendenhall 综合征患者比较发现,矮妖综合征患者的突变多发生在胰岛素受体细胞外结构域上,使得胰岛素结合能力明显受损(＜正常对照的 10％),而 Rabson-Mendenhall 综合征患者通常至少有一个错义突变发生在胰岛素受体的细胞内结构域上,因此保留部分结合能力。由此推测残存的受体结合能力与患者生存期的长短相关。本例患者为一 17 岁女性,基因突变分别发生于胰岛素受体细胞外的 α 亚单位和细胞内的 β 亚单位,故推测其生存期较长可能也与胰岛素受体结合能力受损程度相对轻有关。虽然每年都有新发病例报道,但目前对于此类因胰岛素受体功能缺陷而导致的严重高血糖仍无特异的治疗方法。rhIGF－Ⅰ治疗对短期的血糖控制或有一定效果,但是随访发现其并不能有效延缓疾病进展、改善预后。近来有研究提出美曲普汀(metreleptin)用药 1 周后,使一名 Rabson-Mendenhall 综合征患者的 HbA$_{1c}$下降接近 7.1％,但其对矮妖综合征患者的治疗效果有待进一步验证。

参考文献

[1]　Murashita M, Tajima T, Nakae J, et al. Leprechaunism caused by mutations in the insulin receptor gene[J]. Nippon Rinsho, 2002, 60: 344 - 349.

[2] Longo N, Wang YH, Smith SA, et al. Genotype-phenotype correlation in inherited severe insulin resistance[J]. Human Molecular Genetics, 2002, 11: 1465 – 1475.

[3] Maassen JA, Tobias ES, Kayserilli HL, et al. Identification and Functional Assessment of Novel and Known Insulin Receptor Mutations in Five Patients with Syndromes of Severe Insulin Resistance[J]. JCEM, 2003, 88: 4251 – 4257.

[4] George S, Johansen A, Soos MA, et al. Deletion of V335 from the L2 Domain of the Insulin Receptor Results in a Conformationally Abnormal Receptor That Is Unable to Bind Insulin and Causes Donohue's Syndrome in a Human Subject[J]. Endocrinology, 2003, 144: 631 – 637.

[5] Jo W, Sudo S, Nakamura A, et al. Development of endometrial carcinoma in a patient with leprechaunism (donohue syndrome)[J]. Clin Pediatr Endocrinol, 2013, 22(2): 33 – 38.

[6] Musso C, Cochran E, Moran SA, et al. Clinical Course of Genetic Diseases of the Insulin Receptor(Type A and Rabson-Mendenhall Syndromes)A 30 – Year Prospective Medicine[J]. Medicine, 2004, 83: 209 – 222.

[7] Murashita M, Tajima T, Nakae J, et al. Leprechaunism caused by mutations in the insulin receptor gene[J]. Nippon Rinsho, 2002, 60: 344 – 349.

[8] Kawashima Y, Nishimura R, Utsunomiya A, et al. Leprechaunism (Donohue syndrome): a case bearing novel compound heterozygous mutations in the insulin receptor gene[J]. Endocr J, 2013, 60(1): 107 – 112.

[9] Hovnik T, Bratanič N, Podkrajšek KT, et al. Severe progressive obstructive cardiomyopathy and renal tubular dysfunction in Donohue syndrome with decreased insulin receptor autophosphorylation due to a novel INSR mutation[J]. Eur J Pediatr, 2013, 172(8): 1125 – 1129.

[10] Brown RJ, Cochran E, Gorden P. Metreleptin improves blood glucose in patients with insulin receptor mutations[J]. JCEM, 2013, 98(11): E1749 – 1756.

病例61 反复四肢无力,不能行走
——低血钾性周期性瘫痪

王卫庆　姜　蕾　朱　娜　叶　蕾　苏颋为
赵咏桔　李小英　宁　光

病史摘要

先证者,男性,15岁,因"反复四肢活动不利3个半月"入院。

患儿(Ⅳ-2)(图61-1)入院前3个半月清晨睡醒后出现四肢活动不利,双下肢不能移动,双手指尚能伸曲,但肘部不能抬起及移动,神智清,说话正常,无胸闷、心悸、气急,无头痛、头晕、恶心。即至当地医院就诊,测血钾2.61 mmol/L,经补钾治疗4～5 h后恢复正常,四肢活动自如,之后口服补钾治疗(1 g/d),1周后自行停药。入院前1周腹泻后晨起时再次出现类似发作,双上肢及双下肢均不能活动,同时伴头颈部活动障碍、胸闷、说话困难,至当地医院查血钾2.38 mmol/L,经补钾治

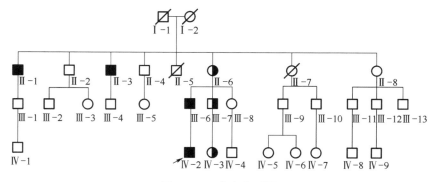

图61-1　患者家系图

图中黑色图例代表患者,半黑图例代表未发病的基因突变携带者,白色图例代表无临床症状及突变的正常人,箭头所指即为先证者

疗 4～5 h 后好转,后未再服药。

个人史:患儿平素体健,否认高血压史,胃纳佳,无恶心、呕吐,无怕热、多汗、多食,夜尿 1 次/晚,体重无明显变化。

家族史:患儿父亲(Ⅲ-7)(图 61-1)31 岁和 34 岁时曾有过 2 次发作性低血钾性瘫痪,均在夏天活动出汗后休息时发生,当时出现乏力、四肢活动不能,测血钾分别为 1.9 mmol/L 及 3 mmol/L,首次发作时还伴有呼吸困难,予呼吸机辅助呼吸。上述症状经补钾治疗后缓解。患儿的 2 个舅公(Ⅱ-1、Ⅱ-5)(图 61-1)也曾发生四肢活动不利,发作时血钾分别为 2.57 mmol/L 及 3.12 mmol/L。

体格检查

神清,精神好,发育正常,体型匀称,步入病房,自主体位,口齿清楚,对答切题,BP 95/60 mmHg。全身皮肤无瘀斑及紫纹,无贫血貌。头颅五官无畸形,眼睑无水肿,双眼无突出。颈软无抵抗,气管居中,甲状腺无肿大。双肺呼吸音清,未闻及啰音。HR 86 次/min,律齐,各瓣膜区未闻及病理性杂音。腹平软,无压痛,全腹未及包块,肝脾肋下未及,肠鸣音正常。脊柱四肢无畸形,活动自如,双下肢无水肿。神经系统检查未见异常,生理反射存在,病理反射未引出,四肢肌力Ⅴ级,肌张力正常。

实验室检查

入院后多次查血钾均正常,波动于 3.8～4.3 mmol/L。血、尿同步电解质正常。尿可滴定酸测定:pH 5.25,CO_3^{2-} 3.24 mEq/L(正常值 0.64～13.6 mEq/L),TA 33.264 mEq/L(正常值 9.15～30.7 mEq/L),NH_4^+ 43.416 mEq/L(正常值 28.8～60.2 mEq/L)。空腹血糖 4.6 mmol/L,餐后 2 h 血糖 4.3 mmol/L。甲状腺功能正常:FT3 1.97 pmol/L,FT4 13.2 pmol/L,sTSH 3 mU/L。肾素 1.45 ng/(ml·h) [正常值 0.1～5.5 ng/(ml·h)],血醛固酮 151 pg/ml(正常值 30～313 pg/ml),尿醛固酮 15.5 μg/24 h(正常值 2.25～21.4 μg/24 h)。血 ACTH 49 pg/ml(正常值 12～78 pg/ml)。血 F 昼夜节律存在(8 时)

6.6 μg/dl(正常值 0～22 μg/dl),(16 时)5.3 μg/dl,(24 时)0.7 μg/dl。
尿 F 56.4 μg/24 h(正常值 20～90 μg/24 h)。

辅助检查

心电图:V1R/S>1,余无特殊。

B 超:肝、胆、胰、脾、肾、肾上腺均无异常。

诊断与诊断依据

1. **临床诊断** 家族性低钾性周期性瘫痪(周期性麻痹)。

2. **基因诊断** 由于低钾性周期性瘫痪可由钙通道、钠通道、钾通道编码基因突变引起,且患儿家族中有多人发病,故对患儿及家族成员外周血 DNA 进行了骨骼肌钙、钠、钾通道的基因检测,发现了家族中所有发病者(Ⅱ-2、Ⅱ-3、Ⅱ-6、Ⅲ-6、Ⅲ-7、Ⅳ-2、Ⅳ-3)均有编码 Na^+ 通道的 *SCN4A* 基因第 2014 位核苷酸 C>T 突变。

3. **诊断依据**

(1)患者 15 岁,青少年,男性。

(2)发作时血钾降低,骨骼肌表现为弛缓性麻痹;发作间期血钾正常。

(3)家族中有多人有类似病史。

诊疗经过

住院期间,患者无疲劳及四肢无力发生,未查见血钾降低。入院后监测血压亦无异常升高。完善相关检查,如血尿同步电解质、尿可滴定酸、甲状腺功能、血尿醛固酮等,排除摄入不足以及消化道失钾,排除肾小管酸中毒、原发性醛固酮增多症、甲状腺功能亢进伴低钾性周期性瘫痪等可能。嘱其注意少食多餐,避免高糖类(碳水化合物)过饱饮食,避免受寒、过度劳累等诱发因素;如发作频繁,可于睡前口服氯化钾。同时对其家系中所有成员进行电解质测定,发现患儿的堂妹(Ⅳ-3)血钾为 3.2 mmol/L,但无自觉症状。

讨论

　　低钾性周期性瘫痪(hypokalemic periodic paralysis, HOKPP)于1863年由Cavare首先描述,其在临床上并不少见,是一种与遗传有关的离子通道性疾病,呈常染色体显性遗传。在西方国家,多数患者有遗传史,称为家族性低钾性周期性瘫痪;在我国则以散发病例居多。HOKPP任何年龄均可发病,但以20~40岁的青壮年为主。初次发作常起始于10~20岁,每次发作持续时间短则1~3 h,多则6~24 h,个别病例可长达1周左右。通常于几小时内自发地完全缓解,间歇期完全正常。随着年龄的增长,发作的频率和严重程度一般均会有所减轻。值得一提的是,HOKPP的发生是由于细胞内外钾的转运异常所致,体内总钾量并不缺乏。过量进食糖类、剧烈运动后休息、感染、创伤、情绪激动等均是该病发作的诱因。瘫痪多在夜间入睡后或清晨转醒时发生,常自四肢近端肌肉开始,表现为四肢软瘫、肌张力低、腱反射减弱或消失,感觉正常,知觉及意识亦无变化,头面部肌肉侵犯少,轻重程度各异,有些可仅有乏力而无软瘫,有些可致呼吸障碍、心界扩大或心力衰竭。发作时患者可有低钾特征性的心电图。

　　HOKPP的发生与编码骨骼肌钙通道的 *CACNA1S* 基因、编码骨骼肌钠通道的 *SCN4A* 基因以及编码骨骼肌钾通道的 *KCNE3* 基因突变有关,但钙钠通道的改变如何引起钾的转运异常,仍在不断的研究中。电生理研究表明,肌细胞外钾浓度降低时,肌膜处于超极化状态,肌肉对神经刺激的反应降低,可能导致肌肉麻痹。于发作期间进行肌肉活检发现,肌浆内空泡形成,内含清亮的液体,糖原染色可见少许阳性反应颗粒,提示本病可能为肌纤维内糖类代谢缺陷所致,当肌肉功能恢复后空泡即消失。电镜下可见这些空泡是纵内浆网的扩大。一般本病发作间期的肌活检应显示正常。当病变成为不可逆时,即发展为永久性肌病(permanent myopathy, PM),此时即使在发作间期肌活检也可见到空泡等变性改变。据报道,永久性肌病与瘫痪发作的频数及严重程度无关,而与年龄密切相关,年龄越大,该病发生率越高,症状越重,由此支持本病实质为肌肉组织进行性受损的观点。

与 HOKPP 有关的 *CACNA1S* 基因位于 1q32,1994 年 Ptacek 第 1 次发现了 *CACNA1S* 基因 Arg1239Gly 突变可引起低钾性周期性瘫痪。随后,人们又发现了 CACNA1S Arg528His、Arg1086Cys、Arg1239His 的改变与其发病相关。*SCN4A* 基因位于 17q23.1 - q25.3,1999 年 Bulman 首次报道了 SCN4A Arg669His 突变所致的低钾性周期性瘫痪,而后 Jurkat-Rott、Bendahhou 等又先后报道了 Arg672Gly、Arg672His、Arg672Ser、Pro1158Ser 的基因突变。2001 年 Abbott 在 2 个低钾性周期性瘫痪家系中发现了 *KCNE3* 基因 Arg83His 的错义突变。

本例患者有 2 次发作史,均为晨起时,表现为突然发生的对称性肌肉瘫痪,同时伴有发作时血钾浓度降低,补钾治疗后症状可缓解,行甲状腺功能、醛固酮、尿可滴定酸等检查排除了其他继发性低血钾的可能,临床上符合低钾性周期性瘫痪的诊断标准。同时先证者家族成员中多人有低血钾发作史,基因检查发现他们均存在 *SCN4A* 基因第 2014 位核苷酸 C>T 的突变,引起第 672 位精氨酸向半胱氨酸的改变,进一步证实了家族性低钾性周期性瘫痪的诊断。但该病在不同个体中的外显率及临床表现轻重不同,对家族中的其他成员,尤其是女性成员,也应长期随访,复查血电解质,寻找隐匿者。同时具备条件者还可行分子生物学检查寻找基因突变。

对于低钾性周期性瘫痪的治疗,强调预防为主,建议患者避免高糖饮食、劳累、酗酒等诱因,限制钠盐摄入。一旦发生,可予口服钾盐30～120 mmol,直至症状缓解。对于伴有心律失常或急性呼吸和咽麻痹的患者,可谨慎地行静脉补钾,必要时予呼吸机辅助呼吸。对于频繁发作的病例,可予口服钾 60～120 mmol/d,分次服用。此外,也有报道提出乙酰唑胺具有控制发作,改善肌力的作用,每晚睡前服用 1 次氯化钾可预防发作。

参考文献

[1]　廖二元,超楚生.内分泌学[M].北京:人民卫生出版社,2001.

[2]　Bulman DE, Scoggan KA, van Oene, et al. A novel sodium channel mutation in

a family with hypokalemic periodic paralysis[J]. Neurology, 1999, 53(9): 1932 - 1936.

[3] Plassart E, Elbaz A, Santos JV, et al. Genetic heterogeneity in hypokalemic periodic paralysis (hypoPP)[J]. Hum Genet, 1994, 94: 551 - 556.

[4] Jurkat-Rott K, Mitrovic N, Hang C, et al. Voltage-sensor sodium channel mutations cause hypokalemic periodic paralysis type 2 by enhanced inactivation and reduced current[J]. Proc Natl Acad Sci, 2000, 97(17): 9549 - 9554.

[5] Wu F, Mi W, Hernández-Ochoa, et al. A calcium channel mutant mouse model of hypokalemic periodic paralysis[J]. J Clin Invest, 2012, 122(12): 4580 - 4591.

[6] Wu F, Mi W, Cannon SC. Beneficial effects of bumetanide in a CaV1. 1 - R528H mouse model of hypokalaemic periodic paralysis[J]. Brain, 2013, 136(Pt 12): 3766 - 3774.

[7] Ke Q, Luo B, Qi M, et al. Gender differences in penetrance and phenotype in hypokalemic periodic paralysis[J]. Muscle Nerve, 2013, 47(1): 41 - 45.